Rainer-Peter Meyer

André Gächter

Fritz Hefti

Urs Kappeler

Orthopädisch-traumatologische Knacknüsse

Rainer-Peter Meyer
André Gächter
Fritz Hefti
Urs Kappeler

Orthopädisch-traumatologische Knacknüsse

Mit 643 Abbildungen

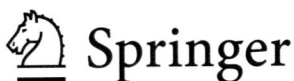 Springer

Dr. med. Rainer-Peter Meyer
Orthopädisch-traumatologische Klinik, Kantonsspital
CH-5404 Baden

Prof. Dr. med. André Gächter
Burgerstraße 9
CH-9402 Mörschwil

Prof. Dr. med. Fritz Hefti
Kinderorthopädische Universitätsklinik,
Universitätskinderspital beider Basel
Römergasse 8
CH-4005 Basel

Dr. med. U. Kappeler
Husmatt 3
CH-5405 Baden-Dättwil

ISBN   978-3-540-71479-8 Springer Medizin Verlag Heidelberg

Bibliografische Information der Deutschen Nationalbibliothek
Die Deutsche Nationalbibliothek verzeichnet diese Publikation in der Deutschen Nationalbibliografie;
detaillierte bibliografische Daten sind im Internet über http://dnb.d-nb.de abrufbar.

Springer Medizin Verlag
springer.de
© Springer Medizin Verlag Heidelberg 2007

Planung: Antje Lenzen
Projektmanagement: Claudia Kiefer
Einbandgestaltung: deblik Berlin

SPIN 1152 9064
Satz: TypoStudio Tobias Schaedla, Heidelberg
Druck: Stürtz GmbH, Würzburg

Gedruckt auf säurefreiem Papier   106/ 2111/ck – 5 4 3 2 1 0

Widmung

Für unsere Lehrer ...
... die unser Interesse an der so faszinierenden Materie geweckt und uns ihr Wissen und Können weitergegeben haben.

Für unsere Schüler ...
... die uns durch ihr ständiges Hinterfragen gefordert und durch ihre neuen Ideen weitergebracht haben.

Für unsere Patienten ...
... die uns ihr Vertrauen geschenkt, uns Fehler verziehen und uns mit ihrer Geduld zum gegenseitigen Erfolg verholfen haben.

*»Medicine remains an art,
but the art must be based on science«*

R.B. Salter

Vorwort

Ein bunter Strauß von 48 eindrücklichen »Knacknüssen« haben hier 68 Autoren mit Herzblut und Sorgfalt zusammengetragen.

Die vier Herausgeber haben ihre Freunde, Lehrer, Mitstreiter und Schüler gebeten, einen in Diagnose, Therapie und/oder Verlauf eindrücklichen Fall in Wort und Bild zu präsentieren. Die treibende Idee war, den Leser vom Erfahrungsschatz der Autoren ein wenig profitieren zu lassen. Wie lässt sich dies besser erreichen, als durch das fast spielerische Aneinanderfügen von Beiträgen, die teils als »catch eye«, teils als Lehrbuchfall, teils als emotionsbeladene Geschichte daherkommen.

Es handelt sich bei dieser Literatur nicht um systematische Didaktik. Vielmehr sollen die Leser bei Durchsicht der einzelnen Beiträge vom Déjà-vue über das Aha-Erlebnis bis hin zu neuen Erkenntnissen alle Gefühlsstufen durchleben. Viele gleiche oder ähnliche Fälle haben die meisten unter Ihnen schon selber in der Sprechstunde angetroffen. Wenn dann der therapeutische Lösungsansatz ähnlich oder gar gleich war, ist ein Gegenüberstellen des eigenen Fallverlaufes mit demjenigen im vorliegenden Buch sicher interessant.

Das Versagen von neuen Techniken, das Sich-Bewähren von sog. »altmodischen« Therapien – und umgekehrt –, wird hier schonungslos aufgezeigt. Die Autoren, allesamt erfahrene Extremitätenchirurgen, sind zu starke Persönlichkeiten, als dass sie es nicht wagen könnten, auch eigene Misserfolge vorzulegen. Auch die sog. »Versagerfälle« haben einen hohen didaktischen Aussage- und Erfahrungswert.

Lassen Sie sich diese »Geschichten, die das Leben erzählt«, munden. Beißen Sie sich nicht alle Zähne aus an den dargebotenen »Knacknüssen«. Auch hier folgen wir der wichtigen Devise jeglichen Lehrens, die heißt – **to teach decision making**«. Viel Vergnügen bei der Lektüre.

Baden, Basel, St. Gallen, im Januar 2007

A. Gächter
F. Hefti
U. Kappeler
R.-P. Meyer

Dank

68 Autoren haben in 48 Kurzbeiträgen ihre Erfahrung und ihr Fachwissen in diesem Buch aufblitzen lassen. Ihnen gehört unser Dank und unsere Anerkennung für ihre spontane Bereitschaft sich zu engagieren. Die Autoren geben mit diesen fachlichen Schnappschüssen aus einem breiten, orthopädisch-traumatologischen Patientengut ein profundes Fachwissen weiter. In alphabetischer Reihenfolge der Autorennamen sind die Beiträge gegliedert. Allen 68 Autoren 68-mal herzlichen Dank.

Ein ganz besonderer Dank geht an Dr. Holger Grehn, der alle Beiträge verlagskonform elektronisch aufgearbeitet hat und in aufwendiger Kleinarbeit die einzelnen Kapitel in Text und Illustration standardisiert hat.

Für die großzügige materielle Unterstützung bedanken wir uns bei folgenden Firmen und Privatpersonen.
- Fa. Bauerfeind AG, Vorderi Böde 5, CH-5452 Oberrohrdorf
- IBSA Institut Biochimique S.A, Via del Piano, CH-6915 Pambio-Noranco
- Johnson&Johnson AG, Rotzenbühlstraße 55, CH-8957 Spreitenbach
- Maxwell and Nili-Brothers AG, Zürich
- Medacta International, Strada Regina, CH-6874 Castel San Pietro
- Stryker Trauma, Bohnackerweg 1, CH-2545 Selzach
- Zimmer Schweiz GmbH, Erlenauweg 17, CH-3110 Münsingen

Unser Dank geht aber nicht zuletzt auch an das einmal mehr perfekt arbeitende Team des Springer Verlages: Dr. F. Kraemer hat gemeinsam mit Frau Antje Lenzen dieses Buch mit hoher Fachkompetenz begleitet. Frau Dr. Gaby Seelmann-Eggebert leistete in ihrem Aufgabenbereichen wiederum exzellente Arbeit – herzlichen Dank an alle.

A. Gächter
F. Hefti
U. Kappeler
R.-P. Meyer

Mitarbeiterverzeichnis

Dr. med. H. Bereiter
Kreuzspital
Loëstrasse 99
CH-7000 Chur

Dr. med. H.P. Bircher
Kreuzspital
Loëstrasse 99
CH-7000 Chur

Dr. med. Ch. Brumm
Kantonsspital Schaffhausen
Geissbergstrasse 81
CH-8208 Schaffhausen

Dr. med. K. Buckup
Städtische Kliniken Dortmund
Beurhausstrasse 40
D-44137 Dortmund

Dr. P. Chrestian
151 Bât D Bd Paul Claudel
F-13010 Marseille

Dr. med. A. Debrunner
Mettlenstrasse 15
CH-8142 Uitikon

Dr. med. A. Elsner
Kantonsspital Nidwalden
Ennetmooserstrasse 19
CH-6370 Stans

Prof. Dr. med. S. Fankhauser
Kantonsspital
CH-4600 Olten

Dr. med. M. Flury
Schulthess Klinik
Lengghalde 2
CH-8008 Zürich

Dr. med. P. Freiburghaus
Walkeweg 4
CH-3250 Lyss

Prof. Dr. med. D. Fritschy
Hopitâl Cantonal
Rue Micheli-du-Crest 24
CH-1211 Genève

Prof. Dr. med. et Dr. sc.nat. B. Fuchs
Universitätsklinik Balgrist
Forchstrasse 340
CH-8008 Zürich

Prof. Dr. med. André Gächter
Burgerstrasse 9
CH-9402 Mörschwil

Prof. Dr. med. Ch. Gerber
Universitätsklinik Balgrist
Forchstrasse 340
CH-8008 Zürich

Dr. med. J. Goldhahn
Schulthess Klinik
Lengghalde 2
CH-8008 Zürich

Prof. Dr. med. P. Grammont
18,Rue du Dr. Bonhomme
F-6900 Lyon

Dr. med. H. Grehn
Kantonsspital Baden AG
CH-5404 Baden

Prof. Dr. med. F. Grill
Orthopädisches Spital Speising
Speisinger-Strasse 109
A-1134 Wien

Prof. Dr. med. N. Gschwend
Im Wingert 32
CH-8049 Zürich

Dr. med. C. Hasler
Universitäts-Kinderspital beider Basel
(UKBB)
CH-4005 Basel

Prof. Dr. med. F. Hefti
Universitäts-Kinderspital beider Basel
(UKBB)
CH-4005 Basel

Dr. med. Pierre Hofer
Poststrasse 15
CH-9000 St. Gallen

Dr. med. B. Isler
Kantonsspital
CH-8400 Winterthur

Dr. med. M. Jacobi
Kantonsspital
CH-1708 Fribourg

Prof. Dr. med. R.P. Jakob
Kantonsspital
CH-1708 Fribourg

Dr. med. R. Jakob
Husmatt 3
CH-5405 Dättwil

Dr. med. Sascha Käsermann
Kantonsspital Baden AG
CH-5404 Baden

Dr. med. K. Kalchschmidt
Städtische Kliniken Dortmund
Beurhausstrasse 40
D-44137 Dortmund

Dr. med. U. Kappeler
Husmatt 3
CH-5405 Dättwil

Prof. Dr. med. B.-D. Katthagen
Städtische Kliniken Dortmund
Beurhausstrasse 40
D-44137 Dortmund

Dr. med. F. Kelberine
La Clinique Provençale
67, Cours Gambetta
F-13617 Aix-en-Provence Cedex 3

Dr. med. M. Kleine
Kantonsspital Baden AG
CH-5404 Baden

Prof. Dr. med. R. Krauspe
Universitätsklinikum Düsseldorf
Moorenstrasse 5
D-40225 Düsseldorf

Prof. Dr. med. M. S. Kuster
Kantonsspital
CH-9007 St. Gallen

Dr. med. R. Läubli
Kantonsspital
CH-1700 Fribourg

Dr. med. Ch. Lampert
Kantonsspital
CH-9007 St. Gallen

Dr. med. E. Lamprecht
Technikumstrasse 90
CH-8400 Winterthur

Prof. Dr. med. J.-L. Lerat
Centre Hospitalier Lyon-Sud
F-69495 Pierre Bénite Cedex

Prof. Dr. med. J. Löhr
ENDO-Klinik GmbH
Holstenstrasse 2
D-22767 Hamburg

Dr. med. K. Mader
St. Vinzenz-Hospital GmbH
Merheimer Strasse 221-223
D-50733 Köln-Nippes

Dr. med. R.-P. Meyer
Kantonsspital Baden AG
CH-5404 Baden

Dr. med. M. Messerli-Bertacchini
Schwanengasse 8
CH-3011 Bern

Dr. med. G. Moreau
13 Rue Pierre de Coubertin
F-70000 Vesoul

Prof. Dr. med. E Morscher
Felix Platter-Spital
Burgfelderstrasse 101
CH-4012 Basel

Dr. med. K. Müller
Zürcherstrasse 20
CH-8952 Schlieren

Prof. Dr. med. W. Müller
Spechtweg 10
CH-4125 Riehen

Prof. Dr. med. B. Nachbur
Talmoosstrasse 48
CH-3064 Ittigen

PD Dr. med. L. Nagy
Universitätsklinik Balgrist
Forchstrasse 340
CH-8008 Zürich

Dr. med. U. Neurauter
Kantonsspital Baden AG
CH-5404 Baden

PD Dr. med. H. Nötzli
SPITAL BERN-Ziegler
Morillonstrasse 75-91
CH-3001 Bern

Prof. Dr. med. D. Pennig
St. Vinzenz-Hospital GmbH
Merheimer Strasse 221-223
D-50733 Köln-Nippes

Dr. med. G. Petje
Orthopädisches Spital Speising
Speisinger-Strasse 109
A-1134 Wien, Oesterreich

Dr. med. F. Rapp
Kantonsspital Baden AG
CH-5404 Baden

Dr. med. M. Reese
Kantonsspital Baden AG
CH-5404 Baden

Dr. med. Y. Reiland
Universitätsklinik Balgrist
Forchstrasse 340
CH-8008 Zürich

Dr. med. A. Remiger
Kantonsspital Nidwalden
Ennetmooserstrasse 19
CH-6370 Stans

Dr. med. M. Rütschi
Lorettokrankenhaus
Mercystrasse 6-14
D-79100 Freiburg

Dr. med. U. Schneider
Seefeldstrasse 66
CH-8008 Zürich

Dr. med. R. Sheikh
Kantonsspital Baden AG
CH-5404 Baden

Prof. Dr. med. R. Simmen
Schulthess Klinik
Lengghalde 2
CH-8008 Zürich

Dr. med. J. Sonderegger
Kantonsspital
CH-9007 St. Gallen

Dr. med. P. Stangenberg
ENDO-Klinik GmbH
Holstenstrasse 2
D-22767 Hamburg

Dr. med. Ch. Sternberg
Kantonsspital Baden AG
CH-5404 Baden

Prof. Dr. med. P. Trouilloud
Centre Hospitalier Universitaire Dijon
10, Bd Mal de Lattre de Tassigny
F-21034 Dijon Cedex

Dr. med. P. Waldherr
SPITAL BERN-Ziegler
Morillonstrasse 75-91
CH-3001 Bern

Dr. med. R. Wieser
Kantonsspital Zug
Artherstrasse 27
CH-6300 Zug

Dr. med. Th. Wiesner
Rorschacher Strasse 150
CH-9006 St. Gallen

Dr. med. J. Wodtke
ENDO-Klinik GmbH
Holstenstrasse 2
D-22767 Hamburg

Inhaltsverzeichnis

1 Dilemma Amputation versus Erhalt eines lokal nicht beherrschbaren Malum perforans bei gichtarthropathischem Fuß

H.-P. Bircher, H.A. Bereiter

Ausgangslage und Diagnose

Zuweisung eines 62-jährigen adipösen Patienten in die orthopädische Sprechstunde mit bekannter Gicht:

- 3×2,5 cm Malum perforans bei plantarer medialer Lisfranc-Luxation bei gichtarthopathischem Fuß.
- St. n. mehrmaligen Abszessrevisionen Mittelfuß links.
- Antibiotische Osteomyelitisbehandlung.

Problematik und Dilemma

In der Literatur [2, 3, 4] bei offenen diabetisch neuropathischen Osteoarthropathien an den Füßen wird propagiert, wenn immer möglich, die Ulkusabheilung vor einem rekonstruktiven Eingriff am Fuß anzustreben. Dies entsprach unseren Erfahrungen und wir versuchten im vorliegenden Fall nach mehreren vorangegangenen Revisionen nochmals mit 2 lokalen Operationen das Ulkus chirurgisch zu verschließen. Diese Eingriffe aber waren erfolglos. Es persistierte ein asensibles, sezernierendes Malum perforans (■ Abb. 1.1 und 1.2).

Als eine definitive Therapieform zogen wir die Amputation des betroffenen Fußes in Betracht und sahen uns anfänglich bestätigt durch die Zweitmeinung eines auswärtigen Fußspezialisten.

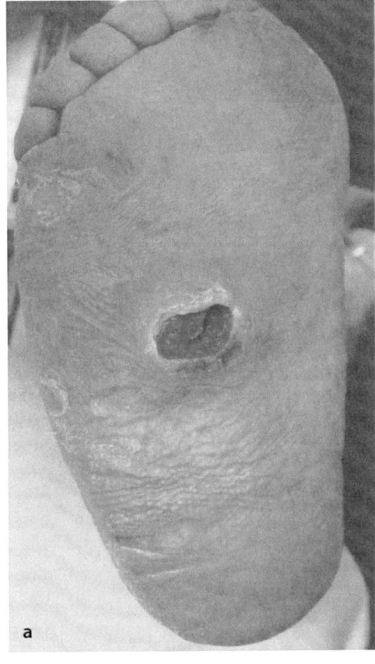

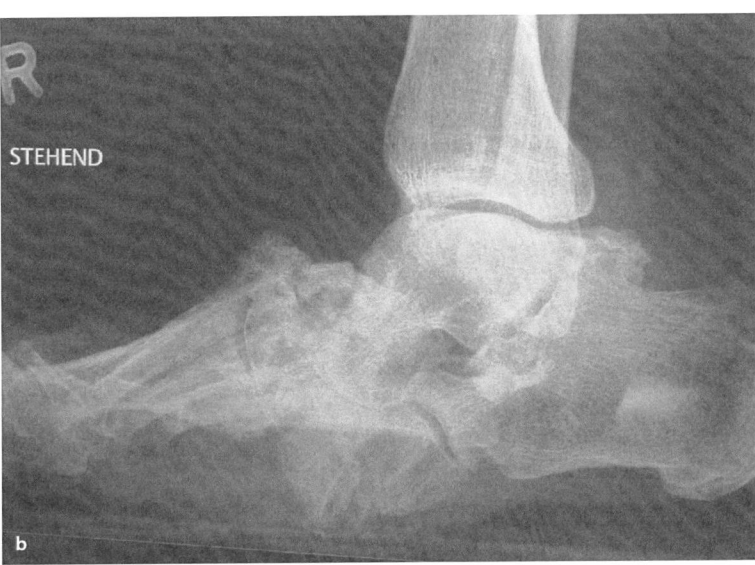

■ **Abb. 1.1 a.** Ausgangslage: Planta pedis: 3x2.5 cm sezernierendes Malum perforans, St. n. mehrmaligen Abszessrevisonen. **b** Röntgen Fuß seitlich: plantar luxiertes mediales Lisfranc Gelenk

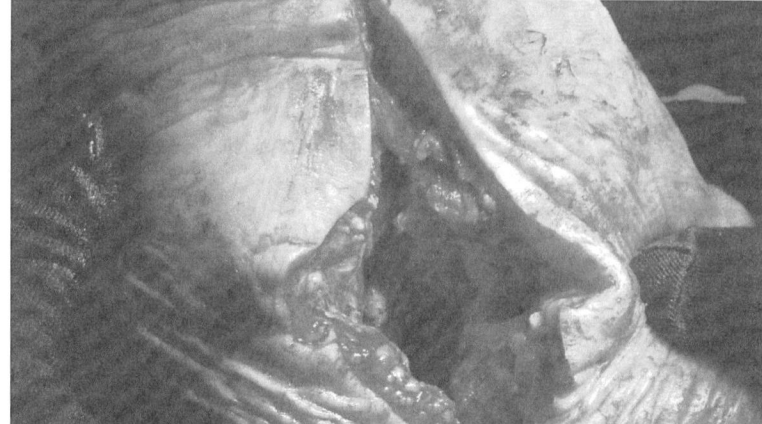

□ Abb. 1.2. Operationszugang Planta pedis: Längszugang unter Einbezug des Ulkus

Lösungsfindung

In einer Literaturrecherche zum osteoarthropathischen Fuß sind wir dann auf die Arbeit von Koller et al. [1] aus Münster über die »rekonstruktive Fußchirurgie bei diabetisch-neuropathischer Osteoarthropathie« gestoßen. In dieser Publikation geht, aus der Analyse der Deformitäten einerseits und aus den Erfahrungen dieser Arbeitsgruppe mit der Rekonstruktion dieser Deformitäten andererseits, ein klares Behandlungskonzept hervor. Dieses Konzept haben wir erfolgreich angewandt.

Operatives Vorgehen

- Zugang in der Planta pedis unter Einbezug des Malum perforans (□ Abb. 1.3).
- Großzügige Exzision und Debridement des Ulkus.
- Resektion der plantar luxierten Mittelfußknochenanteile.
- Korrektur des destruierten Mittelfußes unter Verwendung von Spongiosaplastik aus dem vitalen resezierten Knochenmaterial.
- Achillotenotomie.
- Anlage eines OSG überbrückenden Fixateur externe als bilateraler Rahmen mit Stabilisation des Fußes im Fixateur nach Remodelierung des Mittelfußes in der angestrebten Arthrodesestellung (□ Abb. 1.4).
- 2-fache perkutane Kirschnerdrahtfixation der Arthrodese im Mittelfuß.
- Primärer Hautverschluss.

Nachbehandlung

- Rahmen-Fixateur externe 8 Wochen postoperativ.
- Fußentlastung im PTP-Gips (Sarmientogips) weitere 3 Monate.
- Resistenzgerechte Antibiotikabehandlung für 3 Monate.
- Orthopädische Maßschuhe.

Resultat

Über einen Zeitraum von knapp 2 Jahren haben wir einen sehr zufriedenen Patienten mit erhaltenem Fuß. Es besteht eine infektfreie, voll belastungsstabile Fußsituation mit geschlossener Haut an der Planta pedis und einer Verbesserung der Sensorik. Aus funktioneller und radiologischer Sicht besteht

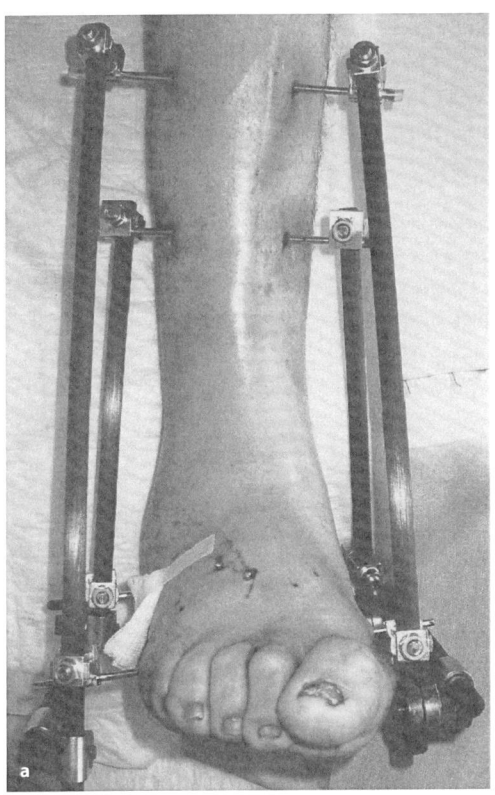

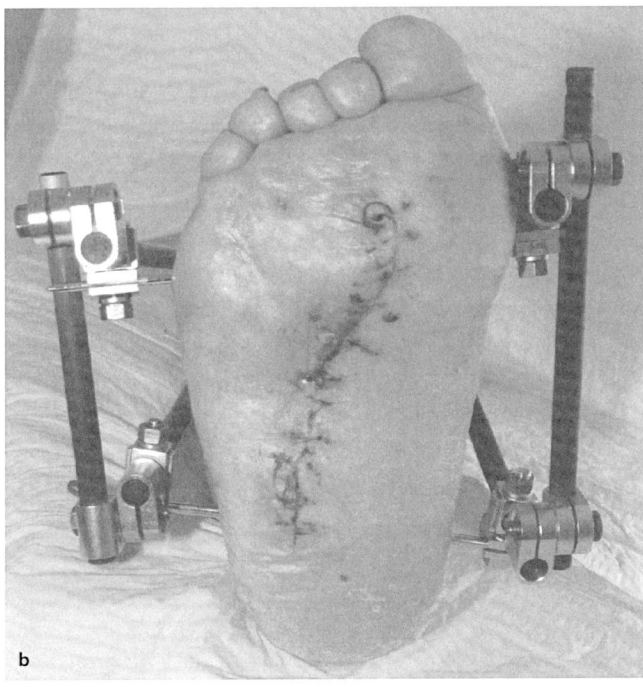

☐ **Abb. 1.3 a.** Postoperative Ruhigstellung im OSG-überbrückenden Rahmenfixateur externe. **b** In Abheilung begriffene Zugangsnarbe nach primärem Wundschluss

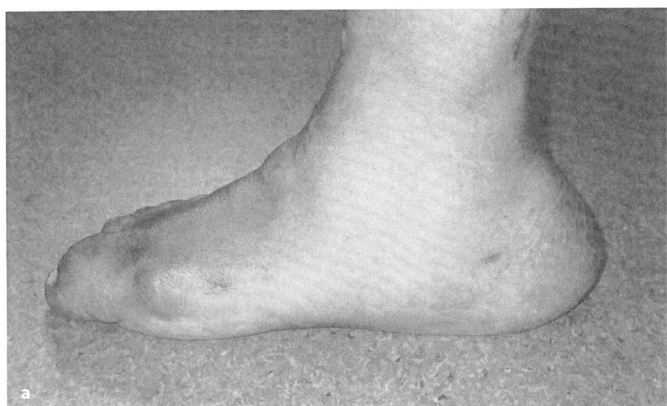

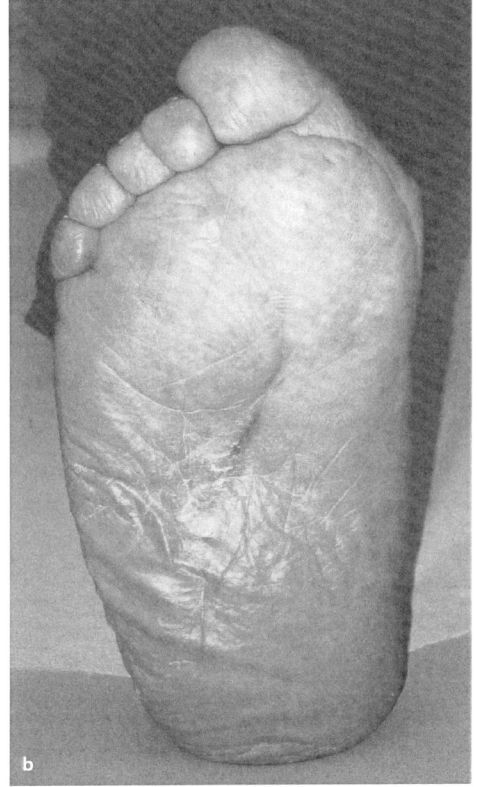

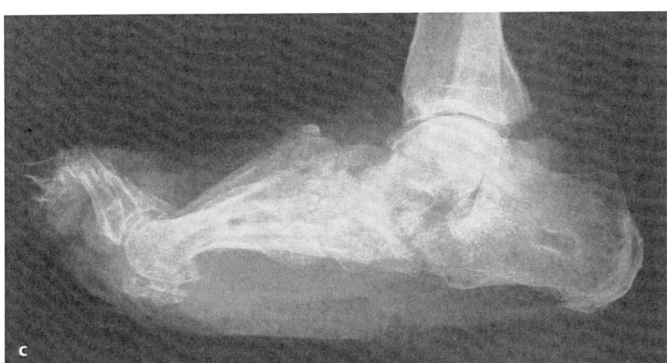

☐ **Abb. 1.4 a.** Resultat: Fuß seitlich stehend 15 Monate nach Korrekturarthrodese: Belastungsstabiler Fuß, neugeschaffenes mediales Längsgewölbe. **b** Reizlose Planta pedis ohne Druckstellen. **c** Röntgen Fuß seitlich 15 Monate postoperativ: stabiler Mittelfuß, ossär inkomplett fusioniert

keine Arthrodese, sondern eine straffe Pseudarthrose mit einer geringen Restbeweglichkeit im distalen Mittelfuß. Ohne negativen Beigeschmack wird dieser Zustand auch als eine fibröse Ankylose bezeichnet. Für längere Gehstrecken ist der Patient auf einen Gehstock angewiesen.

Diskussion

Das Management der Osteoarthropathie am Fuß ist mit zahlreichen Problemen behaftet. Erschwerend können Infektionen und/oder Ulcerationen als Sekundärfolgen dazukommen.

Wie die adäquate Therapie des osteoarthropathischen Fußes aussieht, wird recht kontrovers diskutiert und zeigt ein weites Spektrum. Auf der operativen Behandlungsskala zeigt sich auf der einen Seite der Grundsatz, einen Charcot-Fuß nicht operativ behandeln zu können, außer mit einer Amputation. Auf der anderen Seite werden Fußdeformitäten korrigiert, die für die Betroffenen nur sehr geringe funktionelle Einbußen bedeuten und den Gewinn durch die Operation in Anbetracht des Risikos nicht vertreten lassen. Bei Vorliegen von Sekundärfolgen von osteoarthropathischen Füßen ist ein operatives Vorgehen meist indiziert.

Die Publikation von Koller et al. hat uns in der Analyse des Problems und in der therapeutischen Lösungsfindung entscheidend weitergeholfen. Entgegen unseren bisherigen Erfahrungen haben wir primär die Korrekturarthrodese im Mittelfuß durchgeführt.

Wesentlich war dabei die Resektion sämtlicher Knochenanteile, welche eine pathologische Kompression auf die Planta pedis bewirkten. Die angestrebte Korrekturarthrodese bestand im Remodellieren eines harmonischen Mittelfußalignements, unterstützt mit gewonnener Spongiosaplastik aus den resezierten vitalen Knochenanteilen. Nach der ossären Korrektur ließ sich die Haut trotz eines großzügigen Weichteildebridements im Ulkusbereich vollständig verschließen. Zusätzlich haben wir auf Anregung eines involvierten Kollegen gleichzeitig die Achillotenotomie durchgeführt. Die Ruhigstellung des korrigierten Fußskelettes im Rahmenfixateur externe über 8 Wochen erleichterte die Wundpflege und war komplikationslos, ebenso wie die anschließende Ruhigstellung von 3 Monaten im Sarmientogips. Die Zusammenarbeit mit einem kompetenten Orthopädietechniker war für die entsprechende nachfolgende Schuhversorgung sehr wichtig.

Im Verlaufe zeigte es sich, dass die angestrebte Arthrodese in einer fibrösen Ankylose des Mittelfußes endete. Dieser straffe Zustand zeigte aber keinen Einfluss auf das Resultat.

Das »Alignement« und die Stabilität sind ausschlaggebende Faktoren für eine erfolgreiche Rekonstruktion der Füße von Patienten mit schweren neuropathischen Osteoarthropathien. Für das langfristige Gelingen sind die Patienten auf eine gute orthopädische Schuhversorgung angewiesen. Insgesamt handelt es sich bei der angewandten Behandlung um ein aufwändiges, aber Erfolg versprechendes Konzept.

Literatur

[1] A. Koller, U. Hafke-Meyer, R. Fiedler, H.H. Wetz, 2004, rekonstruktive Fußchirurgie bei diabetisch-neuropathischer Osteoarthropathie, Orthopäde 33:983–991

[2] Clohisy GR, Thompson RC, 1998, Fractures associated with neuropathic arthropathy in adults who have juvenile- onset diabetes. J Bone Joint Surg 70A:1192–2000

[3] Hintermann B, 1999, Operative Behandlungsmöglichkeiten des diabetischen Fußes. Praxis 88: 1191–1195

[4] Kessler SB, Kalteis TA, Botzlar A, 1999, Prinzipien der chirurgischen Behandlung bei diabetisch- neuropathischer Osteoarthropathie. Internist 40: 1029–1035

2 Humeruspseudarthrose – »The long way to go«

Ch. Brumm

Anamnese

1921 geborene selbstständig lebende rüstige Dame in gutem Allgemeinzustand. Nach Sturz zu Hause zeigt sich im Unfallbild vom **03.09.03** eine Humerusfraktur auf der dominanten Seite (◻ Abb. 2.1).

Poblemstellung

Die Spiralfraktur ist weit disloziert. Das Torsionsmoment während des Sturzes und Bruches hat das Periost weitstreckig zerrissen, ohne Scharnier auf einer Seite. Ein konservativer Therapieweg mit Oberarm-Sarmiento-Kunststoffgips mit Deltoideuskappe erfordert hohe Gipserkunst und Compliance der Patientin. Die Selbstständigkeit der Patientin ist auf diesem Weg für 3 Monate in Frage gestellt. Die rasche Wiedererlangung der Selbstständigkeit im Auge, entschied man sich für die Osteosynthese mit einem endomedullären Nagel.

Therapie und Verlauf
1. Operation

Am **05.09.03** findet die Osteosynthese der Fraktur mit einem retrograden unaufgebohrten Humerus-Marknagel statt. In den postoperativen Bildern vom 9.9.03 ist die Fraktur aligniert, ohne ganz reponiert zu sein. Der Nagel ist proximal trotz hohen Frakturausläufern nur in einer Ebene mit einem Bolzen fixiert. Der N. radialis ist postoperativ intakt. Es wird entsprechend dem gewählten Verfahren und Lehrbuch eine funktionelle Nachbehandlung mit Physiotherapie durchgeführt. Die Patientin schildert starke Schmerzen während der Therapie auf die zunächst niemand Rücksicht nehmen wollte (◻ Abb. 2.2).

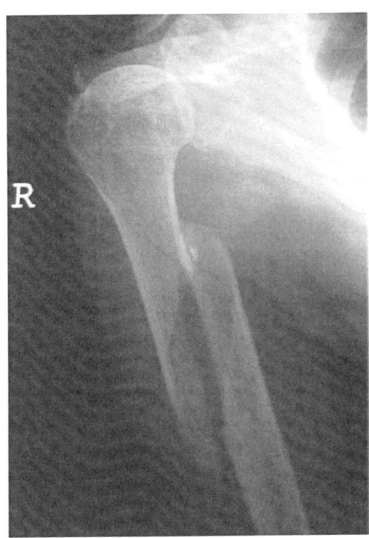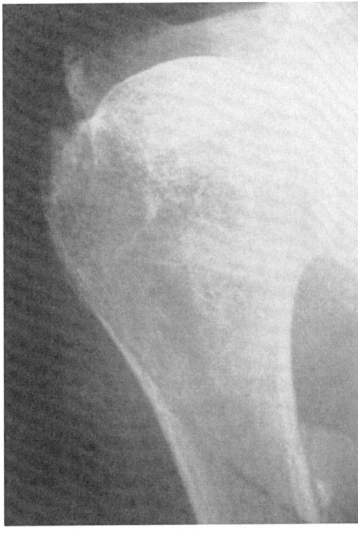

◻ **Abb. 2.1.** Diametaphysäre langstreckige Spiralfraktur Humerus rechts mit Spiralausläufer in das Tuberkulum majus und das Collum anatomicum

Zwischenkontrolle. 25 Tage nach dem ersten Eingriff wird wegen der schmerzhaften Therapie am **30.09.03** der Humerus geröngt. Das axiale Alignement ist verschoben. Die Fraktur klafft weiter auf. Es wird vorerst nichts unternommen (◨ Abb. 2.3).

Zwischenkontrolle. Einen Monat später zeigte das Verlaufsröntgenbild vom **10.10.03** Verankerungsprobleme des Humerusnagels. Die Knochenbrücke vom Bohrloch des proximalen Bolzens bis zum Frakturausläufer ins Tuberkulum majus hat gegen die Physiotherapie verloren. Der distale Bolzen hält. Die Nagel-Osteosynthese ist am proximalen Fragment ausgelockert (◨ Abb. 2.4).

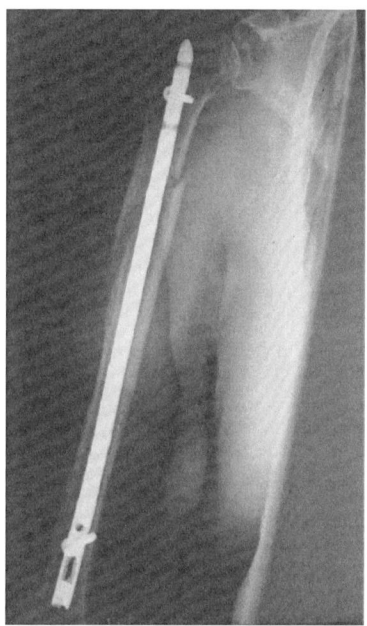
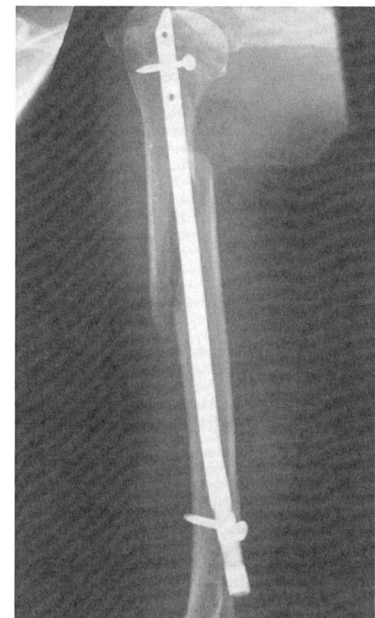

◨ **Abb. 2.2.** Postoperative Bilder des unaufgebohrten retrograden Humerusmarknagels. Der Nagel ist proximal nur mit einem Bolzen fixiert

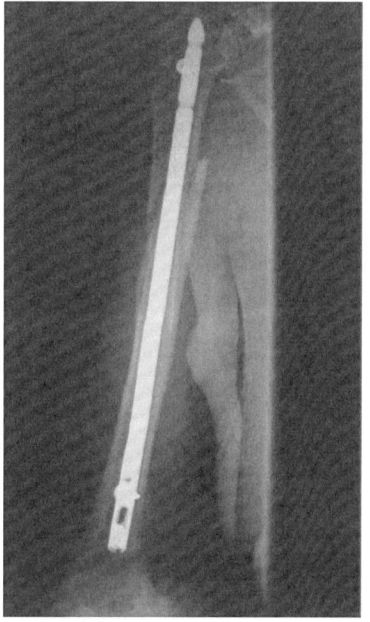
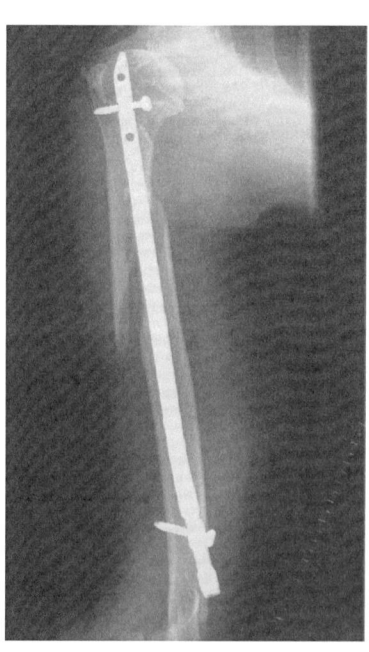

◨ **Abb. 2.3.** 3 Wochen nach Operation klafft nach schmerzhafter funktioneller Therapie das Alignement der Fraktur

2. Operation

Am **15.10.03** entscheidet man sich in einer 2. Operation, die mehrachsige Fixation des Kopffragmentes mit zwei zusätzlichen Bolzen nachzuholen. In der intraoperativen Bildwandlerkontrolle sind der Nagel und die Fraktur wieder stabil (■ Abb. 2.5). Es wurde neuerlich eine funktionelle Nachbehandlung verordnet mit dem Hinweis, Kraftanwendungen zu vermeiden.

Zwischenkontrolle. Röntgenbilder vom **21.11.03** wegen Schmerzen während der Therapie zeigen den Verlust des Alignements in der Fraktur, trotz fester proximaler Verbolzung des Nagels (■ Abb. 2.6). Der Grund liegt diesmal am distalen Bolzen, der mit einer Fraktur ausgebrochen ist (■ Abb. 2.7). Die Nagel-Osteosynthese ist am distalen Fragment wieder instabil geworden.

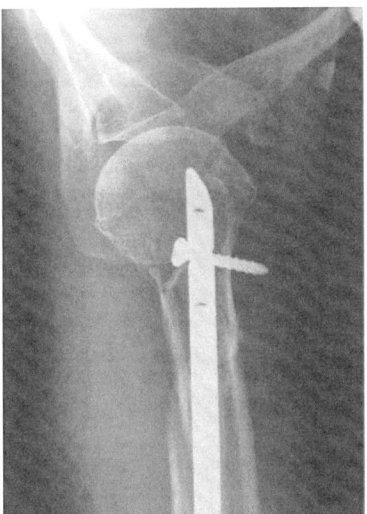
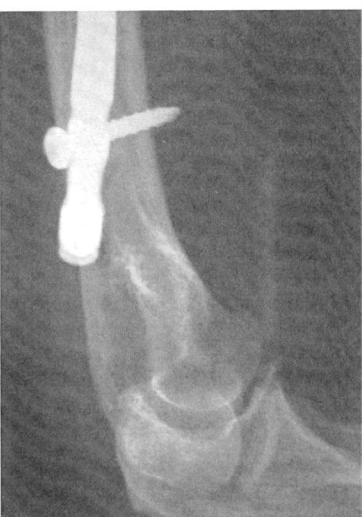
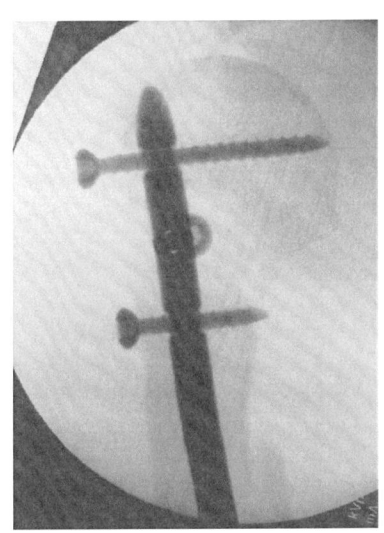

■ **Abb. 2.4.** Einen guten Monat nach erster Operation ist der proximale Bolzen in den Frakturausläufer im Tuberkulum majus durchgebrochen. Die Osteosynthese ist locker

■ **Abb. 2.5.** In einer zweiten Operation wird die proximale Verriegelung des Nagels neu gesetzt und in allen drei Ebenen angelegt

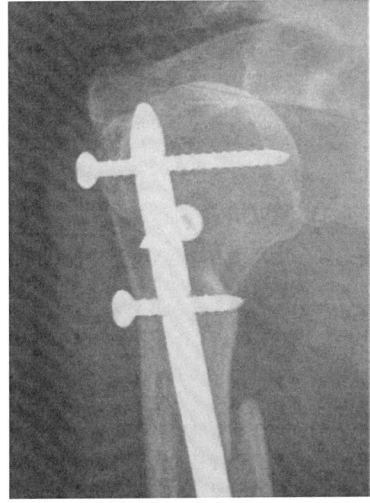
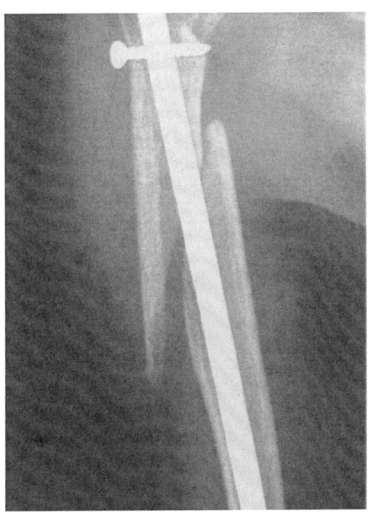
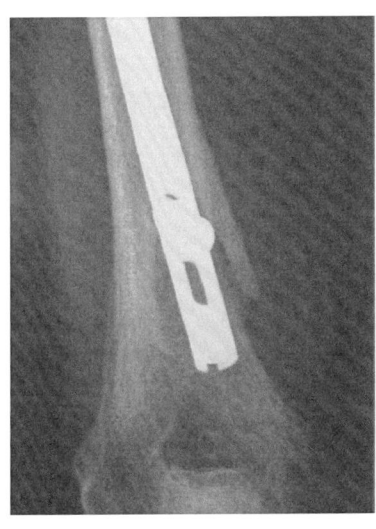

■ **Abb. 2.6.** Verlust des Alignement trotz proximaler 3-Ebenenfixation des Nagels

■ **Abb. 2.7.** Ausbruch des distalen Bolzens. Die Osteosynthese ist wieder instabil geworden

Zwischenkontrolle. 2 Monate nach distalem Bolzenausbruch, nicht ganz 5 Monate nach Unfall zeigt das Röntgenbild vom **26.01.04,** dass die Fraktur um den distalen Bolzen geheilt ist (■ Abb. 2.8). Der Bolzen hat sein Bohrloch aber grotesk ausgeschlagen. Die Nagelosteosynthese ist distal nach wie vor instabil.

Eine nur leichte Auslockerung der proximalen Verankerung beweist die Heilung der proximalen Frakturausläufer (■ Abb. 2.9).

Im Bereich der Fraktur lassen sich keine Zeichen einer Knochenheilung erkennen (■ Abb. 2.9). Es wird zugewartet.

Zwischenkontrolle. Ungefähr 9 Monate nach Unfall zeigen die Röntgenbilder vom **21.05.04** im Bereich der diaphysären Frakturabschnitte unverändert reaktionslose Frakturenden. Die atrophe Pseudarthrose ist etabliert (■ Abb. 2.10).

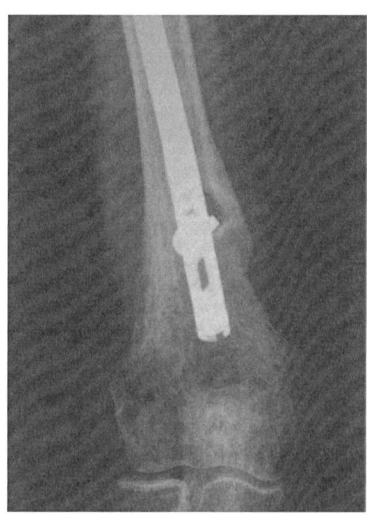
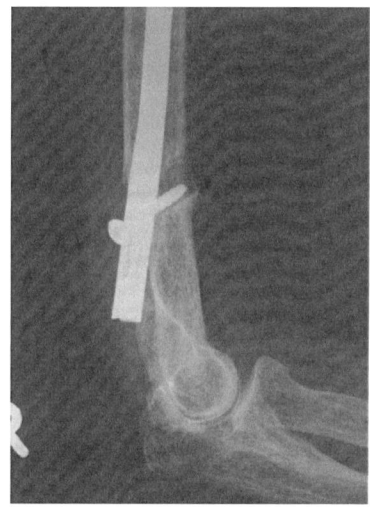

■ **Abb. 2.8.** Die Fraktur am distalen Bolzen ist geheilt, das Bolzenlager im Knochen aber grotesk ausgeschlagen. Die Nagelosteosynthese ist instabil

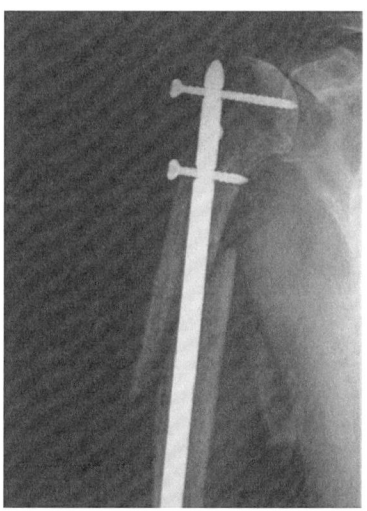
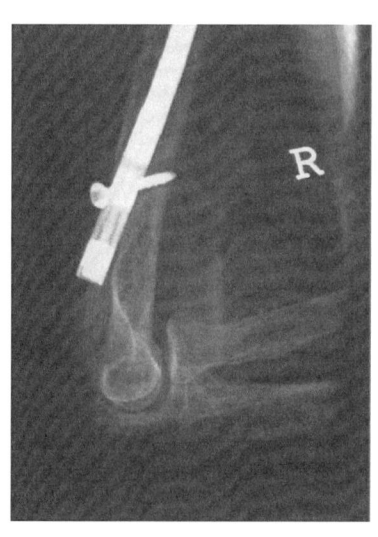

■ **Abb. 2.9.** Die proximalen Frakturausläufer sind geheilt, die Bolzen deshalb nur leicht gelockert. Der distale Bolzen ist locker. Die Hauptfraktur klafft und ist knapp 5 Monate nach Osteosynthese, völlig reaktionslos, nicht geheilt

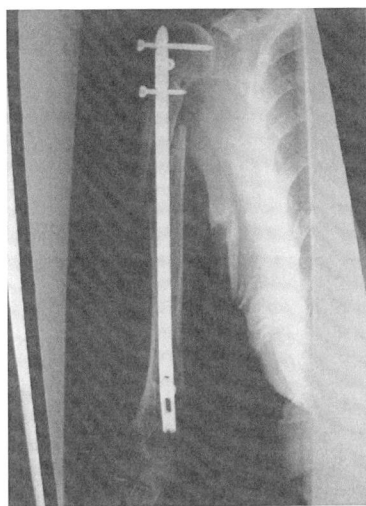
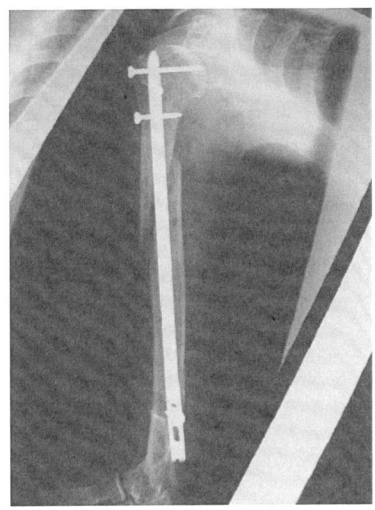

☐ **Abb. 2.10.** 9 Monate nach primärer Nagel-osteosynthese der Humuersspiralfraktur ist eine atrophe Pseudarthrose etabliert

3. Operation

Im Rahmen einer 3. Operation wurde am **07.06.04** ein Systemwechsel vorge-nommen. Der Nagel wurde entfernt und eine Platten-Osteosynthese mit einer winkelstabilen 3,5 mm 10-Loch LC-Platte verbunden mit einer Spongiosa-plastik vom gleichseitigen Beckenkamm durchgeführt (☐ Abb. 2.11).

Intraoperative BV-Bilder vom 07.06.04 dokumentieren eine ungefähre Frakturreposition (☐ Abb. 2.11).

Die Nachbehandlung sieht für 2 Wochen eine Mitella und dann Frei-gabe vor.

4. Operation

Am **08.06.04** musste eine 4. Operation wegen einer postoperativen Fallhand rechts vorgenommen werden:

Der N. radialis wird unter dem distalen Plattenende vorgefunden und wieder befreit. Der zugezogene Handchirurge stellt eine Quetschung des Nervs, aber keine Durchtrennung fest.

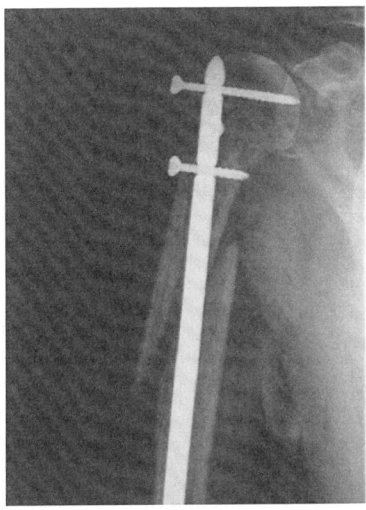
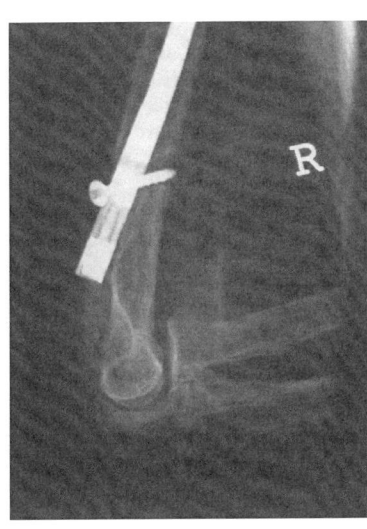

☐ **Abb. 2.11.** In einer 3. Operation wurde ein Systemwechsel auf eine schmale winkelsta-bile LCP-Platte mit Spongiosaplastik vorge-nommen. Die Frakturreposition gelang in der BV Kontrolle ungefähr

Die postoperativen Bilder am **10.06.04** zeigen eine Frakturdehiszenz (☐ Abb. 2.12).

Die Spongiosaplastik ist periostal nicht zu erkennen, allenfalls endomedullär im distalen Fragement.

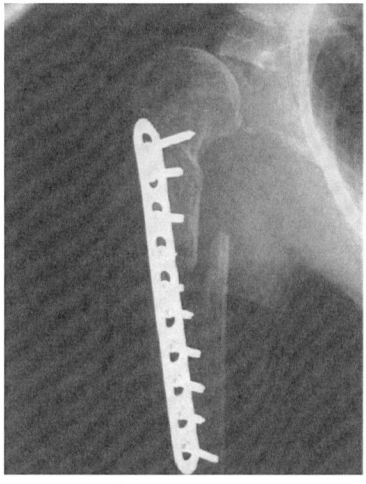
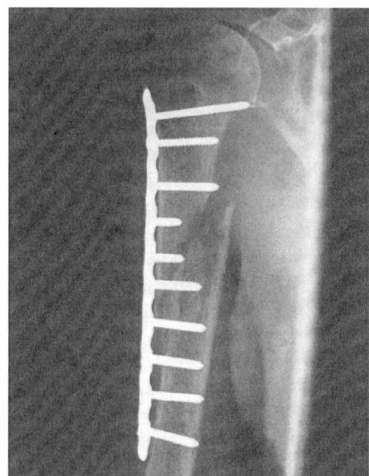

☐ **Abb. 2.12.** Ein Tag nach Plattenosteosynthese musste, wegen der Klinik einer akuten Fallhand, der N. radialis unter dem distalen Plattenende in einer 4. Operation geborgen werden. Die Stellungskontrolle der Fraktur am 10.06.04 zeigte eine Frakturdehiszenz

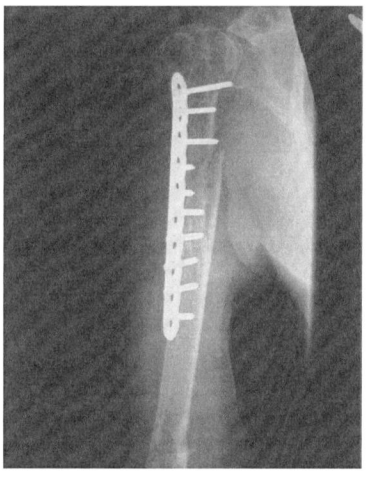
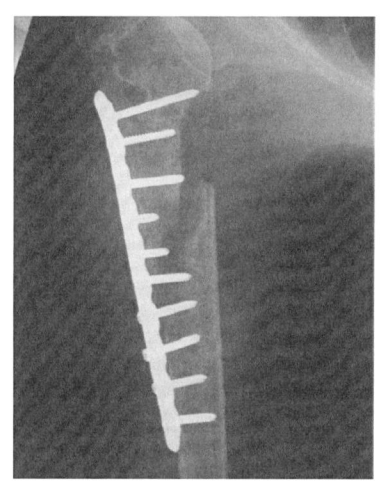

☐ **Abb. 2.13.** 2 Monate nach Plattenosteosynthese (schmale winkelstabile LCP-Platte) und Spongiosaplastik ist die Fraktur dehiszent und die im distalen Fragment verankerten Schrauben dabei ihr Knochenlager auszuschlagen und sich selber loszudrehen

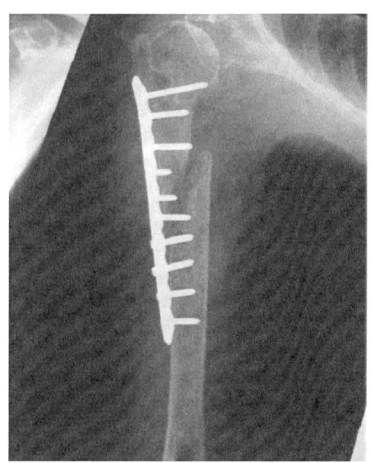
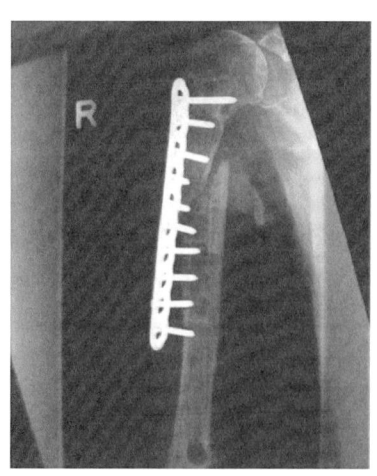

☐ **Abb. 2.14.** 3 ½ Monate nach Plattenosteosynthese schlagen die winkelstabilen Schrauben immer größere Löcher in das distale Schaftfragment

Zwischenkontrolle. 2 Monate nach offener Plattenosteosynthese mit Spongiosaplastik zeigen die Verlaufsbilder vom **23.07.04**, dass die Platte am geheilten Kopffragment fest ist, die Fraktur klafft, Zeichen einer knöchernen Heilung fehlen (☐ Abb. 2.13).

Die fünf distalen winkelstabilen Platten-Schrauben schlagen in dem sich unter der unbarmherzigen Physiotherapie bewegenden distalen Schaftfragment ihre Knochenlager aus. Die Bewegungen führen zum Losdrehen der winkelstabilen Schrauben aus ihren Gewinden, was an den über die Plattenlöcher heraustretenden Schraubenköpfen erkennbar ist.

Es wurde zugewartet!

Zwischenkontrolle. 6 Wochen später zeigt das Röntgenbild vom **03.09.04** eine unverändert völlig reaktionslose Fraktursituation (☐ Abb. 2.14).

Die Patientin hat zwischenzeitlich durch intensives motorisches Aktivierungstraining die Radialisparese erfolgreich trainiert. Sie hat wieder volle Handheberfunktion. Umso mehr haben die distalen fünf winkelstabilen Schrauben ihre bohrende Arbeit fortgesetzt.

Zunehmend lösen Armbewegungen einfahrende elektrische Schmerzen in das Versorgungsgebiet des N. radialis aus. Das frei schlingernde distale Plattenende reizt den Radialisnerv.

Zwischenkontrolle. 22 Monate nach Unfall und 4 Operationen zeigen die Röntgenbilder vom **08.06.05**:

- ein geheiltes Kopffragment,
- eine am Kopffragment feste winkelstabile 3,5 mm 10 Loch-LC-Platte,
- ein strukturell an Emmentaler Käse erinnerndes Schaftfragment (☐ Abb. 2.15),
- ein Zustand mit areaktiver Pseudarthrose der Hauptfraktur trotz Spongiosaplastik (☐ Abb. 2.16),
- ein Zustand nach erholter Radialisparese,
- ein Zustand mit falscher Beweglichkeit im Oberarm mit elektrisierend einschießenden Schmerzen in das Versorgungsgebiet des N. radialis am dominanten rechten Arm.

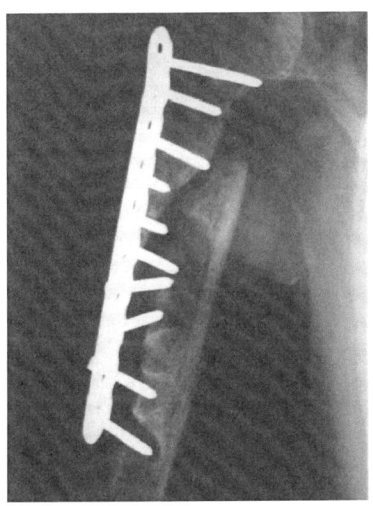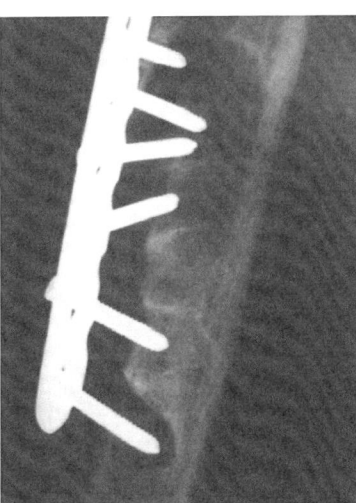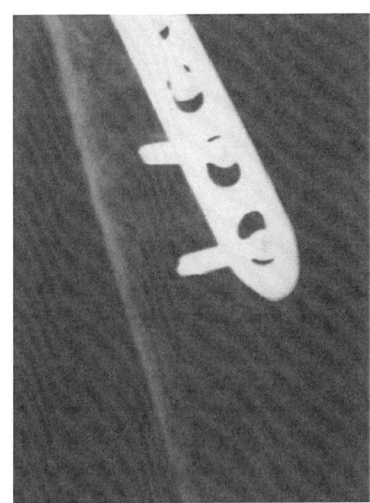

☐ **Abb. 2.15.** 1 Jahr und 10 Monate nach Unfall hat die winkelstabile LCP Platte das distale Schaftfragment zerlöchert

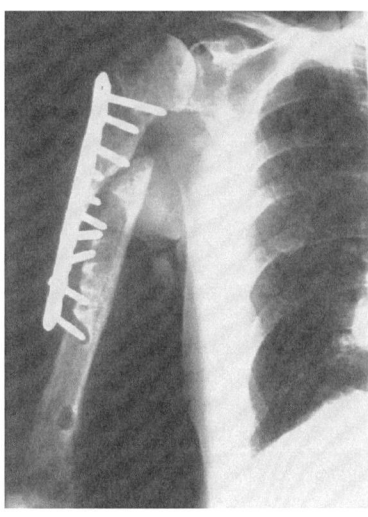

☐ **Abb. 2.16**. 1 Jahr 10 Monate nach Unfall ist die Hauptfraktur trotz Systemwechsels auf winkelstabile Platte und Spongiosaplastik zu einer areaktiven Pseudarthrose geworden

5. Operation

Bei der aktuell letzten **5.Operation** wird zuerst der N. radialis von distal her dargestellt. Er ist um das freie distale Plattenende geschlungen, was die einschießenden Schmerzen verursachte. Der Nerv sieht unverletzt aus.

Die 3,5 mm LC-Platte wurde entfernt. Nur die distalste winkelstabile Schraube war noch in ihrem Plattengewinde fest. Die restlichen distalen Schrauben waren vollständig in ihrem Gewinde gelockert.

Die Fraktur wurde vom atrophen Narbengewebe befreit, die Frakturenden dekortizierend dargestellt und scharf angefrischt und der Markraum wieder eröffnet (endomedulläre Spongiosaplastik?). Von der Spongiosaplastik ist nichts zu sehen.

Vom gegenseitigen Beckenkamm wurden bei sehr osteoporotischen Verhältnissen kortikospongiöse Späne geborgen.

Die Fraktur wurde reponiert soweit die abgestumpften Fragmentenden dies noch zuließen (☐ Abb. 2.17) und mit einer breiten 4,5 mm 12-Loch LC-Platte stabilisiert. Die Platte ist proximal am Knochen angepasst (☐ Abb. 2.18), distal funktioniert sie als Fixateur interne (☐ Abb. 2.19). Die Spongiosa wird den dekortizierten Frakturbereichen angelagert. Für die ausgeschlagenen Schraubenlöcher am Schaft reicht die Spongiosa nicht mehr.

Die Nachbehandlung wurde mit zusätzlicher Ruhigstellung in einem Oberarmbrace mit Deltoideuskappe durchgeführt. Ein Physiotherapieverbot für Schulter und Oberarm und Bewegungstherapie aktiv-assistiert für den Ellbogen wurden angeordnet.

Zwischenkontrolle. 9 Wochen nach 5. Operation zeigen die Röntgenbilder vom **11.08.05** eine gehaltene Frakturstellung mit weichen Frakturrändern, eine sichtbare Kallus-/Spongiosaplombe und eine feste Platte (☐ Abb. 2.20).

Die Schulter hat spontan eine Flexion von 110° und Außenrotation von 40°.

Abschlusskontrolle. 6 Monate nach Reosteosynthese und Spongiosaplastik ist die Patientin selbstständig zu Hause und sie benutzt den rechten Arm ohne Einschränkungen für alle Alltagsverrichtungen, schweres Heben und Tragen noch ausgenommen. Das Röntgenbild zeigt ein festes Implantat, eine sich organisierende Spongiosaplombe und konsolidierte Fraktur (☐ Abb. 2.21). Die Nachbehandlung wurde abgeschlossen.

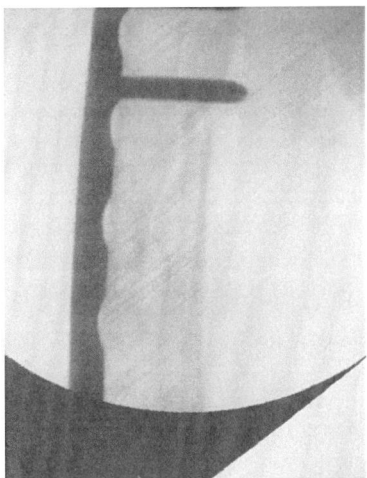

■ **Abb. 2.17.** Frakturreposition

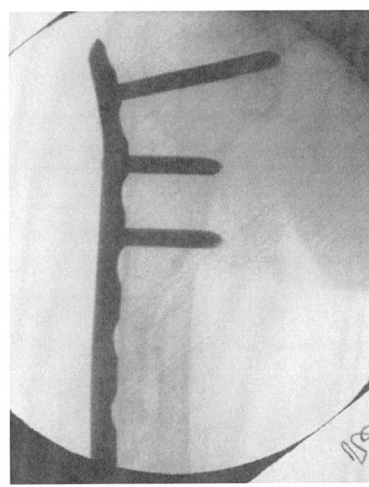

■ **Abb. 2.18.** Breite winkelstabile 4.5 mm LC-Platte proximal konventionell an den Knochen angepasst

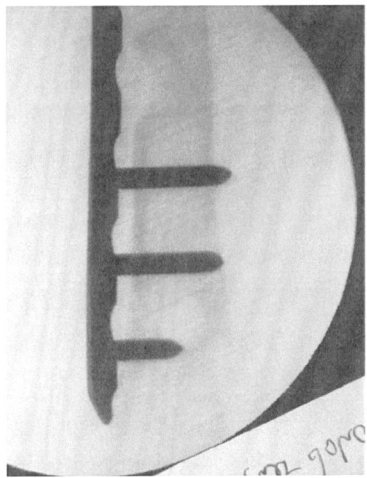

■ **Abb. 2.19.** Breite winkelstabile 4,5 mm LC-Platte distal als Fixateur interne verwendet

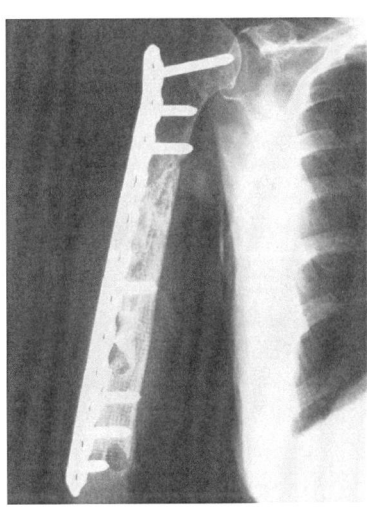

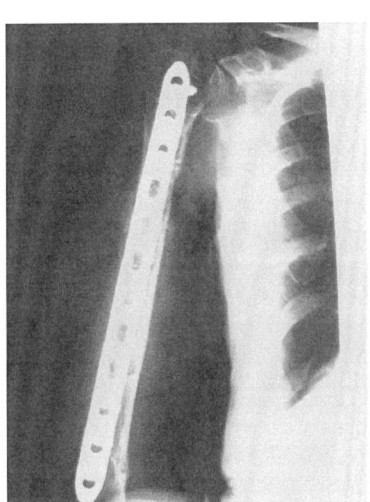

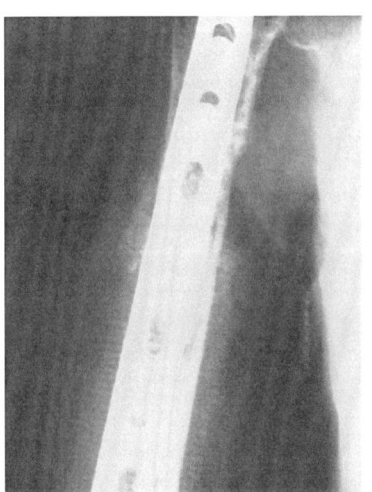

■ **Abb. 2.20.** 9 Wochen nach 4,5 mm winkelstabiler LC-Plattenosteosynthese mit Spongiosaplastik vom linken Beckenkamm ist die Frakturstellung gehalten, die Spongiosa-Kallusplombe sichtbar und die Platte fest

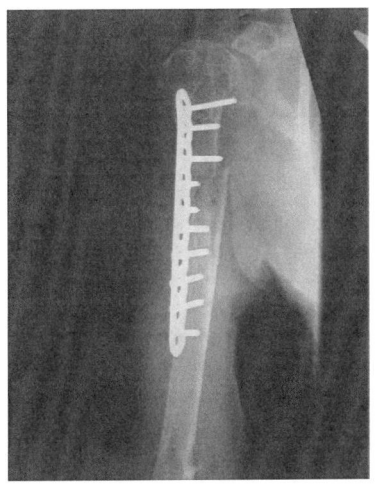

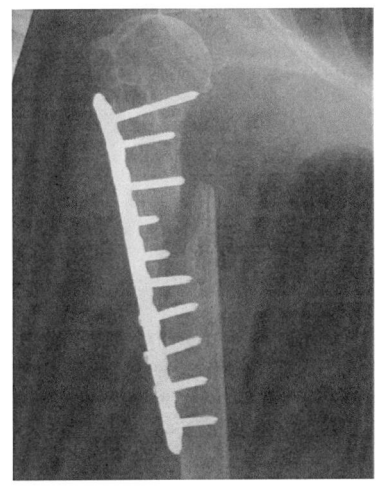

■ **Abb. 2.21.** 6 Monate postoperativ zeigt das Röntgenbild auch unter Alltagsbelastung ein unverändert festes Implantat, eine sich organisierende Spongiosaplombe und konsolidierte Fraktur

3 Die 3-fache Beckenosteotomie bei Dysplasiecoxarthrose und Beckenringfraktur rechts

K. Buckup, K. Kalchschmidt

Klinischer Fall

Die heute 41-jährige Frau erlitt 1984 bei einem Autounfall eine Beckenring-fraktur rechts. Die Fraktur wurde konservativ durch mehrwöchige Bettruhe therapiert.

Zu dieser Zeit bestanden bereits beginnende belastungsabhängige Schmer-zen im rechten Hüftgelenk. Anamnestisch war eine Hüftdysplasieerkrankung nicht bekannt.

Anfang 1988 stellte sich die damals 23-jährige Patientin erstmals ambu-lant in unserer Klinik vor. Sie klagte über Ruhe- und Belastungsschmerzen im rechten Hüftgelenk. Bei der stationären Aufnahme im April 1988 fan-den sich bei der Untersuchung eine endgradig schmerzhaft eingeschränkte Hüftgelenksbeweglichkeit, ein positives Trendelenburg-Zeichen (+) und eine Beinverkürzung rechts von 1 cm.

Röntgenologisch zeigte die Beckenübersicht eine Dysplasiecoxarthrose rechts (Arthrosegrad 2 nach Tönnis, CE Winkel 12°).

Das Gelenk war dezentriert (Grad 1 nach Tönnis), das Pfannendach ver-mehrt sklerosiert und flach-unrund, der Gelenkspalt verschmälert.

Das linke Hüftgelenk ergab ebenfalls eine deutliche Dysplasie bei guter Gelenkskongruenz ohne Dezentrierung (☐ Abb. 3.1).

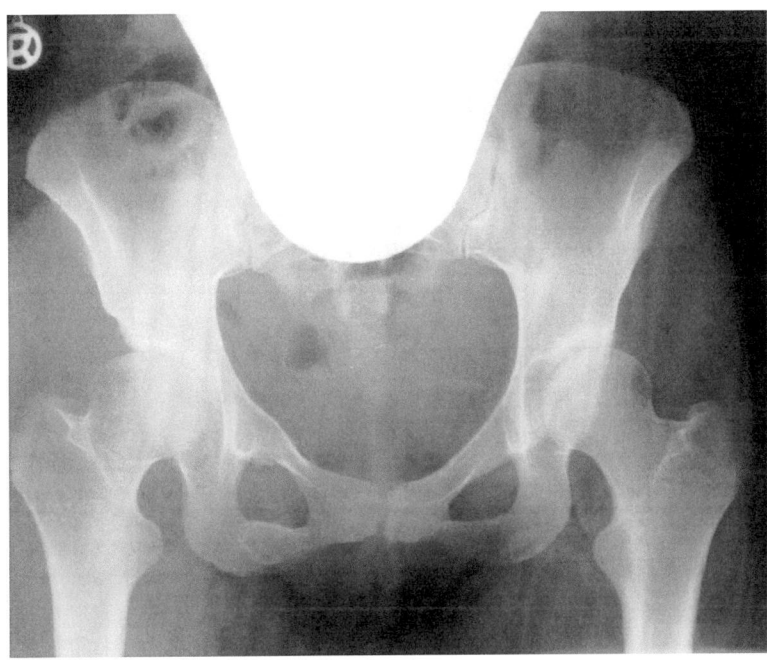

☐ **Abb. 3.1.** Beckenübersicht mit initialer Dysplasiecoxarthrose rechts

Operative Korrektur

Am 20.04.88 erfolgte die 3-fache Beckenosteotomie in der damaligen Technik mit Kirschnerdrähten und einer Drahtçerclage.

In Bauchlagerung wurde das Sitzbein hinter der Pfanne schräg durchmeißelt. Nach Umlagern der Patientin auf den Rücken erfolgte die Osteotomie am Schambein senkrecht zur Längsachse. Das Schambein war aufgrund der Fraktur deutlich verdickt, die umgebenden Weichteile erheblich »verklebt«.

Die Osteotomie im Darmbeinbereich wurde etwa 15° nach medial kaudal abfallend durchgeführt.

Das postoperative Röntgenbild zeigte, dass durch die Drehung der Pfanne nach lateral und ventral mit Medialisierung des Pfannenzentrums eine gute Überdachung des Hüftkopfes und Zentrierung des Gelenkes erreicht wurde (◻ Abb. 3.2). Durch die Zentrierung der Pfanne konnte zusätzlich die Beinverkürzung ausgeglichen werden.

Der postoperative Verlauf gestaltete sich komplikationslos. Ab der 10. Woche erfolgte ein Belastungsaufbau bei zunehmender Verknöcherung der Osteotomien.

Nach Behandlungsabschluss war die Patientin beschwerdefrei und konnte das rechte Hüftgelenk unbegrenzt belasten.

Nachdem das rechte Hüftgelenk beschwerdefrei belastbar war, entwickelten sich zunehmend Beschwerden im linken Hüftgelenk. 1992 wurde daher auch das linke Hüftgelenk durch eine 3-fache Beckenosteotomie in der oben beschriebenen Technik versorgt.

Verlauf

Im Jahre 1999 erfolgte die 1. Nachuntersuchung. Die Patientin war beschwerdefrei und konnte nach eigenen Angaben beide Hüftgelenke unbegrenzt belasten. Sie arbeitete vollschichtig in einer leitenden Funktion in einem großen Lebensmittelkonzern.

Klinisch zeigte sich eine freie Hüftgelenksbeweglichkeit. Das Trendelenburg-Zeichen war negativ. Die Beinlänge ausgeglichen.

Radiologisch zeigte sich bei guter Überdachung und Zentrierung des Hüftgelenkes keine Zunahme der präoperativ bestandenen Coxarthrose rechts (◻ Abb. 3.3).

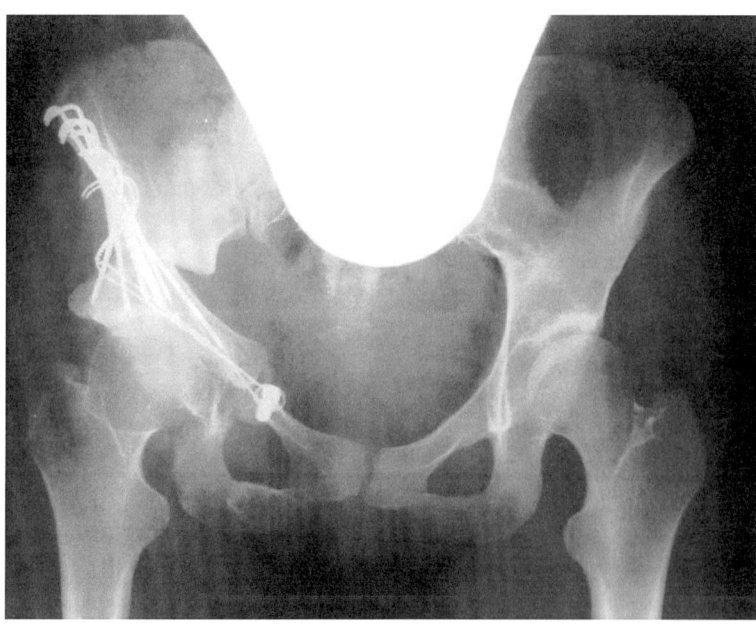

◻ **Abb. 3.2.** Beckenübersicht nach 3-facher Beckenosteotomie rechts

Eine erneute Untersuchung erfolgte im August 2006, also mehr als 18 Jahre postoperativ.

Die nun 41-jährige Patientin berichtete, seit ca. einem Jahr nach mehrstündigem Laufen (z. B. Wandern) gelegentlich ein leichtes Ziehen in der rechten Leiste zu verspüren. Im Alltag habe sie keine Beschwerden. Sie ist weiterhin vollschichtig beruflich tätig. Klinisch zeigt sich ein unauffälliges Gangbild. Das Trendelenburg-Zeichen ist negativ, die Beinlänge ausgeglichen. Die Hüftgelenksbeweglichkeit ist seitengleich. Bewegungsschmerzen sind nicht auslösbar (Beugung/Streckung 120/0/0°, Innen-/Außenrotation 35/0/35°, Ab-/Adduktion 40/0/35° beidseits).

Radiologisch zeigt sich in der Beckenübersicht eine mediale Gelenkspaltverschmälerung rechts. Das Gelenk ist zentriert, der Gelenkspalt proximal und lateral normal weit (◻ Abb. 3.4).

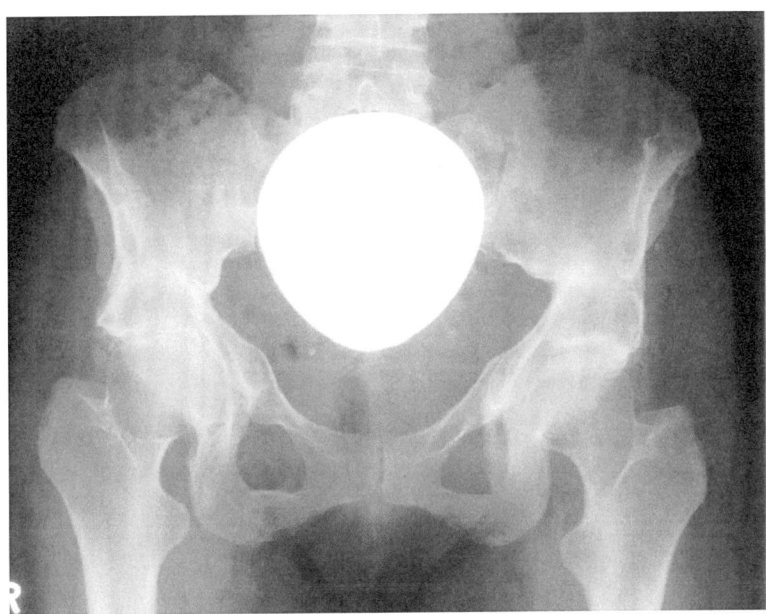

◻ **Abb. 3.3.** Beckenübersicht mit guter Zentralisierung und Überdachung beider Hüften

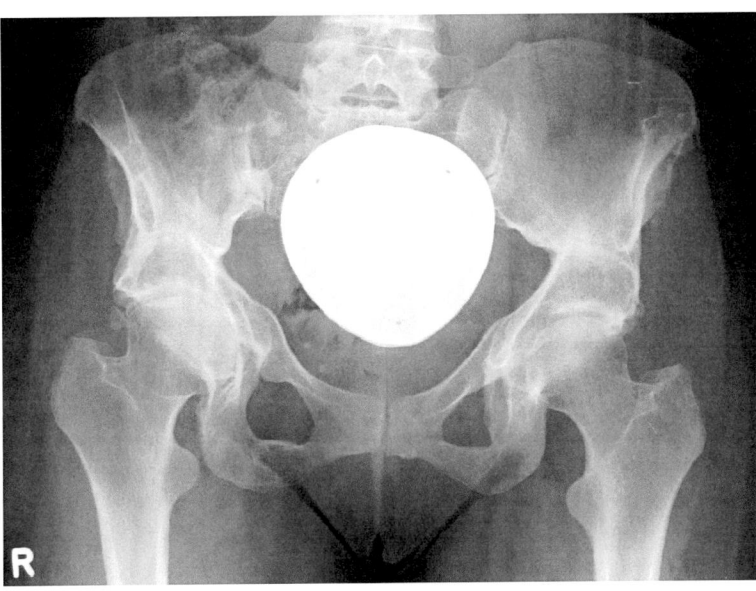

◻ **Abb. 3.4.** Beckenübersicht rechts 18 Jahre und links 14 Jahre postoperativ mit medialer Coxarthrose rechts

Schlussfolgerung

Durch die 3-fache Beckenosteotomie nach Tönnis und Kalchschmidt konnte eine horizontale Überdachung erreicht und das Gelenk zentriert werden. Das Fortschreiten der bereits 1988 bestandenen Arthrose wurde gestoppt und die frühzeitig notwendige Implantation einer Hüftendoprothese verhindert.

4 Traumatische Instabilität des oberen Sprunggelenkes beim Kind

P. Chrestian
[Übersetzung: R.-P. Meyer]

Anamnese

Quentin, ein 7-jähriger Knabe, erlitt vor 10 Monaten auf einem frisch ge-pflügten Acker eine massive OSG-Distorsion rechts. Wegen persistierender OSG-Instabilität rechts meldet sich der Junge in der Sprechstunde. Anlässlich des Unfalls wurde das Gelenk nicht ruhiggestellt. Röntgenbilder, die leider nicht mehr einsehbar sind, wurden als normal befundet.

Klinische Untersuchung

Beim Gehen findet sich am rechten OSG ein verstärktes Einknicken in Val-gus. Die klinische Untersuchung in sitzender Position mit hängenden Beinen ergibt eine massive laterale Instabilität und ein positives vorderes Schubla-denphänomen. Der Talus kann über 8 mm nach ventral subluxiert werden. Das linke OSG ist unauffällig. Eine Achillessehnenverkürzung liegt nicht vor. Zehenspitzengang und Hüpfen sind gut durchführbar.

Beurteilung

Es besteht eine klare Asymmetrie der passiven Beweglichkeit zwischen den beiden OSG, ohne dass eine einseitige knöcherne Malformation vorliegt.

Es liegt auch keine Instabilität an den oberen Sprunggelenken vor, wie man dies vor der Pubertät häufig sieht.

Es handelt sich eindeutig um die Folgen einer schweren OSG-Distorsion rechts.

Welche Untersuchungen benötigen wir zusätzlich?

Konventionelle Röntgenbilder des rechten OSG's a.-p. und seitlich sowie 2-mal schräg wurden durchgeführt. Diese Röntgenbilder zeigen ein Knochen-fragment im tibiotarsalen Gelenkspalt. Das Fragment liegt vor der Fibula und ist mit hoher Wahrscheinlichkeit ein knöcherner Ausriss des Lig. fibulo-tala-re anterius (Abb. 4.1).

Ist das Knochenfragment mobil?

Röntgenbilder in Valgus-, Varus-Stress und vorderer Schublade dokumentie-ren die Mobilität des Fragmentes. Dies wird zusätzlich durch eine Ultraschall-Untersuchung bestätigt.

Existieren zusätzliche andere Läsionen?

Ein Arthro-CT des rechten OSG's zeigt folgende Befunde:

Kontrastmittelaustritt zwischen dem mobilen Knochenfragment und der Fibulaspitze, sowie eine erhebliche Ueberdehnung des Kapselbandapparates, wie sie für diese Läsion typisch ist. Es handelt sich nicht um eine banale la-terale Kapselbandverletzung, sondern um eine vordere Distorsion des OSG mit Kapselbandüberdehnung an der ventralen Tibiakante und an der Fibula. (Abb. 4.2).

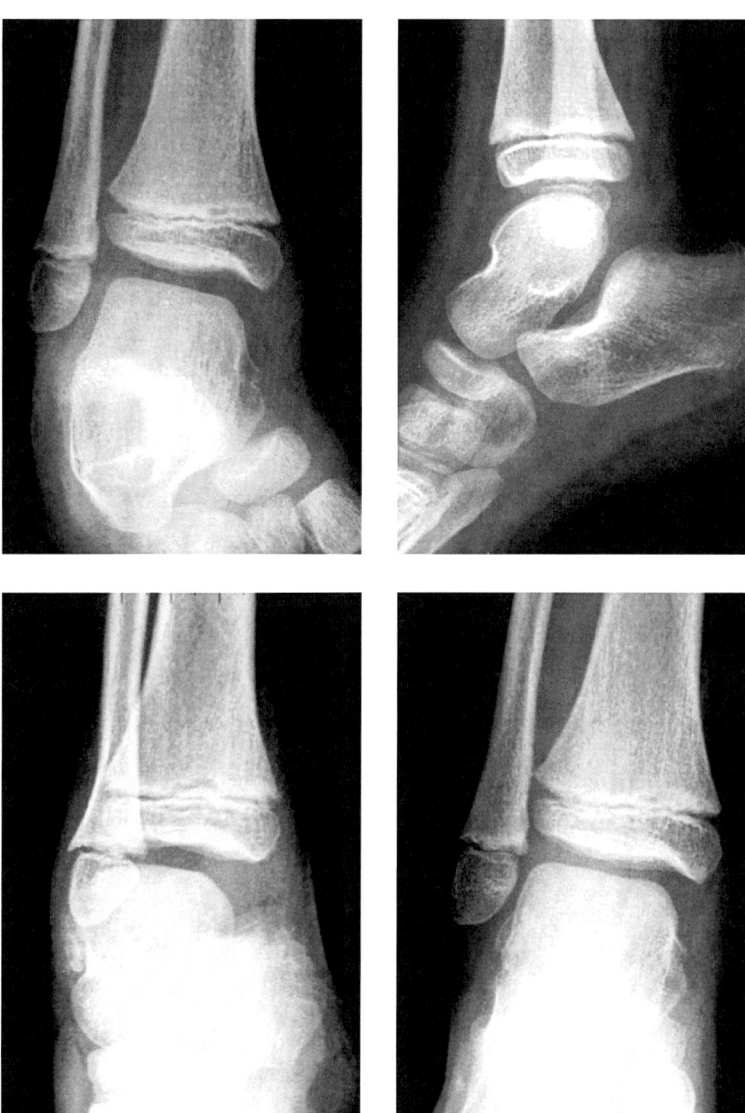

☐ **Abb. 4.1**. Rechtes OSG a.-p., seitlich und 2-mal schräg, 10 Monate nach Unfall: kleines Abrissknochenfragment der Insertion des Lig. fibulo-talare anterius

Warum ist dieses mobile Knochenfragment so groß und weshalb war es auf den früheren Röntgenbildern nicht sichtbar?

Das abgerissene Knochenfragment imponiert wie ein isolierter sekundärer Ossifikationskern und beginnt größer zu werden. Ventral platziert stellt dieses Knochenfragment den distalen Insertionspunkt des Lig. fibulotalare anterius dar. Das Fragment stört die OSG-Beweglichkeit beispielsweise im Zehenspitzengang. Periodisch gleitet es in den fibulo-talaren Gelenksraum und führt zu Blockierungen.

Beurteilung

Der 7-jährige Knabe weist eine chronische Instabilität seines rechten OSG auf. Der Junge kann nicht mehr Sport treiben, was für ihn eine herbe Enttäuschung bedeutet.

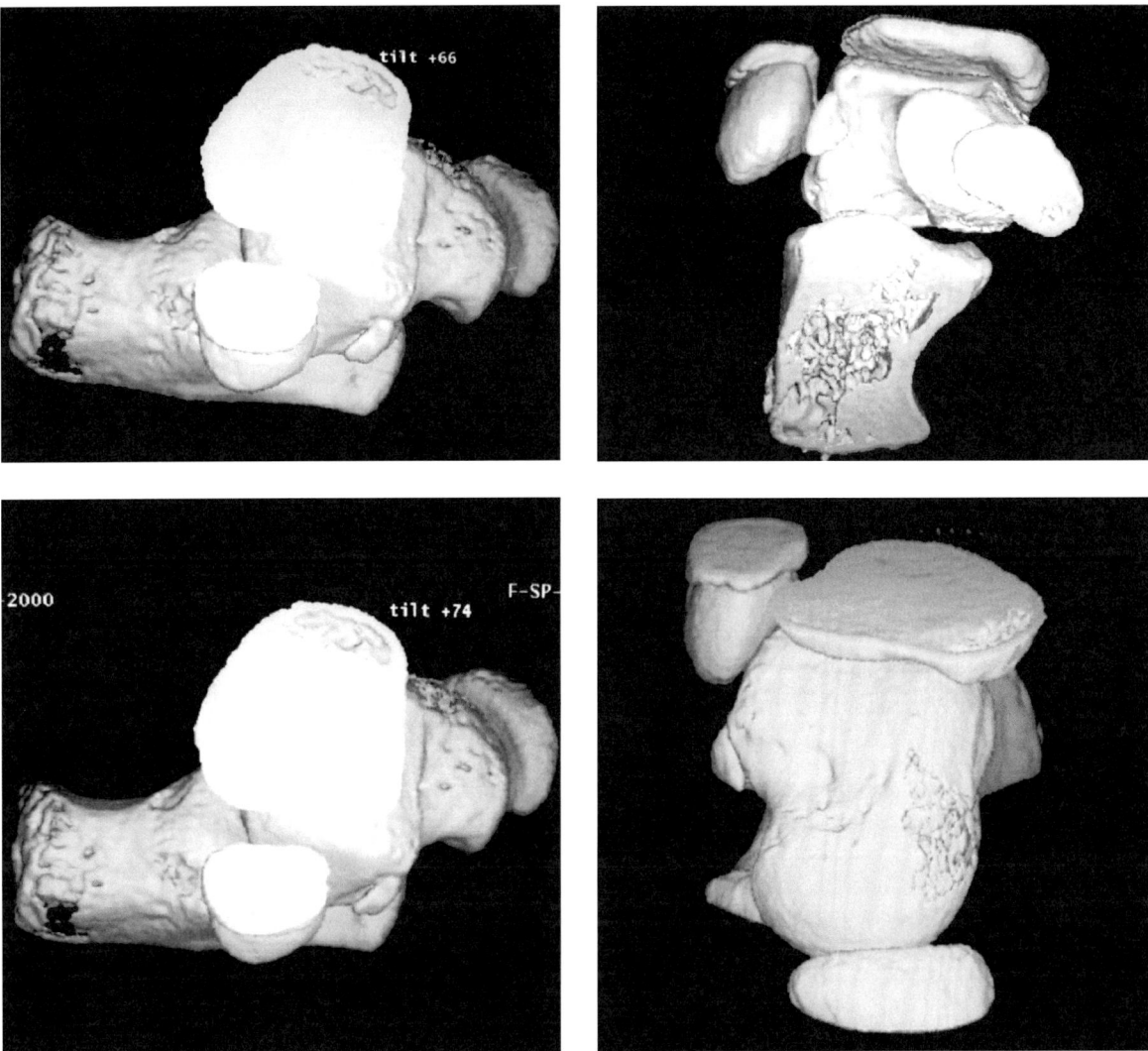

☐ **Abb. 4.2.** Arthro CT des rechten OSG präoperativ. Dokumentation des Knochenabrissfragmentes

Diskussion

Es handelt sich um eine seltene, jedoch nicht außergewöhnliche Verletzung. Sie darf nicht mit einer Instabilität bei laxem Kapselbandapparat oder einer Instabilität bei verkürztem achillo-suralem-plantarem Zügel verwechselt werden.

Vorgehen

Wir entscheiden uns für ein operatives Vorgehen mit den folgenden drei Zielen:

1. Entfernung des ossären Ausrissfragmentes, das zu einem mechanisch störenden intraartikulären Fremdkörper geworden ist.
2. Rekonstruktion des Kapselbandapparates zur Wiederherstellung der OSG-Stabilität.
3. Zusätzliche Verstärkung der Kapselbandstrukturen zur Verhinderung von erneuten Distorsionen.

Operatives Vorgehen

Intubationsnarkose, zusätzlich Ischiadicusblock zur postoperativen Schmerzreduktion, Blutleere.

Inzision. Bogenförmig von der Fibulaspitze sich bis in die Mitte des OSG ventral erstreckend. Die Größe dieses Schnittes ist notwendig:

- Für die Inspektion der verschiedenen stabilisierenden Kapsel-Bandstrukturen am OSG.
- Zum Aufsuchen von zusätzlichen stabilisierenden Elementen des Kapselbandapparates.
- Nach Hautinzision Inspektion der sensiblen Nervenäste und sorgfältige Schonung derselben.

Darstellen der Läsionen. Exposition der Gelenkkapsel; von der lateralen Seite gestaltet sich dies einfach. Auf der ventralen Seite werden die Strecksehnen nach Eröffnen des Lig. cruciforme lokalisiert. Durch Beiseitehalten der Extensoren wird der ventrale tibiale Kapselbandkomplex dargestellt. Die Gelenkkapsel ist ausgesprochen zart und lax. Sie benötigt eine Kapselraffung und Verstärkung durch benachbartes Gewebe.

Aufsuchen von möglichen Verstärkungselementen

- Das Periost der Fibula, das kräftig und qualitativ gut ist.
- Das vordere Blatt des Lig. cruciforme.
- Die Aponeurose des M. extensor digitorum brevis.

Behandlung der Läsionen. Arthrotomie des OSG etwa 1 cm distal der ventralen Tibiakante sich bis zur Vorderkante der Fibula erstreckend. Das intraartikuläre ossäre Fragment wird lokalisiert. Es bildet den ossären Ansatz des Lig. fibulotalare anterius. Sorgfältige Präparation des Lig. fibulo-talare-Ansatzes und Auffädeln mit einer Doppelnaht zur Reinsertion. Bohren von mehreren transossären Bohrkanälen mit dem 2.0-Bohrer. Ein Bohrkanal wird an der ventralen Tibiakante gesetzt. Dieser kann bei engen Verhältnissen auch durch einen Mitek-Anker, knapp unter der Epiphysenfuge eingebracht, ersetzt werden. Ein doppelter Bohrkanal liegt an der Fibula unterhalb der Wachstumsfuge. Dies ist der Hauptfixationspunkt. Von diesem Punkt aus kann die Kapselspannung wieder hergestellt werden. Ein Bohrkanal wird an der Fibulaspitze gesetzt. Dieser kann in der cartilaginären Zone auch durch eine einfache transossäre Naht ersetzt werden. Die Kapsel muss nach schräg außen angespannt werden. Die Fixation erfolgt mit Doppelungsnaht der Kapsel. Die vordere Schublade ist nun aufgehoben.

Muss eine Kapselverstärkung realisiert werden? Ist die Kapsel ausgedünnt, sollte eine Verstärkung geplant werden. Man kann je nach lokaler Situation auswählen zwischen:

- einem Lappen aus dem Lig. cruciforme, den man nach lateral ans OSG zieht,
- einem Periostlappen, wobei das Risiko der sekundären Ossifikation gering ist,
- einem Aponeurosenstreifen vom M. extensor digitorum brevis.

Wie verhält es sich mit dem Lig. fibulo-calcaneare? In der Regel ist dieses Ligament nicht gerissen, doch hier wegen der 10 Monate alten Läsion überdehnt.

Wie soll es verkürzt werden? Man desinseriert das Ligament von der Fibulaspitze mit einem ossären Zylinder. Es wird eine Schneise an der distalen Fi-

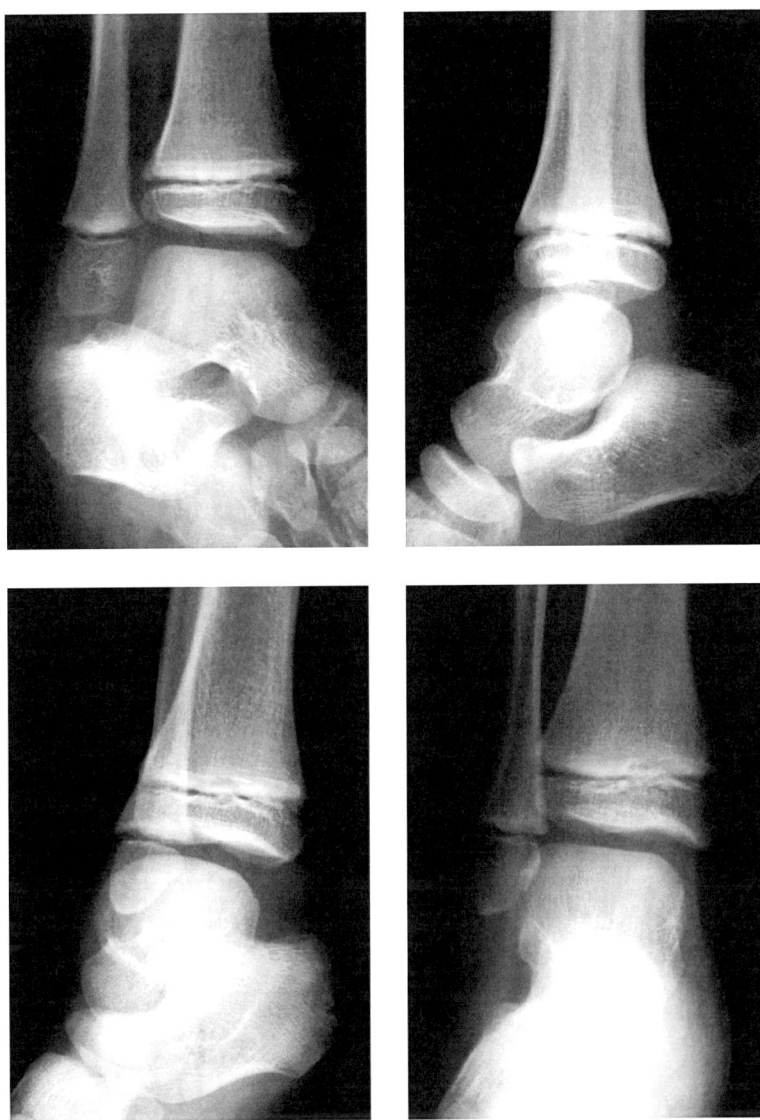

◻ **Abb. 4.3**. Rechtes OSG a.-p. und
seitlich 4 Monate nach Intervention:
Korrekte Situation

bula ausgemuldet, wodurch der Ligamentansatz proximalisiert werden kann. Transossäre Fixation des Knochenzylinders mit Nähten (s. auch Illustration der Operationsmethode ◻ Abb. 4.4–4.9).

Verschluss. Einlegen eines Redondrains, Hautnaht, Anlegen einer Unterschenkelscotchcastschiene, Hochlagerung. Nach 2 Wochen wird ein Unterschenkel-Gehscotchcast angelegt.

Postoperatives Procedere

- 3 Wochen Scotchcastfixation und Gehen an 2 Stöcken mit Bodenkontakt.
- Anschließend Physiotherapie mit Auftrainieren der Propriorezeption.
- Wiederaufnahme der sportlichen Aktivität frühestens nach 3 Monaten.
- Einlagenversorgung (◻ Abb. 4.3).

Illustration der Operationsmethode (▫ Abb. 4.4–4.9)

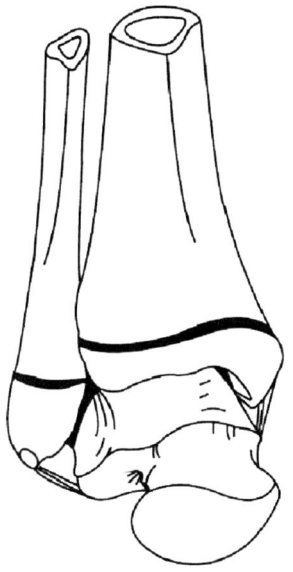

▫ **Abb. 4.4**. Die Lage der Wachstumsfugen in Bezug zu den Bandstrukturen

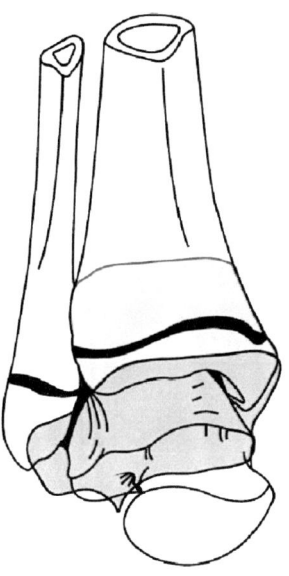

▫ **Abb. 4.5**. Die Verbindung zwischen Periost und Gelenkkapsel beim Kind

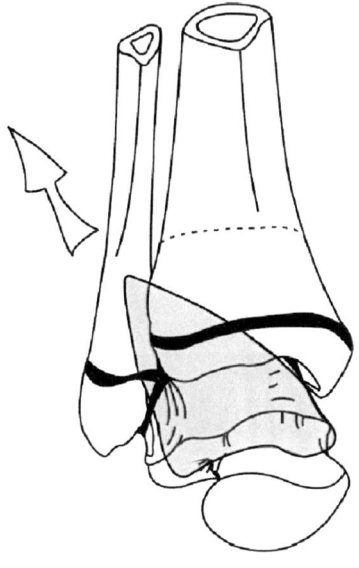

▫ **Abb. 4.6**. Dissektion und Abriss der Gelenkkapsel vor Refixation mit Knochenankern

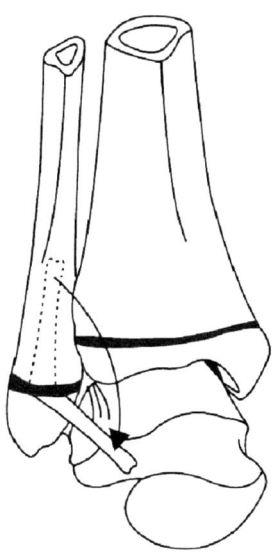

▫ **Abb. 4.7**. Periostaler Rotationslappen von der Fibula zur Rekonstruktion des Lig. fibulotalare anterius

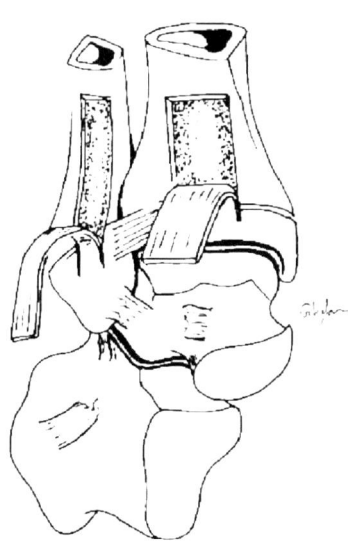

▫ **Abb. 4.8**. Periostale Lappen von Fibula und Tibia

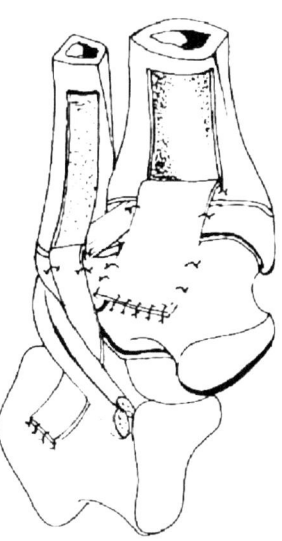

▫ **Abb. 4.9**. Naht der Periostlappen zur Rekonstruktion des Lig. fibulotalare anterius und fibulocalcaneare

5 Eichholzer Jakob, Automechaniker – Eine Langzeitstory

A.M. Debrunner

Jakob Eichholzer macht seinem Namen alle Ehre: Der 53-jährige Automechaniker mit eigener Werkstatt, eigenem kleinem Einfamilienhaus und einer eigenen Familie, bestehend aus Ehefrau und zwei Söhnen, konnte eines Morgens nicht mehr zu seiner täglichen Arbeit gehen. Er hatte plötzlich unerträglich starke Schmerzen in der rechten Hüfte. Sie war vollständig blockiert, er konnte nicht mehr gehen. Dazu hatte er Fieber über 38°. Er wurde notfallmäßig ins Spital gefahren.

Dort stellt man auf dem Hüftröntgenbild eine schon ältere Coxarthrose rechts fest. Herr Eichholzer hatte schon während längerer Zeit gelegentlich Hüftschmerzen, was für ihn, als selbstständig Erwerbender, jedoch kein Grund war, seine Arbeit als Automechaniker einzuschränken (◻ Abb. 5.1). Heute war es etwas anderes.

Die Punktion des rechten Hüftgelenkes ergab einen Staphylococcus aureus. Angesichts dieser septischen Arthritis wurde sofort eine hochdosierte Antibiotikatherapie eingeleitet und das Hüftgelenk chirurgisch revidiert. Es entleerte sich eine trübe gelblich-bräunliche Flüssigkeit und das Gelenk zeigte sich bereits teilweise zerstört. Das matschige, nekrotische Gewebe wurde ausgeräumt und eine Spüldrainage installiert, die auch funktionierte.

Doch dann erst begannen die Komplikationen: Die Antibiotika funktionierten nicht nach Wunsch. Mehrmals wurden sie gewechselt. Am dritten Tag trat eine vollständige Anurie auf. Der Patient wurde somnolent, Kreislauf- und Atmungsstörungen stellten sich ein, der Allgemeinzustand blieb kritisch.

Schließlich musste der intratracheale Tubus wegen einer drohenden Drucknekrose durch eine Tracheotomie ersetzt werden, doch dann traten unstillbare Blutungen an dieser Stelle und im Nasenrachenraum auf, die nur mit großer Mühe, mit Tamponaden und zwanzig Bluttransfusionen beherrscht werden konnten. Der Patient blieb bewusstlos. Doch Jakob Eichholzer machte seinem Namen alle Ehre und blieb am Leben.

Es blieb aber auch die Arthritis der Hüfte mit der Fistel und dem Staphylococcus. Nach 10 Wochen hatte sich der Allgemeinzustand so weit gebessert, dass eine operative Sanierung des infizierten, zerstörten Hüftgelenkes gewagt werden konnte. Dieses wurde ausgeräumt, mitsamt allem nekrotischen Gewebe, Knorpel und Knochen. Die Hüftarthrodese wurde mit einer Kreuzplatte stabilisiert, eingedenk des Diktums unseres ehemaligen Lehrmeisters, M.E. Müller, wonach eine Knocheninfektion nur ausheilen kann, wenn alles tote Gewebe entfernt ist und die lebenden Knochenstrukturen stabil sind. Langsam erholte sich der Patient, die Fistel schloss sich, Staphylokokken konnten keine mehr nachgewiesen werden, und die Arthrodese wurde zunehmend fest (◻ Abb. 5.2). Nach drei Monaten konnte Jakob Eichholzer mit Hilfe von zwei Stöcken gehen und nach Hause entlassen werden.

Nach einem weiteren halben Jahr fand der inzwischen 54-jährige Automechaniker sei es Zeit für ihn, seine Arbeit wieder aufzunehmen. Er konnte jetzt ohne Stöcke gehen und hatte keine Hüftschmerzen mehr. Er fühlte sich nicht als Invalider.

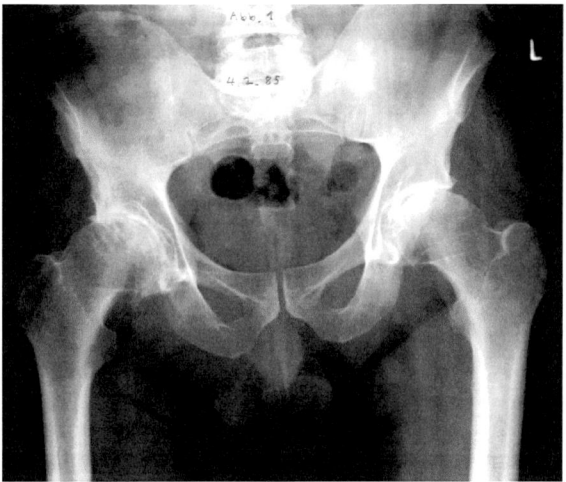

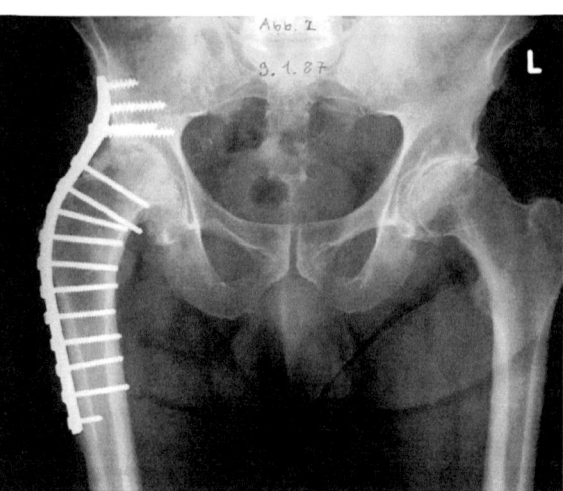

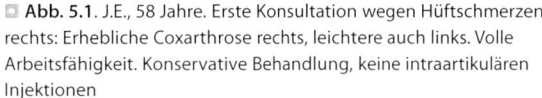

◻ **Abb. 5.1**. J.E., 58 Jahre. Erste Konsultation wegen Hüftschmerzen rechts: Erhebliche Coxarthrose rechts, leichtere auch links. Volle Arbeitsfähigkeit. Konservative Behandlung, keine intraartikulären Injektionen

◻ **Abb. 5.2**. Ca. 2 Jahre später: Nach Ausräumung einer akuten eitrigen Staphylococcusinfektion des rechten Hüftgelenkes und Arthrodese 6 Wochen später, primär stabil mit Kreuzplatte. Infektion geheilt

Seine eigene Werkstatt weiterführen – das sah er realistisch – war nicht mehr möglich. Stattdessen schaute er sich bei Kollegen um und fand schließlich einen Arbeitsplatz in einer anderen Werkstatt, in der er als Magaziner und Kontrolleur seine Kenntnisse sinnreich anwenden und wieder eine Erwerbstätigkeit ausüben konnte. Diese Arbeit war für ihn beschwerlich, oft war er erschöpft, doch er hielt während der nächsten 6 Jahre durch. Die Invalidenversicherung hatte ihm eine automatische Schaltung für sein Auto bezahlt, die er mit dem linken Fuß bedienen konnte.

Mit 60 Jahren allerdings meldete sich die andere, die linke Hüfte. Auch hier war die Coxarthrose mittlerweile so weit fortgeschritten, dass ich ihm eine Operation empfehlen musste. Trotzdem arbeitete er noch ein Jahr zu 50% weiter, bis er sich – ein »gebranntes Kind«, was Spitalaufenthalte betrifft – schließlich zur Operation entschließen konnte (◻ Abb. 5.3). Es wurde eine Totalhüftendoprothese links eingesetzt (◻ Abb. 5.4). Nach der Rekonvaleszenz nahm Jakob Eichholzer seine Arbeit wieder auf.

Doch bereits 2 Jahre später meldeten sich wieder Hüftschmerzen. Nicht auf der arthrodesierten, rechten Seite, sondern links. Herr Eichholzer hatte wiederum Pech: Das Röntgenbild zeigte kleine Säume um den Prothesenschaft. Eine schleichende Lockerung konnte nicht ausgeschlossen werden. Doch damit konnte er durchaus leben – und auch arbeiten, immerhin noch zu 50%.

Drei Jahre später wurde er »pensioniert«. Seine Frau war gestorben. Er blieb in seinem kleinen Einfamilienhäuschen und pflegte den Garten, so gut es ging. Und trotz des eindeutigen Röntgenbefundes (◻ Abb. 5.5) war er erst nach weiteren 2 Jahren bereit, sich noch ein drittes Mal operieren zu lassen.

Beim Prothesenwechsel zeigte es sich, dass die Pfanne mit ihren Schrauben fest und stabil saß, dass hingegen der Schaft vollständig gelockert war. Es hatten sich große Osteolyseherde darum gebildet. Zweifellos war diese Hüfte – und mit ihr der Patient – ein Opfer der zementierten Titanprothese geworden, eine technische Fehlentwicklung, die erst recht spät erkannt, und für welche die Herstellerfirma nach Jahren mit Haftpflichtklagen eingedeckt wurde.

Die Wechseloperation zu einem zementlosen neuen Schaft, obwohl wegen der Zemententfernung technisch nicht einfach, verlief komplikationslos.

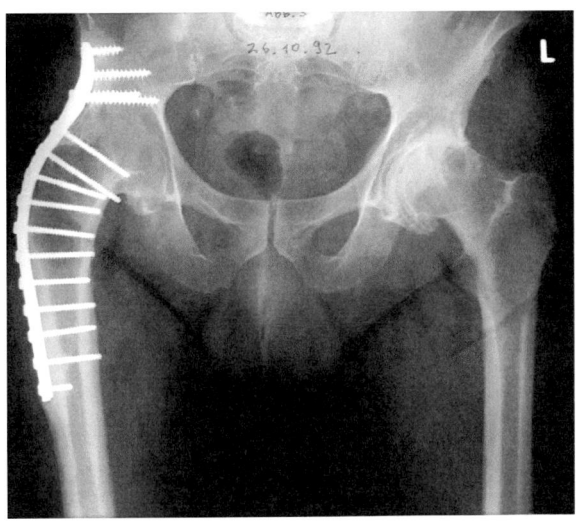

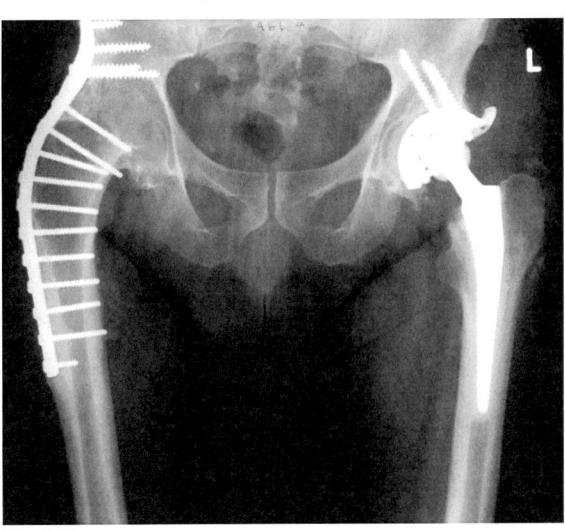

◻ **Abb. 5.3**. 6 Jahre später. Guter Durchbau der Arthrodese. Zuneh-mende Coxarthrose links

◻ **Abb. 5.4**. 3 Monate nach TP links (zementierte Titan-Prothese, verschraubte Pfanne)

Auch spätere Kontrollen in der Praxis des Operateurs zeigten schmerzfreie, belastbare Hüfte (◻ Abb. 5.6).

Inzwischen war ich längst aus dem aktiven Orthopädiebetrieb ausge-schieden und genoss die freie Zeit der späten Jahre. Am Fuße des Uetliberges wohnhaft, wanderte ich gerne und immer wieder auf diesen Zürcher Haus-berg, den schönsten Aussichtspunkt im ganzen Schweizer Mittelland. Immer schaute ich natürlich auch die anderen Spaziergänger genau an, ob, und wenn ja, wie sie hinkten, und ob sich unter diesen vielleicht alte Patienten aus meiner ehemaligen Praxis »auf der minderen Seite Zürichs«, d. h. links von Limmat und Sihl befänden. Je nachdem würde ich sie freudig begrüßen oder aber diskret meiden.

Kürzlich kam mir auf dem Rückweg vom Uto-Kulm ein älterer Mann ent-gegen, der kräftig bergwärts marschierte, doch mit erheblichem Hüfthinken. Ich schaute etwas genauer hin, nicht ohne Bedenken, ob er mich vielleicht als seinen ehemaligen Arzt erkennen und seinem Zorn über eine missglückte Operation Luft machen würde. Ich schaute ihm in die Augen und er mir. Und beide erkannten einander.

Jakob Eichholzer, inzwischen 73-jährig, geht regelmäßig auf den »Uetz-gi«. Er lebt inzwischen allein in seinem Einfamilienhaus und pflegt seinen kleinen Garten trotz einiger Herzprobleme, einer Arthrose in den Sprung-gelenken, die ihn plagt, und den übrigen üblichen Altersbeschwerden. Daneben ist er in verschiedenen Vereinen und Gruppen aktiv, in seiner Wohngegend und mit den Berufskollegen, wo er auch seine Erfahrungen einbringen kann.

Er hat eine etwas rauhe Stimme und hört nicht mehr gut, was vielleicht mit seiner Krankheit vor 30 Jahren zusammenhängt. Er hat das typische Hinken der steifen rechten Hüfte, doch keine Schmerzen, weder rechts noch links. Mehr Mühe macht ihm derzeit der Fuß. Vergnügt erzählte er von seinem früheren und vom derzeitigen Leben. Auch heute noch macht Herr Eichholzer seinem Namen alle Ehre.

Daran, dass sein Lebensfaden einmal sehr dünn war, erinnert lediglich die etwas unschöne Tracheotomienarbe am Hals. Im Übrigen freut er sich jetzt auf ein Bier in der Beiz oben auf dem Kulm, das er gewiss verdient.

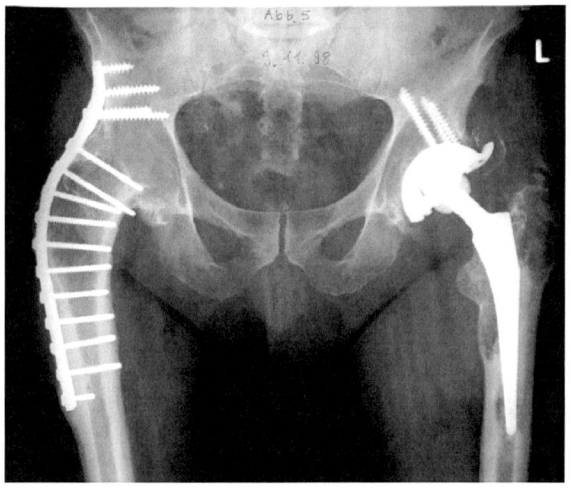

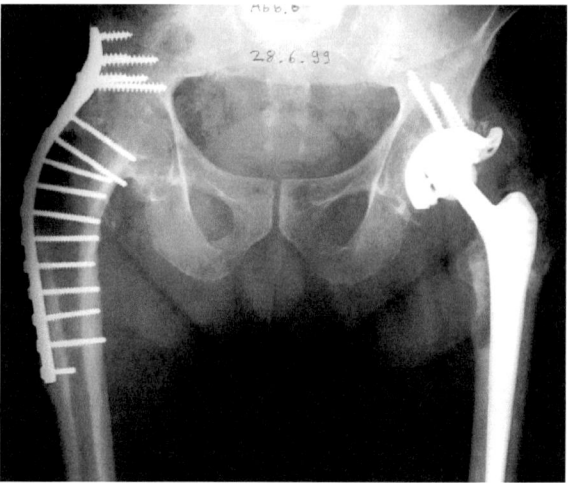

◘ **Abb. 5.5**. 6 Jahre nach TP links: Massive Osteolysen im Schaftbereich. Die Arthrodese rechts ist nach 11 Jahren unverändert fest

◘ **Abb. 5.6**. Status 6 Monate nach Schaftwechsel links. 6 Jahre später sind beide Hüften beschwerdefrei belastbar, daher erfolgte keine Röntgenkontrolle mehr

Und die **(orthopädische)** Moral von der Geschichte:

- Gelenkinfektion mit Sepsis: Eine **Notfallsituation**. Rasches, radikales Agieren tut not.
- In dieser Situation kann eine **Arthrodese** eine nachhaltige, dauerhafte Sanierung bedeuten.
- **Arthrodesen** sind nicht generell »verstümmelnde« Eingriffe. Sie können in bestimmten Situationen sinnvoll sein. Sie sind mit Arbeitsfähigkeit, praktischer Funktion und Lebensqualität durchaus vereinbar.
- **Neue Operationen**, Implantate, künstliche Gelenke, Modifikationen, »Verbesserungen« etc. zeigen ihr **Risikopotenzial** erst im **Langzeitverlauf**.
- Die entscheidende Rolle in der Orthopädie, in der Medizin, spielt **der Mensch**, der Patient als einmalige Persönlichkeit. Der »objektive orthopädische Status« ist nicht gleichbedeutend mit dem, was die Krankheit für den Patienten bedeutet.
- **Statistiken** begründen »Evidence based Medicine«. Sie können die persönliche Geschichte nicht erfassen. Diese aber ist für den Betroffenen letztlich allein relevant.
- Auch aus **individuellen Geschichten**, Biographien kann man in der Orthopädie etwas lernen. Ärztliche, orthopädische Entscheide, insbesondere **Indikationen**, werden nicht nur aufgrund von Statistiken getroffen, sondern individuell im Rahmen der Lebensgeschichte des Betroffenen.
- **Langzeigtstudien** sind dringend notwendig.
- Doch auch die **persönliche Begegnung** mit alten Patienten kann erhellend, im besten Fall vergnüglich sein.

Literatur

[1] Debrunner A.M. (1992) Langzeitforschung in der SGO. in: Geschichte der Schweizerischen Gesellschaft für Orthopädie, S. 329, Huber, Bern
[2] 10-Jahresergebnisse in der Orthopädie (1979): I. Teil: Das Hüftgelenk. Orthopäde, 8, 1–92
[3] Debrunner A.M. (1979) Einführung zum Thema. Orthopäde, 8, 1–4 und 93–97
[4] Debrunner A.M. (Hrsg.) (1990) Langzeitresultate in der Orthopädie. Grundlagen für orthopädische Operationen. Enke, Stuttgart
[5] Debrunner A.M. (2002) Orthopädie – Orthopädische Chirurgie. Patientenorientierte Diagnostik und Therapie des Bewegungsapparates. 4. Aufl., H. Huber, Bern

6   Stellt eine gut funktionierende Deltaprothese ein Risiko dar?

A. Elsner, A. Remiger

Einleitung

Die Schulterendoprothetik zeigt in der letzten Zeit zunehmend erfreuliche Ergebnisse. Die Indikation zur prothetischen Versorgung sowohl degenerativer als auch traumatischer Schäden am Hauptgelenk der oberen Extremität wird häufiger gestellt ([7], [1], [2]). Gleichzeitig steigt auch die Zahl der Komplikationen und Revisionseingriffe.

Fallbeschreibung

Nachfolgend wird der Fall einer nun 79-jährigen Patientin beschrieben.

Initial zog sie sich 1998 bei einem Skisturz in der Ostschweiz eine Humeruskopfluxationsfraktur rechts (AO C3.3) zu (◫ Abb.6.1). Die Versorgung erfolgte primär mit einer Schulterhemiprothese (◫ Abb. 6.2).

Wegen Subluxationen der Prothese (◫ Abb. 6.3) und Bewegungseinschränkungen kam es bereits 7 Wochen nach Implantation zur Re-Operation. Es wurde der Prothesenkopf gewechselt und die Rotatorenmanschette refixiert (◫ Abb. 6.4). Trotz Schmerzfreiheit ließ sich das postoperative Ergebnis nicht mit den Vorstellungen der Patientin bezüglich der aktiven Schulterbeweglichkeit vereinbaren.

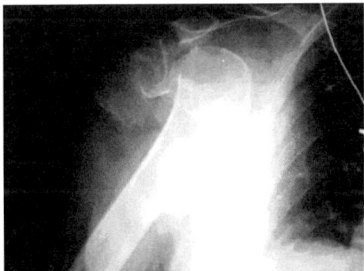
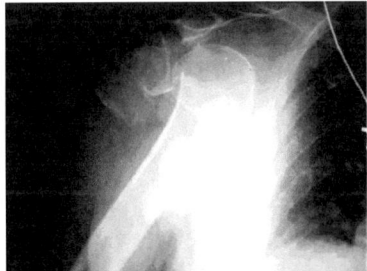

◫ **Abb. 6.1**. Präoperative Frakturaufnahmen

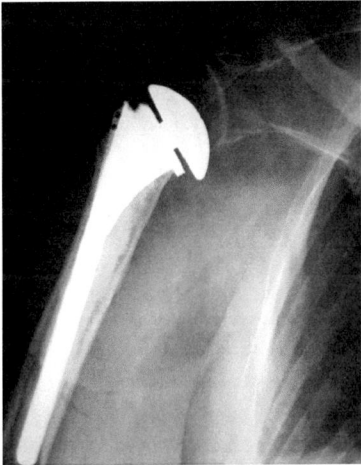
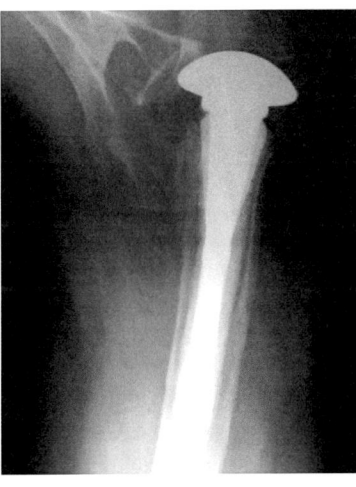

◫ **Abb. 6.2**. Postoperativ primäre Frakturprothese

6

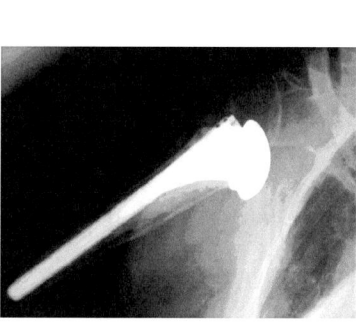

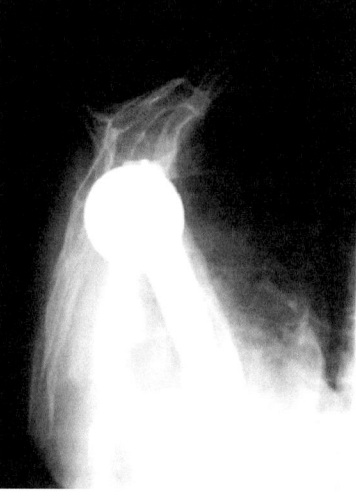

◻ **Abb. 6.3.** Subluxierte Frakturprothese (kleiner Prothesenkopf)

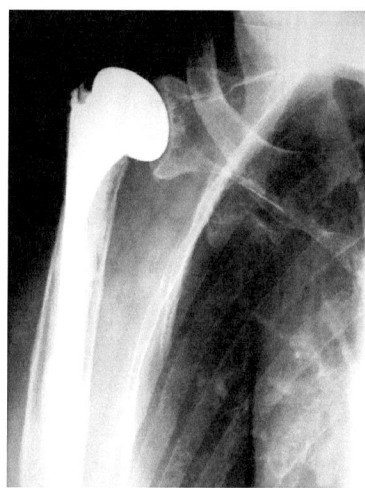

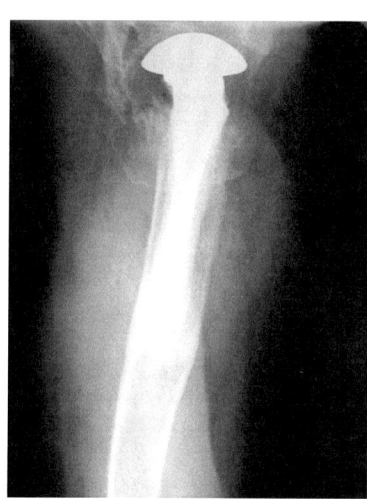

◻ **Abb. 6.4.** Postoperativ 1. Revision mit Kopfwechsel

Sie stellte sich in unserer Klinik mit folgenden Bewegungsausmaßen vor: aktive Flexion 50° (passiv: 100°), aktive Abduktion 45° (passiv: 100°) und passive wie aktive Außenrotation 50°. Links zeigte sie freie Bewegungsausmaße.

Die Ursache der fehlenden Beweglichkeit war die sekundäre Rotatorenmanschetteninsuffizienz bei resorbierten Tubercula. Zudem zeigte sich ein Lockerungssaum um die Frakturprothese. Der M. deltoideus war funktionell intakt, trotz zweimaligem deltoideopectoralem Zugang. Um eine Funktionsverbesserung zu erreichen, schlugen wir die Implantation einer inversen Delta-3-Prothese vor.

Kurz vor dem erneuten Operationstermin zeigte sich die Patientin mit Schmerzen und Schwellung der Schulter und einer auffälligen CRP-Erhöhung. Die Punktion ergab Gram-positive Stäbchen. Wir verabreichten der Patientin resistenzgerechte Antibiotika bis zur klinischen und laborchemischen Infektberuhigung. Dann führten wir nach negativen Punktionen die geplante Wechseloperation (dritte Operation der rechten Schulter) über einen deltoideopectoralen Zugang durch. Intraoperativ zeigte sich folgendes Bild: die alte Prothese war gelockert, lateral fehlten ossäre Strukturen bis auf eine Tiefe von 5 cm, die Rotatorenmanschette erwies sich bis auf minimale Anteile

Kapitel 6 · Stellt eine gut funktionierende Deltaprothese ein Risiko dar?

31   **6**

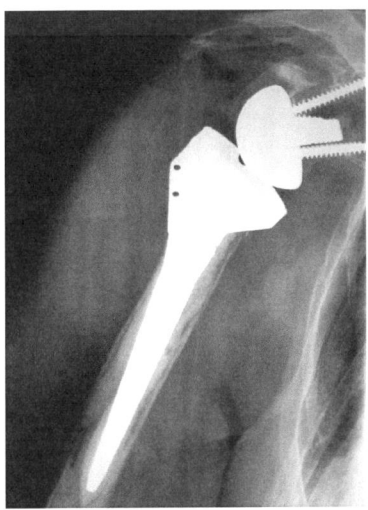
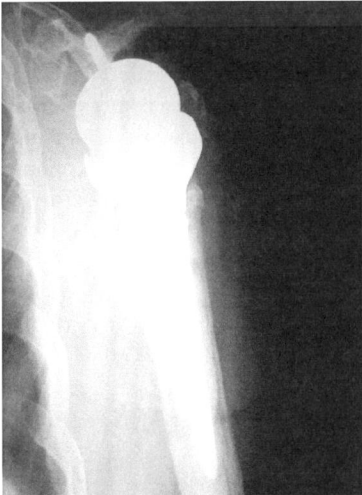

☐ **Abb. 6.5**. Postoperativ 2. Revision mit Prothesenwechsel auf Delta-3

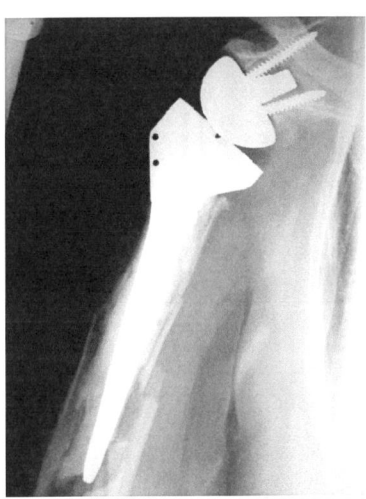
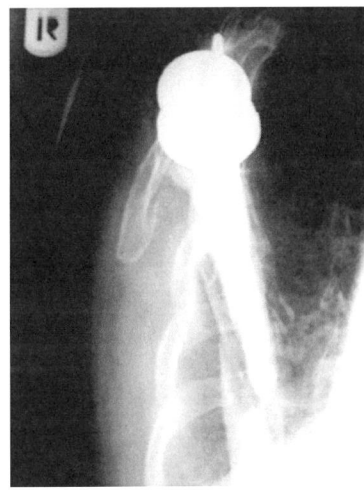

☐ **Abb. 6.6**. Unfallbilder mit periprothetischer Fraktur und Prothesenlockerung

des M. subscapularis als fehlend. Die Tubercula waren gänzlich resorbiert. Die Frakturprothese ließ sich in toto mit dem Zementmantel entfernen (ohne Schaftspaltung). Es wurde eine Jetlavage mit Lavasept durchgeführt. Intraoperative Abstriche waren steril. Wir implantierten eine Delta-3-Prothese (zementierter Schaft, 36- er Glenosphere) (☐ Abb. 6.5).

Die postoperativen Röntgenkontrollaufnahmen und die initial postoperative Phase waren regelrecht. Bereits sieben Wochen nach Implantation der 2. Prothese konnte die aktive Beweglichkeit auf eine Abduktion von 50° und Flexion von 70° gesteigert werden. Laborchemisch und klinisch zeigte sich kein Infekt mehr.

Drei Monate postoperativ erfreute sich die Patientin einer aktiven Schulterbeweglichkeit mit einer Abduktion von 110°, Flexion von 110°, Außenrotation von 20° und Innenrotation bis gluteal. Sie fühlte sich nach 5 Jahren Schulterschmerz wieder richtig fit und wollte endlich wieder ihrem liebsten Hobby nachgehen: dem alpinen Skilauf. Leider!

Eine Woche nach der Kontrolle zog sie sich dann bei einem nicht selbst verursachten Sturz auf der ersten Abfahrt eine mehrfragmentäre proximale Humerusfraktur links und, zu allem Übel, eine periprothetische Humerusschaftfraktur rechts bei liegender Deltaprothese zu (☐ Abb. 6.6).

Zuerst wurde die Fraktur links mit einer winkelstabilen Philosplatte versorgt. 8 Tage später führten wir bei der periprothetischen Fraktur rechts den erneuten Deltaprothesenwechsel, nun mit einem zementiertem Langschaft sowie Fiber wire- und Drahtcerclagen durch (■ Abb. 6.7). Es musste der Humerus proximal gespalten werden, um den Zement zu entfernen. Dann erfolgte erneut eine Jet Lavage mit Debridement. Die Knochenschuppen und Fragmente wurden weichteilgestielt belassen. Besonderes Augenmerk wurde auf das Fragment mit dem Deltoideusansatz gelegt: dieses wurde nach Implantation des Delta-III-Langschaftes separat mit einer Zuggurtung versehen, um die Muskelfunktion des Deltoideus zu erhalten und die Grundlage für die aktive Bewegung mit dieser inversen Prothese zu gewährleisten. Die frakturbedingt gelockerte Glenosphere wurde ebenso ersetzt. Zur erneuten Fixation des Metaglens wurden 4.0 kanülierte Schrauben mit Unterlagscheiben verwendet. Diese gewährleisteten einen festen Sitz, trotz bereits vorbestehender Schraubenlöcher im Glenoid und der Scapula.

Die postoperativen Ergebnisse 6, 12 und 52 Wochen nach Operation zeigten ein für die Deltaprothese erhofftes Bild. Trotz der mittlerweile 4. Endoprothesenrevision und der 3. implantierten Prothese am gleichen Arm ist das Ergebnis rechts sehr zufriedenstellend: (aktuelle Ergebnisse 48 Monate post OP) aktive Abduktion 80°, Flexion 110° und Außenrotation 20° bei einer Innenrotation bis gluteal. Links zeigte sich bei der 1-Jahres-Kontrolluntersuchung eine verbleibende Abduktionsschwäche von 60° (■ Abb. 6.8). Die Aktivitätsindices der Patientin zeigen bei Berücksichtigung der vorbelasteten Anamnese ausgesprochen gute Werte.

Nur eines hat die Patientin aufgegeben, nicht zuletzt auf unser Anraten hin: Das Skifahren. (Anlässlich dieses Fallberichtes einbestellt, gesteht die Patientin allerdings bereits alpine Entzugserscheinungen. Prospekte über eine neue Skiausrüstung hat sie bereits …).

Diskussion

Die Deltaprothese kann auch im Revisionsfall gute Ergebnisse bieten ([7], [2]) – manchmal zu gute …

Der vorliegende Fall zeigt exemplarisch, dass auch eine Delta-3-Revision mittels Delta-3-Prothese möglich ist, wichtig hierbei ist der funktionierende Deltamuskel.

In den Jahren 2001–2006 wurden am Kantonsspital Nidwalden 32 Delta-Schulterprothesen implantiert (45% degenerativer Genese, 55% traumatischer Genese). Die postoperativen Verläufe in einer retrospektiven 24 Monate-follow-up-Betrachtung zeigen im Mittel folgende Werte:

Die subjektive Aktivitätssteigerung nach Implantation stieg von 21% auf 59%. Die Aktivität im relativierten Constant-Score zeigt funktionell und auch schmerzbezogen eine Steigerung von 33% auf 59%. Diese Ergebnisse sind vergleichbar mit denen anderer Autoren ([7], [1], [5]). Die aktive anteriore Elevation stieg von durchschnittlich 44° auf 105°, die aktive Abduktion von 43° auf 90° im Mittel.

Allerdings ist auch zu bemerken, dass es eine hohe postoperative Komplikationsrate und eine relativ hohe Re-Operationsrate gibt. Auch hier können wir die Daten aus existierenden Untersuchungen bestätigen ([7], [6], [3]). Derartige Revisionseingriffe sollten erfahrenen Schulterchirurgien vorbehalten bleiben.

Auffällig ist, dass die Patientenzufriedenheit auch nach mehrmaligen Revisionseingriffen letztlich dennoch gute Werte erreicht ([2]). Wir haben insgesamt gute Erfahrungen bei korrekter Indikation mit der Deltaprothese machen können, nicht zuletzt auch in Salvage-Prozeduren, wie sie oben beschrieben sind.

Kapitel 6 · Stellt eine gut funktionierende Deltaprothese ein Risiko dar?

33   6

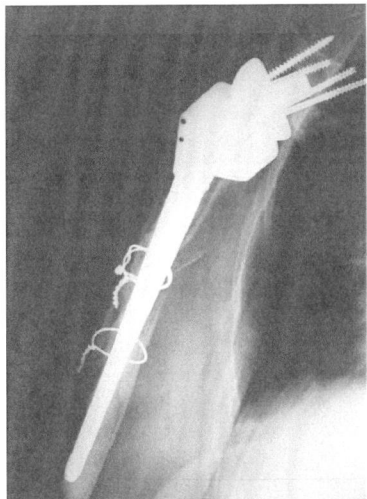
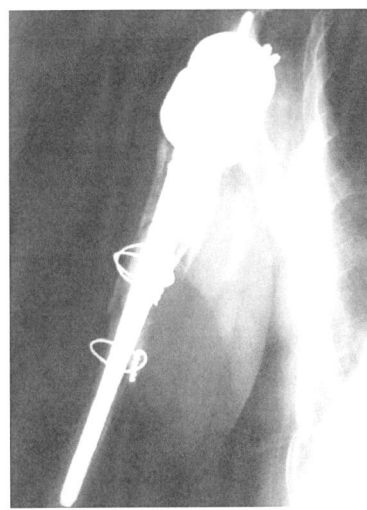

Abb. 6.7. Postoperativ nach 3. Revision mit Revisionsschaft Delta 3 und Glenospherenwechsel mit kanülierten Schrauben

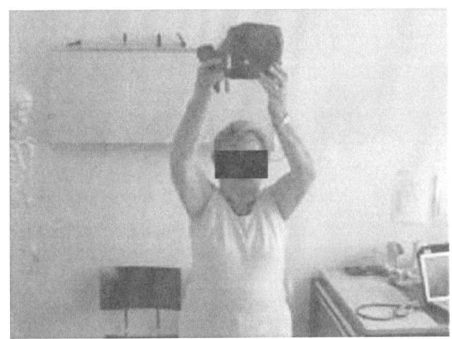
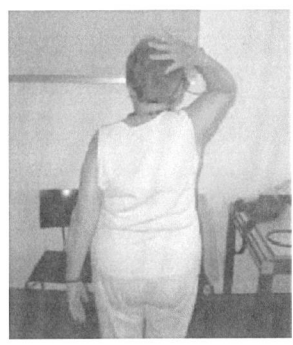
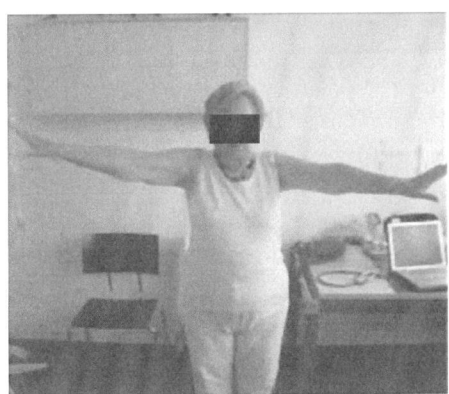
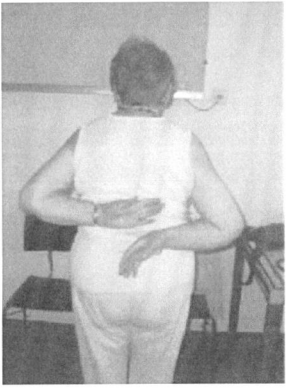

Abb. 6.8. Funktion 48 Monate post OP 3. Prothese Schulter rechts

Dennoch darf die inverse Prothese nicht leichtfertig bei jüngeren Patienten implantiert werden. Hier zeigt eine Auswertung der aktuellen Literatur keine Langzeitergebnisse über 10 Jahre. Glenoiddefekte, das sog. Notching und chronische Luxationen stellen weiterhin zum Teil ungelöste Probleme dar ([4], [5]).

Zudem ist offenbar der aus erfreulichen Ergebnissen resultierende Übermut schwer therapierbar und sollte nicht außer Acht gelassen werden. Er bietet dem Orthopäden und Traumatologen immer wieder überraschende Verläufe.

Literatur

[1] De Wilde L et al. (2001) Revision of shoulder replacement with a reversed shoulder prosthesis (Delta III): report of five cases Acta Orthop Belg. Oct;67(4):348–53

[2] De Wilde et al. (2004) Shoulder prosthesis treating cuff tear arthropathy: A comparative biomechanical study J Orthop Res. Nov; 22(6):1222–30

[3] Ekelund A (2005) personal comment

[4] Nyfeller RW et al. Biomechanical relevance of glenoid component positioning in the reverse Delta III total shoulder prosthesis J Shouder Elbow Surg. 2005 Sep–Oct;14(5):524–8

[5] Seebauer L (2003/2005) personal comments, Shoulder meeting

[6] Staubli AE (2005) personal comment

[7] Werner CM, Steinmann PA, Gilbart M, Gerber C (2005) Treatment of painful pseudoparesis due to irreparable rotator cuff dysfunction with the Delta II reverse-ball-and socket total shoulder prosthesis JBJS Am. Jul;87(7):1476–86

6

7   Die inverse Schulterprothese (Delta III) als Revisionsprothese bei anterocranial instabiler Humeruskopfprothese

M. Flury

Klinischer Fall

Im Rahmen eines Sturzes zieht sich die Patientin eine 4-Fragment Humeruskopffraktur beidseits zu (◻ Abb. 7.1). Beide Seiten werden in einem auswärtigen Spital im Abstand von 2 Wochen mit einer Humeruskopfprothese versorgt. 4 Jahre später stellt sie sich mit massiven Schmerzen in beiden Schultern vor. Die Schmerzen äußern sich sowohl als Bewegungs- als auch als Ruheschmerz, insbesondere Nachtschmerz. Zudem ist die Funktion auf beiden Seiten stark eingeschränkt. Rechts besteht eine aktive Flexion von 50° und eine Abduktion von 30°, links von 100° bzw. 90°. Vor allem aufgrund der Schmerzen drängt die Patientin auf eine operative Revision.

Radiologisch zeigt sich auf beiden Seiten eine in situ liegende Humeruskopfprothese mit einem Hochstand in Relation zum Glenoid. Die Tubercula sind auf den konventionellen Röntgenbildern nicht sichtbar (»vanishing tubercules«) (◻ Abb. 7.2).

In den CT-Bildern kommt das Tuberculum majus dorsal inferior und nach medial disloziert zur Darstellung und das Tuberculum minus in medialisierter inferiorer Stellung. Die Glenoidoberfläche wurde auf beiden Seiten nicht ersetzt und zeigt im CT eine intakte ossäre Substanz (◻ Abb. 7.3)

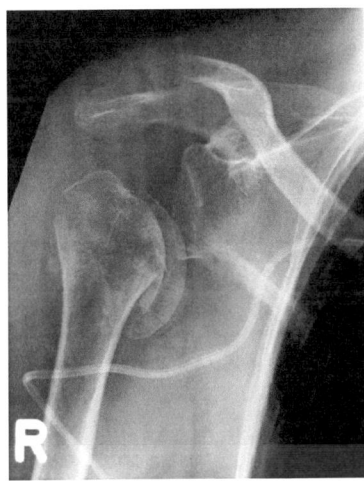
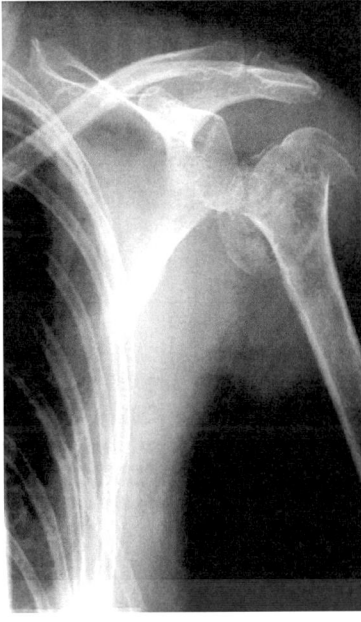

◻ **Abb. 7.1.** Beidseitige, dislozierte Humeruskopffraktur

7

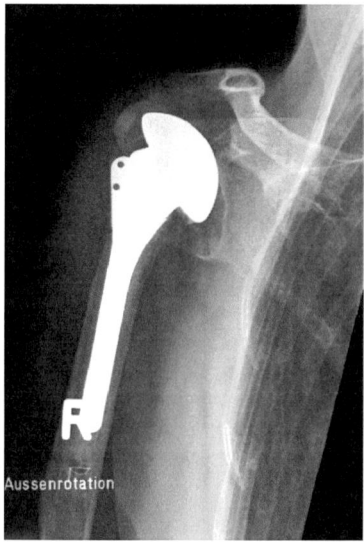
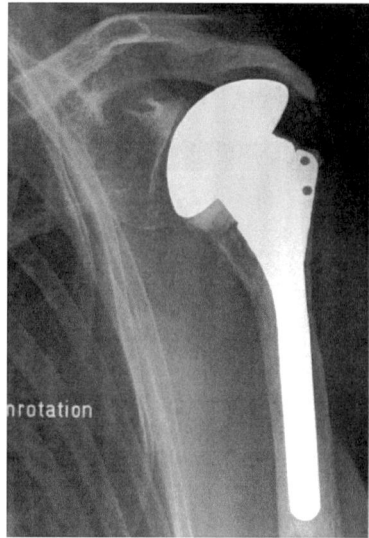

◻ **Abb. 7.2.** Hochstand der Humeruskopf-prothese beidseits mit subacromialer Near-thros -Bildung und fehlendem Tuberculum majus. Zustand 4 Jahre postoperativ

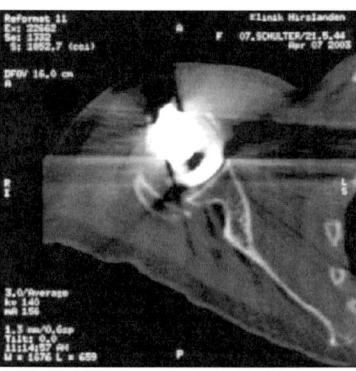
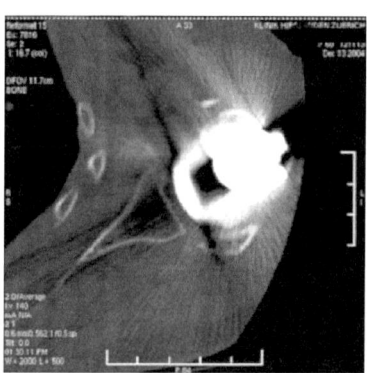

◻ **Abb. 7.3.** Die Computertomografie zeigt beidseits das nach dorsal, inferior und medial dislozierte Tuberculum majus

Operative Korrektur

Das Problem dieser Humeruskopfprothesen besteht im Verlust der zentrie-renden Wirkung der Rotatorenmanschette. Dies führt zu einer Instabilität in anterokranialer Richtung. Eine Weichteilbalancierung einer konventionellen Schulterprothese ist 4 Jahre postoperativ sicher nicht mehr möglich. Diese mechanische Instabilität kann nur durch den Einsatz einer zumindest partiell geführten Prothese erreicht werden. Zur Revision bietet sich hier eine inverse Schulterprothese an, die mit ihrem semi-constrained Design die Stabilisie-rung des Rotationszentrums ermöglicht.

Durch einen deltoideopectoralen Zugang werden subdeltoidale und peri-articuläre Vernarbungen gelöst. Nach Identifikation des N. axillaris wird die Humeruskopfprothese dargestellt und die Subscapularissehne, falls vorhan-den, abgelöst. Nach Entfernung des Kopfes gelingt die Schaftextraktion meist nach einigen axialen Schlägen. Die Zemententfernung wird wenn immer möglich von kranial durchgeführt. Der Einsatz eines hochfrequenten Fräsen-systems hat sich hier bewährt. Es wird soviel Zement entfernt, wie dies zur Implantation der neuen Humeruskomponente nötig ist. Anschließend erfolgt die Implantation der Glenoidkomponente. An dieser Komponente orientiert

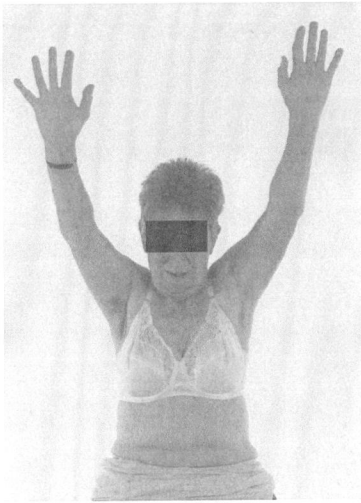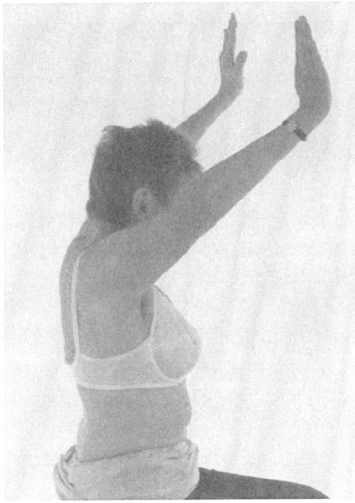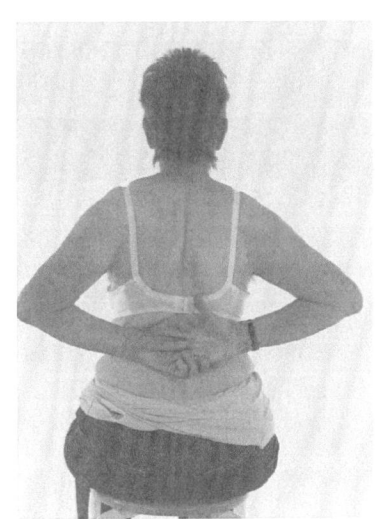

☐ **Abb. 7.4.** Klinisches Bild postoperativ (links: 7 Monate nach Operation, rechts: 28 Monate nach Operation)

sich die Höhe der Humerusimplantation. Nach Probereposition und Definition der korrekten Humeruslänge wird die definitive Humeruskomponente zementiert. Falls vorhanden, wird die Subscapularissehne transossär refixiert und die Wunde schichtweise verschlossen.

Verlauf

Im Abstand von 21 Monaten wurde der Schulterprothesenwechsel beidseits durchgeführt, zuerst auf der dominanten rechten Seite. Zum Zeitpunkt der letzten Nachuntersuchung 28 Monate postoperativ rechts und 7 Monate postoperativ links bestand beidseits ein schmerzfreier Zustand in Ruhe, bei Belastung bestanden geringe Schmerzen rechts etwas mehr als links. Die Beweglichkeit konnte beidseits über die Horizontale gesteigert werden. Störend verblieb allerdings beidseits ein aktives Außenrotationsdefizit was das Halten von Gegenständen in Neutralrotation und Abduktion des Armes praktisch verunmöglicht (☐ Abb. 7.4).

Die Patientin kann wieder selbstständig ihren Alltag meistern und den eigenen Haushalt führen und ist mit der Operation zufrieden.

Der alters- und geschlechtskorrigierte Constant Score konnte rechts von präoperativ 16% auf postoperativ 66% und links von 34% auf 68% gesteigert werden.

Radiologisch sind sämtliche Komponenten stabil, ein inferiores Notching trat rechts in Grad 1 und links in Grad 2 auf (☐ Abb. 7.5).

Resultate

Dieser Eingriff wurde in unserer Klinik bereits in über 20 Fällen durchgeführt. Die ersten 10 Patienten wurden nachkontrolliert. In diesem Kollektiv konnte der Eingriff ohne schwerwiegende Komplikationen durchgeführt werden. Der alters- und geschlechtskorrigierte Constant-Score konnte von präoperativ 22% auf 64% gesteigert werden. Dies gelang vor allem durch eine signifikante Schmerzreduktion von präoperativ 4 auf 13 (Constant Scala: 0=maximaler Schmerz, 15=schmerzfrei). 9 von 10 Patienten waren mit dem Eingriff sehr zufrieden und würden ihn erneut durchführen lassen.

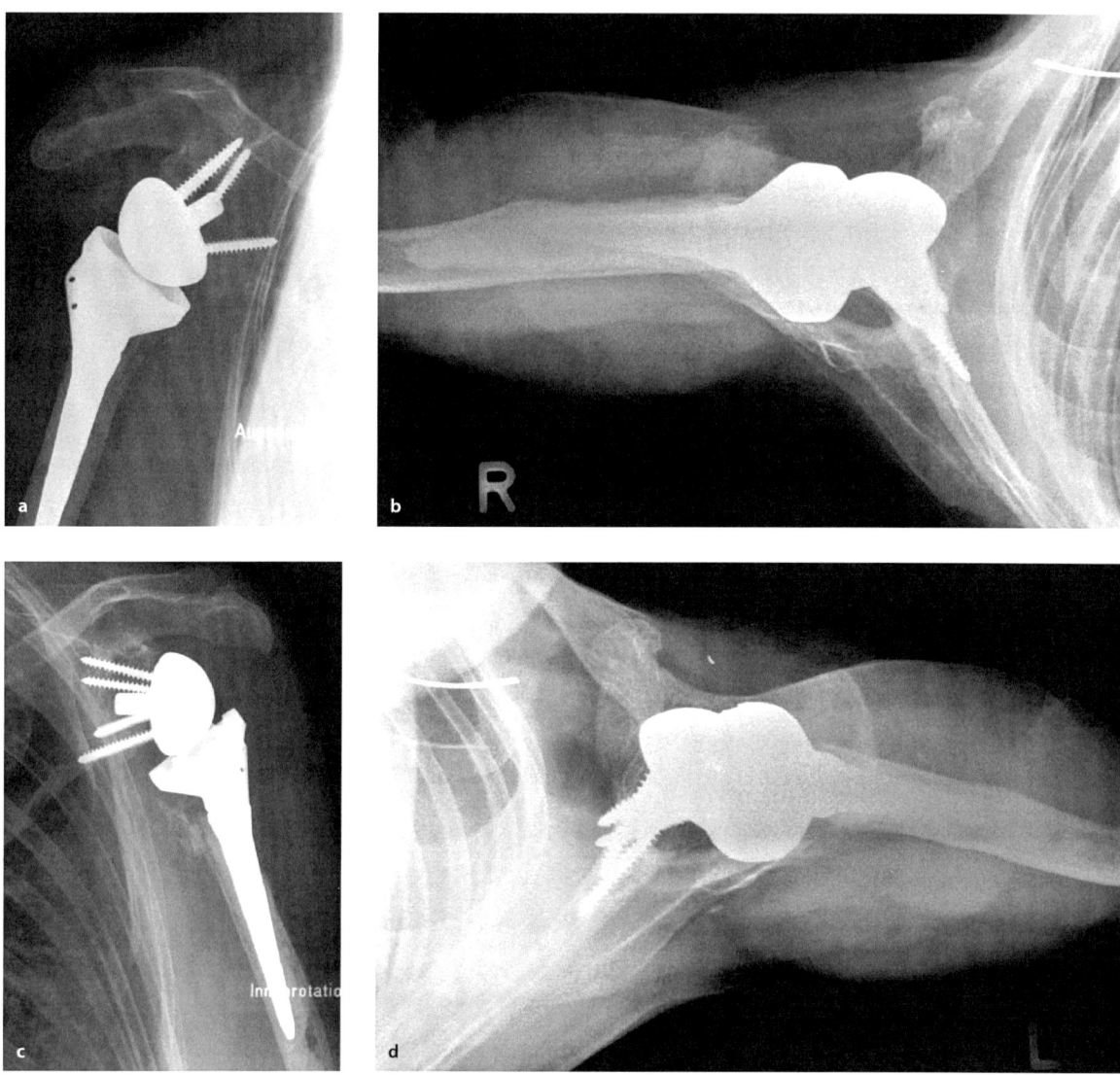

⬚ **Abb. 7.5 a–d.** Radiologische Bilder postoperativ. **a** Rechte Schulter a-p, **b** rechte Schulter axial,
c linke Schulter a-p, **d** linke Schulter axial

Diskussion

Durch ihr »semiconstrained« Design mit Stabilisation des Rotationszentrums eignen sich inverse Schulterprothesen sehr gut als Revisionsimplantat insbesondere bei fehlgeschlagener Humeruskopfprothese nach Fraktur. In bis danhin praktisch auswegslosen Situationen wird durch diese Implantate eine technisch zwar anspruchsvolle, aber Erfolg versprechende Lösung ermöglicht. Trotz bleibender funktioneller Defizite sind die Patienten in überwiegender Anzahl mit dem Eingriff sehr zufrieden. Dies sicher vor allem aufgrund der massiven Schmerzreduktion.

Wie sich diese Prothesenwechsel im Langzeitverlauf verhalten, bleibt abzuwarten und ist Inhalt laufender Studien.

8 Die verblockte Hüftgelenkstotalprothese nach rezidivierenden Hüftluxationen nach Totalprothese

P. Freiburghaus

Bereits die erstmalige Hüftluxation stellt für den Patienten ein erhebliches psychisches Trauma dar, aber auch für den Operateur wie Pflegepersonal und Angehörige. Dieses Ereignis tritt in wenigen Prozenten als Komplikation auf und lässt sich meist durch Reposition und einige Tage Bettruhe und physiotherapeutische Instruktionen behandeln.

Als Ursache werden Fehlstellung der Pfanne- wie der Schaftkomponente angegeben, dann auch Hämatome und höheres Alter der Patienten mit entsprechender Muskelschwäche.

Die **Rezidivluxationen** sind aber selten und können meist nur durch operative Revisionseingriffe adäquat behandelt werden. Es handelt sich um Luxationen, die zwei- bis dreimal oder mehr auch nach Monaten auftreten können.

Die Ursache liegt häufiger in der muskulären Insuffizienz, denn in der Fehlstellung einer Prothesenkomponente. Sehr oft handelt es sich um Zustände nach wiederholten operativen Eingriffen am Hüftgelenk, wie beispielsweise nach Infekten oder bei großen Knochendefekten (Osteolysen) und grenzwertigen Rekonstruktionsmöglichkeiten.

Die Behandlung der Rezidivluxation besteht in der Beseitigung der fehlerhaften Hüftgeometrie. Spezielle Pfannenkonstruktionen wirken der Luxation entgegen, wie etwa solche mit überhöhtem lateralen Pfannenrand, aber auch sog. Schnapp-Pfannen aus Polyäthylen, die eine enge Kopfeingangsebene haben und den Kopf umfassen. Es werden auch große Köpfe mit 36 mm Durchmesser eingesetzt, die eine geringere Luxationsneigung aufweisen. Im Weiteren können bei einigen Firmen spezielle Pfannen mit Ringeinfassung des Femurkopfes konstruiert und bestellt werden. Die Konstruktion solcher Pfannen (Einzelimplantate) ist sehr teuer, zeitaufwändig und dauert bis zur Sterilisation und Verwendungsmöglichkeit 3–4 Wochen.

Eine einfache Möglichkeit zur Behandlung solcher Rezidivluxationen besteht im Einbau einer Keramikpfanne mit verengtem Eingang. Der dazu passende Hüftkopf zeigt einen ringförmigen Anschliff, so dass der Kopf unter entsprechender Haltung in die Pfanne eingebracht werden kann und nach leichter Drehung nicht mehr herausgezogen oder luxiert werden kann (Abb. 8.1). Der Konus der Schaftprothese wird erst nach Einsetzen des angeschliffenen und nun gedrehten Femurkopfes eingebracht bzw. impaktiert. Das Gelenk bleibt luxationssicher bzw. verblockt. Die Pfanne kann wie in Abb. 8.2 und 8.3 in einer Pfannendachschale wie auch in einer SL-Pfanne zementfixiert werden. Dieses Hüftsystem lagert bei der Firma steril und kann innerhalb von wenigen Stunden abgerufen und später implantiert werden.

Reluxationen wurden nicht mehr festgestellt, eine aus ihrem Lager ausreißende Pfanne ebenfalls nicht. Eine Reluxation ist nur möglich bei Fraktur des Kopfes oder der Pfanne. Mit diesem Pfannen-/Kopfsystem konnten einige prekäre Situationen stabilisiert werden.

Schematisch

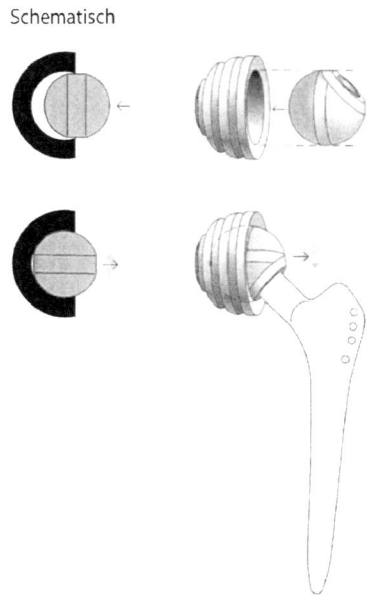

Abb. 8.1. Schematische Darstellung des angeschliffenen Keramikkopfes, der nur über den Anschliff in die »verengte« Keramikpfanne gebracht werden kann. Nach Drehung des Kopfes bleibt das Gelenk verblockt und ist luxationssicher

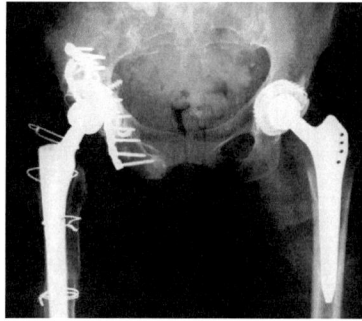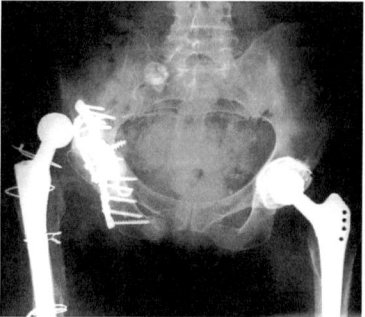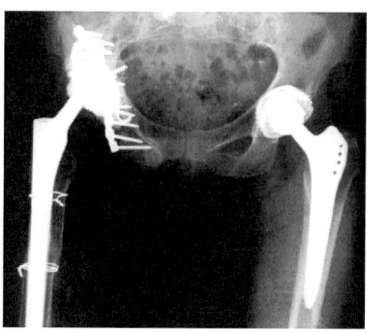

☐ **Abb. 8.2.** Mehrfach operierte, kachektische Patientin bei seropositiver Polyarthritis, Status nach Hüftgelenksinfekten und rezidivierenden Luxationen. Nach Entfernen der Polyäthylenpfanne Einbau eines verblockten Pfannenkopfsystems mit definitiver Behebung der Rezidivluxationen

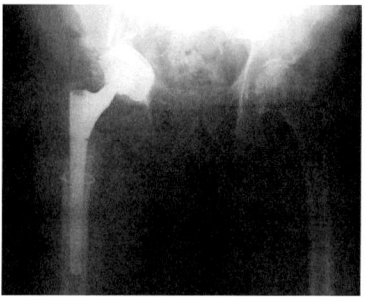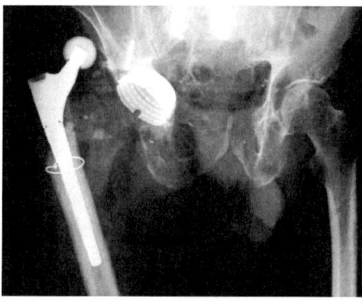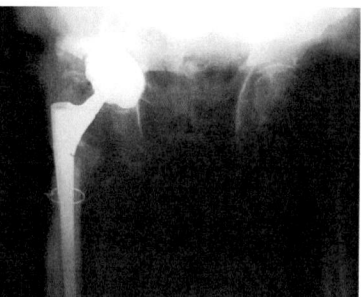

☐ **Abb. 8.3.** Status nach Girdlestone wegen Infektes, rezidivierende Hüftluxationen. Entfernen des CSF-Pfanneninlay's. Einbau eines blockieren-den Hüftgelenksystems mit definitiver Sanierung der Hüftluxationen. Der dorsale Steg der CSF-Pfanne ist von Zement umfasst

9 Rezidivierende Kniegelenksluxation

D. Fritschy
[Übersetzung: R.-P. Meyer]

Vorgeschichte

Frau T. ist eine 35-jährige Frau bei guter Gesundheit ohne Unfallereignisse in der Anamnese, insbesondere werden keine Knieverletzungen erwähnt. Sie weist bei einer Körpergröße von 158 cm mit 115 kg ein erhebliches Übergewicht auf, BMI von 46. Beim Einkaufen in einem Geschäft rutscht die Patientin auf glitschigem Boden aus und zieht sich dabei eine massive Torquierung des rechten Kniegelenkes zu. Zeugen des Unfallherganges erklären, dass das rechte Kniegelenk von Frau T. in eine Valgusposition von über 90° gedrückt wurde. Die Patientin ist nicht mehr in der Lage, selbstständig aufzustehen und wird mit der Ambulanz ins Regionalspital gefahren.

Klinischer Status bei Eintritt

Das in einer provisorischen Schiene gelagerte rechte Bein steht achsengerecht, jedoch mit deutlich verstärkter Außenrotation. Das Kniegelenk ist geschwollen mit starker medialer Druckdolenz. Es zeigt sich eine ausgeprägte mediale und antero-posteriore Instabilität. Das laterale Kompartiment scheint intakt. Die neurologische Untersuchung ergibt keine fassbaren pathologischen Befunde, obwohl eine komplette funktionelle Insuffizienz des rechten Kniegelenkes vorliegt (☐ Abb. 9.1 und 9.2).

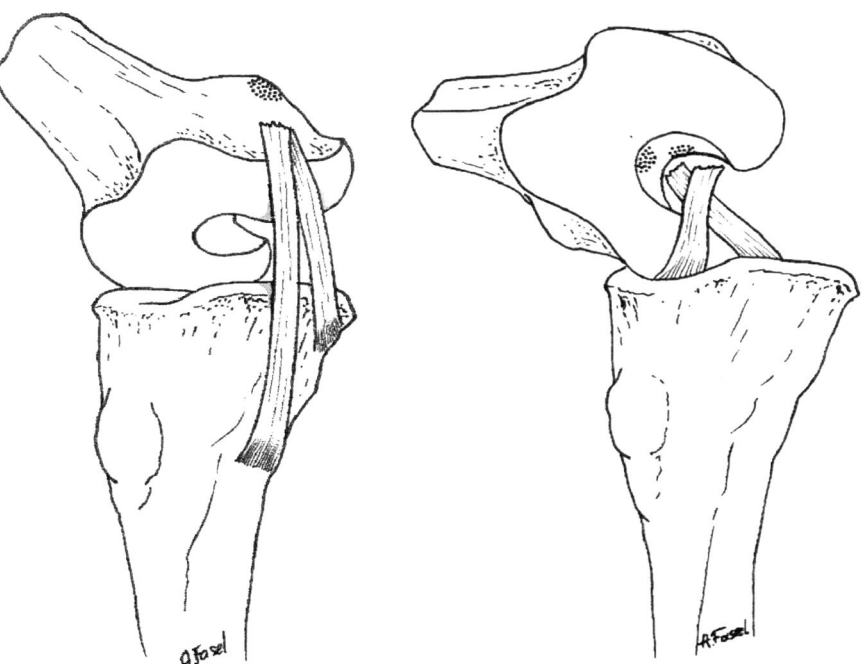

☐ **Abb. 9.1.** Proximaler Ausriss der beiden Bündel des medialen Seitenbandes

☐ **Abb. 9.2.** Durch Progression des Valgusstress kommt es zum proximalen Ausriss des vorderen und hinteren Kreuzbandes

Zusätzliche diagnostische Untersuchungen

Konventionelle Röntgenbilder des rechten Kniegelenkes ap und seitlich
(◻ Abb. 9.3) bestätigen die Fehlstellung mit Luxation des rechten Kniegelenkes.

Primäre Therapie

In Kurznarkose lässt sich das Kniegelenk problemlos reponieren und in einer Schiene immobilisieren. Der eigentlich vorgesehene Oberschenkelgips
konnte wegen des massiven Weichteilmantels nicht angelegt werden. Man
beschränkte sich auf eine Gipshülse. Die Patientin bleibt einige Tage zur
Überwachung der vaskulären und neurologischen Situation hospitalisiert.
Die Remobilisation erfolgte mit Teilbelastung an 2 Stöcken. Die konservative
Therapie wurde für 6 Wochen durchgeführt.

Weiterer Verlauf

In diesen 6 Wochen traten keine Zwischenfälle mehr auf. Nach Schienen-
entfernung zeigt die klinische Untersuchung eine korrekte Beinachse bei
teilsteifem rechtem Kniegelenk, jedoch keine größere Instabilität. Eine sorgfältige Remobilisation wird eingeleitet. Die Patientin hat Mühe, ohne Schiene
zu gehen. Sie verspürt eine starke Unsicherheit. Zur Behebung dieser Unsicherheit wird eine Orthese nach Maß angepasst. Mit diesem Brace kann die
Patientin wesentlich sicherer gehen. Das Brace wird 2 Monate getragen, bis
die Patientin sich subjektiv sicher fühlt, so dass sie ohne Brace stockfrei gehen
kann. Frau T. nimmt ihre häuslichen Aktivitäten wieder auf, nicht jedoch ihre
Arbeit als Haushaltshilfe.

Zweites Unfallereignis

6 Monate nach dem Erstunfall war Frau T. wieder recht selbstständig. Den
Haushalt führt sie problemlos und denkt bereits an die Wiederaufnahme

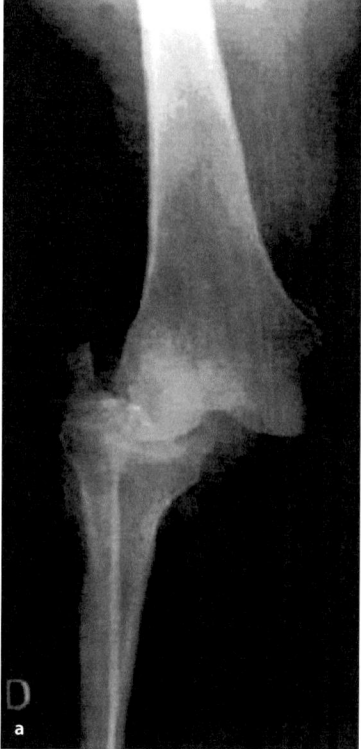
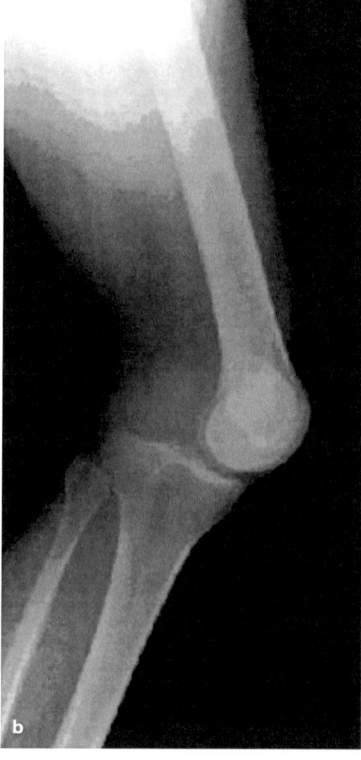

◻ **Abb. 9.3 a, b**. Knie rechts ap (**a**) und seitlich
(**b**) bei dorsaler Knieluxation

ihrer Arbeit. In dieser Phase tritt ein zweites Unfallereignis ein: Die Patientin gleitet auf der Treppe aus, stürzt und spürt, dass ihr rechtes Kniegelenk reluxiert ist. Sie ist unfähig, alleine wieder aufzustehen. Frau T. wird erneut stationär aufgenommen.

Eintrittsstatus

Die Patientin kann nicht auf ihr rechtes Bein stehen, das in starker Außenrotation abgedreht ist. Das rechte Kniegelenk wird nicht bewegt. Es findet sich eine erhebliche druckdolente Schwellung medial. Eine Röntgenkontrolle bestätigt die Reluxation. Die Reposition gelingt ohne Narkose problemlos. Die klinische Untersuchung zeigt eine massive antero-posteriore und antero-mediale Instabilität. Vaskulär und neurologisch bestehen keine Besonderheiten.

Diagnose und Therapie

Die radiologische Kontrolle nach Reposition dokumentiert eine korrekte femoro-tibiale Achse. Die Diagnose einer rezidivierenden Knieluxation wird gestellt und die Immobilisation im Gips vorgesehen. Die Patientin wird nach kurzem Spitalaufenthalt mit Gipshülse entlassen, geht an 2 Stöcken. Der Gips wird nach 6 Wochen entfernt. Eine neuerliche Rehabilitation setzt ein. Das Brace wird konsequent getragen. Die Patientin ist wieder im Haushalt tätig, beabsichtigt jedoch nicht eine Wiederaufnahme ihrer Arbeit.

Einige Monate später tritt die dritte Knieluxation ein

Das Ereignis ist weniger dramatisch als die zwei vorhergehenden Luxationen. Die Patientin kann das Knie selbst reponieren, legt ihre Orthese an und sucht ihren Arzt auf. In Anbetracht dieser rezidivierenden Knieluxationen wird die Patientin zur allfälligen chirurgischen Stabilisierung an uns überwiesen.

Klinische Untersuchung

Die Patientin geht an 2 Stöcken, belastet voll, ist mit 115 kg bei einer Körpergröße von 158 cm massiv übergewichtig. Das rechte Kniegelenk weist eine ausgeprägte antero-posteriore und mediale Instabilität auf, mit Insuffizienz des vorderen Kreuzbandes, des hinteren Kreuzbandes und des Semimembranosus-Ecks. Die Bewegungsamplitude beträgt Flexion/Extension 100/10/0°, bei deutlicher Abwehr der Patientin wegen eines Luxationsgefühles. Meniskuszeichen negativ. Die übrigen Gelenke weisen keine pathologische Laxizität auf. Die radiologische Kontrolle zeigt keine relevanten Befunde. Nach sorgfältiger Analyse der Situation wird die chirurgische Stabilisierung geplant, mit Rekonstruktion des vorderen Kreuzbandes, des hinteren Kreuzbandes, des Semimembranosus-Ecks und der medialen Seitenbandstrukturen.

Chirurgische Revision

Vorgängig der offenen Revision wird eine Kniegelenksarthroskopie durchgeführt. Diese zeigt intakte Knorpelverhältnisse, unauffälligen lateralen Mensikus und eine Desinsertion des medialen Meniskus. Die Kreuzbänder sind rupturiert mit kleinem Reststummel. Das hintere Kreuzband wird mit Quadrizepssehne (Sehne mit einem ossären Block), das vordere Kreuzband mit Patellarsehne (Sehne mit zwei ossären Blöcken) rekonstruiert. Die einzelnen Rekonstruktionsschritte der Kreuzbänder werden unter arthroskopischer und radiologischer Kontrolle durchgeführt. Die proximale und distale Verankerung erfolgt durch resorbierbare Interferenzschrauben. Die distale Verankerung des hinteren Kreuzbandes wird zusätzlich verstärkt durch Fadenfixation mit Schraube.

Die Rekonstruktion des medialen Kompartimentes besteht in der Refixation des medialen Meniskus, der Rekonstruktion des Semimembranosus-Ecks und der Refixation der beiden Bündel des medialen Seitenbandes proximal. Nach dieser Rekonstruktion ist das Knie stabil, passiv gut beweglich.

Die Remobilisation des Kniegelenkes erfolgt passiv aus der Schiene heraus während 8 Wochen. Die Patientin geht an 2 Stöcken mit Teilbelastung. Nach 8 Wochen belastet die Patientin voll, das auf Maß angefertigte Brace wird konsequent getragen. Das rechte Kniegelenk ist stabil, die Patientin nimmt ihre Arbeit im Haushalt wieder auf.

Nach 6 Monaten klagt die Patientin erneut über ein Gefühl von vermehrter Aufklappbarkeit medial und einem Verlust der anfänglich guten Stabilität. Die klinische Untersuchung bestätigt die erneute antero-mediale Instabilität bei stabiler hinterer Kreuzbandplastik. Wir entschließen uns 8 Monate nach dem Ersteingriff zu einer weiteren Intervention.

Zweite Operation

Sie erfolgt unter arthroskopischer Kontrolle. Die proximale Verankerung des vorderen Kreuzbandtransplantates ist insuffizient, die proximale Fixation der beiden Bündel des medialen Seitenbandes ist ungenügend, der mediale Meniskus ist stabil, der laterale Meniskus ist intakt, die Knorpelverhältnisse sind unauffällig.

Die Rekonstruktion des vorderen Kreuzbandes erfolgt mittels eines Allografts (Achillessehne mit ossärem Block). Der ossäre Block wird im tibialen Kanal verankert. Die Fixation erfolgt mit resorbierbarer Interferenzschraube zusätzlich verstärkt durch Durchzugsfäden mit Schraubenver-ankerung femoral und tibial. Das mediale Seitenband wird ebenfalls mit Allograft (Achillessehne) rekonstruiert: Eine gemeinsame Fixation femoral und zwei Fixationen distal, wodurch die Rekonstruktion des tiefen und des oberflächlichen Zügels unter dem Pes anserinus möglich ist. Der Allograft wird mit der noch vorhandenen Eigensubstanz des medialen Seitenbandes ummantelt.

Zum Schluss des Eingriffes ist das Kniegelenk stabil. Postoperativ wird das rechte Bein in einem Oberschenkelgips immobilisiert, anschließend erfolgt die Remobilisation im Schutzbrace. Nach vier Monaten geht die Patientin stockfrei.

Das rechte Kniegelenk ist auch 5 Jahre nach der zweiten Intervention stabil. Klinische Kontrollen erfolgen halbjährlich. Die Patientin geht ohne Brace. Sie führt ihren Haushalt mit zwei Kindern selbständig, hat jedoch ihre Arbeit als Haushaltshilfe nicht wieder aufgenommen. Die Patientin bezeichnet ihren heutigen Zustand als befriedigend.

10 Keramikpuzzle

A. Gächter, P. Hofer

Im Alter von 26 Jahren wurde der Patientin RM bei Arthrose (nach M. Perthes und diversen Voreingriffen) eine zementfreie Hüft-Totalprothese eingesetzt. Es wurde damals eine Keramik-Keramik-Paarung gewählt. Die Schraubpfanne war als »Sandwich« konstruiert, d. h. die Keramikschale war in Polyäthylen eingebettet und dieses wiederum in einer Titanschale (Abb. 10.4–10.7). Der Schaft bestand aus strukturiertem Titan. Nach anfänglich günstigem Verlauf kam es beim Aufstehen (ohne Unfall!) 5 Jahre später zu einer akuten Blockade und entsprechenden Schmerzen und Funktionsstörungen. Das Röntgenbild ließ den Verdacht auf eine Dislokation des Keramikinlays zu (Abb. 10.1). Die 3-D-Rekonstruktion im CT war verdächtig für eine Fraktur des Keramikinlays (Abb. 10.2 und 10.3). Pfanne und Schaft waren ohne Lockerungszeichen.

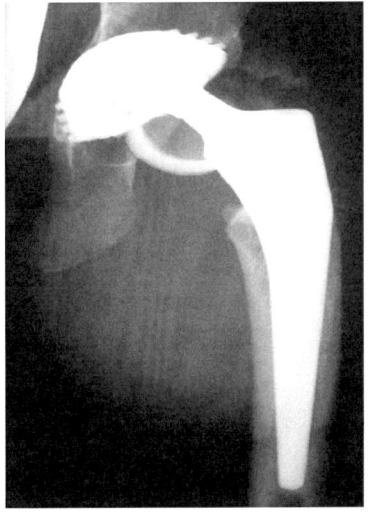

 Abb. 10.1. Disloziertes Keramikinlay

Problemstellung

Wie muss hier weiter verfahren werden? Welche Operationsplanungen sind erforderlich?

1. Es ist bekannt, dass Keramikfrakturen auch viele Keramikpartikel generieren, die sich anlässlich der Reoperation nie mit Sicherheit vollständig entfernen lassen. Diese Partikel werden beim nächsten Implantat wie Schleifpapier wirken. Damit sind spätere Metall-Metall oder Polyäthylen-Paarungen zum Scheitern verurteilt und man ist gezwungen, wieder eine Keramik-Keramik-Paarung zu wählen.

2. Der Keramikkopf muss aber gewechselt werden, da er reichlich Kratzspuren aufweist. Dabei würde der Konus des Schaftes beschädigt, was wiederum das Aufsetzen eines konventionellen neuen Keramikkopfes verbietet. Zudem ist für die Titanschale kein neues Inlay mehr erhältlich (vom Markt genommen). Muss also gar der festsitzende zementfrei implantierte Schaft entfernt werden?

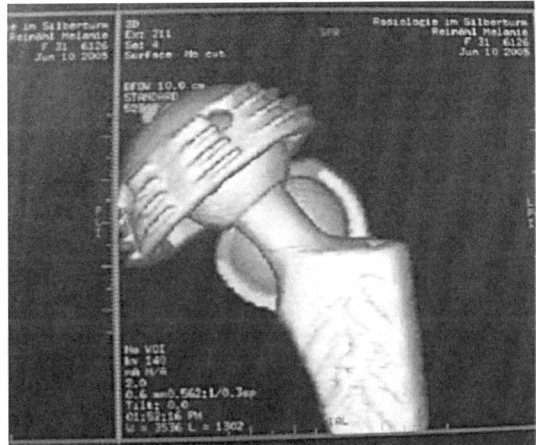

 Abb. 10.2. a.-p. 3-D-Rekonstruktion vom Inlaybruch

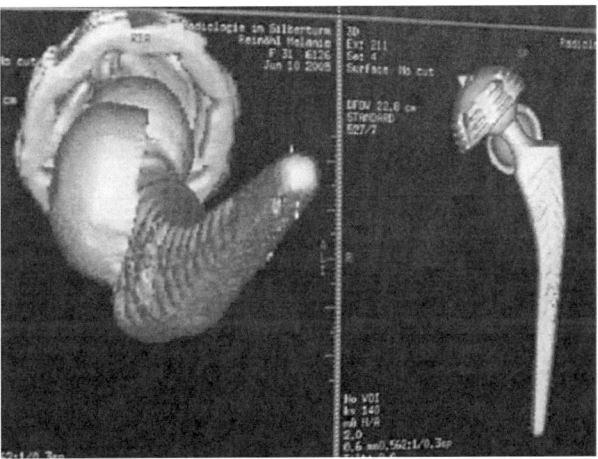

 Abb. 10.3. ax. 3-D-Rekonstruktion vom Inlaybruch

3. Die juristische Seite: wenn Implantatteile von verschiedenen Herstellern kombiniert werden, gilt der Operateur als »Implantathersteller«. Beim späteren Versagen einer Komponente könnte also der Operateur zur Verantwortung gezogen werden. Andererseits wäre es unsinnig, nur aus juristischen Gründen das Implantat in toto zu entfernen (mit entsprechend großem Aufwand und »Flurschaden«). In solchen Fällen ist es wichtig, den Patienten dahingehend aufzuklären und sein Einverständnis schriftlich einzuholen.

Intraoperativer Befund

1. Die Keramikschale ist in mehrere Stücke frakturiert (◻ Abb. 10.4).
2. Das Polyäthylenzwischenstück ist völlig durchgescheuert (◻ Abb. 10.5).
3. Der Keramikkopf ist übel zugerichtet (Spalten, Kratzspuren, Verfärbungen, ◻ Abb. 10.6 und 10.7).
4. Sowohl Prothesen-Schaft als auch Schraubpfanne sind fest.

Problemlösung

Die ursprüngliche Schraubpfanne wurde entfernt und durch ein anderes Fabrikat (Hofer, Plus Orthopedics) ersetzt. Bei diesem existiert ein Voll-Keramik-Inlay. Auf den Hersteller des ersten Implantates kann nicht mehr zurückgegriffen werden.

Der Kopf wurde entfernt und ein Spezialkopf (Delta, Plus Orthopedics) verwendet. Dieser Kopf wird mit einem Titan-Sleeve geliefert. Damit kann der Kopf ohne erneute Frakturgefahr des Keramikkopfes auf den beschädigten Konus aufgesetzt werden (◻ Abb. 10.8). ◻ Abb. 10.9 zeigt das Röntgenbild nach Pfannen- und Kopfwechsel.

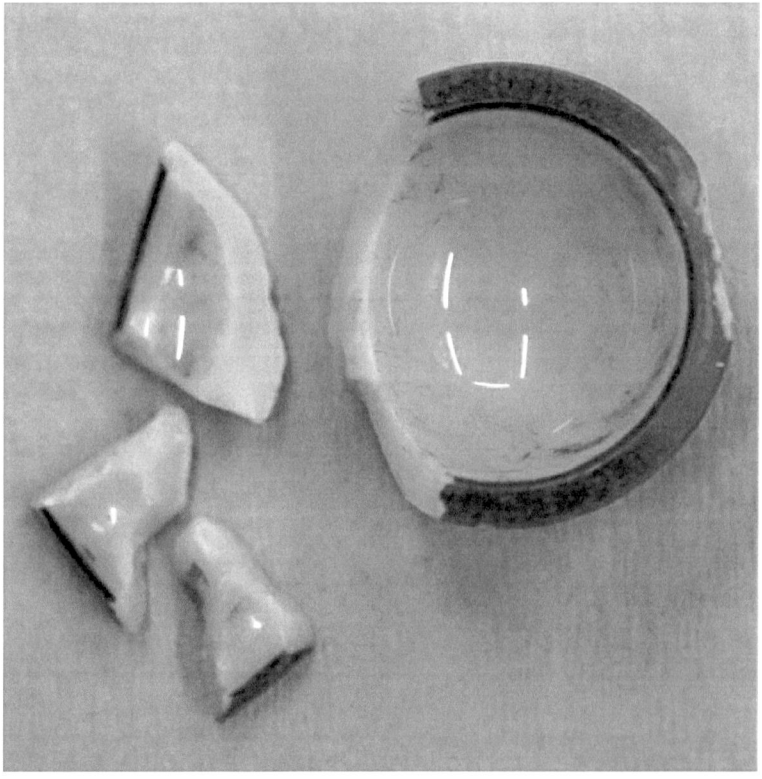

◻ **Abb. 10.4.** Frakturierte Keramikschale

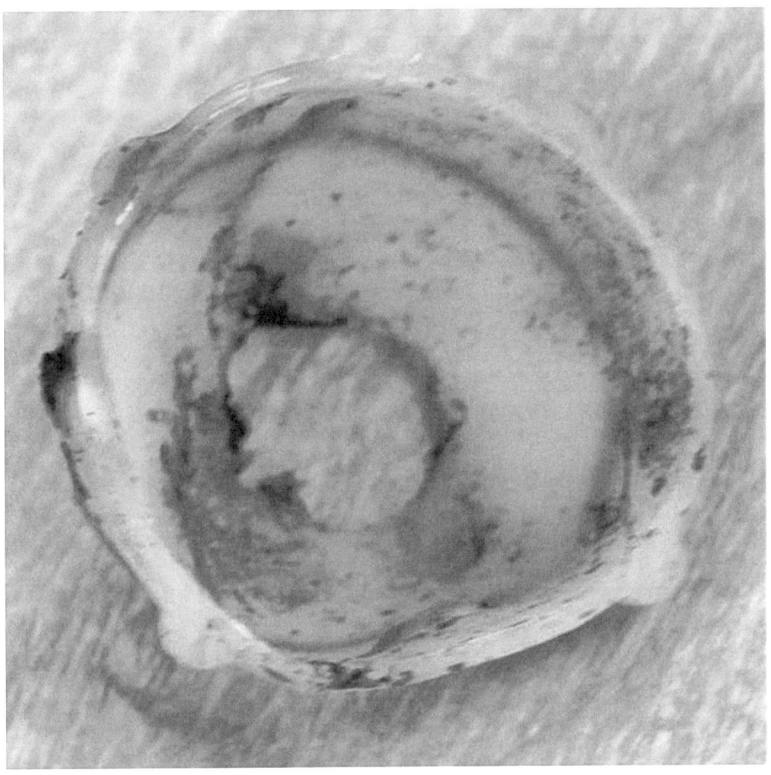

◻ **Abb. 10.5.** Durchgescheuertes Polyäthylenzwischenstück

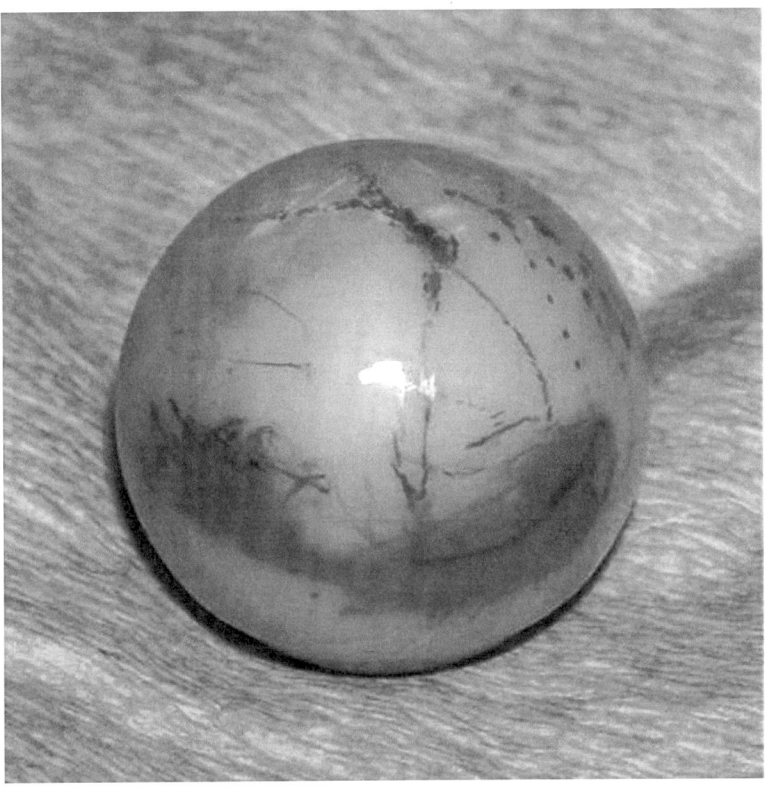

◻ **Abb. 10.6.** Stark belasteter Keramikkopf

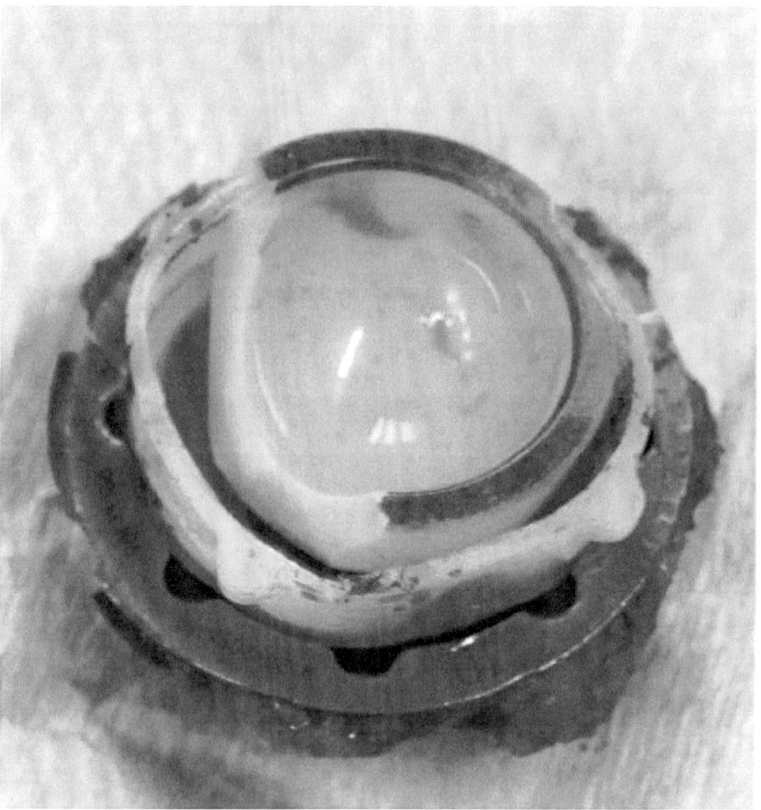

◻ **Abb. 10.7.** Alle zerstörten Pfannenkomponenten

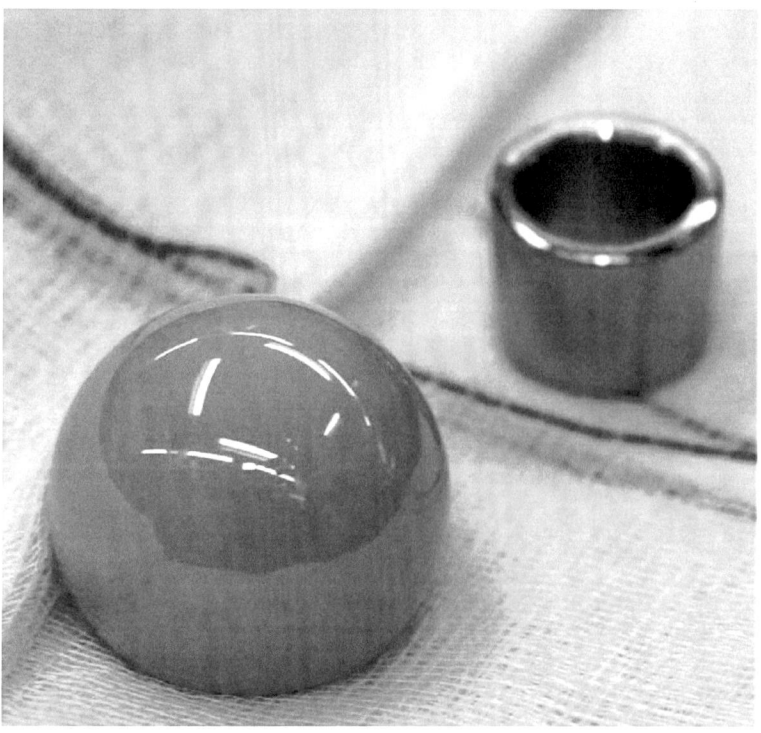

◻ **Abb. 10.8.** Neuer Keramikkopf mit Titan-Seeve

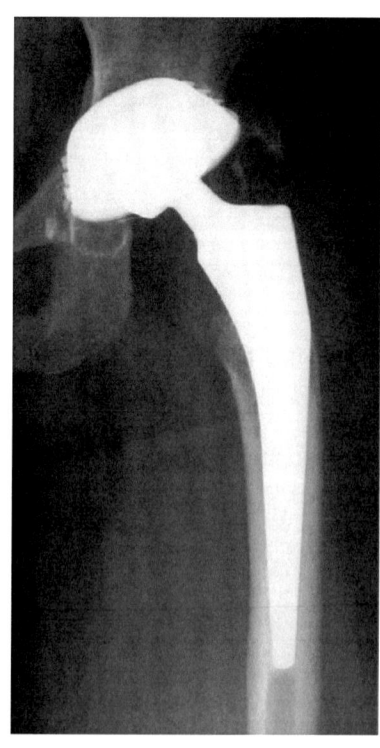

◻ **Abb. 10.9.** a.-p. Röntgen nach Revision

11 Der zertrümmerte Ellbogen – ein 30-Jahre-follow up

P. Grammont, P. Trouilloud, G. Moreau
[Übersetzung: R.-P. Meyer]

Klinischer Fall

Am 08.06.1975 schwerer Verkehrsunfall des damals 22-jährigen Mannes. Multiple Verletzungen mit unter anderem einer zweitgradig offenen Ellbogenluxationstrümmerfraktur rechts (◻ Abb. 11.1). Erstversorgung in einem peripheren Spital durch Zuggurtungsosteosynthese mit insuffizienter Reposition. In der Folge Transfer an die orthopädisch-traumatologische Universitätsklinik, Dijon.

Operative Korrekturen

- Am 23.10.1975 Reintervention am rechten Ellbogen: Neurolyse des N. ulnaris ohne Vorverlagerung, Eingehen durch die nicht konsolidierte Olecranonfraktur (◻ Abb. 11.2–11.4), Abtragen der reaktiven Kallusmassen am distalen Humerus, Reposition des medialen Kondylenmassivs und Fixation mit zwei Zugschrauben. Das zuvor luxierte Radiusköpfchen ist so reponiert. Ausmulden der Fossa olecrani und Refixation des Olecranons, das durch Interposition eines kortiko-spongiösen Spans wieder auf die richtige Länge gebracht wird. Osteosynthese mit isolierter Spongiosazugschraube.
- Reintervention am 05.05.1976 wegen massiver Bewegungseinschränkung: Flexion/Extension 110/90/0° bei freier Pronation und um die Hälfte reduzierter Supination. Die Olecranonosteosynthese mit Spaninterponat ist nicht konsolidiert. Reosteosynthese mit verkürzter Spongiosaschraube. Neuerliche Ausmuldung der narbig aufgefüllten Fossa olecrani (◻ Abb. 11.5).
- Metallentfernung am 28.06.1977 bei einer Bewegungsamplitude von Flexion/Extension 110/60/0°.

Verlauf

Während über 20 Jahren arbeitet der Patient in der Folge als Zimmermann-Dachdecker in seinem angestammten Beruf zu 100%. Seit 10 Jahren nun ist der Mann als Magaziner ebenfalls voll arbeitsfähig und in einem Altersheim tätig.

Die klinische und radiologische Kontrolle durch den Hausarzt am 21.06.2005 (◻ Abb. 11.6), d. h. genau 30 Jahre nach dem Unfall durchgeführt, zeigt die folgende Situation: Der Patient ist zufrieden und von Seiten seines rechten Ellbogens praktisch beschwerdefrei. Er hat sich an den weitgehend eingesteiften rechten Ellbogen gewöhnt, arbeitet voll und spielt Pétanque – allerdings mit links! Die Ellbogengelenksbeweglichkeit rechts beträgt Flexion/Extension 100/90/0° bei einer Pro-/Supination von 30/0/15°.

Diskussion

Diese schwere, offene Ellbogentrümmerfraktur rechts wurde primär operativ insuffizient versorgt. Mit Folgeoperationen wird im Nachhinein versucht, eine Schadenbegrenzung vorzunehmen, was nur partiell gelingt. Dank eines unkomplizierten, indolenten Patienten bleibt die volle Arbeitsfähigkeit über mehr als 30 Jahre erhalten. Eine gute Adaptation an die Einsteifung gelingt nicht zuletzt dank weitgehender Beschwerdefreiheit.

Ob zu einem späteren Zeitpunkt die Implantation einer Ellbogenprothese geplant werden soll, werden der weitere Verlauf und die Ansprüche des Patienten zeigen.

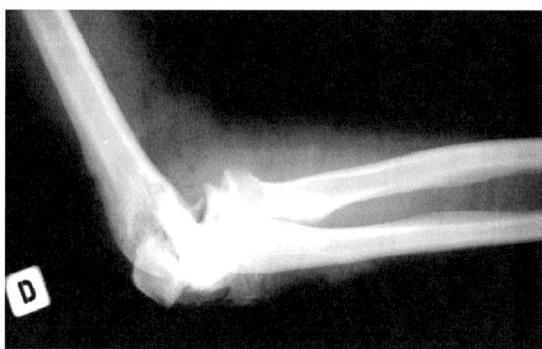

☐ **Abb. 11.1**. Rechter Ellbogen seitlich: Ellbogentrümmerfraktur rechts, 08.06.1975

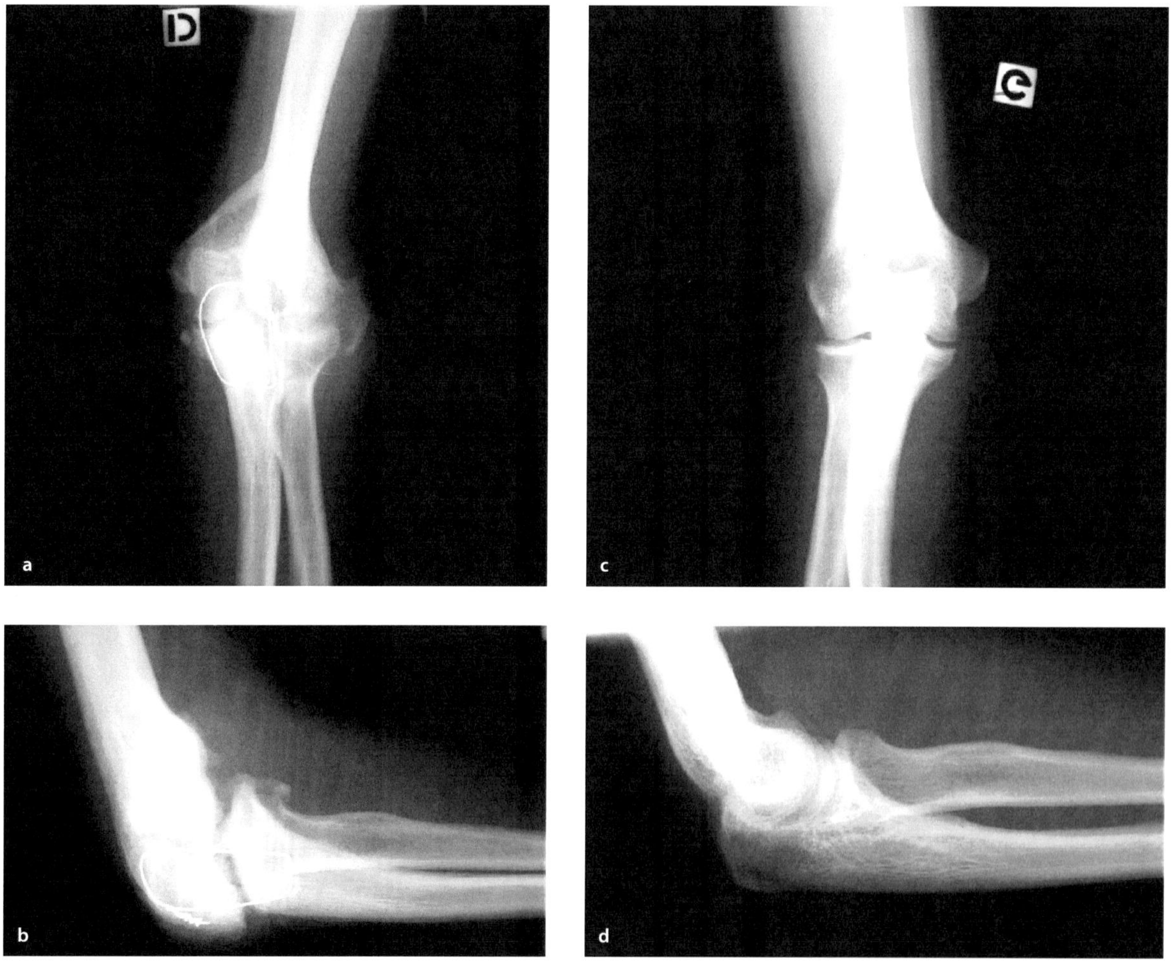

☐ **Abb. 11.2 a–d**. Ellbogen ap (**a**) und seitlich (**b**): Status bei insuffizienter Olecranonzuggurtungsosteosynthese und nicht konsolidierter Olecranonfraktur sowie persistierender Radiusköpfchenluxation rechts. **c, d** Vergleichsaufnahmen der Gegenseite, 22.10.1975

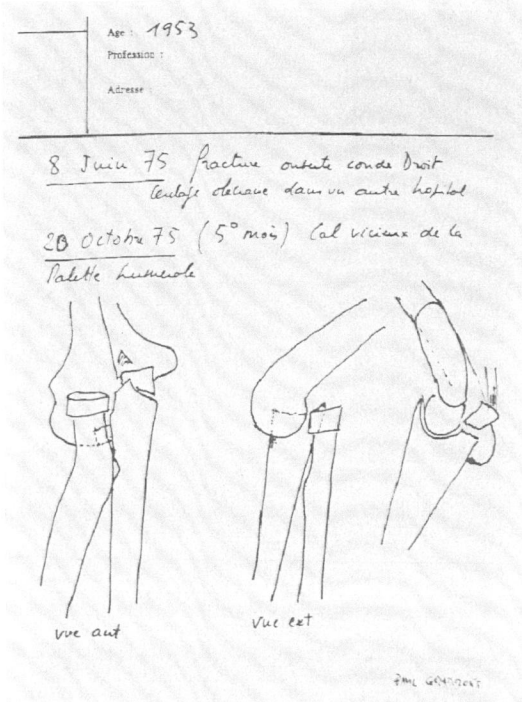 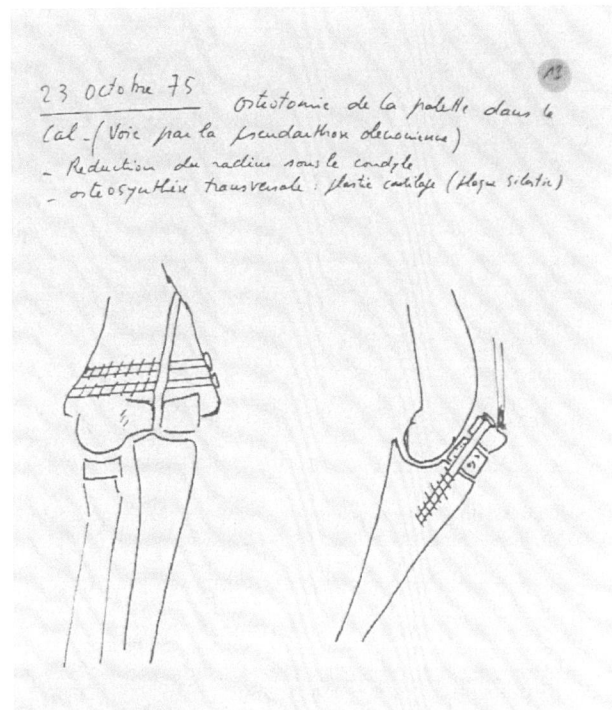

◻ **Abb. 11.3.** Präoperative Planungsskizzen des Operateurs vom 23.10.1975

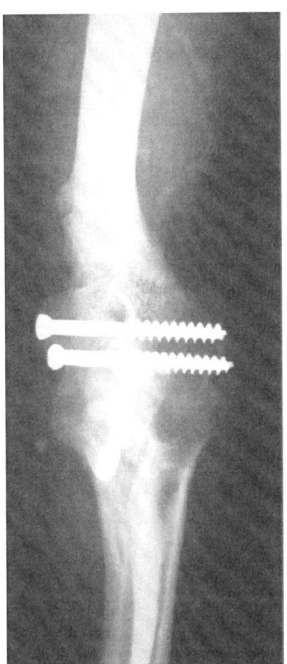 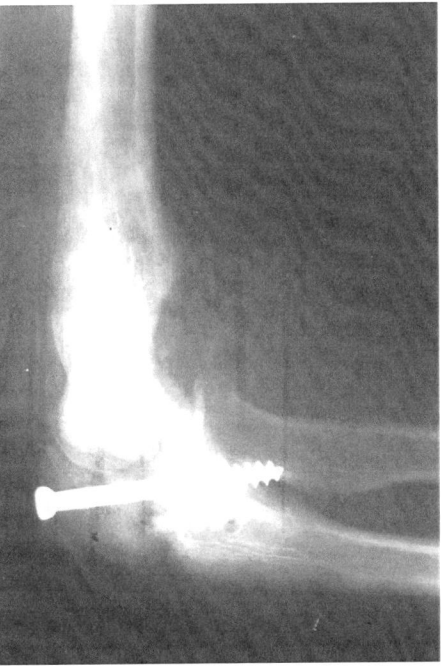

◻ **Abb. 11.4.** Rechter Ellbogen ap und seitlich: Status unmittelbar nach Reintervention mit Korrekturosteotomie des medialen Kondylenmassivs, Reposition des Radius-köpfchens und Schraubenosteosynthese des Olecranons mit Spaninterposition zur Längenkorrektur, 23.10.1975

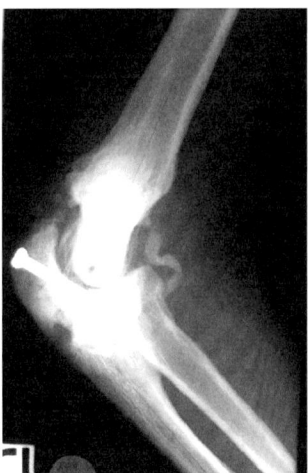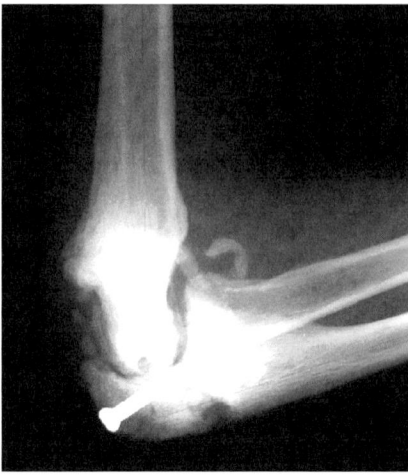

◻ **Abb. 11.5.** Rechter Ellbogen seitlich in maximaler Flexion und Extension: Status 5 Monate nach neuerlicher Intervention mit Reosteosynthese der nicht konsolidierten Olecranonfraktur mit verkürzter Spongiosaschraube bei gleichzeitiger Gelenkstoilette, 15.10.1976

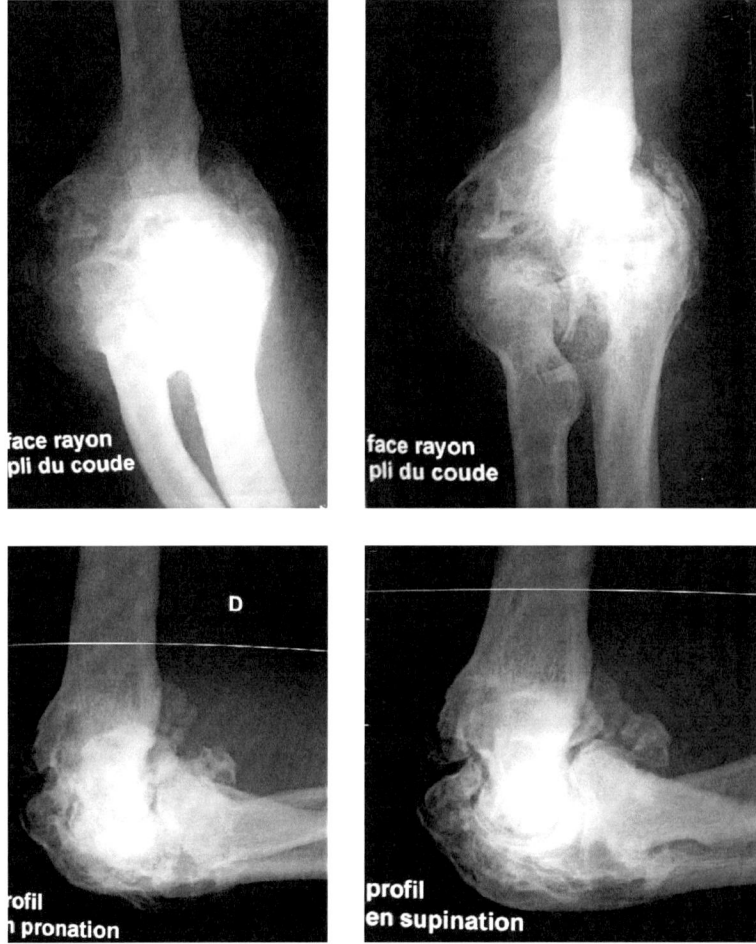

◻ **Abb. 11.6.** Rechter Ellbogen in verschiedenen Inzidenzen: Zustand vom 21.06.2005

12 Korrektur einer femoropatellaren Instabilität im Kindesalter – Gute Stabilität nach 22 Jahren

P. Grammont, R.-P. Meyer

Klinischer Fall

Bei der heute 34-jährigen Frau ist eine gewisse generalisierte Kapselbandlaxität bekannt. Rezidivierende Patellaluxationen rechts zwingen zur chirurgischen Therapie noch vor Verschluss der Wachstumsfugen im rechten Kniebereich.

Operative Korrekturen

Bei dem knapp 12-jährigen Mädchen wird am 31.01.1984 wegen rezidivierender Patellaluxationen bei noch offenen Wachstumsfugen die femoropatellare Rezentrierung rechts durchgeführt. Die Korrektur erfolgte nach der Technik von Elmslie in der Modifikation von Grammont-Insall (vgl. OP-Methode ▢ Abb. 12.4–12.8).

Eine frische Patellaluxation links wird am 22.08.1989 nach der klassischen Technik mit lateral »release«, medialer Retinaculumraffung und Medialisierung der Tuberositas tibiae nach Elmslie-Trillat saniert.

Verlauf

Eine klinische und radiologische Kontrolle findet auf Wunsch der Patientin am 17.02.2006 statt. Die nun 34-jährige Frau mit bis zu vierstündigen Jogging-Trainingseinheiten pro Woche verspürt am linken Knie beim Bergab-Springen diskrete femoropatellare Beschwerden. Am rechten Kniegelenk bestehen keinerlei Probleme.

Bei der klinischen Untersuchung zeigen sich ergussfreie Kniegelenke bds. mit hypermobiler Patella bds. ohne eigentliche Subluxationen. Recurvatumkomponente bds. von knapp 10°. Eine vom Hausarzt veranlasste MRI-Untersuchung des linken Kniegelenkes zeigt blande Situation ohne relevante osteochondrale Läsionen femoropatellar. Die konventionellen Röntgenbilder der Kniegelenke bds. zeigen gute Patellazentrierung (▢ Abb. 12.1–12.3).

Diskussion

Die femoropatellare Zentrierung bei noch offenen Wachstumsfugen nach der Technik von Elmslie in der Modifikation von Grammont-Insall ergibt bei sorgfältigster Schonung der Wachstumsfuge an der Tuberositas tibiae gute Langzeitresultate. Die Indikation zur femoropatellaren Stabilisierung bei rezidivierenden Patellaluxationen darf bei Anwendung dieser Technik großzügiger gestellt werden.

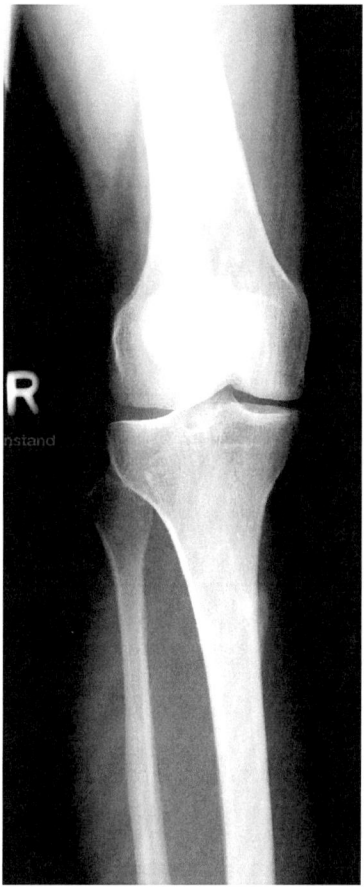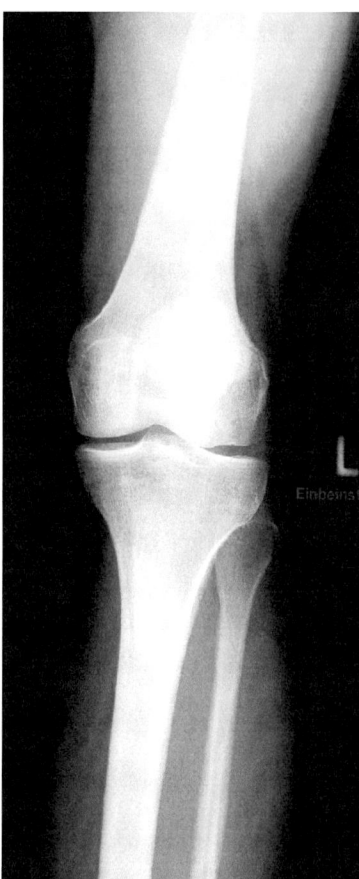

◻ **Abb. 12.1**. Knie bds. ap

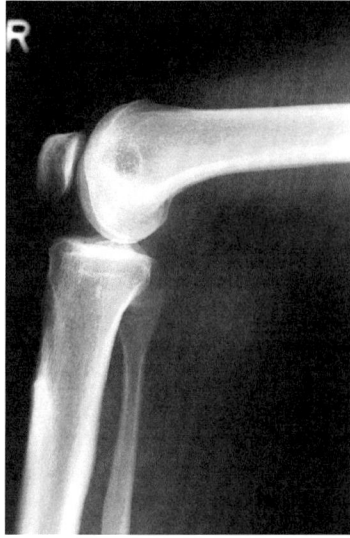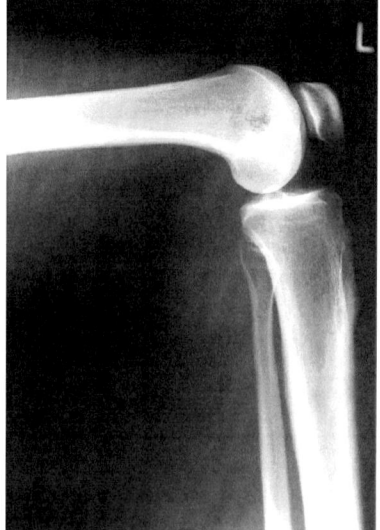

◻ **Abb. 12.2**. Knie bds. lateral

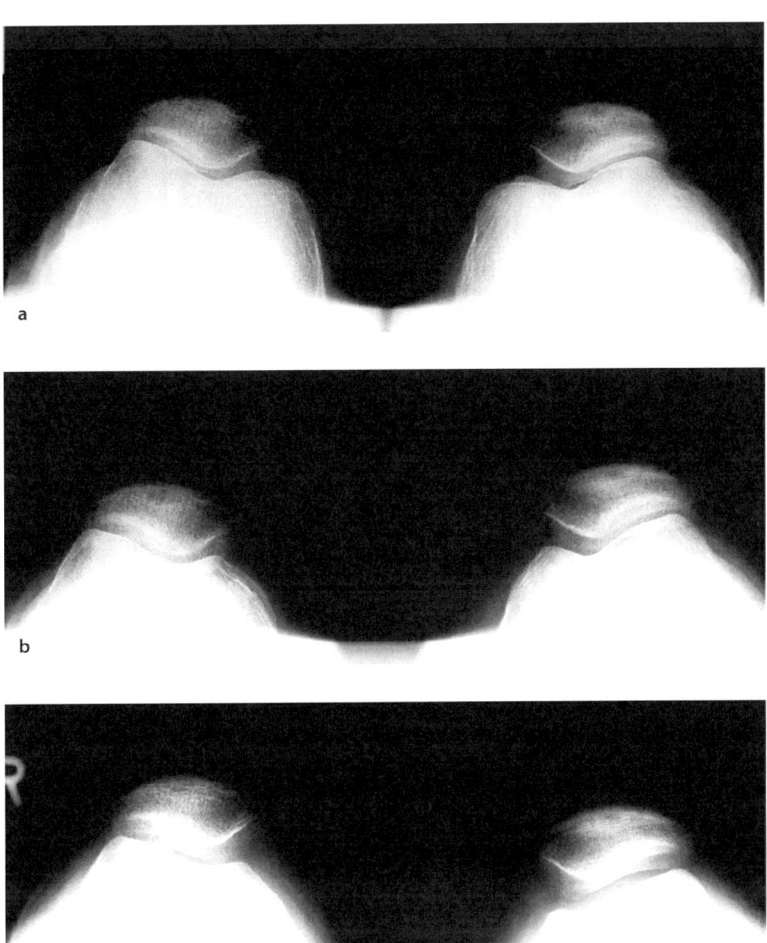

☐ **Abb. 12.3. a** Knie bds. axial 90°, **b** Knie bds. axial 60°, **c** Knie bds. axial 30°

Femoropatellare Stabilisierung bei offenen Wachstumsfugen nach Elmslie in der Modifikation von Grammont-Insall (☐ Abb. 12.4–12.8)

Um die Wachstumsfuge an der Tuberositas tibiae nicht zu tangieren, hat Grammont eine Idee von Insall aufgenommen mit folgendem technischen Vorgehen:

Laterale Längsinzision parapatellar. Präparation der Tuberositas tibiae unter vorsichtiger Schonung der vor allem von medial in die Tuberositas tibiae einstrahlenden Gefäße. Auch lateral sind meist zwei kleine Gefäße vorhanden. Präparation des Lig. patellae und Desinsertion desselben oberflächlich am Periost unter äußerster Sorgfalt. Ein Perioststreifen wird längs im Verhältnis 1:1 zum Lig. patellae abgelöst. Zusätzlich wird das mediale Retinaculum leicht gerafft, wobei medial ein kleiner, proximal gestielter Retinaculumstreifen entfernt und ähnlich wie bei der Technik nach Ali Krogius parapatellar lateral eingebracht wird. Kleiner lateral »release«. Postoperativ keine besondere Fixation. Sorgfältige Remobilisation. Die Tuberositas tibiae kann sich ca. 1 Jahr nach dem Eingriff nur durch die Zugwirkung spontan geringfügig medialisieren.

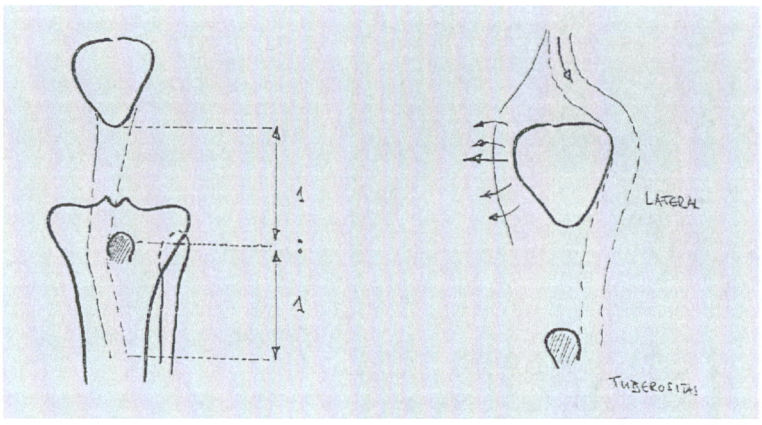

◫ **Abb. 12.4.** Ablösen des Perioststreifens im Verhältnis 1:1 zum Lig. patellae

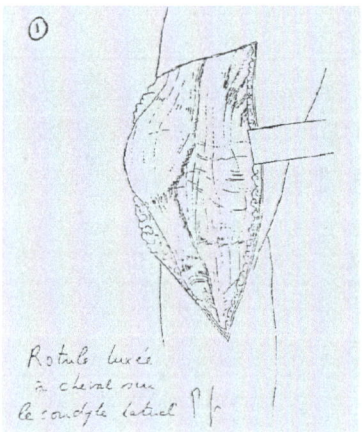

◫ **Abb. 12.5.** Auf dem lateralen Femurkondyl reitende luxierte Patella

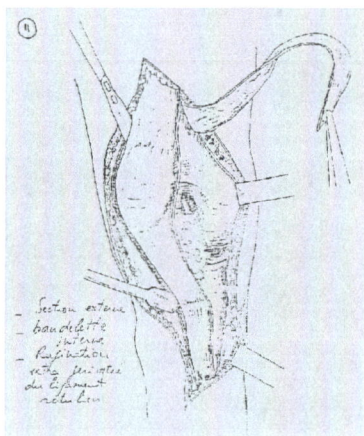

◫ **Abb. 12.6.** Laterale Längsinzision, Entnahme eines medialen Retinaculumstreifens,
Desinsertion des Ligamentum patellae oberflächlich am Periost

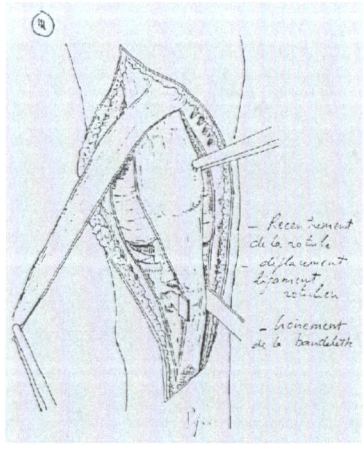

◫ **Abb. 12.7.** Rezentrierung der Patella,
Medialisierung des Lig. patellae, Überkreu-
zen des proximal gestielten Retinaculumstreifens nach parapatellar-lateral

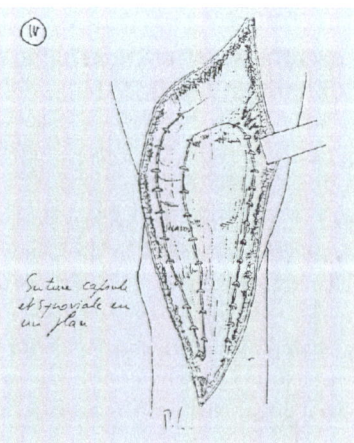

◫ **Abb. 12.8.** Kapsel-Synovialnaht

13 Segmenttransport nach Infektpseudarthrose einer 3° offenen proximalen Unterschenkelfraktur

H. Grehn, U. Kappeler

Wir berichten über den komplexen Verlauf und die notwendigen chirurgischen Interventionen einer drittgradig offenen Unterschenkelfraktur rechts.

Als 19-jähriger hatte der junge Mann einen Verkehrsunfall mit seinem Moped. Dabei erlitt der Patient neben einem Pneumothorax, einer geschlossenen diaphysären Femurfraktur und einer Bänderläsion am Kniegelenk, auch eine 3° offene proximale Unterschenkelfraktur, mit einer Läsion des N. peroneus (Abb. 13.1).

In einem auswärtigen Spital wurde primär eine Marknagelosteosynthese des Femurs und der Tibia durchgeführt (Abb. 13.2). Bei guter Konsolidation der diaphysären Femurfraktur in regelrechter Stellung bildete sich über der proximalen Tibiafraktur eine Pseudarthrose aus. Circa 5 Monate nach dem Unfall wurde die Tibia revidiert. Es erfolgte eine Entfernung des Marknagels und eine Plattenosteosynthese mit Spongiosaplastik vom Beckenkamm. Dabei wurde auch die Fibula osteotomiert (Abb. 13.3).

Ein Monat später eröffnete sich eine größere Fistel mit permanenter Sekretion, trotz negativer Entzündungsparameter.

Nach der Vorstellung des Patienten im Kantonsspital Baden wurde eine erneute Revision durchgeführt. Acht Monate nach dem Unfall erfolgte die Metallentfernung und es wurde eine ca. 5,5 cm lange Nekroseresektion über

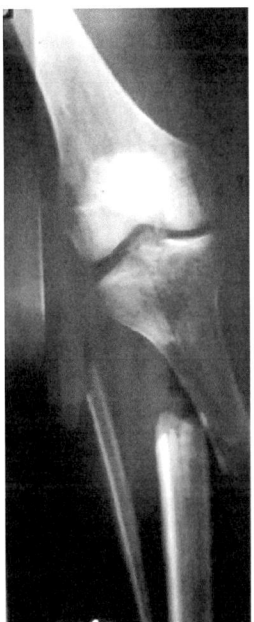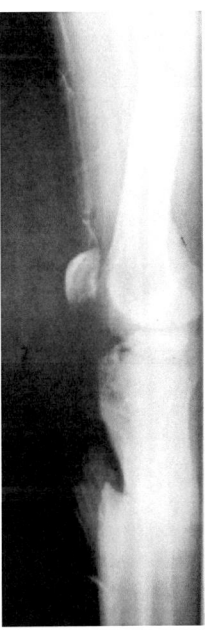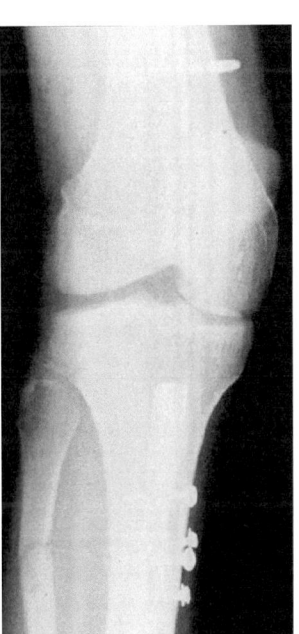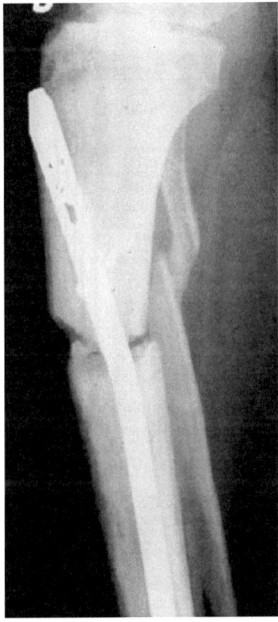

 Abb. 13.1. 3° offene Unterschenkelfraktur rechts   **Abb. 13.2**. Primäre Marknagelosteosynthese der Tibia

der infizierten Pseudarthrose der proximalen Tibiafraktur durchgeführt. Anschließend wurde ein Orthofixateur externe mit zusätzlicher zentraler Backe angepasst (◻ Abb. 13.4). Nach weiteren 10 Tagen und gesicherten Wundverhältnissen wurde die Tibia zwischen den beiden distalen Backen des Fixateur externes osteotomiert (◻ Abb. 13.5).

Mit einer Verzögerung von ca. 10 Tagen wurde innert den nächsten 4 Monaten der Segmenttransfer des mittleren Tibiaanteils über den Fixateur kontinuierlich nach proximal eingestellt (◻ Abb. 13.6 und 13.7).

Weitere 2 Monate dauerte es dann, bis sich radiologisch eine gute Mineralisierung und Konsolidation der Verlängerungsosteotomie und der proximalen Tibiafraktur zeigten. Insgesamt 14 Monate nach dem Unfall wurde der

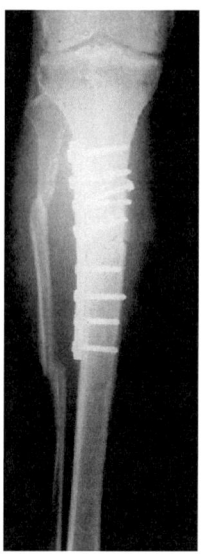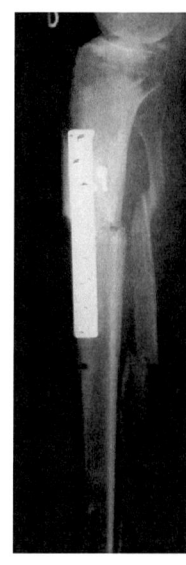
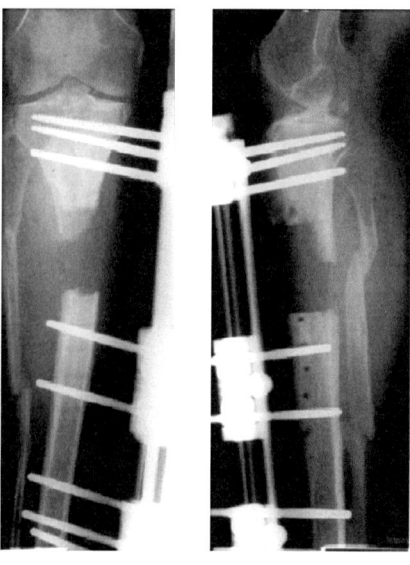

◻ **Abb. 13.3.** Revision mit Entfernung des Marknagels und sekundärer Plattenosteosynthese mit Spongiosaplastik

◻ **Abb. 13.4.** Resektion der Tibia-Infektpseudarthrose und Fixateur externe Versorgung

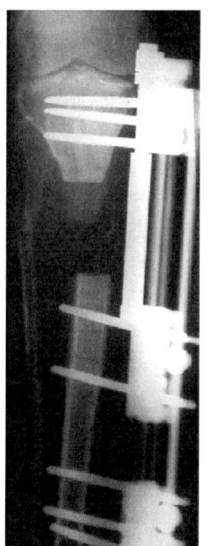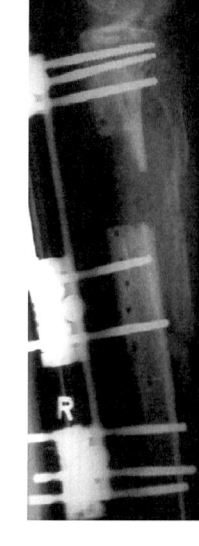
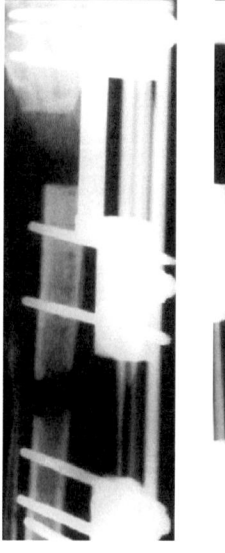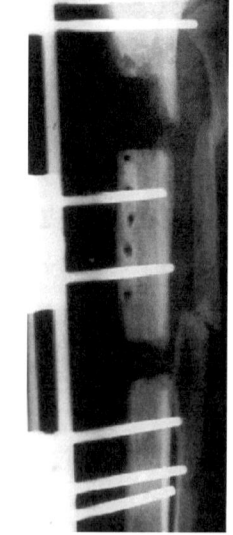

◻ **Abb. 13.5.** Status nach Tibiaosteotomie zwischen den distalen Backen des Fixateurs

◻ **Abb. 13.6.** Nach 2 Monaten Transfer

Fixateur entfernt, ein Sarmiento-Brace angepasst und mit der Mobilisation begonnen.

Der Patient beklagte im weiteren Verlauf belastungsabhängige Schmerzen über der proximalen Tibia. Unter Bildverstärker wurde eine fortbestehende hypertrophe Pseudarthrose der proximalen Tibiafraktur dokumentiert (◻ Abb. 13.8).

Konsekutiv wurde 16 Monate nach dem Unfall eine erneute Plattenosteosynthese mit Kompression über der Pseudarthrose durchgeführt (◻ Abb. 13.9). Die Pseudarthrose kam so zur Ausheilung, trotz eines noch aufgetretenen, konservativ therapierten Infekts über der alten proximalen Pineintrittsstelle des Fixateurs (◻ Abb. 13.10).

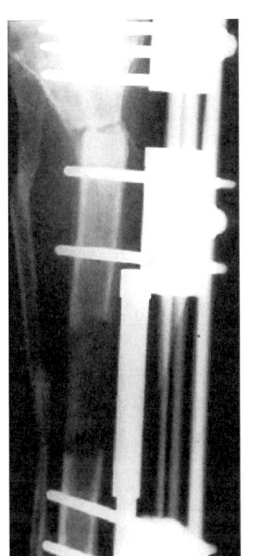
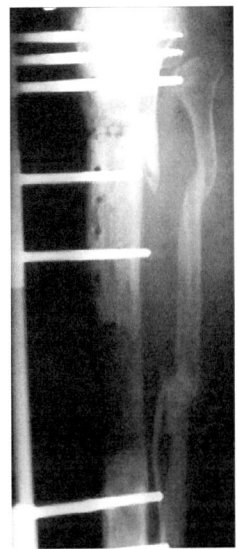
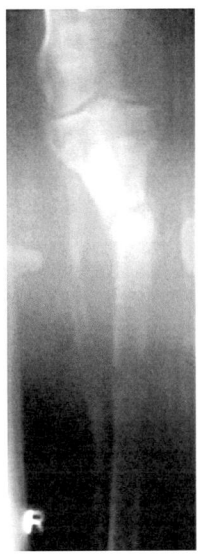
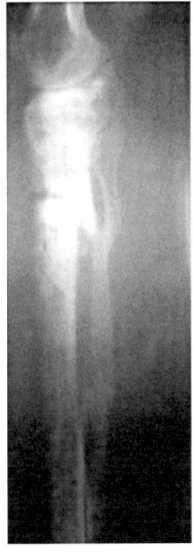

◻ **Abb. 13.7.** Nach 4 Monaten Transfer

◻ **Abb. 13.8.** Hypertrophe Pseudarthrose der Tibia

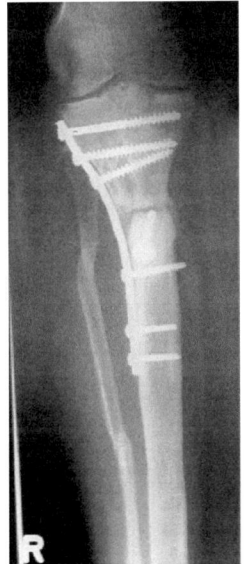
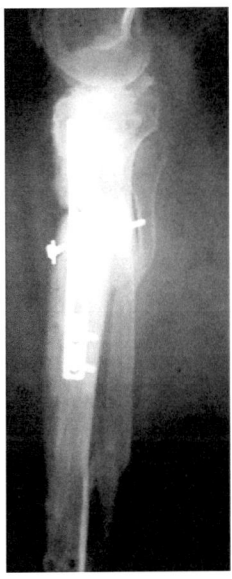
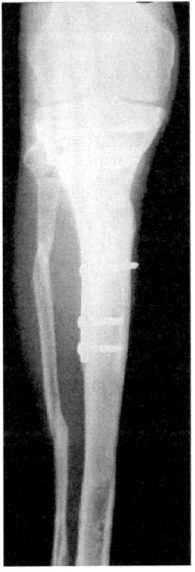
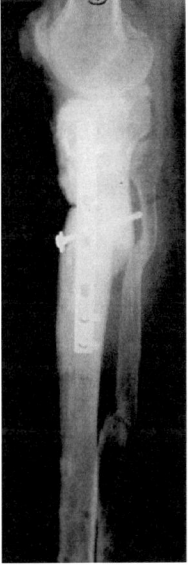

◻ **Abb. 13.9.** Re-Platten OS

◻ **Abb. 13.10.** Konsolidierte Fraktur

Durch die konsequente Physiotherapie konnte das rechte Bein wieder gut auftrainiert werden. Die Parese der N. peroneus blieb mit einer fehlenden Extension des Fußes fortbestehen, wurde aber mit wenig hinkendem Gangbild kompensiert. Die Metallentfernung konnte 2½ Jahre nach letzter Versorgung durchgeführt werden.

Der nun 29-jährige Patient ist heute als Koch tätig. Bei guter physischer Konstellation ist der Patient um eine Schonung des rechten Kniegelenkes und Unterschenkels bemüht. Im Verlauf werden belastungsabhängige Schmerzen über dem Kniegelenk beschrieben.

Der aktuelle klinische Befund, 9½ Jahre post Trauma zeigt eine diskrete Hypothrophie von ca. –2 cm Umfangsdifferenz über Ober- und Unterschenkel rechts. Es besteht eine Beinlängendifferenz von –2 cm rechts. Die Kniebeweglichkeit in Flexion/Extension ist mit 110°/0°/0° eingeschränkt und die OSG Extension ist nicht bis zur Neutralstellung in der Horizontalen möglich. Radiologisch zeigen sich eine komplette Konsolidation und ossäre Restrukturierung der Tibia und der Fibula. Außerdem besteht eine medial betonte Gonarthrose (◻ Abb. 13.11).

Diskussion

Retrospektiv betrachtet, wäre bei drittgradig offener Unterschenkelfraktur, in Kombination mit den anderen Verletzungen, eine primäre Versorgung der Tibia mit einem Fixateur externe als bessere Alternative zu betrachten [1, 4, 2]. Eine Marknagelosteosynthese von Tibiafrakturen im proximalen Drittel birgt schon an sich ein höheres Risiko einer Pseudarthrose [6]. Die Marknagelosteosynthese wurde dann auch im Rahmen der in diesem Fall vorliegenden Begleitverletzungen überfordert.

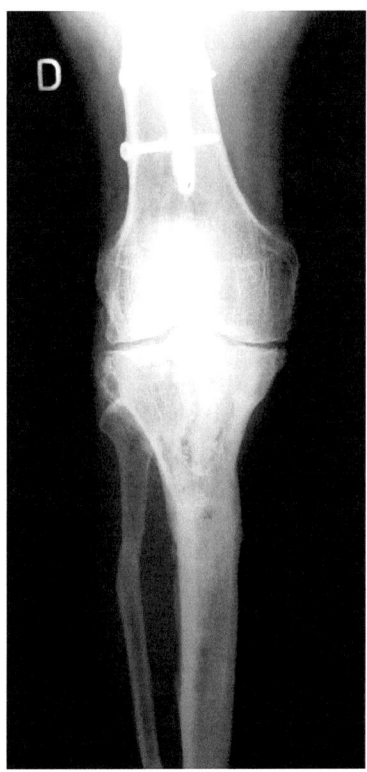
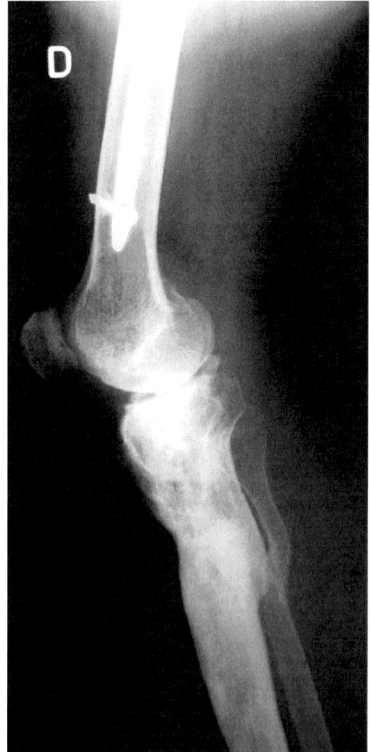

◻ **Abb. 13.11**. 9,5 Jahre posttrauma

Der Verfahrenswechsel vom Marknagel zur Platte erhöht das Risiko der Pseudarthrose und der Knochennekrose zusätzlich. Zudem ist eine Fibulaosteotomie in solchen Fällen obsolet. Sie führt zu einer weiteren Instabilität und verkürzt das Bein, ohne die Nekrose der Tibia verhindern zu können.

Die konsekutive Resektion von 5,5 cm nekrotischer Tibia bei vorliegender Infektpseudarthrose war die einzig mögliche Variante um den Infekt zur Ausheilung zu bringen. Eine Distraktions-Osteotomie zur Überbrückung eines ossären Defektes wurde ursprünglich von Ilizarov mit einem Ringfixateur beschrieben [5]. Die Methode selbst ist bei zweidimensionaler Ausrichtung auch gut mit einem unilateralen Fixateur möglich, was eine deutlich bessere Akzeptanz des Patienten verspricht.

Die Dauer der Fixateur externe-Behandlung entsprach der Behandlungsdauer anderer Autoren [3, 5]. Dennoch wurde die radiologische Dokumentation überschätzt und zeigte in diesem Fall eine hypertrophe Pseudarthrose, welche korrekt mit der Plattenosteosynthese ausgerichtet und stabilisiert werden konnte.

Das fehlende »Andocken« des transferierten Segmentes ist nach unserer Erfahrung häufig und verlangt dann nach einer Plattenosteosynthese.

Literatur

[1] Attias N Lindsey RW (2006) Management of Large Segmental Tibial Defects Usinga Cylindrical Mesh Cage. Clin Orthop Relat Res May 11
[2] Kinzl L Suger G (1996) Infected pseudarthrosis. Orthopäde Sep; 25 (5): 478–83
[3] Sen et al. (2006) An alternative method for the treatment of non-union of the tibial with bone loss. J Bone Joint Surg Br. Jun; 88 (6): 783–9
[4] Smrke D, Arnez ZM (2000) Treatment of extensive bone and soft tissue defects of the lower limb by traction and free-flap transfer. Injury Apr; 31(3): 153–62
[5] Tripon et al. (2000) Reconstruction of post-traumatic diaphyseal bone oss by segmental bone transfer. Ann Chir Plast Esthet Jun; 45(3):336–45
[6] Vidyadhara S, Sharath KR (2000) Prospective study o the clinio-radiological outcome of interlocked nailing in proximal third tibial shaft fractures. Injury Jun; 37 (6): 536–42

14 Das Ergebnis einer 2° offenen langstreckigen Unterarmtrümmerfraktur

H. Grehn, K. Müller

Der als Landwirt tätige Patient erlitt eine 2° offene intraartikuläre Unterarmtrümmerfraktur, als ihm bei der Montage eines Traktorreifens die Stahlfelge mit einem Gewicht von ca. 60 kg direkt auf den rechten Unterarm fiel. Schon allein die Vorstellung des Patienten im Notfall war außergewöhnlich. Es stellte sich ein komplett unbeeindruckter Patient mit einem im Handtuch eingewickeltem Unterarm rechts vor. Bei der ersten Ansicht zeigte sich ein völlig instabiler und bogenförmig hängender Unterarm mit mehreren blutenden Hautläsionen. Das ebenfalls frakturierte Metacarpale 2 lag dorsal frei. Anschließend fragte der Patient, wie lange es denn dauern würde mit dem Gipsen, denn er müsse unbedingt noch ein paar Arbeiten auf dem Hof erledigen.

Die Röntgenbilder zeigten ein eher noch komplexeres Verletzungsmuster, als die Klinik vermuten ließ (◻ Abb. 14.1)

Am selben Tag wurde ein Gelenks-überbrückender AO-Fixateur externe vom Metacarpale 3 zum Radius angelegt und die Wundversorgung durchgeführt. Zur Blockade der Pro- und Supination wurde eine Oberamschiene anmodelliert (◻ Abb. 14.2).

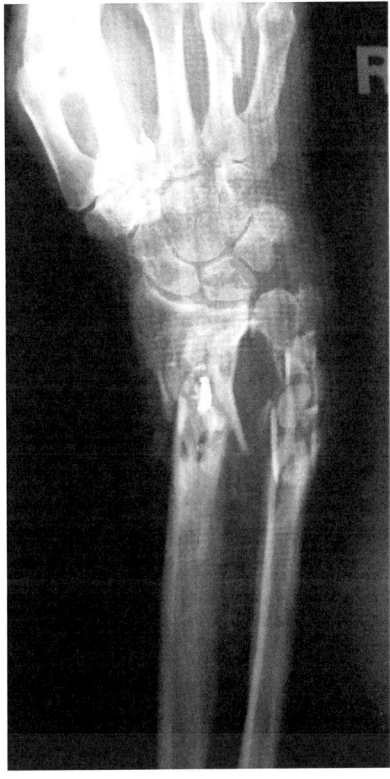
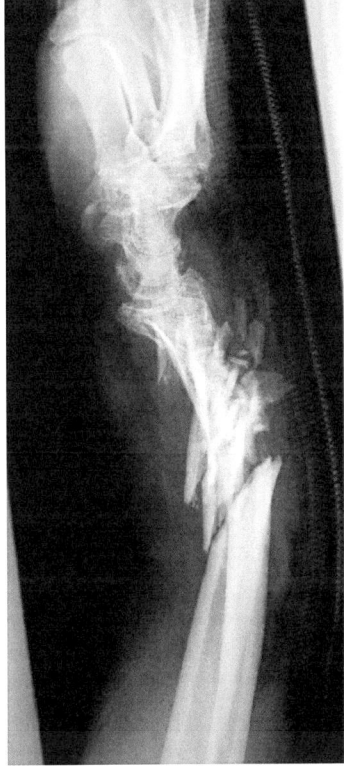

◻ **Abb. 14.1.** Posttraumatische Röntgen mit langstreckiger Unterarmtrümmerfraktur rechts, intraartikuläre Metacarpale 2 Basisfraktur, Metacarpale 4 Schaftfraktur und Metacarpale 5 Basisfraktur

Aufgrund der umfangreichen Quetschverletzung der Weichteile wurden eine primäre Versorgung der Metacarpale Frakturen und eine bessere Reposition der ulnaren Fragmente nicht durchgeführt.

Neun Tage postoperativ ließ die abgeschwollene Situation eine Plattenosteosynthese des Metacarpale 4 und eine Achsenkorrektur des Fixateur externe zu (■ Abb. 14.3).

Der Patient war früh schmerzfrei im Fixateur externe und der Oberarmschiene. Die Weichteile heilten reizlos aus. Da die Rotation nicht vollständig ruhig gestellt werden konnte, wurde der Fixateur externe nochmals korrigiert. Drei Wochen nach primärer Anpassung wurden zusätzlich zwei Pins in den distalen Radius eingebracht und in den Fixateur mit Ausrichten der Achse integriert (■ Abb. 14.4).

Die Verlaufskontrollen zeigten eine umfangreiche Kallusbildung, aber eine unzureichende Konsolidation und Stabilisation des Unterarmes (■ Abb. 14.5).

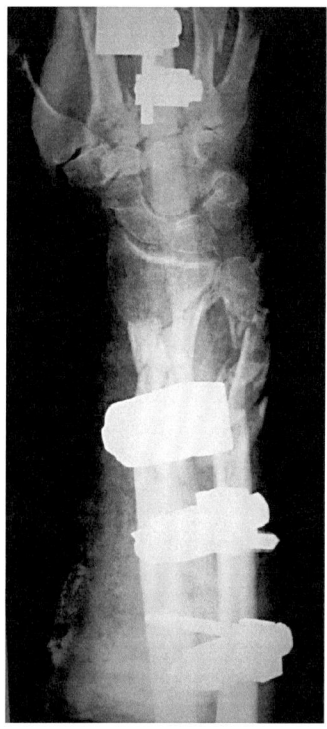
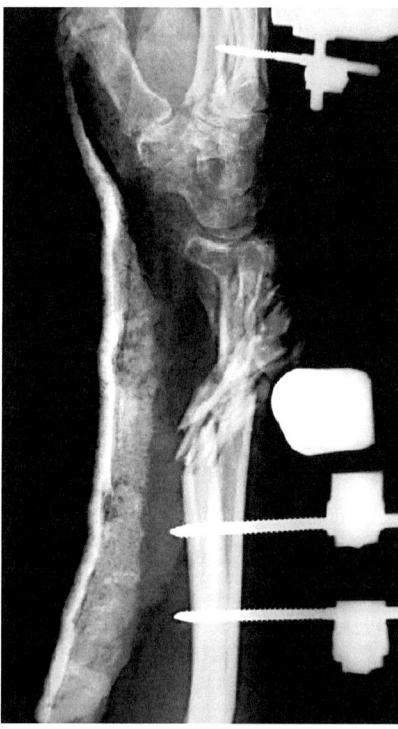

■ **Abb. 14.2.** Postoperative Stellung nach Gelenks-überbrückender Fixateur externe-Versorgung

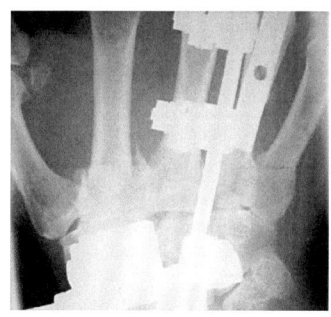
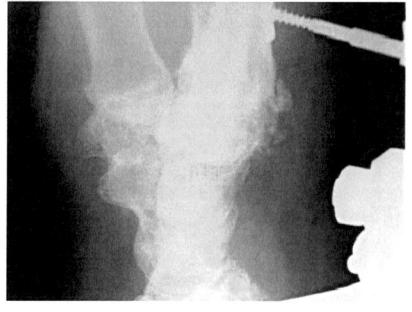

■ **Abb. 14.3.** Status nach Metacarpale 4 Plattenosteosynthese, konservative Therapie der Metacarpale 2 Basistrümmerfraktur und der nicht dislozierten Metacarpale 5 Basisfraktur

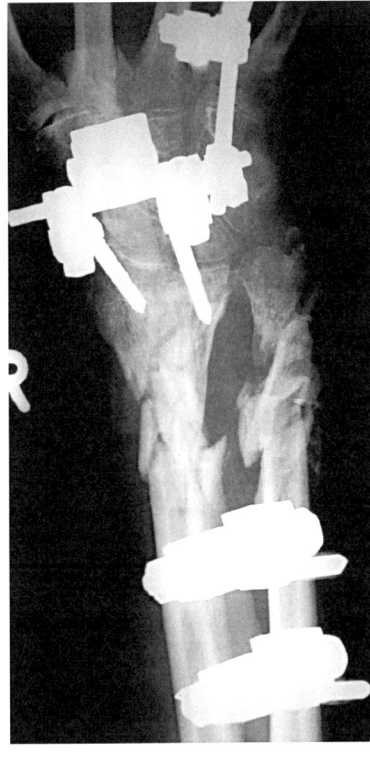
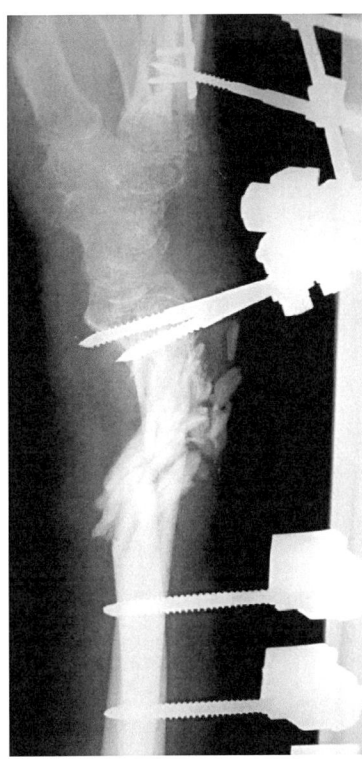

▣ **Abb. 14.4.** Erweiterung des Fixateurs um zwei subchondrale Pins im distalen Radius

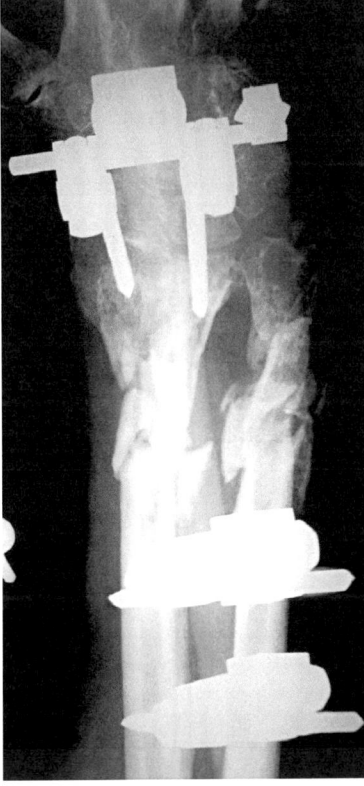
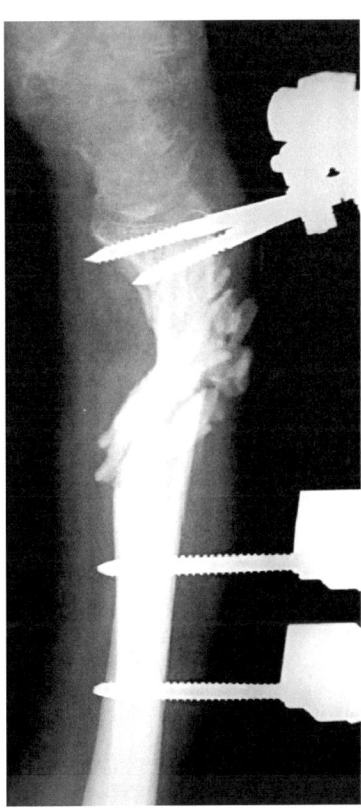

▣ **Abb. 14.5.** 9 Wochen postoperativ Verlaufskontrolle mit unzureichend stabiler Konsolidation des Radius und der Ulna

10 Wochen nach Trauma wurde ein weiterer Eingriff mit einer palmaren winkelstabilen Plattenosteosynthese des Radius vorgenommen. Das intermediäre ulnare Fragment wurde aufgrund der sehr guten Integration im Kallus belassen (☐ Abb. 14.6).

Die nachfolgenden Kontrollen zeigten eine schnelle Regeneration des Radius und der Ulna (☐ Abb. 14.7). Der Patient ist heute 1 ½ Jahre nach dem Trauma wieder voll als Landwirt tätig. Nach Aussage des Patienten ist kaum

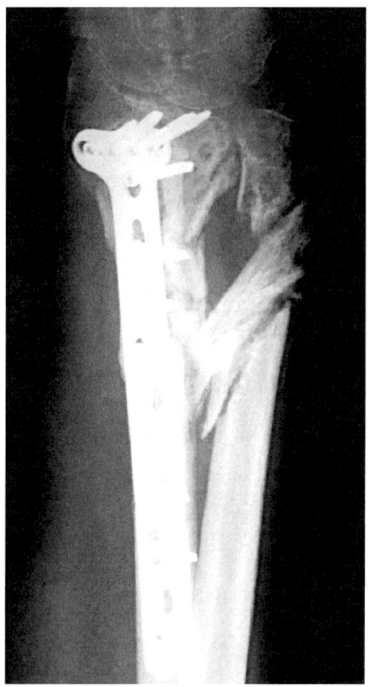
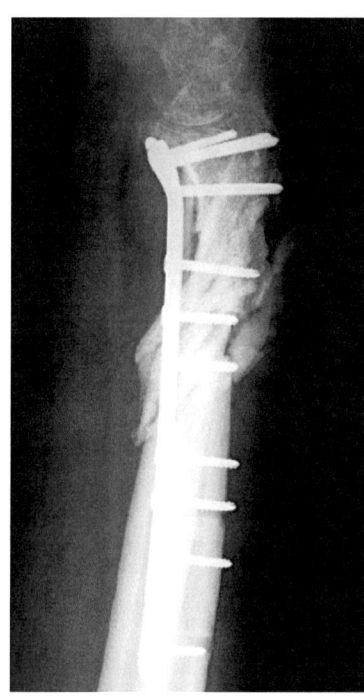

☐ **Abb. 14.6.** Status nach Fixateur externe Entfernung und Anpassung einer palmaren winkelstabilen Platte am Radius

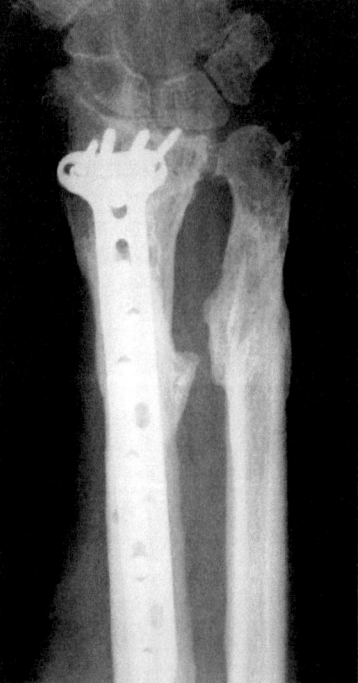
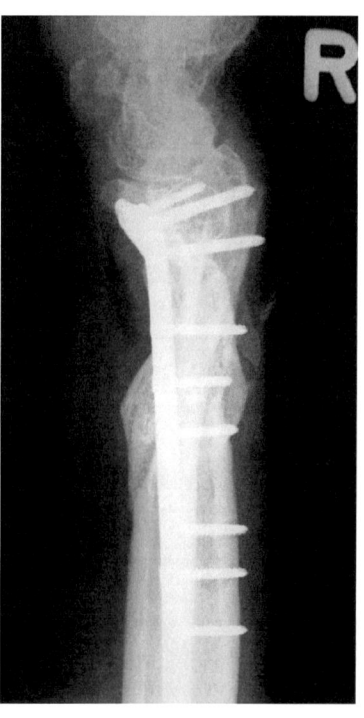

☐ **Abb. 14.7.** Komplette Konsolidation und Regeneration von Radius und Ulna 1 ½ Jahre nach Trauma

eine Einschränkung von der Motorik oder der Kraft im Alltag zu spüren. Objektiv zeigt sich ein Bewegungsumfang am rechten Handgelenk in Flexion/ Extension von 30°/0°/20° und in Pronation/Supination von 70°/0°/70°. Der Faustschluss ist endgradig eingeschränkt mit einem Finger-Palma Abstand von 1,5 cm. Das radiokarpale Gelenk ist stabil und indolent. (☐ Abb. 14.8)

Gemessen am »Pech« des Patienten zum Unfallzeitpunkt wurden nicht nur der körperlich hart geforderte Patient, sondern auch seine Chirurgen mit einer gehörigen Portion positiver Biologie beglückt. Alle Komponenten zusammen waren ausschlaggebend für ein kaum zu erwartendes Ergebnis mit einer subjektiv nahezu vollständigen Restitio. Retrospektiv lässt sich sicher eine frühere Plattenversorgung diskutieren.

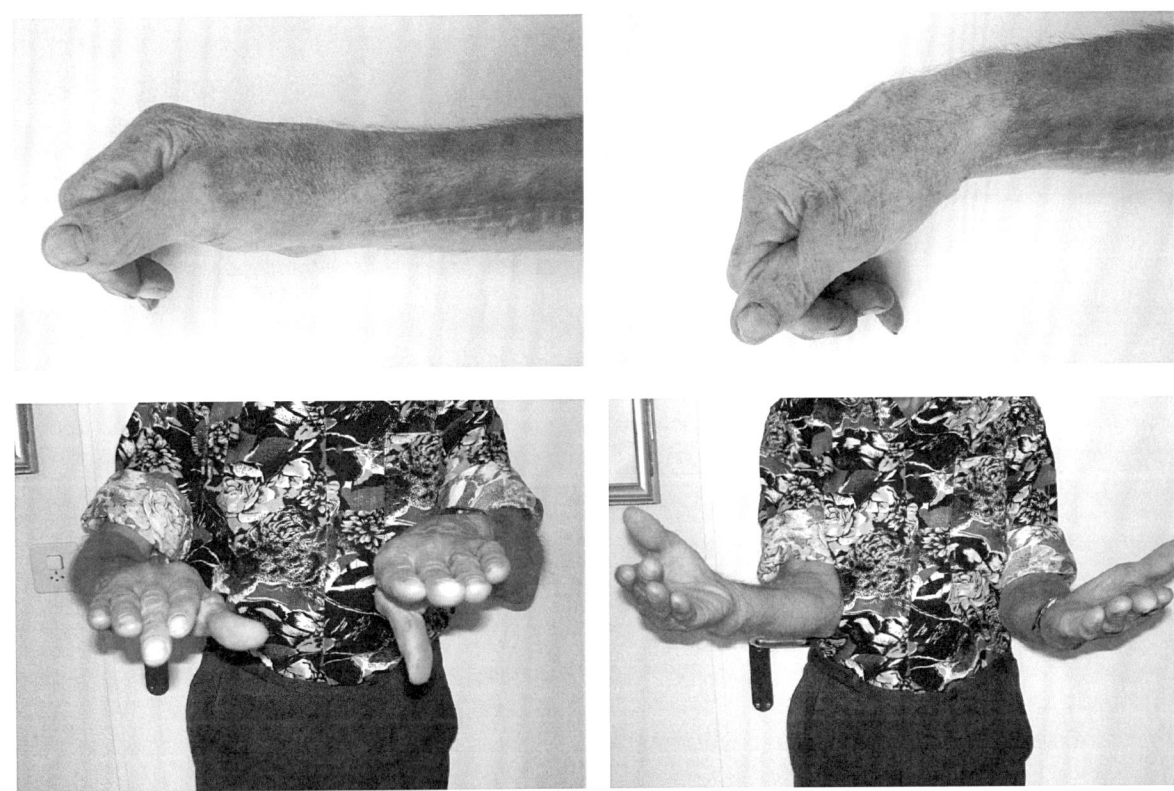

☐ **Abb. 14.8**. Bewegungsumfang 1 ½ Jahre nach Trauma

15 Gelenkflächenplastik eines Kniegelenks bei Dysplasia epiphysealis hemimelica (Trevor's disease)

F. Grill, G. Petje

Einleitung

Bei der Dysplasia epiphysealis hemimelica handelt es sich um eine äußerst seltene Erkrankung, bei der es zu einem aberranten Überwuchs von epiphysärem Knorpelknochengewebe kommt. Die Veränderung wird als osteokartilaginärer Tumor beschrieben, der sich im Bereich der Epiphyse von langen Röhrenknochen und/oder Fuß- und Handwurzelknochen aufgrund multipler Ossifikationszentren entwickelt ([3], [13], [20], [4], [5], [2]).

Grundlage für die Diagnose ist, dass die Veränderungen im Bereich der Epiphyse liegen. Histologisch ist diese tumorartige Neubildung in ihrem Bild identisch mit dem viel häufiger vorkommenden Osteochondrom oder der multiplen hereditären Osteochondromatose, die typischerweise an der Metaphyse gelegen ist ([12], [17]). Anfänglich ist die Dysplasia epiphysealis hemimelica eine solitäre Läsion. Entweder ist die kartilaginöse laterale oder mediale Region des Ossifikationszentrums (Hemimelia) betroffen. Die sich entwickelnde osteokartilaginöse Gewebsbildung kann »aufbrechen« und sich in vielen Richtungen weiterentwickeln ([11]). Die Ausdehnung dieser osteokartilaginären Masse führt zu einer Gelenksdeformität, die meist mit einer Achsenfehlstellung und einer Beinlängendifferenz, je nach Lage der Deformität, einhergeht.

Wir berichten über einen Fall von DEH, der uns aufgrund der massiven Pathologie vorerst ratlos machte, weil wir auch in der Literatur keine entsprechenden Berichte über eine Behandlungsmethode fanden. Als wir die Operation begonnen haben, wussten wir noch nicht, was uns erwarten wird und wussten auch nicht, wie wir chirurgisch vorgehen würden.

Klinik

Ein 12 Jahre altes chinesisches Mädchen stellte sich in unserer Ambulanz mit einer massiven Achsenfehlstellung und Beinlängendifferenz der linken unteren Extremität vor. Bei der klinischen Untersuchung zeigt sich ein harter, nur von Haut gedeckter Pseudotumor im Bereich des linken Knie- und Sprunggelenkes (Abb. 15.1).

Anamnestisch konnten wir erheben, dass das Mädchen sich im Alter von 4 Jahren bereits einer Operation unterzogen hatte, bei der aufgrund einer knienahen Valgusfehlstellung die Achse korrigiert worden war. Diese Operation wurde noch in China durchgeführt. Im Alter von 10 Jahren wanderte die Familie von China nach Österreich aus.

Bei der ersten ambulanten Untersuchung in unserem Krankenhaus konnte das Mädchen nur mit Achsel-Stützkrücken gehen. Bei der Untersuchung zeigt sich eine Abduktionskontraktur von 15° im Bereich der linken Hüfte, das linke Knie war hypertroph und zeigte eine Flexionskontraktur von 95°, die Restbeweglichkeit im Knie betrug nur 20°. Die Patella war nach medial luxiert, das Sprunggelenk war in einer versteiften Equinovarusposition mit

80° Flexion. Es fand sich eine Varusdeformität der Tibia von 15° und eine Innenrotation von 25°. Die Beinlängendifferenz betrug etwa 35 cm. Die Röntgenaufnahmen zeigten eine massive Raumforderung aufgrund einer osteochondromartigen Veränderung im Bereich der rechten Hüfte (☐ Abb. 15.2 a) und eine tumoröse Knochenmasse im Bereich des Kniegelenkes mit einer Deformität der Epiphyse und der Metaphyse des distalen Femurs und einer nach medial subluxierten Patella (☐ Abb. 15.2 b). Im Bereich des Sprunggelenkes zeigte sich ebenfalls eine knöcherne tumoröse Masse. Die Stellung des Sprunggelenkes und Fußes war in einer schweren Spitzfußstellung (☐ Abb. 15.2 c). Entsprechend der Klassifikation von Azouz et al. ([1]) wurde die Diagnose einer generalisierten DEH gestellt aufgrund der Tatsache, dass die gesamte untere Extremität vom Becken bis zum Fuß befallen war.

Behandlung

Es war klar, dass die massive Fehlstellung des Kniegelenkes und Fußes nicht belassen werden konnte. Die Indikation zum Eingriff wurde mit der Überlegung gestellt, die massive osteokartilaginäre Masse der multiplen Osteochondrome zu entfernen und eine Korrekturosteotomie vorzunehmen, mit dem Ziel eine achsengerechte Einstellung der Extremität zu erreichen, um dann eine prothetische Versorgung durchführen zu können. Da die massive Flexionsstellung nicht akut erreicht werden konnte, planten wir auch die Anlegung eines Ilizarov-Apparates, um eine graduelle Korrektur der Knieflexionskontraktur durchführen zu können. Die Varus- und Rotationsfehlstellung hatten wir vor, akut im Zuge des Eingriffes durch eine distale Osteotomie von Tibia und Fibula zu korrigieren. Wir hofften auch, die Beweglichkeit des Kniegelenkes, die nur 20° betrug, etwas zu verbessern und dem Mädchen durch eine Prothesenversorgung eine Funktion zu geben, die in etwa einer Unterschenkelamputation entspricht.

Chirurgische Technik

Der Zugang zum Knie erfolgte durch eine gerade Längsinzision an der Ventralseite des Kniegelenkes. Das weitere Vorgehen erfolgte durch einen Zugang lateral der Patella. Beim Eröffnen des Gelenkes kam es zur Darstellung von einigen frei im Gelenk liegenden osteokartilaginären Fragmenten und sy-

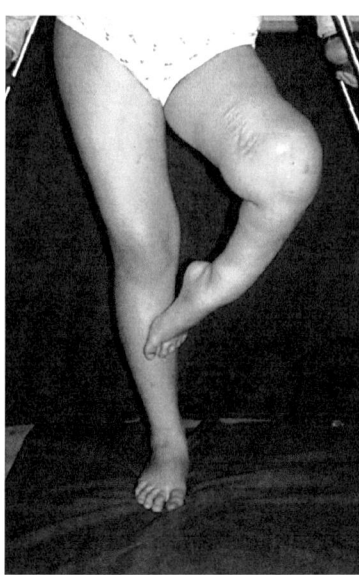
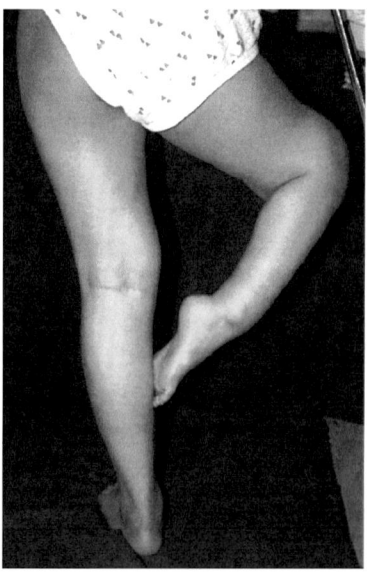

☐ **Abb. 15.1.** Präoperatives klinisches Bild der linken unteren Extremität

novialen Chondromen. Die medial subluxierte deformierte Patella wurde komplett exzidiert und die ausgedehnten osteokartilaginären Auswüchse entfernt. Dadurch war es möglich das kontrakte Knie schließlich bis zu einem Streckdefizit von etwa 30° zu korrigieren (☐ Abb. 15.3).

Bei der Inspektion des Gelenkes fanden sich keine Kreuzbänder und auch keine Menisken. Um das Kniegelenk darzustellen, wurde schließlich eine ausgedehnte Resektion von osteokartilaginärer Knochenmasse im Femur und in der Tibia vorgenommen. In der Tibia wurde mit einer oszillierenden Säge eine ventrale Open Wedge Resektion durchgeführt. Die Resektion erfolgte ähnlich wie bei der Implantation einer Kniegelenkendoprothese. Bei der Masse an osteochondralem Gewebe, das bei der Resektion anfiel, zeigt es sich, dass manche Teile eine durchaus homogene, glatte, leicht gekrümmte, großflächige Oberfläche hatten. Es wurde daher der Entschluss gefasst, nach Art einer autologen Endoprothese diese osteochondralen Segmente so zuzurichten, dass sie einer möglichst anatomischen Form der Femurkondylen und des Tibiaplateaus entsprachen.

Nach entsprechender Zurichtung wurden die osteochondralen Fragmente mit Spongiosaschrauben fixiert, wobei eine gute Stabilität erreicht werden konnte. Erwartungsgemäß ging dadurch die Streckfähigkeit des Kniegelenkes zu einem Teil wieder verloren, die Beweglichkeit insgesamt konnte aber deutlich auf einen Bewegungsumfang von 0-60-120 Extension/Flexion verbessert werden und das Gelenk erwies sich auch als bandstabil.

Als nächster Schritt wurde durch eine Osteotomie der distalen Tibia und der Fibula im mittleren Abschnitt eine Korrektur der Varusdeformität der Tibia von 15° und der Innenrotationsdeformität von 25° durchgeführt und

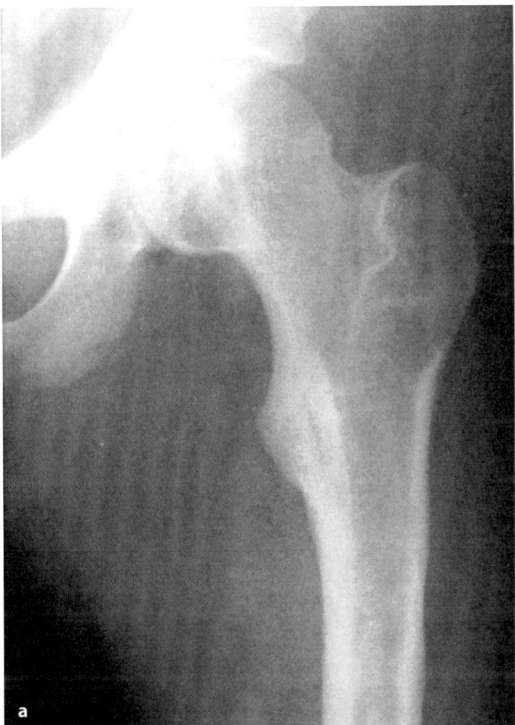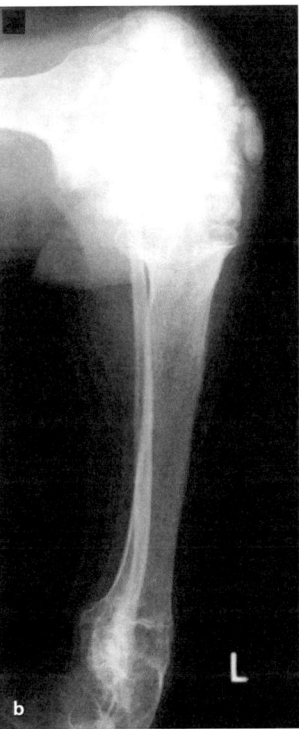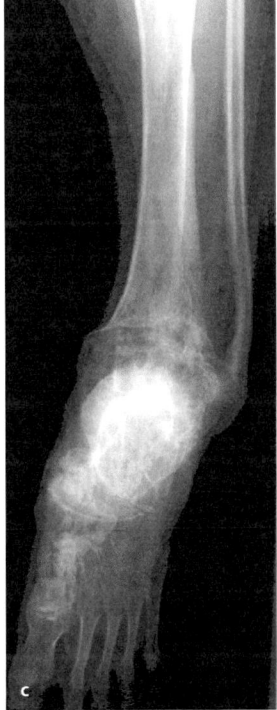

☐ **Abb. 15.2 a–c.** Präoperativer Röntgenbefund der linken Hüfte (**a**), des linken Kniegelenkes (**b**) und des Sprunggelenkes (**c**). Auffällig ist die starke Protrusion der osteochondralen Masse im Kniegelenk und Sprunggelenk und die osteochondromartige Veränderung im Bereich des rechten Hüftgelenkes

☐ **Abb. 15.3**. Intraoperativer Befund des Kniegelenkes. Das osteokartilaginäre Gewebe, das aus vielen Teilen bestand, füllt den Gelenksinnenraum

anschließend in Korrekturstellung ein Ilizarov-Fixateur kniegelenksüberbrückend angepasst.

Die Montage des Femurs bestand aus einem distalen Distraktionsblock mit 2 Ringen und einem proximalen Halbring, entsprechend der Angaben von Cattaneo. Der Unterschenkelapparat bestand aus 2 Vollringen und einem proximalen Halbring. Die beiden Ilizarov-Apparate wurden durch Gelenke und einen Fixationsstab verbunden, um eine graduelle Korrektur der Beugefehlstellung zu erreichen. (☐ Abb. 15.4).

Postoperative Behandlung und Behandlungsergebnis

Mit der Korrektur der Kniegelenkskontraktur wurde am 2. postoperativen Tag begonnen. 21 Tage nach der Operation war eine volle Streckung des Kniegelenkes erreicht. Die Verbindung zwischen dem Femurteil und dem Unterschenkelteil des Ilizarov-Apparates wurde entfernt und mit einer intensiven Heilgymnastik die passive Beweglichkeit des Kniegelenkes in Gang gebracht. Die Beweglichkeit, die dabei erreicht wurde, betrug 0-10-95 Extension/Flexion. Tagsüber wurde unter Anleitung der Physiotherapeutin von der Patientin und ihrer Familie die Beugung und Streckung des Kniegelenkes geübt, während der Nacht wurde das Knie in Streckstellung wieder fixiert.

Unglücklicherweise erlitt die Patientin 3 Wochen später in Folge eines Sturzes auf das linke Bein eine Schaftfraktur des Femurs, die durch einen Ausbau des Ilizarov-Apparates fixiert wurde. Durch die Fraktur musste das Übungsprogramm für das Kniegelenk aufgrund bestehender Schmerzen unterbrochen werden und neuerlich eine stabile Überbrückung des Kniegelenkes erfolgen. Durch diese Maßnahme ging bedauerlicherweise die Beweglichkeit im Kniegelenk verloren, sodass schließlich 10 Wochen später bei Abnahme des Apparates das Kniegelenk eingesteift war. Es wurde eine Versorgung mit einer Prothese durchgeführt, wie sie nach einer Exartikulation des Kniegelenkes erfolgt. Die Patientin war damit gut gehfähig.

Eine Röntgenkontrolle 32 Monate später zeigte eine Verschmälerung des Gelenksspaltes und neuerlich einen pathologischen osteokartilaginären Überwuchs des femoralen und tibialen Anteils des Kniegelenkes. Zusätzlich stellte sich wieder eine leichte Varusdeformität ein (☐ Abb. 15.5).

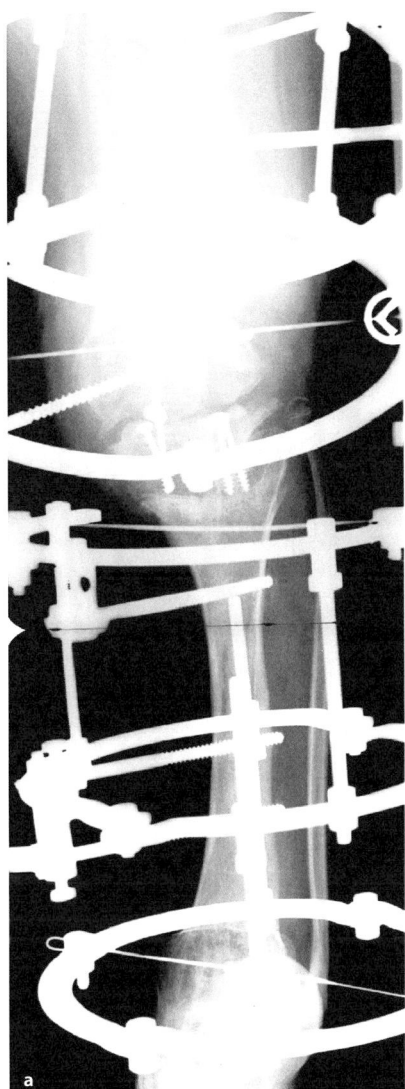

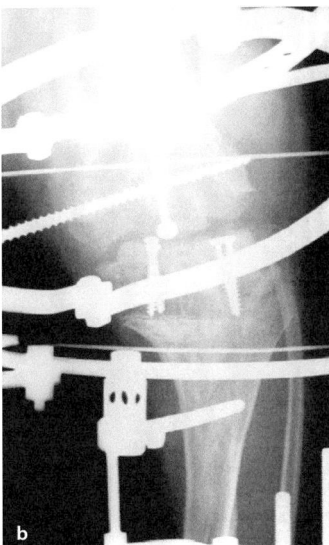

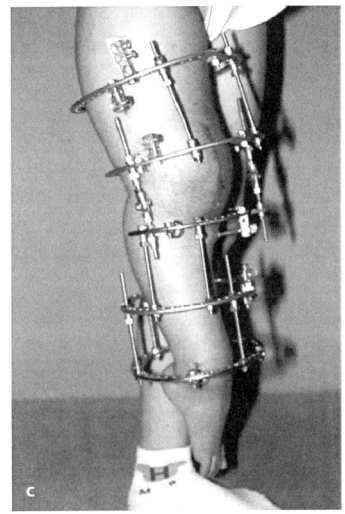

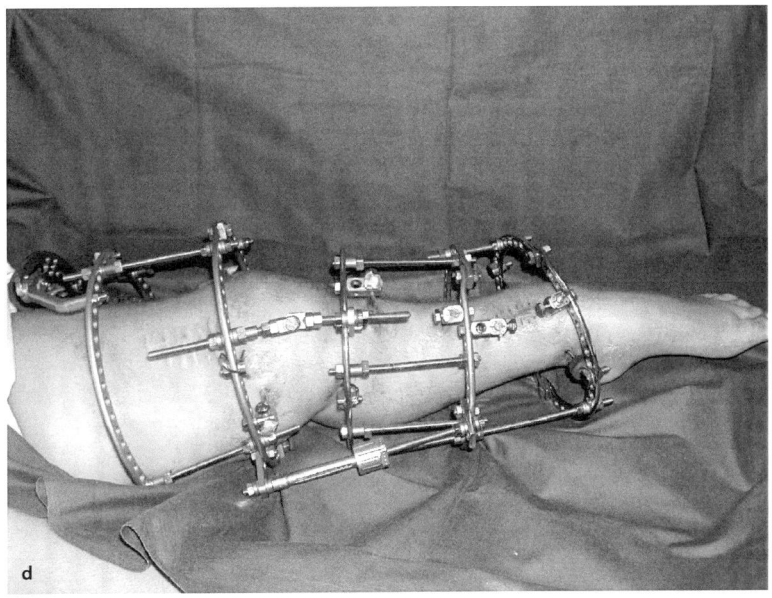

□ **Abb. 15.4. a, b** Das postoperative Röntgen zeigt die Fixation mit dem Ilizarov-Apparat. Das Kniegelenk zeigt sich gut aufgebaut und die »bone grafts« sind mit Spongiosaschrauben fixiert. **c, d** Das klinische Bild zeigt den Distraktionsmechanismus, mit dem das Kniegelenk zwischen den beiden Apparaten überbrückt wurde um die Kniebeugekontraktur zu korrigieren

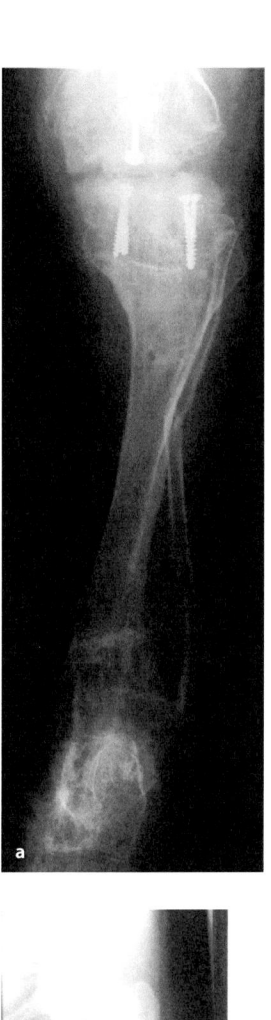
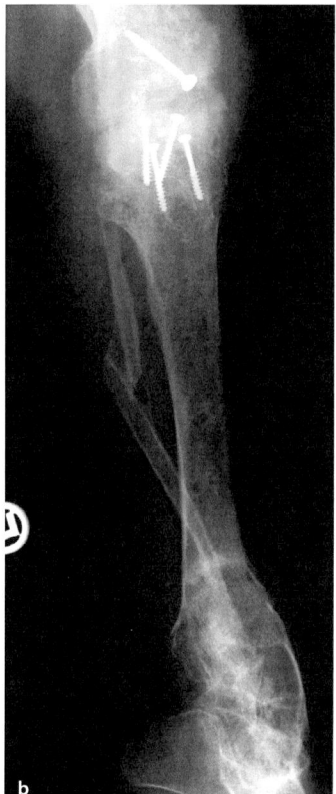
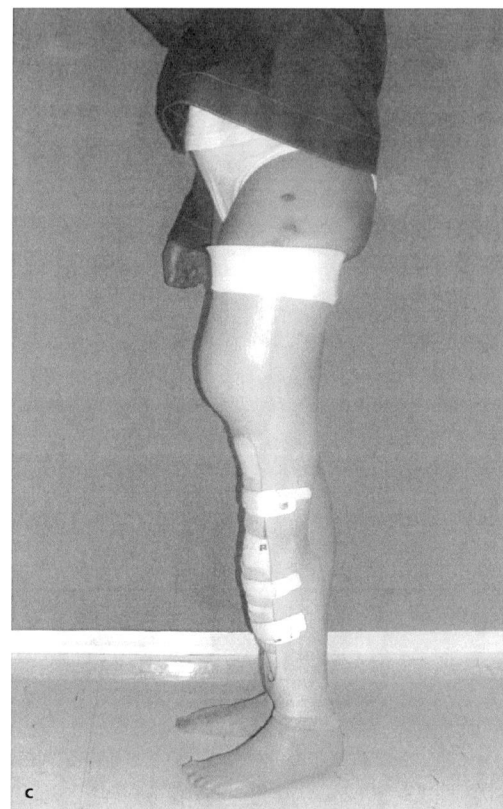

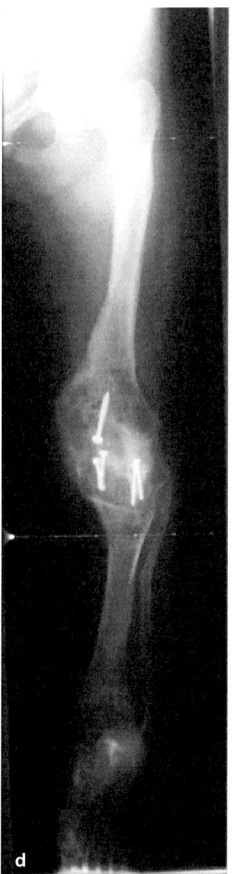
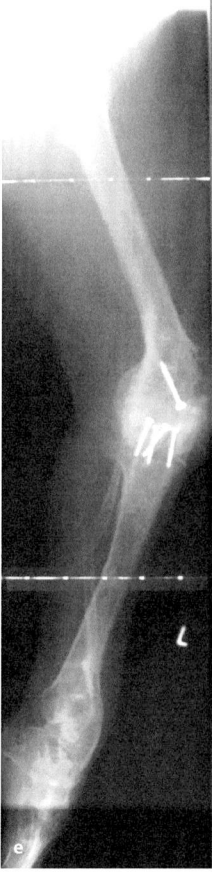

◻ **Abb. 15.5 a–e.** Röntgenbilder 15 Monate nach der Operation. Es zeigt sich neuerlich ein deutlicher osteokartilaginärer Überwuchs, sowohl vom Femur, als auch von der Tibia ausgehend und eine Zunahme der Varusdeformität der Tibia (**a, b**). Die Prothese umfasst auch das Kniegelenk (**c**). Die Röntgenbilder 32 Monate nach der Operation zeigen ein eingesteiftes Kniegelenk in einer Beugestellung von 25° (**d, e**)

Im Zuge des letzten Follow-up's bestand eine BLD von 29 cm, eine Abduktionskontraktur der linken Hüfte von 15°, ein eingesteiftes Kniegelenk in 25° Beugung und ein steifes Sprunggelenk mit Spitzfußstellung von 80°. Das Rotationsalignement blieb neutral korrigiert und die mechanische Achsendeviation (MAT) war neutral.

Diskussion

Die DEH ist eine seltene Erkrankung, die in einer Häufigkeit von 1:1 000 000 ([19]) auftritt. An unserer Abteilung haben wir 4 weitere Kinder mit diesem Krankheitsbild in Behandlung. Alle vier zeigten eine milde Ausprägungsform, (3 Fälle zeigten nur Veränderungen im Bereich des Talus dorsal und ein Kind eine Veränderung im Bereich der Handwurzel). Typisch für die Erkrankung ist, dass ein ektopes Ossifikationszentrum entweder lateral oder medial der Epiphyse gefunden wird. Durch enchondrale Ossifikation fusioniert dieses Zentrum mit der Epiphyse, indem es einen osteokartilaginären Tumor formt.

Rao und Roy ([15]) und Connor [3] sind der Meinung, dass eine abnormale Regulation der Knorpelproliferation im Bereich der betroffenen Epiphyse zu diesem abnormen, knorpeligen Überwuchs führt.

Es ist immer noch Gegenstand einer Diskussion, ob eine Störung in der Embryonalphase, etwa in der 5. fetalen Woche ([18], [6]) die Ursache ist. Eine maligne Entartung ist bis jetzt nicht berichtet.

Die Behandlung hängt von der Progression der Erkrankung ab. Probleme entstehen durch eine schmerzhafte Bewegungseinschränkung des betroffenen Gelenkes.

Im vorliegenden Fall wurde eine chirurgische Behandlung durchgeführt, weil das Mädchen sich ohne Achselstützkrücken nicht fortbewegen konnte und eine schwere Flexionskontraktur des Kniegelenkes sowie eine Varus- und Innenrotationsfehlstellung des linken Beins hatte. Ziel der Maßnahme war es, einerseits die Kniefunktion zu verbessern und andererseits die gesamte linke Extremität achsengerecht einzustellen, um eine Prothesenversorgung durchführen zu können.

In der Literatur wird die chirurgische Exzision des DHE-Gewebes als erfolgreich beschrieben ([18], [6]). Kuo et al. ([11]) und Keret et al. ([10]) empfehlen, dass nur die juxtaartikulären Auswüchse entfernt werden sollten und dass artikuläre Flächen, selbst wenn sie von der Veränderung betroffen sind, belassen werden sollen. Nishiyama et al. ([14]) berichtet über eine erfolgreiche Behandlung ohne nachfolgender Wachstumsstörung in einem Fall von DEH, den er durch eine Achskorrektur und Beinverlängerung behandelte. Skripith et al. ([16]) berichtet über zufrieden stellende Ergebnisse nach Entfernung durch eine laterale Keilresektion im Kniegelenk in 2 Fällen bei einem Nachuntersuchungszeitraum von 4 Jahren.

In unserem Fall schien anfänglich der Eingriff erfolgreich zu verlaufen, da bei dem Mädchen eine Kniegelenksbeweglichkeit von 80° erreicht werden konnte. Inwieweit es ohne das Auftreten der Femurfraktur und den daraus folgenden Maßnahmen ein Erhalten dieses verhältnismäßig sehr guten funktionellen Ergebnisses hätte erreicht werden können, bleibt unbeantwortet.

Literatur

[1] Azouz EM, Slomic AM, Marton D, Rigault P, Finidori G (1985) The variable manifestation of dysplasia epiphysealis hemimelica. Pediatr Radiol 15(1): 44–49

[2] Bigliani LV, NeerCS, Parisica M, Johnston AD. Dysplasia epiphysealis hemimelica of the scapula. J Bone Joint Surg (Am) 1980; 62: 292–4

[3] Connor JM, Horan FT, P. Dysplasia epiphysealis hemimelica. J Bone Joint Surg (Br) 1983; 65: 350–4

[4] Cruz-Conde R, Amaya S, Valdivia P, Hernandez M, Calvo M. Dysplasia epiphysealis hemimelica. J Pediatr Orthop 1984; 4: 625–9

[5] Enriquez J, Quiles M, Torres C. A unique case of dysplasia epiphysealis hemimelica of the patella. Clin Orthop 1981; 160: 168–71

[6] Fairbank TJ. Dysplasia epiphysealis hemimelica. J Bone Joint Surg (Br) 1956; 38: 237–57

[7] Gerscovich EO, Greenspan A. Computed tomography in the diagnosis of dysplasia epiphysealis hemimelica. J Can Assoc Radiol 1989; 40: 313–5

[8] Ilizarov GA. The tension-stress effect on the genesis and growth of tissues. I. The influence of stability of fixation and soft tissue preservation. Clin Orthop 1989; 238: 249–81

[9] Ilizarov GA. The tension-stress effect on the genesis and growth of tissues. II. The influence of rate and frequency of distraction. Clin Orthop 1989; 239: 263–85

[10] Keret D, Spatz DK, Caro PA, Mason DE (1992) Dysplasia epiphysealis hemimelica: Diagnosis and treatment. J Pedatr Orthop 12 (3): 365–372

[11] Kuo R S, Bellemore M C, Monsell F P, Fraweley K, Kozlowski K. Dysplasia epiphysealis hemimelica: clinical features and management. J Pediatr Orthop 1998; 18 (4): 543–8

[12] Maylack FH, Manske PR, Strecher WB. Dysplasia epiphysealis hemimelica at the metacarpophalangeal joint . J Hand Surg [Am] 1988 13: 1082–1983

[13] Mendez AA, Keret D, MacEwen D. Isolated dysplasia epiphysealis hemimelica of the hip joint. J Bone Joint Surg (Am) 1988; 70: 921–5

[14] Nishiyama M, Nii E, Akeda K, Uchida A. Limb-lengthening and angular correction for dysplasia epiphysealis hemimelica. J Orthop Sci 2001; 6: 358–61

[15] Rao SB, Roy DR. Dysplasia epiphysealis hemimelica. Upper limb involvement with associated osteochondroma. Clin Orthop 1994; 307: 103–9

[16] Skripitz R, Lüssenhop S, Meiss L (2003) Wedge excision chondroplasty of the knee in dysplasia epiphysealis memimelica – report of 2 cases. Acta Orthop Scand 74 (2):225–229

[17] Takagi M, Kiyoshige Y, Ishikawa A, Ogino T. Multiple occurrence of osteochondromas in dysplasia memimelica. Arch Orthop Trama Surg 2000; 120:358–60

[18] Trevor D: Epiphysealis aclasis. A congenital error of epiphyseal development. J Bone Joint Surg (Br) 1950; 32: 204–213

[19] Wynne-Davis R, Hall CM, Apley AG. Dysplasia epiphysealis hemimelica. In: Atlas of skeletal dysplasias (Ed. Wynne-Davis R, Hall CM, Apley AG) Churchill Livingstone New York, 1985; 539–543

[20] Yasumitus T, Hiroshi N. A case of bilateral epiphysealis hemimelica associated with polydactyly and syndactyly. Clin Orthop 1993; 296: 307–9

16 Erfolg aus objektiver und subjektiver Sicht – nicht zwangsläufig identisch

Ein Plädoyer für eine noch differenziertere Ganzheitsschau unserer Patienten

N. Gschwend

Mitte des letzten Jahrhunderts beschränkte sich der Begriff »Orthopädie« für den »Mann auf der Straße« – zumindest bei uns in der Schweiz – auf den Berufszweig, der sich mit der Herstellung von Maßschuhen, Einlagen, Korsetten, Schienen und Prothesen für Invalide beschäftigt. Kaum 10% der Leute mit einem höheren Bildungsgrad hätten gewusst, dass in der Schweiz neben drei nahezu unbekannten orthopädischen Spitalabteilungen oder Instituten (Bern, Luzern, Zürich) nur zwei größere Universitätskliniken (Balgrist in Zürich, Hospice orthopédique in Lausanne) sich überwiegend der von angeborenen Missbildungen oder von Kinderlähmung betroffenen Kinder und Jugendlichen annehmen. Noch hatten die drei Orthopädie-Professoren im ganzen Land bestenfalls die Stellung eines Extraordinarius inne.

Sehen wir ab von der während und vor allem nach dem Krieg sich geradezu aufdrängenden Notwendigkeit zum innovativ-kreativen Ausbau der Wiederherstellungschirurgie und einer damit eng verknüpften, nahezu revolutionär wirkenden Entwicklung der modernen **Anästhesiologie, des Blut- und Flüssigkeitsersatzes** zur Schockbekämpfung und des Einsatzes von **Antibiotika** zur Infektionsbekämpfung, so gehört der mit den Fortschritten in der Technologie möglich gewordene **Kunstgelenkersatz** wohl zu den am meisten Aufsehen erregenden Gründen für den Prestigegewinn der modernen Orthopädie.

Wurde das Wirken des Allgemeinchirurgen Mitte des letzten Jahrhunderts von namhaftesten Vertretern dieses Fachs (Reischauer) einem militärischen Agieren gleichgesetzt, so verglichen zur selben Zeit analog kompetente Repräsentanten der orthopädischen Chirurgie (Hackenbroch) ihr Handeln viel mehr mit einem diplomatischen Agieren. Es sei die durch das Wesen der vom Orthopäden behandelten Krankheiten (angeborene Missbildungen, Poliomyeltits) diktierte und von den Meistern der konservativen Orthopädie erlernte Geduld, die zum Erfolg führe. An die Stelle der Notfallaktion trete überwiegend die vorsichtige Planung und an die Stelle eines nach Lehrbuch praktizierten Standardeingriffs eine dem Individualfall angepasste Modifikation. Die schon beim Bau von Apparaten und Exoprothesen notwendigen Kenntnisse der Gelenkphysiologie, der Statik und Dynamik des Bewegungsapparates, die tägliche Konfrontation mit Wachstumsvorgängen, die eine fortgesetzte Anpassung erfordern und der dadurch diktierte Zwang zur Vorhersage, zur Dosierung, kamen dem Orthopäden beim operativen Eingriff immer zugute.

Es blieb nur eine Frage der Zeit, bis es uns Orthopäden gelang, als Folge multipler Gelenkdestruktionen jahrelang bettlägerige oder an den Rollstuhl gefesselte Patienten durch einen Kunstgelenkersatz wieder gehfähig und selbstständig für die Alltagsverrichtungen zu machen.

Probleme, die uns die Poliomyelitis in jungen Jahren zu meistern zwang, trug vor rund 30–40 Jahren die Rheumatoide Arthritis (Polyarthritis) als neue Herausforderung an uns heran.

Zwischenzeitlich dürfte weltweit eine unabsehbare Zahl erwachsener Polyarthritiker dank multiplem Gelenkersatz das Rollstuhlddasein gegen eine selbstständige Meisterung des Lebens eingetauscht haben und sich nahezu unauffällig in der Masse der Gesunden bewegen.

⬜ Abb. 16.1–16.4 belegen am Beispiel einer vor 20 Jahren operierten, vormals schwerst behinderten Patientin das Gesagte.

Solchermaßen »Geheilte« erbringen einen besonders eindrücklichen Beleg für das, was wir stolz mit dem zeitgemäßen Stempel EBM (»evidence based medicine«) betiteln.

Es stellen sich folgende Fragen:

- Entspricht diese Art der Behandlung mit dem unbestritten eindrücklichen Erfolg wirklich in jedem Fall einer ganzheitlichen Betreuung der uns anvertrauten Kranken?
- Genügt die physische Wiederherstellung einer annähernden Normalität und eine uns und auch den Radiologen in höchstem Maß befriedigende Ganzaufnahme, welche einwandfrei sitzende Kunstgelenke erkennen lässt?

Drei postoperativ und unter dem eben geschilderten Blickwinkel als höchst befriedigend qualifizierte Fallstudien ließen uns mit guten Gründen mehr als stutzig werden:

Alle drei Patienten erkrankten im Kindesalter an einer Polyarthritis, die noch im Schulalter ein Rollstuhldasein und eine weitgehende Abhängigkeit von Fremdhilfe zur Folge hatte.

Dem ersten Patienten (⬜ Abb. 16.5) gewährte die Verwaltung eines Landspitals in der berechtigten Überzeugung, einen wertvollen Beitrag zur Wiedereingliederung von Invaliden geleistet zu haben, eine Stelle beim Patientenempfang im Parterre des Spitals, die der Behinderte zur vollen Zufriedenheit des Arbeitgebers und der Patienten versah.

Als dieser junge Mann erfuhr, wir besäßen die Möglichkeit, ihn durch Kunstgelenke wieder gehfähig zu machen, gelangte er mit dem entsprechenden Wunsch an uns, den wir auch zu seiner anfänglichen und unserer Genugtuung erfüllen konnten. Erwartungsgemäß waren wir jedoch nicht in der Lage, den durch den frühen Einsatz von Kortison bedingten Kleinwuchs des Mannes zu korrigieren. Wegen seiner Behinderung erfuhr der etwas über Zwanzigjährige von Seiten des weiblichen Geschlechtes eine mehr von Mitleid getragene Zuwendung. Als erwachsener Mann versuchte er, mit dem Kauf eines beeindruckend großen amerikanischen Autos auf sich aufmerksam zu machen; er überblickte aber nur mit Mühe das hochgelegene Armaturenbrett. Als seine Hoffnungen, sich das weibliche Geschlecht auf diese Weise geneigter zu machen, sich nicht erfüllten, beging der schmächtige kleine Mann Selbstmord.

Ein weiterer, an den Rollstuhl gebundener Polyarthritis-Patient kam aus Deutschland (⬜ Abb. 16.6–16.9).

Während der letzten 7 Jahre hatte er zur vollen Zufriedenheit seiner Arbeitgeber in einem Gemeindebüro eine Verwaltungsstelle versehen. Durch Kunstgelenkersatz beider Knie und beider Hüftgelenke sowie Korrektur der schwerst deformierten Füße konnte er wieder weitgehend normal gehen.

Voller Freude ersuchte er seinen Arbeitgeber um einen mehrere Monate dauernden Arbeitsurlaub und durchquerte in dieser Zeit große Teile Westeuropas.

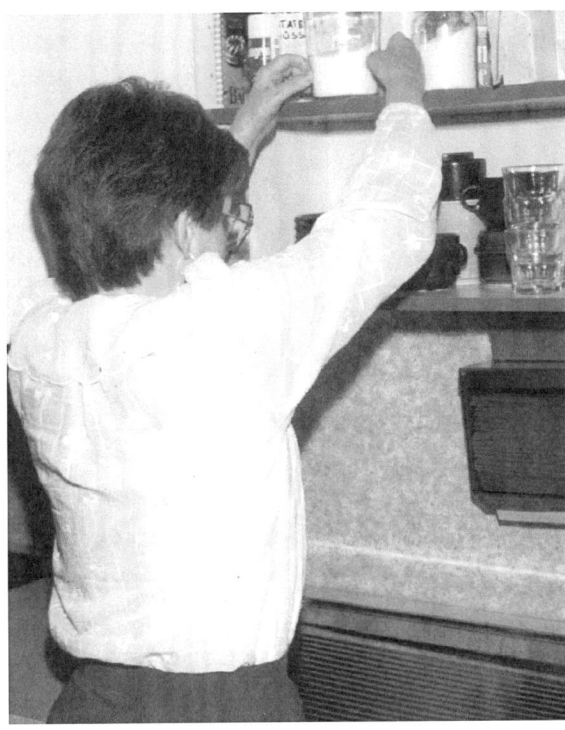

◻ Abb. 16.1.

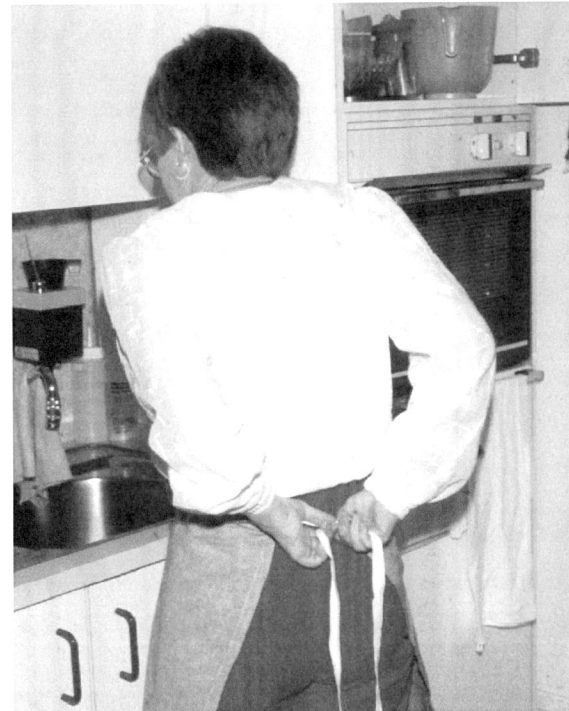

◻ Abb. 16.2.

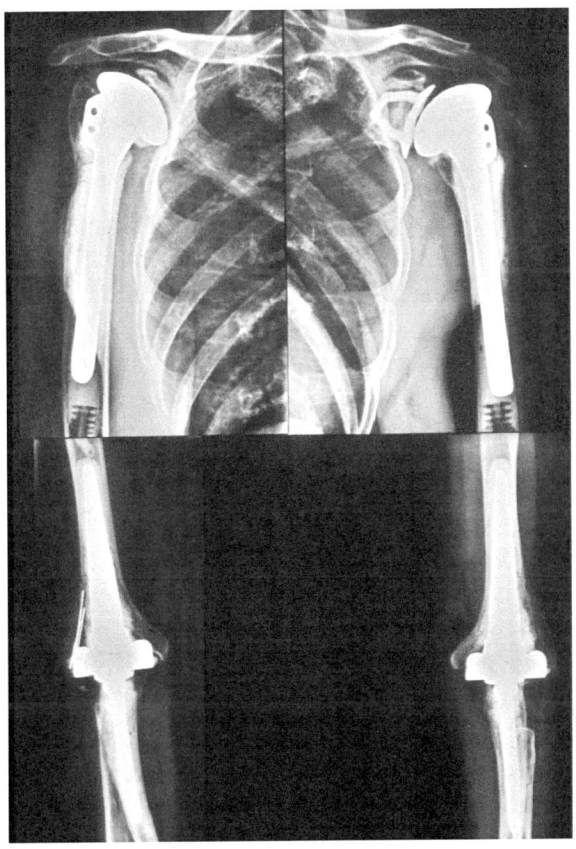

◻ Abb. 16.3.

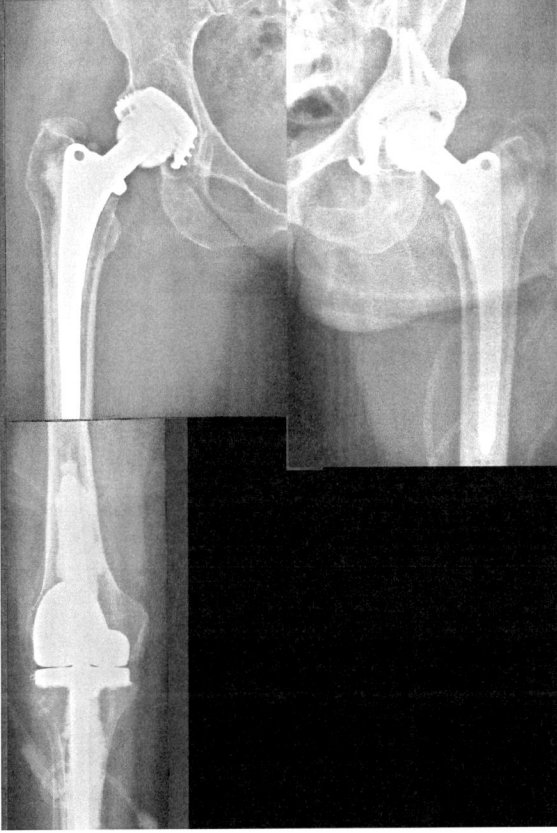

◻ Abb. 16.4.

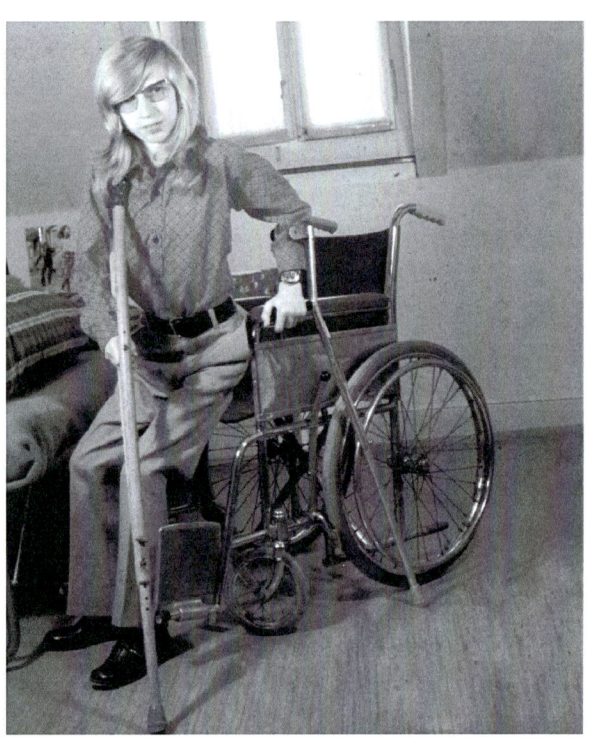

◘ Abb. 16.5.

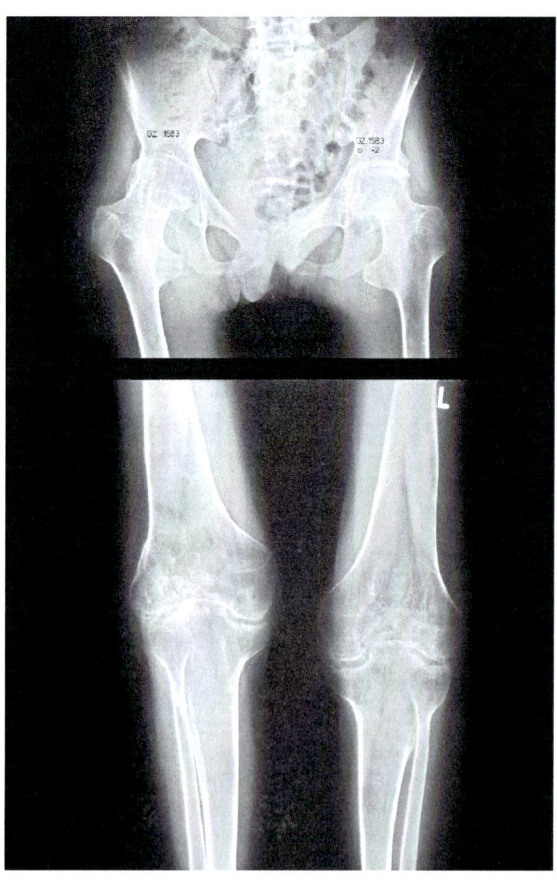

◘ Abb. 16.6.

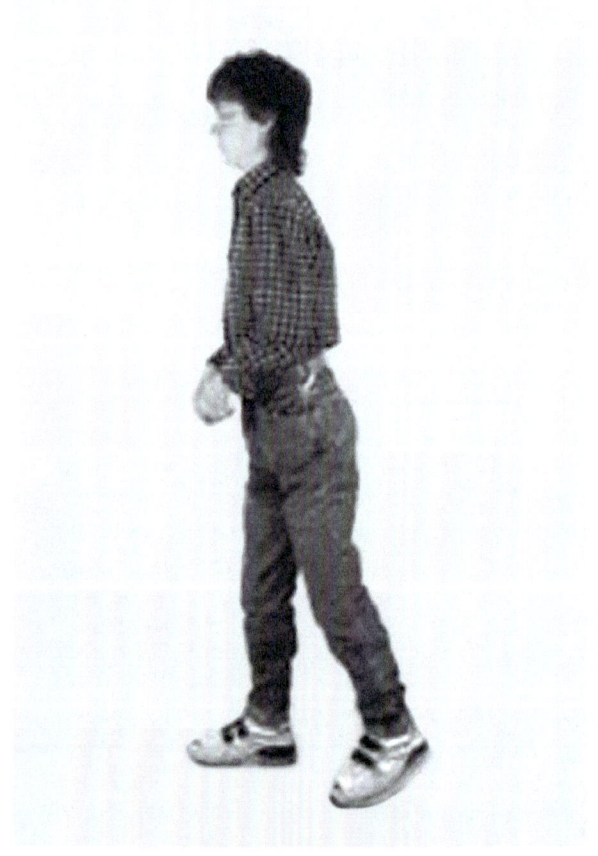

◘ Abb. 16.7.

◘ Abb. 16.8.

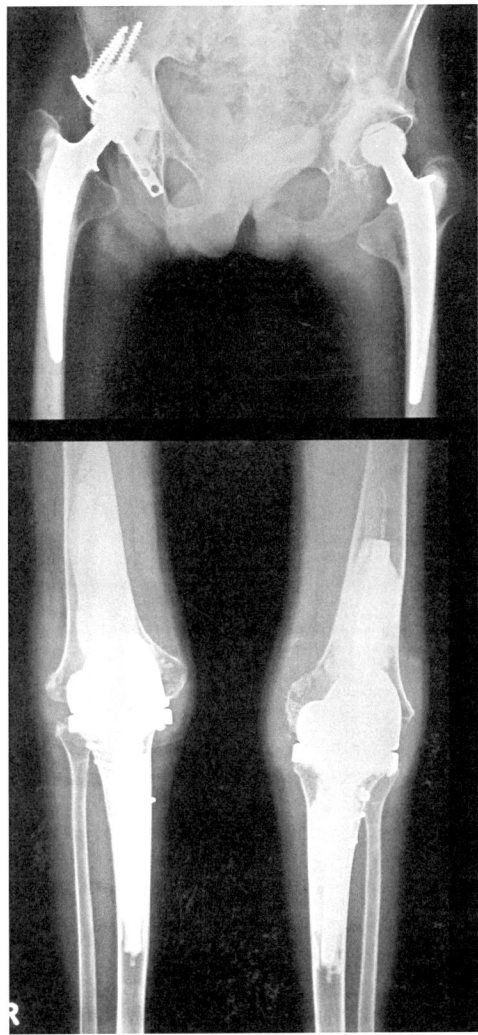

◻ Abb. 16.9.

Schmerzend war unsere Enttäuschung als wir von der Polizei Nachricht erhielten, der Mann sei wegen wiederholten Drogenkonsums und damit in Zusammenhang stehenden rechtswidrigen Handlungen in eine psychiatrische Klinik zum Entzug und zur Psychotherapie eingewiesen worden.

Weitere Rückfälle kosteten dem Mann endgültig seine Stelle, bewirkten ein nachhaltiges Zerwürfnis mit seiner Familie und machten ihn, wohl kaum korrigierbar, zum Frührentner.

Zutiefst beeindruckte uns das Schicksal einer 19-jährigen, intelligenten jungen Frau (◻ Abb. 16.10–16.12), die mit einer analogen schweren Behinderung zufolge einer durchgemachten Polyarthritis über Jahre von ihren Klassenkameraden regelmäßig zu Hause, im Rollstuhl sitzend, abgeholt und über die Treppen des liftfreien Gymnasiums zu den diversen Schulzimmern getragen wurde. Mühelos bestand sie das Abitur und mit gestärktem Selbstbewusstsein bat sie uns, sie durch Kunstgelenkersatz beider Hüft- und Kniegelenke für den Besuch der Universität gehfähig zu machen. Als nicht nur dieser Wunsch ohne Zwischenfall in Erfüllung ging und wir ihr durch Ersatz ihres eingesteiften Schultergelenks auch ermöglichten, selbst Bücher aus hö-

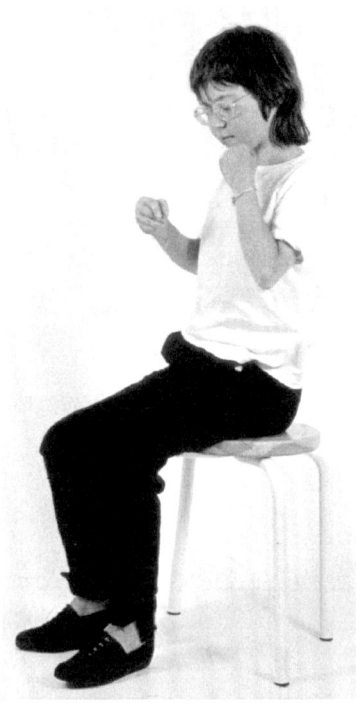

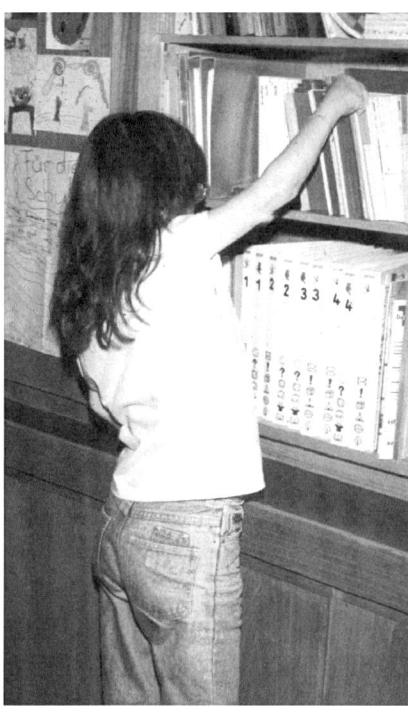

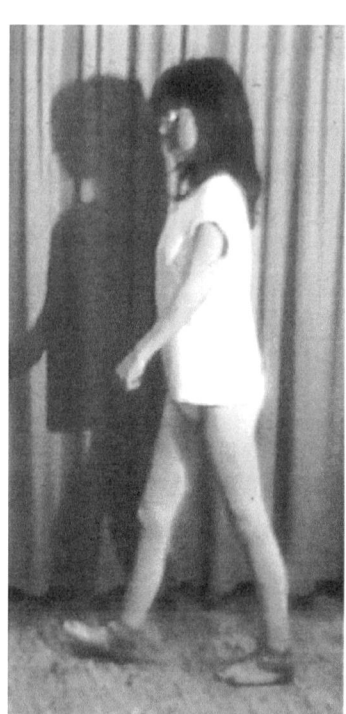

▫ Abb. 16.10.   ▫ Abb. 16.11.   ▫ Abb. 16.12.

heren Regalen der Bibliothek herunterzuholen, glaubten wir, unserer Pflicht
in schönster Weise nachgekommen zu sein. Umso nachhaltiger erschütterte
uns die Nachricht einige Jahre später, die junge Frau sei in die Drogenszene
geraten und an einer Überdosis Heroin gestorben.

Hatten unsere Bemühungen zur Wiedererlangung von Gehfähigkeit und
Selbständigkeit lediglich erreicht, dass die junge Frau sich ihren Jahre lang
unterdrückten Wunsch nach dem Besuch von Diskos und einem engeren
Kontakt mit männlichen Kollegen verwirklichen konnte? Musste sie, der das
Mitleid der Mitmenschen half, zahlreiche Barrieren zu überwinden, in der
Disko erst erfahren, dass an diesem Ort nicht Intelligenz, weit mehr jedoch
weibliche Attribute gefragt waren. Attribute, über die diese kleine und wegen Kortisonmedikation im Wachstumsalter mit weiblichen Merkmalen nur
kümmerlich ausgestattete Frau nicht verfügte und die wir ihr als Ärzte nicht
zu verschaffen in der Lage waren? Irgendwie, so schien mir, hatten wir trotz
aller erreichten funktionellen Verbesserungen versagt und übersehen, dass
dieselbe Krankheit, je nach Zeitpunkt ihres Eintreffens, die Betroffenen körperlich vielleicht gleich, psychologisch aber ungleich schwerer treffen kann.

Trifft das Leiden einen Erwachsenen, der dank seines Alters oder auch
in der Diskussion mit seinen Mitmenschen gelernt hat, die Bedeutung für
sein weiteres Leben einigermaßen zuverlässig einzuschätzen und Wert und
Ausmaß zu relativieren, so bricht für diesen Menschen mit dem Auftreten
der Krankheit, die ja behandelbar, vielleicht sogar weitgehend heilbar ist,
nicht ein ganzes Weltbild zusammen. Je älter der Patient ist, desto mehr hat
er schon die meisten Facetten des Daseins kennen gelernt und läuft weniger Gefahr, als der eben den Kinderschuhen entwachsene Jugendliche, sich
Illusionen hinzugeben. Dieser hingegen erhofft sich, von den beruflichen
Perspektiven ganz abgesehen, in erster Linie am meisten von der intimsten
aller zwischenmenschlichen Beziehung, der Liebe, wenn immer möglich mit

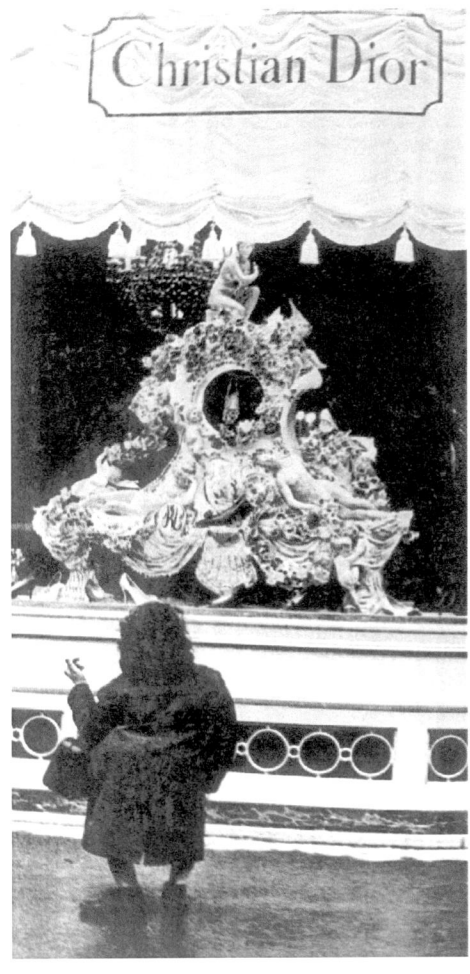

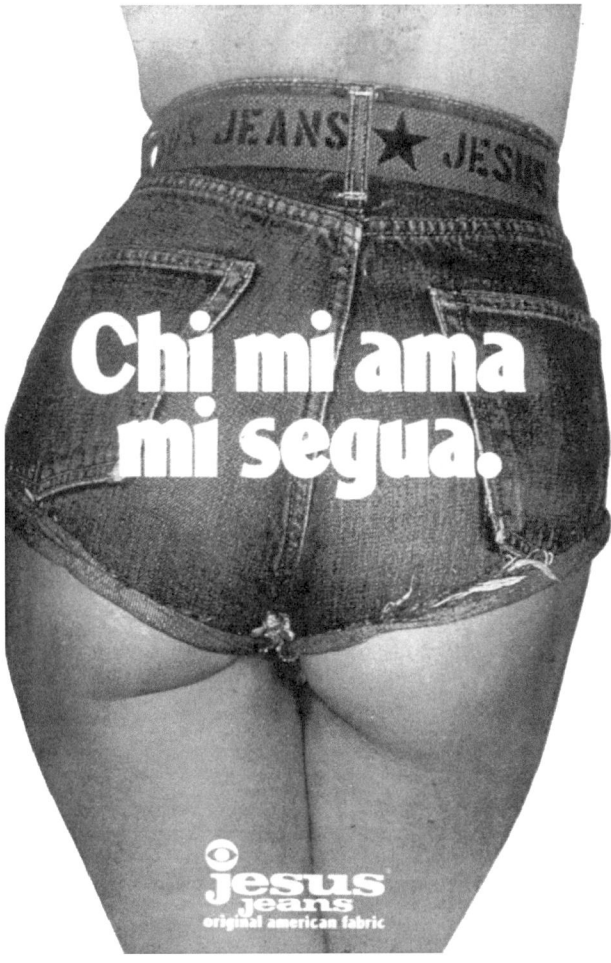

◻ Abb. 16.13.

◻ Abb. 16.14.

der Aussicht auf Gründung einer eigenen Familie, da grundsätzlich in dieser Zielsetzung aus Sicht der meisten Menschen ein am wenigsten in Frage gestellter Daseinszweck enthalten ist. Ausgerechnet diese Sicht aber verstellt die juvenile Polyarthritis in bedrückender Weise, wobei in unserer ausgesprochen materialistisch eingestellten westlichen Welt, in der ein größerer Teil der bislang unbestrittenen Wertbegriffe zu einem banalen Verhandlungsgut degradiert wurde, zusätzliche Barrieren sich einer psychologisch erfolgreichen Überwindung dieser Schwierigkeiten in den Weg stellen. In dieser Welt nimmt der materielle Erfolg, seien es Geld, Besitz, Aussehen und körperliche Befindlichkeit, Sex und sportliche Leistung in der Werteskala unbestritten eine Spitzenposition ein.

Diese ausgesprochen vergänglichen Werte haben vielerorts die Bedeutung religiöser Ideale erhalten, ihnen werden Hochaltäre (◻ Abb. 16.13) errichtet in Schönheits- und Sportpalästen, in denen eine kontinuierlich wachsende Masse von Menschen ihre Freizeit verbringt, eine Anstellung sucht oder beruflich tätig ist, von ihr lebt ein Großteil der Medien. Letztere haben längst die Scheu abgelegt, mit blasphemischen Slogans ihre Waren anzupreisen, so etwa, wenn auf kurzen, eng anliegenden und die weibliche Gesäßanatomie perfekt und attraktiv wiedergebenden Jesus-Jeans der Spruch steht: »Wer mich liebt, der folge mir nach!« (◻ Abb. 16.14)

Brüsk, dank unserer Rekonstruktionsmaßnahmen an den zerstörten Gelenken, aber psychologisch zu wenig vorbereitet, wurden unsere drei Patienten mit juveniler Polyarthritis in diese auf Vordergründiges weit mehr als auf Tiefschürfendes Wert legende Welt hineingestoßen, der sie von ihrem Aussehen her gar nichts zu bieten hatten. Im Rollstuhl waren sie ja in der Zeit ihrer im Schatten der schrecklichen Krankheit langsamer fortschreitenden Wachstumsphase von dieser Welt weitgehend abgeschirmt worden.

Wohl sind mir in den 3–4 Jahrzehnten, in denen ich mich besonders mit den Möglichkeiten, das Schicksal der von Polyarthritis betroffenen Kranken zu bessern befasste, auch viele erwachsene Patienten begegnet, die sichtbar, nicht nur der Schmerzen und des fortschreitenden körperlichen Verfalls wegen litten, sondern vor allem auch, weil sie sich gesellschaftlich durch die beschränkten Möglichkeiten, aktiv an manchen Veranstaltungen teilzunehmen, in eine Ecke gedrängt fühlten. Wenn ich mich nicht entsinnen kann eine(n) einzige(n) PatientIn zu kennen, die (der) durch Suizid aus dem Leben schied oder irgendeiner Drogen- oder Alkoholsucht verfiel, so sicher deshalb, weil die Erkrankung im Erwachsenenalter körperlich und psychisch weiter gereifte Menschen traf, die sich beruflich und gesellschaftlich eine gewisse Position schon erarbeitet und dabei gelernt hatten, Illusionen von der Wirklichkeit zu unterscheiden.

Inwieweit eine dem Märtyrerdasein zuneigende Wesensart bei erwachsenen Polyarthritiskranken gehäuft vorkommt, wage ich nicht zu beurteilen, auch wenn ich mich gelegentlich des Eindrucks nicht erwehren konnte, einige meiner Patienten würden aus ihrer abhängigen Position einen nicht unbedingt gerechtfertigten Profit ziehen. Auch bei unseren drei im Kindesalter Erkrankten vermochte ich vor Beginn unserer Rekonstruktionsmaßnahmen keine in die Augen springende depressive Gemütslage festzustellen, nahmen sie doch alle drei in ihrer engeren Umgebung dank ihrer Hilflosigkeit eine Sonderstellung ein. Nach unseren Eingriffen verloren sie diese weitgehend. Anders der schwer behinderte erwachsene Polyarthritiker, der seiner Umgebung als gesunde Person mit einer Vielzahl besonderer Fähigkeiten oder auch erbrachten Leistungen bekannt war. Ihm gaben wir mit unseren erfolgreichen Operationen diesen Teil des mit dem Leiden verloren gegangenen Persönlichkeitsbildes zurück.

Unvergesslich sind mir nicht wenige Polyarthritiskranke, die ich über Jahrzehnte betreuen durfte und deren unverfälschtes und völlig abgeklärt wirkendes Lächeln in all ihren Schmerzen und die Zuversicht, mit der sie andere, weit weniger schwer Kranke aufmunterten, mich zutiefst beeindruckt haben. Diese gereiften Persönlichkeiten haben, so scheint mir, ohne Anspruch auf Lob zu erheben, die überzeugendste Antwort auf die nicht nur uns Ärzte, sondern alle Menschen zwangsläufig immer wieder beschäftigende Frage nach dem Sinn des Leidens gegeben und mit dieser ihrer Antwort vielen anderen Menschen weit wirksamer, als vielleicht Psychotherapeuten es vermöchten, aus dem Dunkel ans Licht verholfen.

Literatur

[1]   Gschwend Norbert (2005) »Mit Hand und Herz« Orell Füssli Verlag Zürich
[2]   Gschwend Norbert (2005) »Im Blick rückwärts« Eigendruck Schulthess Klinik, Archiv der Klinik

17 Was hat dieses Wirbelsäulenimplantat am Femur zu suchen?

F. Hefti, C. Hasler

Fallbeschreibung

Die Patientin A.M. kam am 18.2.2004 im Alter von 12 Jahren und 5 Monaten zu uns in die Sprechstunde. Es bestand ein Zustand nach kongenitaler Hüftluxation. Trotz insgesamt 6 durchgemachten Operationen war die linke Hüfte luxiert und stand 2 cm höher als die Gelenkpfanne (☐ Abb. 17.1). Die letzte Operation war eine Chiari-Osteotomie im Jahre 2001. Die Patientin wies neben einer Beinverkürzung um ca. 4 cm ein sehr ausgeprägtes Duchenne-Hinken und ein massiv positives Trendelenburg-Zeichen auf. Manchmal bestanden auch Beschwerden. Der Zustand war für die Patientin äußerst unbefriedigend. An eine Hüftendoprothese war aufgrund des Wachstums noch lange nicht zu denken, wobei es ohnehin fraglich ist, ob es damit gelingen würde, in einer solchen Situation die Funktion der Abduktoren wieder herzustellen. Wir haben deshalb eine proximale valgisierende Femur-Angulationsosteotomie mit gleichzeitiger distaler Verlängerungsosteotomie vorgeschlagen. Das Prinzip der proximalen Angulationsosteotomie geht auf Schanz [5] zurück, die Kombination mit der distalen Verlängerung hat Paley [6] vorgeschlagen.

Das Ziel dieser Operation ist, die luxierte Hüfte und den proximalen Femur maximal zu adduzieren, so dass ein Absinken des Beckens gar nicht mehr möglich ist. Die Abstützung erfolgt im Bereiche des Tuber ischiadicum und die Abduktoren haben daher einen sehr guten Hebelarm und werden aktiviert. Durch die gleichzeitige distale Verlängerung und Varisierung wird der Beinlängenunterschied ausgeglichen, so dass ein weitgehend hinkfreies Gehen möglich wird, was v. a. die Wirbelsäule wesentlich entlastet. Ein späteres

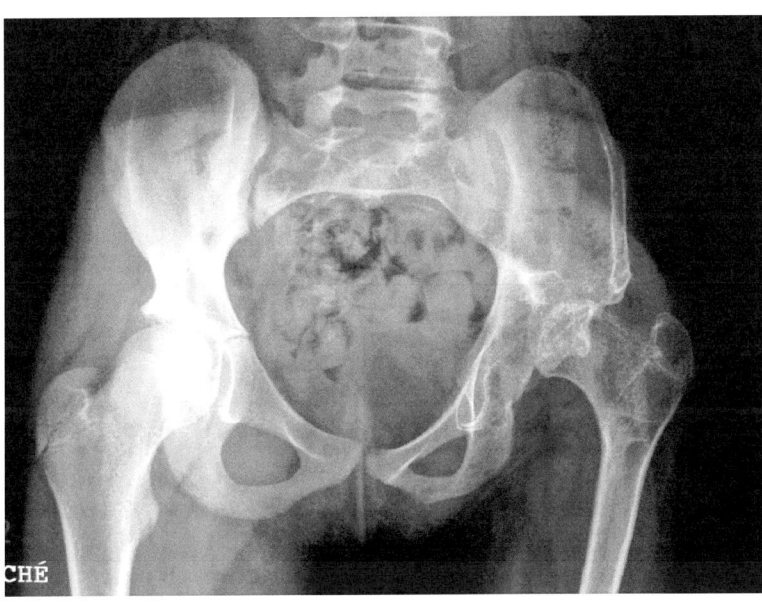

☐ **Abb. 17.1**. Präoperatives a.p.-Röntgenbild; vollständige Luxation der linken Hüfte

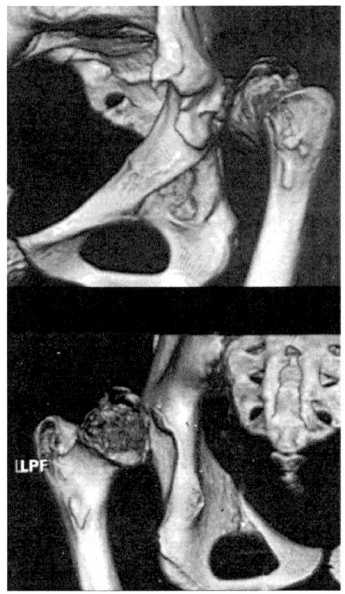

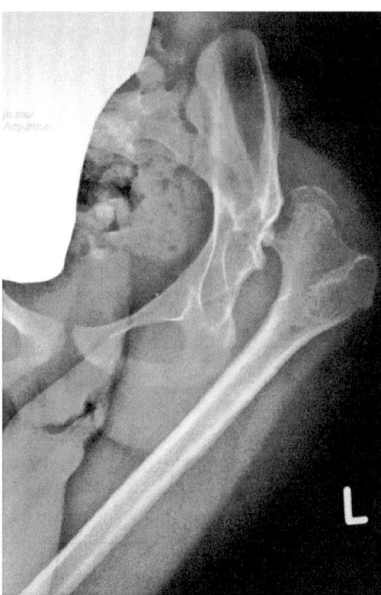

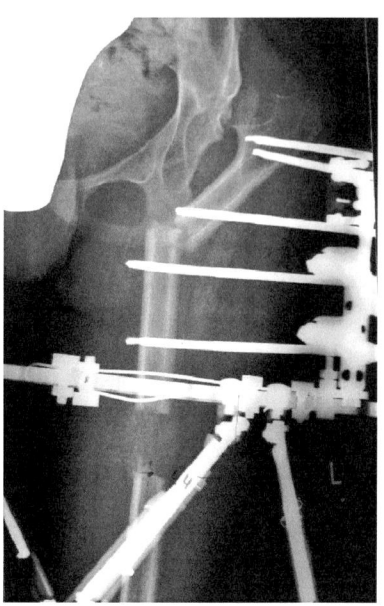

◩ **Abb. 17.2.** CT mit 3-D-Rekonstruktion präoperativ; oben von schräg vorne, untern von schräg hinten. Man beobachtet ein Impingement des Femurkopfes am oberen Pfannenrand

◩ **Abb. 17.3.** a.p. Röntgenaufnahme präoperativ in maximaler Adduktion

◩ **Abb. 17.4.** Röntgenbild 6 Wochen postoperativ. Der proximale Hoffmann-2-Fixateur ist mit dem distalen Taylor »spatial frame« verbunden

Einsetzen einer Hüftgelenkendoprothese ist technisch zwar schwieriger, aber nicht grundsätzlich unmöglich. Auch für den späteren Zustand mit der Hüftendoprothese ist die funktionstüchtige Abduktorenmuskulatur ein Vorteil.

Am 16.6.2005 wurde die geplante Operation durchgeführt. Präoperativ wurde ein Computertomogramm mit 3-dimensionaler Rekonstruktion anfertigt (◩ Abb. 17.2), eine Röntgenaufnahme in maximaler Adduktion (◩ Abb. 17.3) und Maßaufnahmen der Beine.

Die technisch anspruchsvolle Operation verlief komplikationslos. Die proximale Osteotomie wurde so gelegt, dass sie bei maximaler Adduktion auf Höhe des Tuber ischiadicum liegt. Die Fixation erfolgte hier mit einem Hoffmann-2-Fixateur. Die distale Verlängerungsosteotomie wurde mit einem Taylor Spatial Frame fixiert (150 mm Referenzring proximal, 130 mm-Ring distal, Verwendung von 6 mittellangen Struts von gleicher Länge) (◩ Abb. 17.4 und 17.5). Hoffmann-2-Fixateur und Taylor Spatial Frame wurden miteinander verbunden.

Der postoperative Verlauf war primär komplikationslos. Nach ca. 1 Woche wurde mit der distalen Verlängerung begonnen und die Patientin wurde einige Tage später nach Hause entlassen. Die Verlängerung wurde durch tägliches Drehen an den Struts des Taylor Spatial Frame nach computerberechnetem Schema weiter geführt und erfolgte plangemäß. Einige Struts mussten zwischenzeitlich gewechselt werden.

Mitte Oktober wurde die Kallusbildung im Bereiche der proximalen Angulationsosteotomie als genügend beurteilt (◩ Abb. 17.6). Deshalb wurde am 20. Oktober 2005 der Hoffmann-2-Fixateur in einer ambulanten Operation entfernt. In der Nacht nach der Metallentfernung verspürte die Patientin Schmerzen im Bereiche der Leiste. 6 Tage später kam sie wegen zunehmender Schmerzen und Beinverkürzung.

Das Röntgenbild (◩ Abb. 17.7) zeigte eine Fraktur im Bereiche der Angulationsosteotomie und eine Verkürzung in diesem Bereich um ca. 6 cm.

Kapitel 17 · Was hat dieses Wirbelsäulenimplantat am Femur zu suchen?

87   17

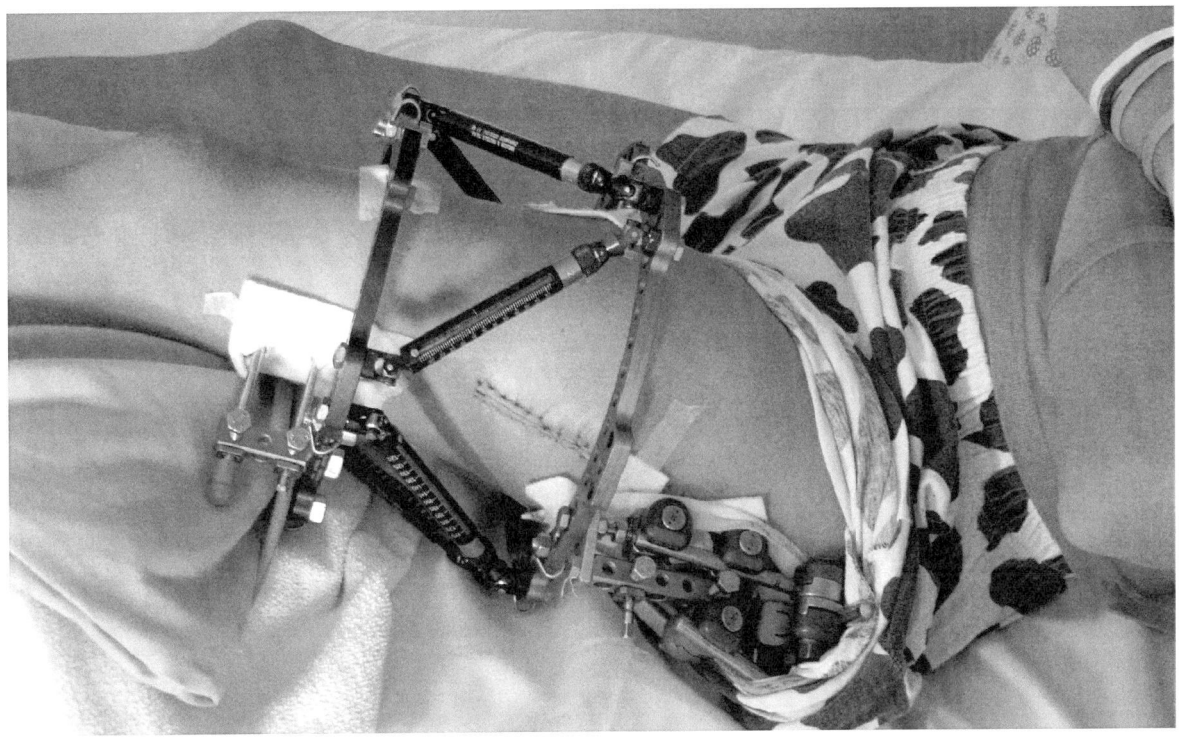

◻ **Abb. 17.5.** Foto mit Montage der Fixateure postoperativ

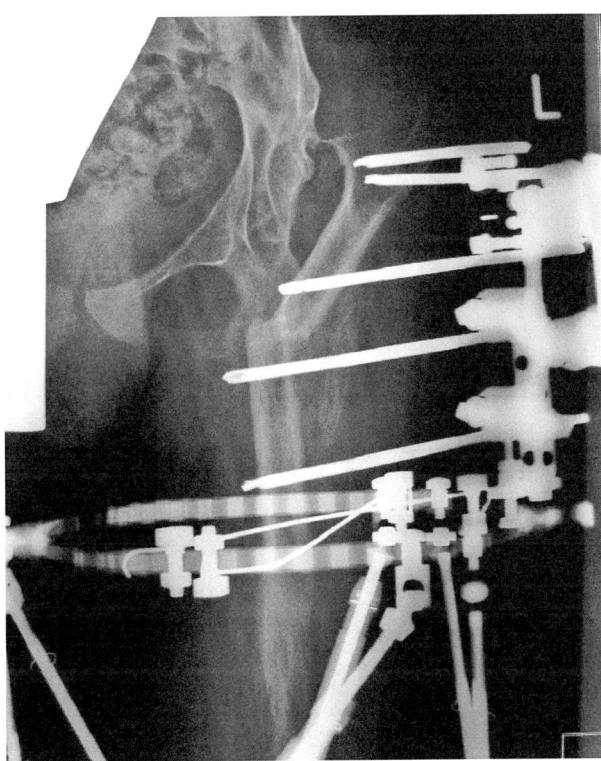

◻ **Abb. 17.6.** Röntgenbild vor der Metallentfernung des proximalen Hoffmann-2-Fixateurs

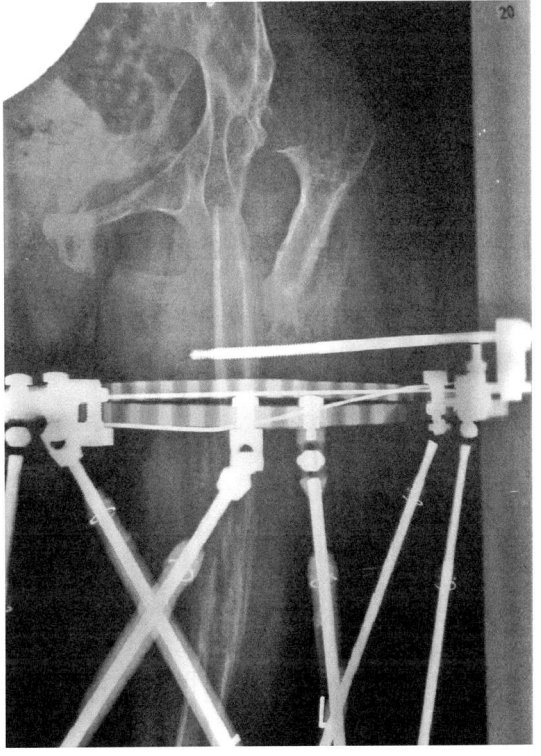

◻ **Abb. 17.7.** Röntgenbild 1 Woche nach Teilmetallentfernung und Fraktur im Bereiche der proximalen Osteotomie und 6 cm Verkürzung

Die Reosteosynthese war eine schwierige Aufgabe. Einerseits galt es, den Knochen in einer angulierten Stellung stabil zu fixieren, anderseits musste die massive Verkürzung intraoperativ akut behoben werden. Der Hoffmann-2-Fixateur wurde mit 3 proximalen und 2 distalen Pins wieder angelegt. Es zeigte sich, dass aufgrund des großen Abstandes des Fixateurs vom Knochen mit den federnden Pins die Verkürzung nicht annähernd behoben werden konnte und auch keine stabile Fixation möglich war. Eine Plattenosteosynthese konnte dieses Problem nicht lösen, da es einerseits den Längengewinn nicht ermöglicht hätte, anderseits in der stark angulierten Stellung keine bruchsichere Fixation erlaubt hätte. Gesucht war ein Implantat, das knochennah in abgewinkelter Stellung angebracht werden konnte und eine Reposition durch Verlängerung erlaubte. Wir brachten nun einen Wirbelsäulenstab des USS-Systems (Universal Spinal System) mit Kreuzverbindern beidseits der Fraktur an 2 Pins an (◨ Abb. 17.8). Mit Hilfe von C-Ringen und dem Distraktor konnten wir verlängern. Als Länge und Stellung befriedigend korrigiert waren, fixierten wir die Backen der Kreuzverbinder und beliessen den Stab als internen Fixateur. Durch seine frakturnahe Lage verhinderte er das Federn der Pins und sorgte für eine stabile Fixation. Extern wurde zusätzliche der Hoffmann-2-Fixateur angebracht (◨ Abb. 17.9).

6 Monate nach der Reosteosynthese zeigt sich nun ein sehr solider Überbrückungskallus (◨ Abb. 17.10).

Diskussion

Der erste Vorschlag, die Adduktionskontraktur bei irreponibler Hüftluxation durch eine proximale Femurosteotomie zu beheben, stammt von E. Kirmisson im Jahre 1894 [3]. A. Lorenz schlug 1919 [4] vor, die Osteotomie auf Höhe des Azetabulums zu machen und das distale Fragment im Azetabulum einzustellen, um eine Abstützung zu erhalten. Schanz [6] empfahl für die Osteotomiehöhe das Tuber ischiadicum. Mit dem weitgehenden Verschwinden der irreponiblen Hüftluxationen einerseits und dem Siegeszug der Hüftgelenkendoprothesen anderseits sind diese Operationen in Vergessenheit geraten. Paley [5] griff die Idee der valgisierenden Angulationsosteotomie wieder auf, nicht zuletzt wegen des Problems der destruierten Hüftgelenke nach infektiöser Coxitis. Er ergänzte das Verfahren mit der distalen Verlängerungsosteotomie, die gleichzeitig durch Varisierung die korrekte Beinachse wiederherstellen kann. Für eine optimale Korrektur der Beinachse eignet sich der Taylor Spatial Frame in besonderem Maße.

Beim Taylor Spatial Frame [2] handelt es sich um ein hexapodales Fixateur-externe–Ring-System. Das Grundsystem besteht aus 2 Ringen (oder Teilringen) und 6 teleskopierenden Stäben mit speziellen Gelenkverbindungen. Korrekturen in 6 Bewegungsachsen werden durch Modifikation der Länge der Teleskopstäbe bewirkt. Ein Computerprogramm berechnet Ausmaß und Geschwindigkeit der zu verlängernden Teleskopstäbe zur Korrektur der Deformität. Die Daten werden über das Internet an eine Zentrale eingegeben, wo die Korrekturen berechnet werden. Dabei kann man auf 3 unterschiedliche Arten vorgehen:

1. Der Apparat wird konventionell angelegt und in Richtung der Korrektur verstellt.
2. Der Apparat wird in korrigierter Stellung angelegt und mit der kontinuierlichen Korrektur gerade gestellt.
3. Kombinierte Methode (»krummer Apparat an krummem Knochen«). Der Drehpunkt auch von sehr komplexen Korrekturen kann genau eingestellt werden. Voraussetzung ist eine adäquate Bildgebung und genaue Planung.

Kapitel 17 · Was hat dieses Wirbelsäulenimplantat am Femur zu suchen?

89   17

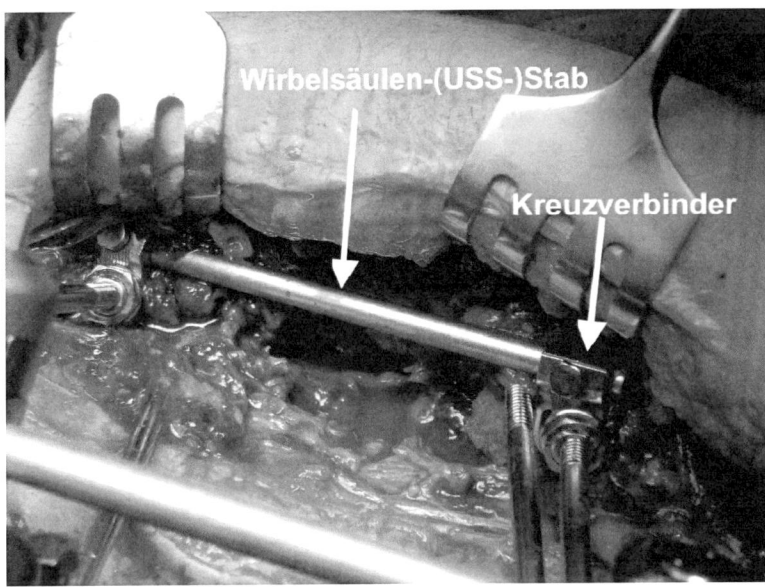

◩ **Abb. 17.8.** Foto intraoperativ nach Anlegen des Wirbelsäulen-(USS-)Stabs mit den Kreuz-verbindern

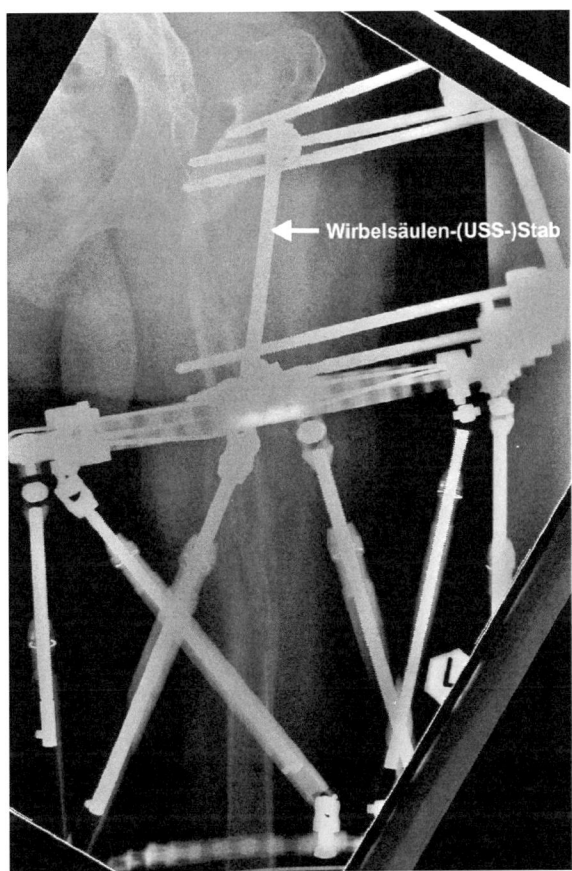

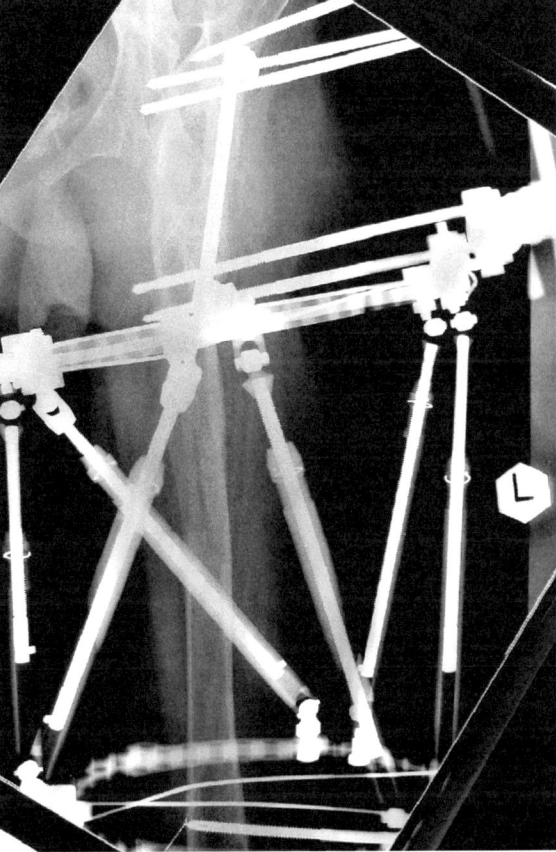

◩ **Abb. 17.9.** Röntgenbild postoperativ nach Reosteosynthese und Einsatz des USS-Stabes

◩ **Abb. 17.10.** Röntgenbild 6 Monate nach Reosteosynthese und Einsatz des USS-Stabes. Es hat sich ein schöner Brückenkallus gebildet. Auch im Verlängerungsbereich weiter distal ist die Knochenneubildung weit fortgeschritten

Der Kreuzverbinder zwischen Schanz-Schrauben und einem Wirbelsäulen-stab wurde Anfang der 80er Jahre von W. Dick [1] für die Behandlung von Wirbelfrakturen für den »Fixateur interne« eingeführt. Er erlaubte die Fixation der Schanz'schen Schrauben nach Reposition in einer Winkelstellung am Stab (damals handelte es sich noch um einen geraden Gewindestab). Der Kreuzverbinder wurde später weiter entwickelt. Beim Stab handelt es sich heute um einen 6 mm Stab aus Stahl (er ist auch aus Titan erhältlich).

Wir haben aus diesem Fall vor allem zwei Dinge gelernt. Einerseits sollte die Beurteilung der Kallusbildung nach einer angulierten Osteotomie nach strengeren Kriterien erfolgen, als dies bei achsengerecht aufeinander stehenden Knochenfragmenten der Fall ist. Anderseits haben wir gesehen, dass der Wirbelsäulen-(USS-)Stab sich als Fixateur interne zusammen mit den Kreuzverbindern zur fraktur-, respektive osteotomienahen Verstärkung eines Fixateur externes an den Extremitäten hervorragend eignet. Er ist auch hilfreich zur Reposition bei starkem Muskelzug.

Literatur

[1] Dick W (1987) The »fixateur interne« as a versatile implant for spine surgery. Spine 12:882–900
[2] Feldman D, Madan S, Koval K, van Bosse H, Bazzi J, Lehman W (2003) Correction of tibia vara with six-axis deformity analysis and the Taylor Spatial Frame. J Pediatr Orthop 23: 387–91
[3] Kirmisson E (1894) De l'ostéotomie sous-trochantérienne appliqué à certains cas de luxation congénitale de la hanche. Rev. orthop. 5: 137–42
[4] Lorenz A (1919) Über die Behandlung der irreponiblen angeborenen Hüftluxation un der Schenkelhalspseudarthrose mittels Gabelung (Bifurkation des oberen Femurendes). Wien klein. Wschr 32: 997–1002
[5] Paley D (2003) Principles of deformity correction. Springer-Verlag Berlin Heidelberg New York
[6] Schanz A (1922) Zur Behandlung der veralteten angeborenen Hüftverrenkung. München Med. Wschr. 69: 930–5

18 Behandlung und Verlauf einer ungewöhnlichen Verletzung der Hüfte

B. Isler

Der 37-jährige Patient erlitt anlässlich eines Reitunfalles eine hintere Hüftluxation rechts, kombiniert mit einer Hüftkopffraktur und einer ossären Abscherung des dorsokranialen Pfannenrandes (☐ Abb. 18.1). Repositionsversuche unter Vollnarkose waren erfolglos, der Hüftkopf ließ sich nicht aus seiner luxierten Stellung mobilisieren. Beim Versuch, diesen mittels Extensionstisches zu reponieren, kam es zur zusätzlichen Schenkelhalsfraktur (☐ Abb. 18.2).

Bei der in der Folge vorliegenden Situation handelte es sich um die Kombination einer Pipkin-IV- (☐ Abb. 18.3) mit einer Pipkin-III- (☐ Abb. 18.4) Läsion [1]. Eine offene Behandlung der Problematik wurde dadurch unumgänglich. Abhängig von den Zirkulationsverhältnissen im Hauptfragment des Hüftkopfes sollte entweder eine Osteosynthese oder eine Prothese zur Anwendung kommen.

In Linksseitenlage wurde die ventrale Hüftgelenkkapsel von dorsokranial bis ventrokaudal durch einen Trochanter-Flip-Zugang [2] dargestellt. Das Hauptfragment des Hüftkopfes war in einer capsulo-periostalen Tasche auf der retroacetabulären Fläche gefangen und konnte partiell durch die Lücke der ossär ausgerissenen dorsokranialen Kapsel eingesehen werden.

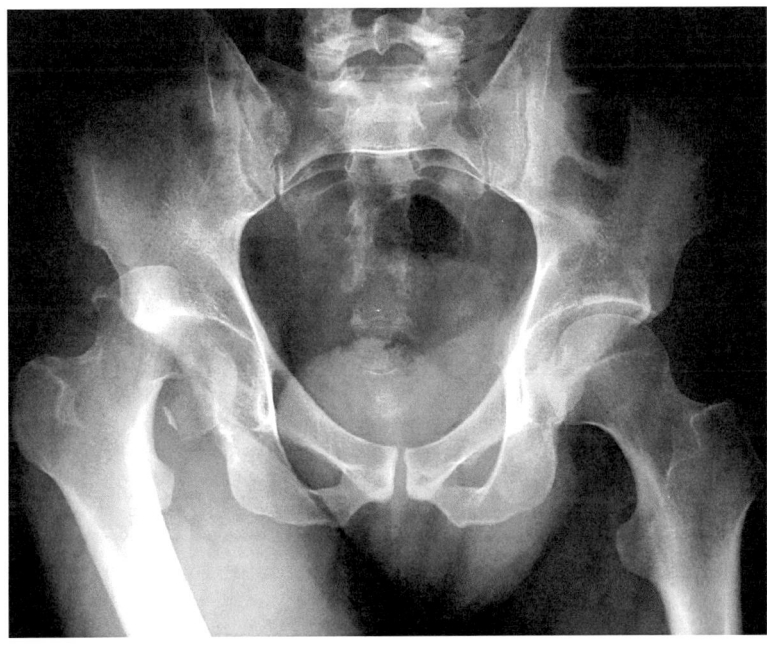

☐ Abb. 18.1.

Die intakte ventrale Kapsel wurde Z-förmig eröffnet, wodurch die Sicht auf das gesamte Acetabulum freigegeben wurde. Das lateral der Foramina abgesprengte Pipkin-Fragment lag an anatomischer Stelle im Acetabulum. Der Schenkelhalsstumpf wurde mit einem Einzinkerhaken etwas lateralisiert, wodurch Platz für die Reposition des Kopf-Hals-Fragmentes zurück ins Acetabulum entstand. Diese Reposition geschah durch digitalen Druck auf das in der Kapselperiosttasche liegende Fragment. Die anatomische Reposition und Fixation der Schenkelhalsfraktur mit 2 Kirschnerdrähten unter direkter

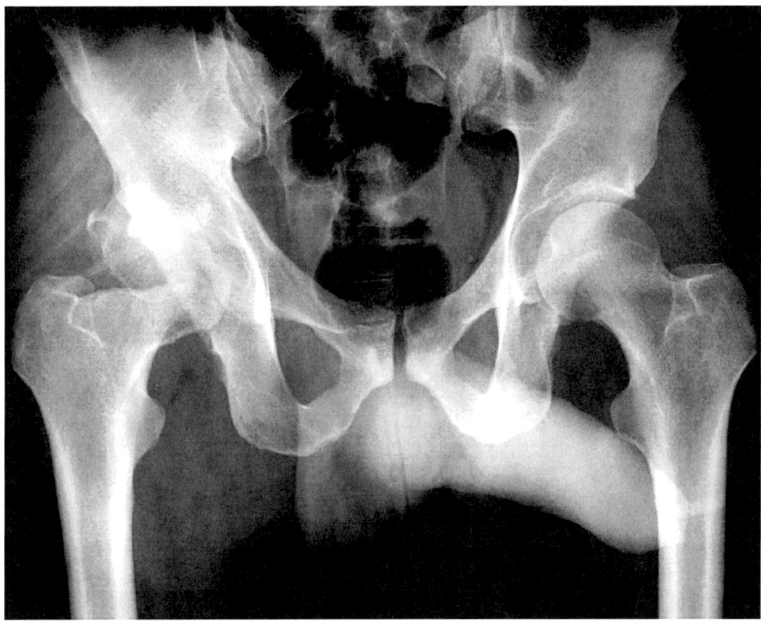

❑ Abb. 18.2.

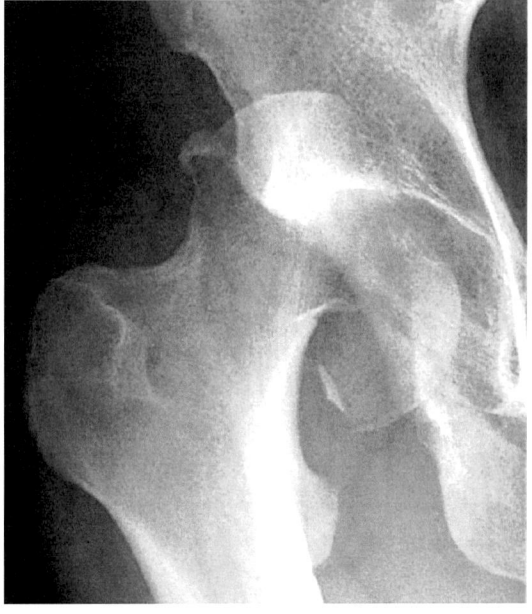

❑ Abb. 18.3.

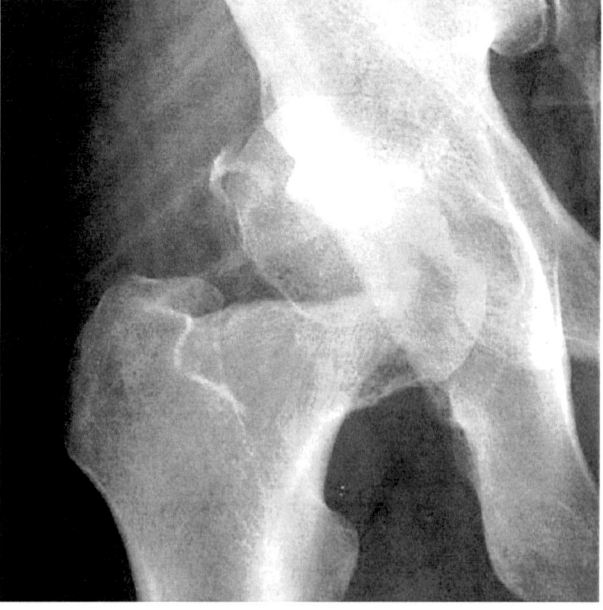

❑ Abb. 18.4.

Sicht gestaltete sich danach einfach. Inspektorisch war das Schenkelhalsperiost dorsokranial zwischen Schenkelhals und Hüftkopf intakt, die kopfernährenden Gefäße waren sichtbar. Aus einem im Hüftkopf angelegten 2,5 mm Bohrloch konnte eine pulsierende Blutung beobachtet werden. Aufgrund dieser Beobachtungen entschloss man sich zum Erhalt des Hüftgelenkes. Die Kirschnerdrähte wurden durch zwei 6,5 mm Spongiosaschrauben ersetzt. Zur Behandlung der Hüftkopffraktur wurde der Hüftkopf nach ventral luxiert. Das Pipkinfragment konnte erst nach Durchtrennung des noch anhaftenden Ligamentums capitis femoris anatomisch in den Hüftkopfdefekt eingepasst und mit vier 2.0 Kortikalisschrauben fixiert werden. Die zwischen Pipkinfragment und Schenkelhals bestehende Periostbrücke wurde dabei sorgfältig erhalten. Der rekonstruierte Hüftkopf wurde erneut reponiert und die ventrale Kapsulotomie verschlossen. Das Fragment der dorsokranial ossär ausgerissenen Kapsel reponierte sich spontan, auf zusätzliche Gesten dieser Verletzung wurde deshalb verzichtet. Zum Abschluss erfolgte die Reposition und Fixation des Trochanter majors und der Wundverschluss (◻ Abb. 18.5).

Der Verlauf gestaltete sich unproblematisch. 5-Jahre postoperativ bleibt der Patient vollständig beschwerdefrei mit einer Funktion des verletzten Hüftgelenkes identisch zur Gegenseite. Radiologisch fehlen jegliche Anzeichen einer sekundären Arthrose (◻ Abb. 18.6).

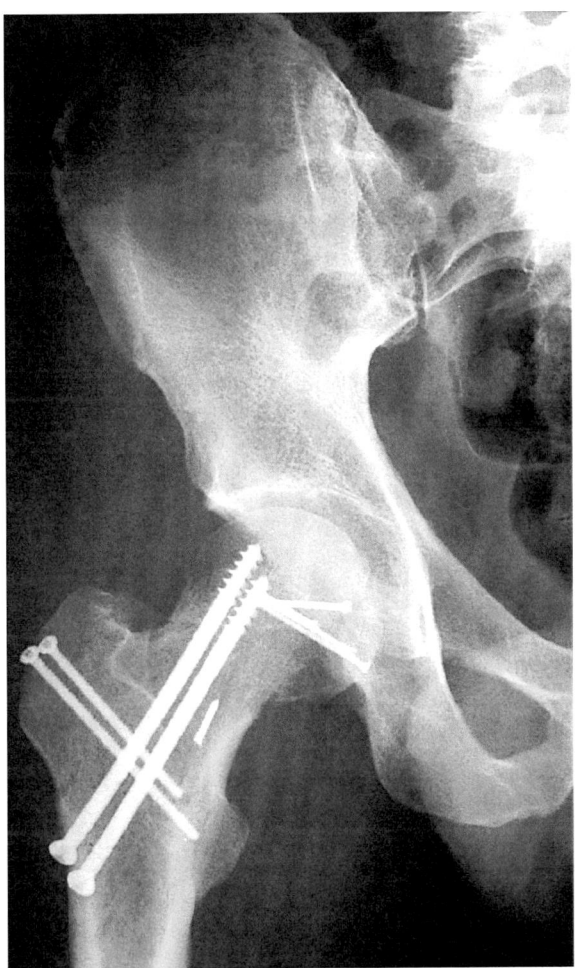
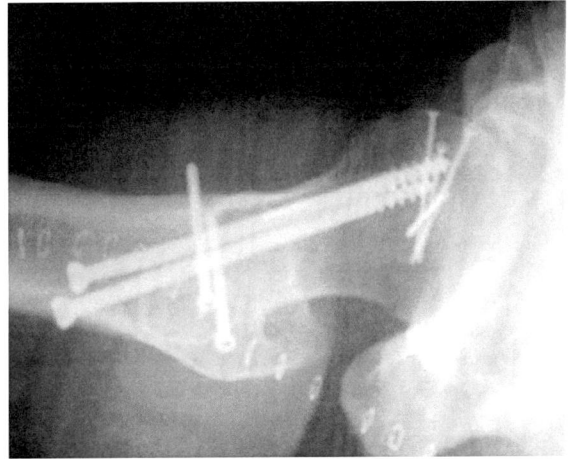

◻ Abb. 18.5.

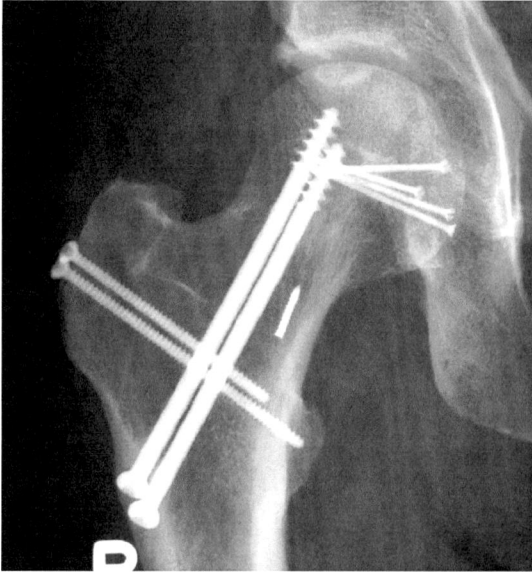
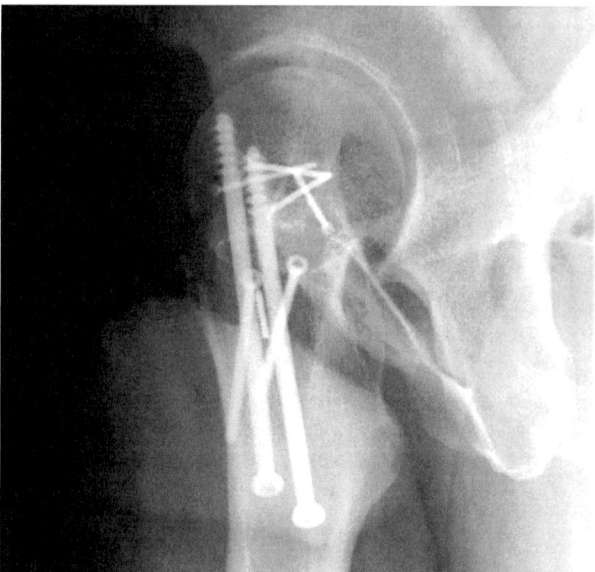

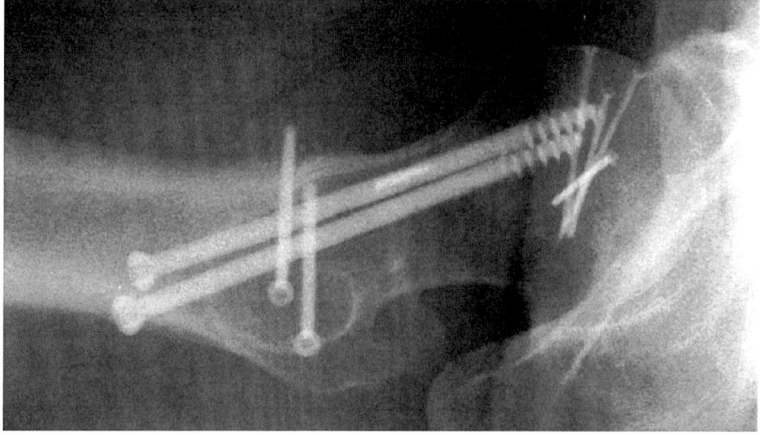

▢ Abb. 18.6.

Diskussion

Erwähnenswert ist hier einzig das Potential des Zuganges, welcher weder
die Hüftmuskulatur noch die Blutversorgung des Hüftkopfes beeinträchtigt,
aber unbeschränkten Zugang zum Acetabulum und dem proximalen Femur
ermöglicht [2, 3]. Die Kenntnis dieses Zuganges ist von unschätzbarem Wert
für jeden an der Hüfte tätigen Chirurgen.

Literatur

[1]   Pipkin G. (1957) Treatment of grade IV fracture dislocation of the hip. J Bone Joint Surg 39:
      1027–1042
[2]   Ganz R, Gill TJ, Gautier E, et al. (2001) Surgical dislocation of the adult hip a technique with
      full access to the femoral head and acetabulum without the risk of avascular necrosis. J
      Bone Joint Surg. Br. 83: 1119–1124
[3]   Gardner MJ, Suk M, Pearle A, et al. (2005) Surgical dislocation of the hip for fractures of the
      femoral head. J Orthop Trauma 19: 334–342

19 Schwere Femoropatelläre Arthrose mit Subluxation der Patella

M. Jacobi, R. Läubli, R.P. Jakob

Problembeschreibung

Eine 44-jährige Patientin stellt sich wegen chronischen starken Knieschmerzen in unserer Sprechstunde vor. Es bestehen belastungsabhängige Knieschmerzen im Femoropatellargelenk, welche bereits nach etwa 50 m Gehen auftreten und in der Folge immobilisierend sind. Auf der VAS Schmerzskala (0–10) gibt die Patientin die Schmerzen mit 9 an. Die klinische Untersuchung zeigt ein stark schmerzhaftes Femoropatellargelenk, einen Gelenkserguss sowie einen reduzierten Bewegungsumfang von Flexion/Extenion 110-10-0°. Die bildgebenden Abklärungen mittels konventionellen Röntgenbildern und Computertomographie zeigen eine schwere Femoropatellararthrose mit einer nach lateral subluxierenden Patella, einem lateral aufgehobenen Gelenkspalt (□ Abb. 19.1 und 19.2) und einer generalisierten Osteophytose im Kniegelenk. Zusätzlich leidet die Patientin an starkem Übergewicht (119 kg).

Operation

Bei der Patientin wurde eine kombinierte Operation mit Medialisation und Distalisation der Tuberositas tibiae (Elmslie), einem »Lateral Release« und einer medialen Raffung durchgeführt. Zusätzlich wurde lokal der Knorpelschaden debridiert und dann mittels Abrasion und Anbohrung behandelt. Die ganze defekte Fläche der Patella wurde dann mit einer Kollagenmembran

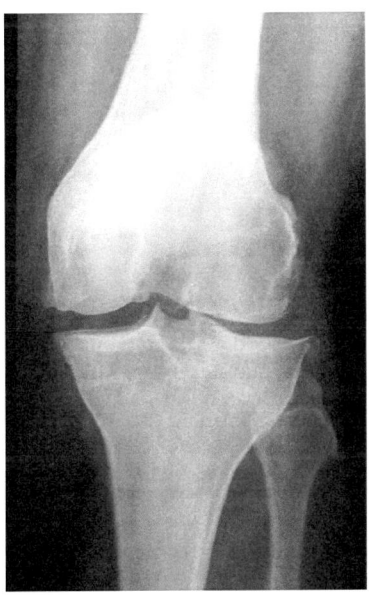
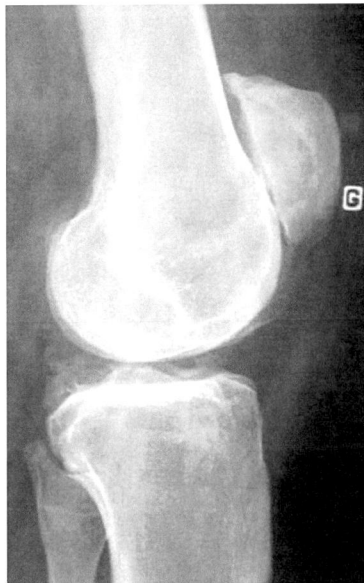
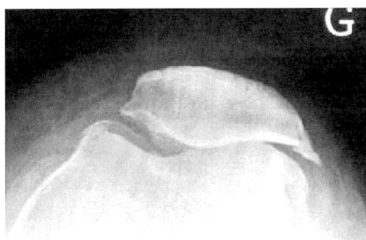

□ **Abb. 19.1.** Linkes Knie a.-p. und seitlich, Patella axial mit femoropatellarer Arthrose

(Chondrogide, Geistlich) (□ Abb. 19.3) und die der Trochlea mit einem freien Periostlappen abgedeckt. Der Periostlappen wurde distal der Pes anserinus Insertion entnommen und mit dem Kambium nach unten aufgebracht. Für die Nachbehandlung wurde das Kniegelenk während einer Woche ruhig gestellt. Danach erfolgte der Beginn mit unbelasteter Flexion auf der Kinetec Schiene und einer Gehbelastung von 15 kg während 8 Wochen mit anschließender Freigabe.

Verlauf

Bereits nach 4 Monaten zeigte die Patientin eine deutliche Beschwerdebesserung, welche bis ein Jahr postoperativ progredient war und danach konstant blieb (aktueller Verlauf 3 Jahre). Die Patientin war damit bis zu einer Stunde gehfähig und gab ihre Schmerzen auf der VAS-Scala bei 2–3 an. Der radiologische Verlauf zeigte nach einem Jahr bereits einen nahezu normalen Gelenkspalt im femoropatellaren Gelenk, welcher auch nach einem weiteren Jahr erhalten blieb (□ Abb. 19.4 und 19.5).

Diskussion

Die Patientin zeigt präoperativ mehrere Faktoren, welche prognostisch ungünstig sind: starkes Übergewicht, hohe Schmerzintensität auf der VAS Skala und die Tendenz der Arthrosebeteiligung im ganzen Kniegelenk (Osteophytose). Wo andere eine Patellaprothese erwägen, hat die durchgeführte gelenkserhaltende Operation zu einer starken Symptomreduktion geführt. Auch radiologisch hat sich der laterale femoropatellare Gelenkspalt wieder neu gebildet. Entscheidend ist dabei die kombinierte Vorgehensweise, mit Induktion eines Ersatzknorpels durch Anbohrung und Abdeckung mit einer Kollagenmembran respektive Periost sowie der mechanischen Entlastung durch die bessere Patellaführung nach Tuberositas Osteotomie, medialer Raffung und lateralem Release. Die hierzu empirisch gewählte Kombination der 2 Abdeckungen hat sich bewährt und wurde auch in der Folge für dieses spezielle Problem übernommen. Vermutlich ist aber die Wahl der Methode zur Knorpelinduktion von untergeordneter Bedeutung, da in den meisten aktuellen Studien vergleichbare Resultate mit verschiedenen Techniken vorliegen. Auch möchten wir diese Vorgehensweise nicht generell bei dieser Ausgangslage empfehlen, da bestimmt nicht alle Patienten auf diese Art reagieren werden.

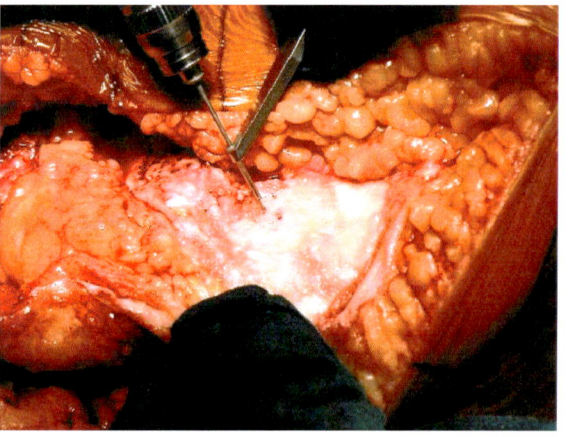

□ **Abb. 19.2**. CT: aufgehobener lateraler femoropatellarer Gelenkspalt

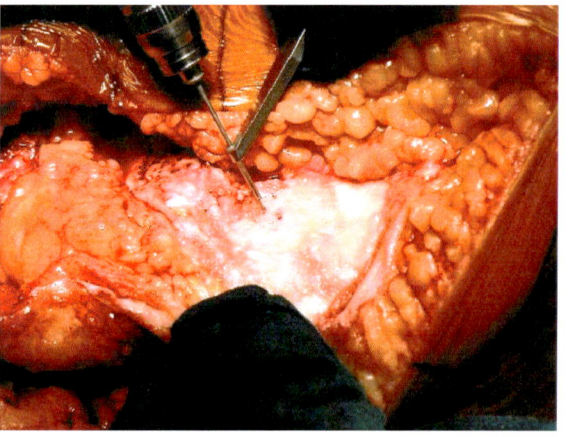
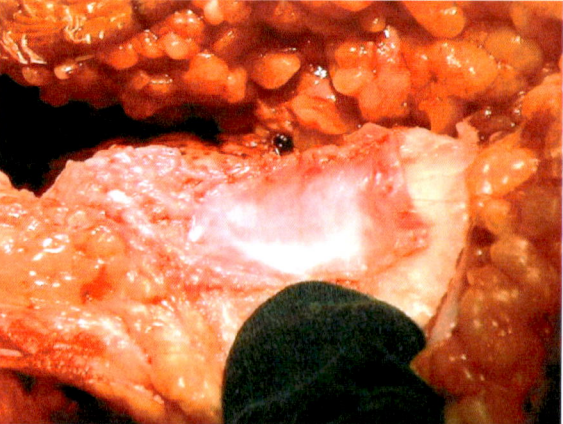

□ **Abb. 19.3**. Aufbringen der Kollagenmembran auf die retropatellare Defektfläche

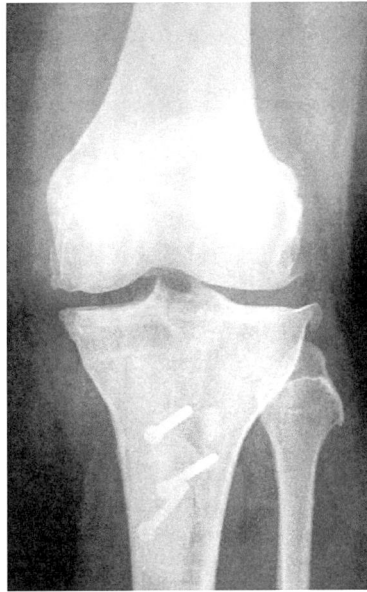
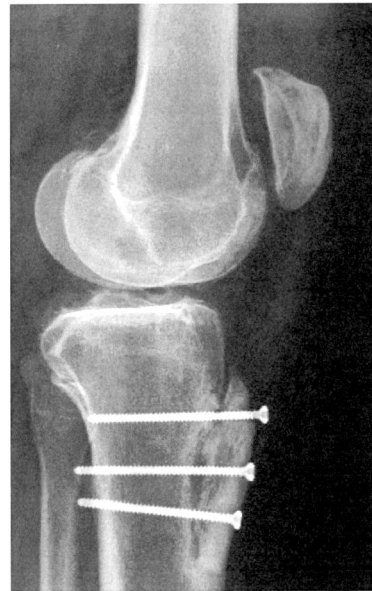
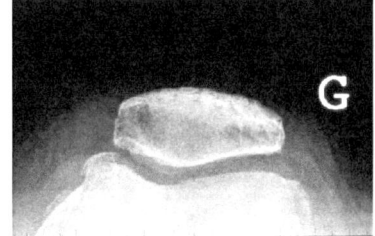

☐ **Abb. 19.4.** Linkes Knie a.-p. und seitlich, Patella axial mit regelrechtem femoropatellaren Gelenkspalt 1 Jahr postoperativ

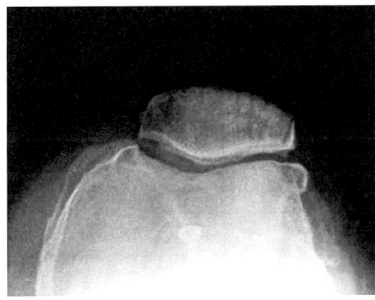

☐ **Abb. 19.5.** Patella axial 2 Jahre postoperativ

20 16 Jahre Follow up einer unqewöhnlichen Säuglingscoxitis mit Femurosteomyelitis

B.-D. Katthagen

Am 10.03.1990 erfolgte die notfallmäßige Aufnahme des 3 Wochen alten männlichen Säuglings als Verlegung aus einer auswärtigen Kinderklinik.

Nach einer Forceps-Entbindung in der 39. Schwangerschaftswoche wurde Dominik ab dem 2. Lebenstag wegen eines schlechten Allgemeinzustandes und Zunahme des Kopfumfanges bei Cephalhämatom in der Kinderklinik stationär behandelt. Wegen einer ausgeprägten Anämie erfolgte eine Bluttransfusion. In der Folge entwickelte sich eine Rotavirusenteritis, die problemlos ausheilte. Bei der Entlassung war das Blutbild unauffällig, die Hüftsonographie zeigte rechts Typ Ib, links Ia nach Graf. Der klinische Untersuchungsbefund war unauffällig.

19 Tage nach der Geburt fiel eine starke Schwellung des rechten Oberschenkels auf. Es erfolgte die erneute stationäre Einweisung unter der Verdachtsdiagnose eines »Battered-Child«-Syndroms. BSG 108/128 mm pro Stunde. CRP 21 mg/dl, Leukozyten 17 200/µl. In der Blutkultur wurde ein Staphylococcus aureus nachgewiesen und daraufhin mit einer Antibiotikatherapie begonnen. Die Röntgenaufnahme zeigte eine Hüftluxation und Strukturveränderungen am rechten proximalen Femur (❑ Abb. 20.1).

Die initiale Temperaturerhöhung bis 39°C war unter der antibiotischen Therapie rückläufig, die Schwellung am Oberschenkel aber weiter zunehmend. Eine Gelenkpunktion war unergiebig. 5 Tage später wurde der Säugling auf unsere kinderorthopädische Station verlegt. Hier erfolgte die notfallmäßige Operation des rechten Hüftgelenkes über einen Leistenzugang. Aus dem Hüftgelenk entleerten sich ca. 100 ml Eiter. Der Hüftkopf und Schenkelhals fehlten. Das Femur begann kranial mit der Metaphyse, im Gelenk lagen noch einige Knorpelstückchen. Das Femur wurde zusätzlich von einem lateralen Zugang dargestellt, der Vastus lateralis abgelöst und das Periost inzidiert. Hier entleerte sich ebenfalls gelber Eiter, der Femurschaft wurde trepaniert und der Abszess ausgeräumt. Das Hüftgelenk wie auch das Femur wurden gründlich gespült, drainiert und es wurde Sulmycinimplant am Oberschenkel und Hüftgelenk implantiert (❑ Abb. 20.2 und 20.3).

Nach 14-tägiger intravenöser antibiotischer Therapie nach Resistenzbestimmung war der weitere Verlauf unauffällig. Hüftgelenk und rechtes Bein wurden in einer Gipsliegeschale ruhig gestellt. Die Blutsenkung war zum Entlassungszeitpunkt drei Wochen nach der Operation mit 15/36 schon deutlich gebessert, die antibiotische Behandlung wurde per oral fortgeführt (❑ Abb. 20.4 und 20.5).

Der weitere Verlauf war zunächst unauffällig, bis zwei Monate später ein Weichteilabszess am rechten Oberschenkel auftrat. Der Abszess wurde wieder operativ entlastet und erneut Staphylococcus aureus nachgewiesen. Der Abszess lag epifaszial ohne Kontakt zu Knochen und Muskulatur und heilte problemlos aus (❑ Abb. 20.6).

Das Bein wurde weiterhin, anfangs ganztätig, später nur noch in einer Nachtliegeschale für insgesamt 4 Monate nach Krankheitsbeginn ruhig gestellt. Der weitere Verlauf war unauffällig, Dominik lernte normal laufen (❑ Abb. 20.7–20.10).

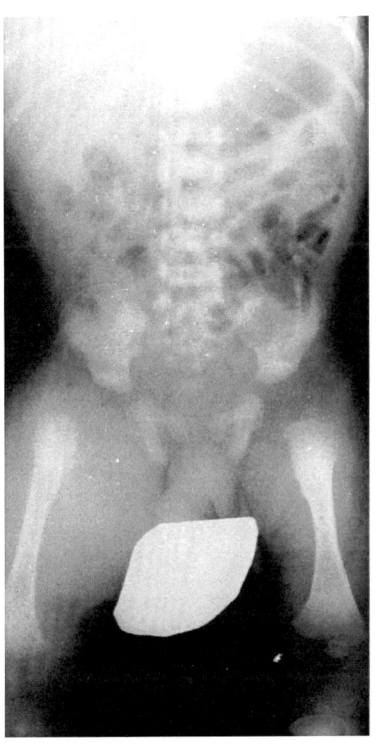

❑ **Abb. 20.1.** Hüftübersicht vom 05.03.90 zeigt eine Luxation des rechten Hüftgelenkes und Strukturveränderungen am proximalen Femur rechts

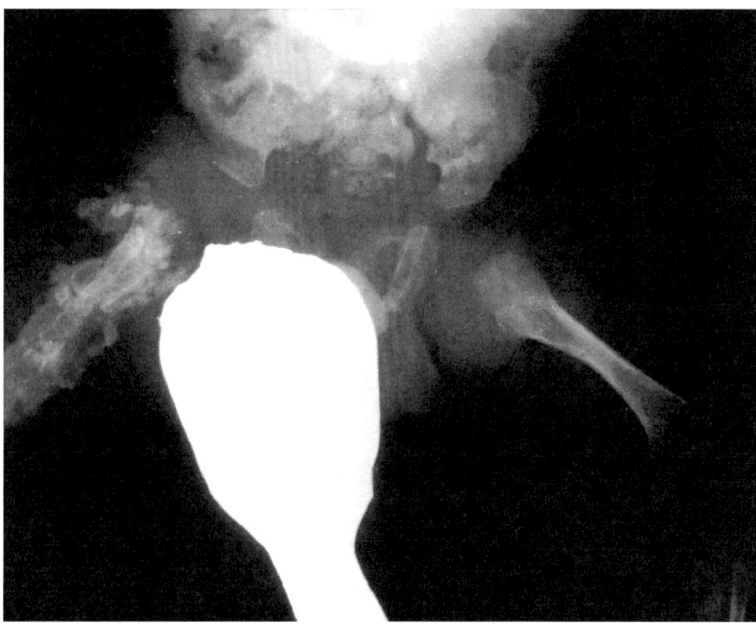

☐ **Abb. 20.2.** Hüftübersicht vom 27.03.90: der Hüftkopf steht weiterhin lateralisiert, das proximale Femur zeigt schwere osteomyelitische Veränderungen mit Strukturunregelmäßigkeiten, Sklerosierungen und osteolytischen Veränderungen sowie Knochenappositionen

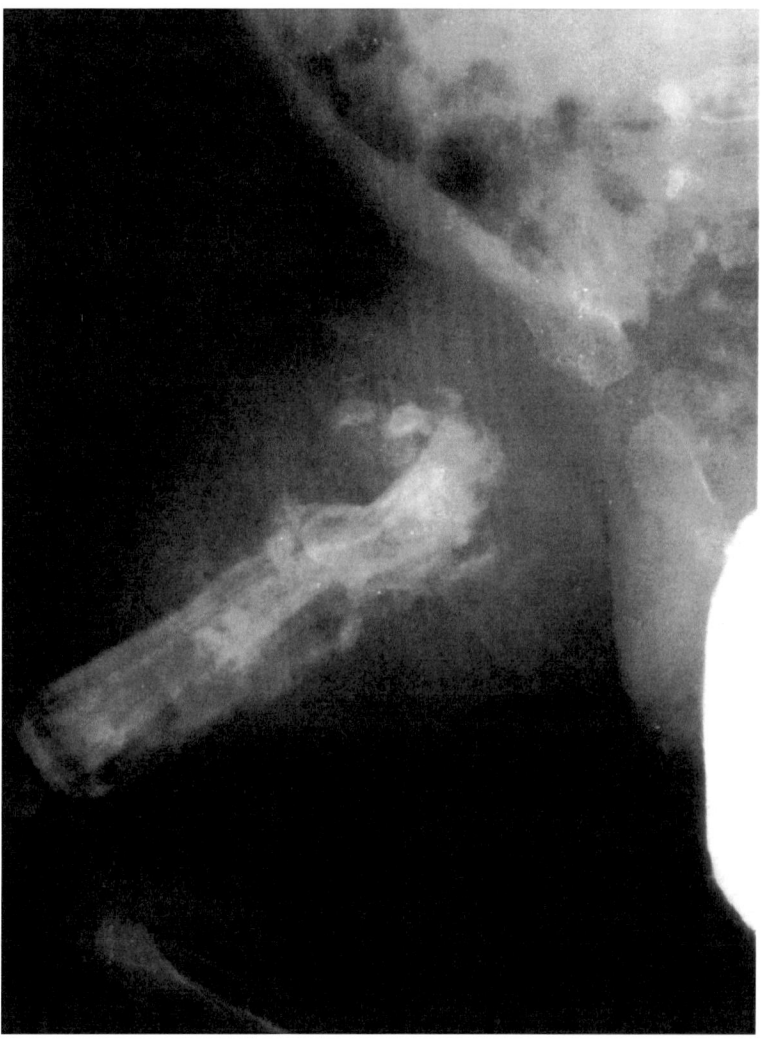

☐ **Abb. 20.3.** Rechte Hüfte seitlich vom 27.03.90: auch auf dieser Aufnahme sieht man die Lateralisation des Hüftkopfes und die schweren Strukturveränderungen des gesamten rechten Femurs

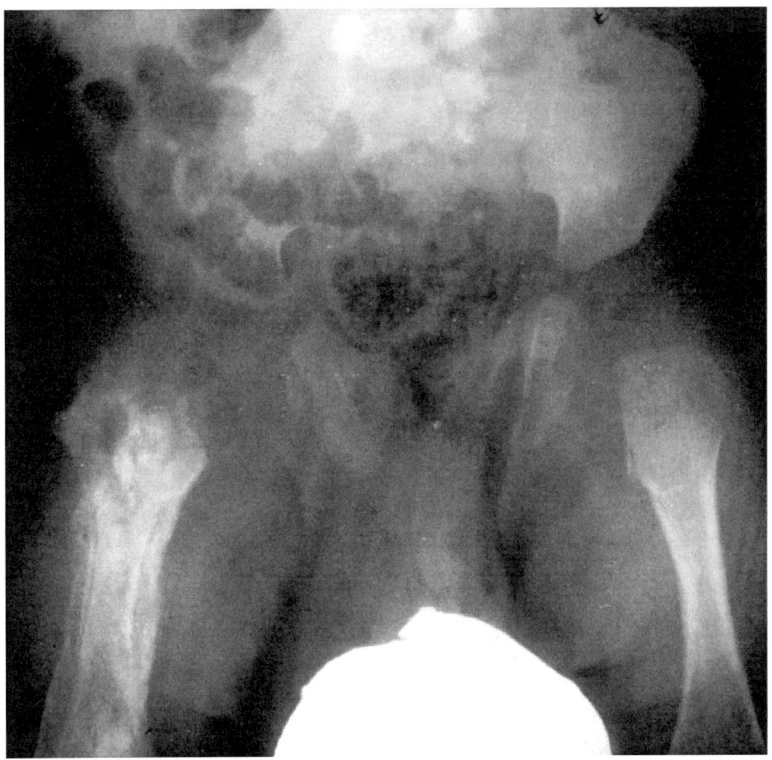

☐ **Abb. 20.4**. Hüftübersicht vom 17.04.90: auf dieser Aufnahme sieht man eine Verdickung des Femurs, ausgedehnte Knochenapposition, verstärkte Sklerosierung und benachbart im proximale Anteil eine große osteolytische Zone. Der Hüftkopf ist weiterhin lateralisiert

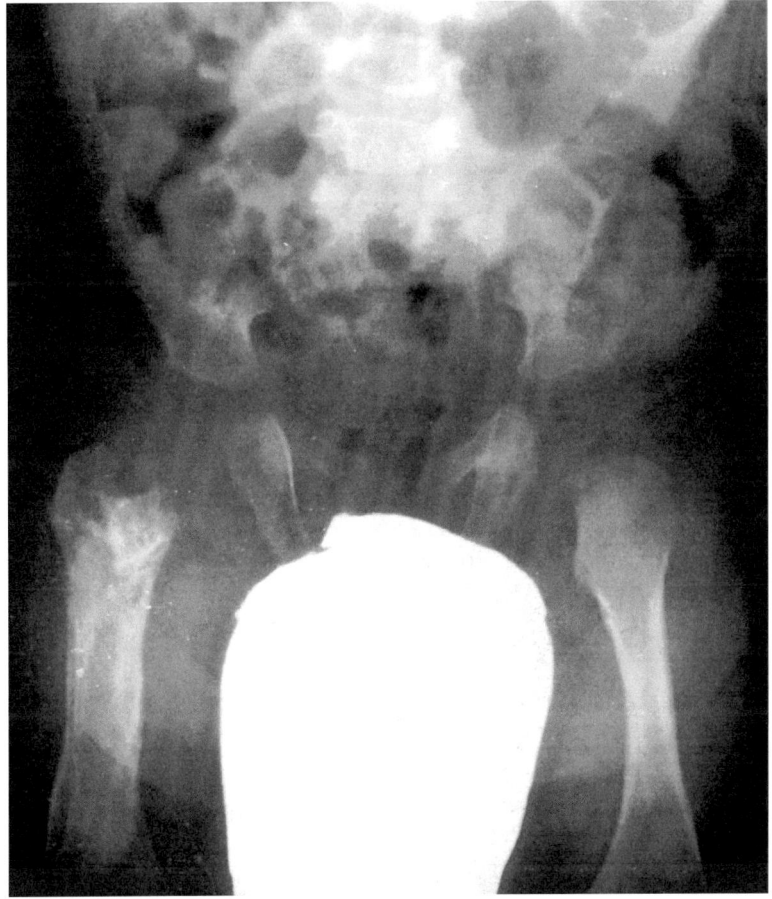

☐ **Abb. 20.5**. Hüftübersicht vom 15.05.90: gegenüber der Voraufnahme hat sich die Verdickung des Femurs teilweise zurückentwickelt, das unruhige Bild der Knochenstrukturen erscheint beruhigt. Man erkennt aber deutlicher den großen Knochendefekt der Metaphyse und den erhöhten Abstand zwischen Azetabulum und proximalem Femur

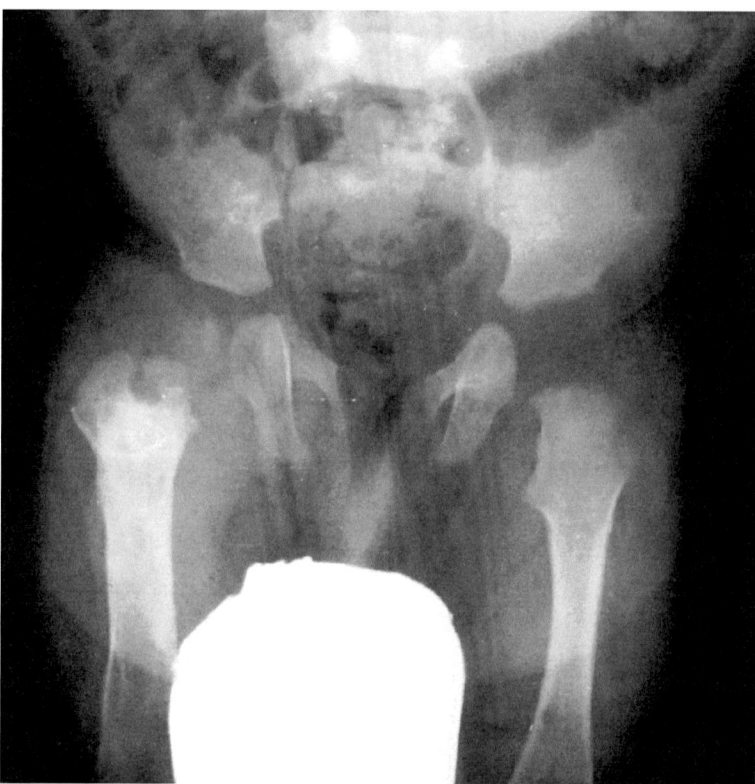

☐ **Abb. 20.6**. Hüftübersicht vom 18.06.90: die Verdickung des Femurs ist gegenüber der Gegenseite noch weiter auffällig, aber rückläufig. Das proximale Femur zeigt einen neuen Knochenkern und auch im Hüftkopf sieht man randständig medial eine kleine Verknöcherungszone (zahlreiche punktförmige, weiße Artefakte im Film)

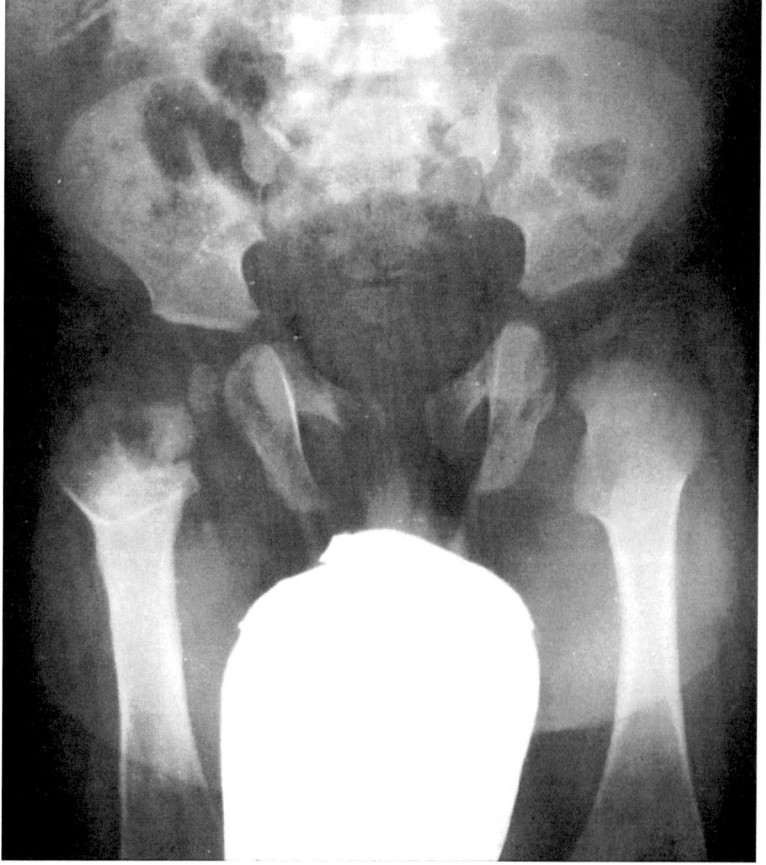

☐ **Abb. 20.7**. Hüftübersicht vom 14.08.90: die auf der Voraufnahme beschriebene metaphysäre Knochenneubildung ist gewachsen, der Hüftkopfkern randständig medial hat ebenfalls deutlich an Größe zugenommen und erscheint jetzt sogar größer als der knöcherne Hüftkopfkern auf der gesunden Gegenseite. Die Femurdiaphyse ist glatt begrenzt, die Knochenverdickung ist weiterhin rückläufig

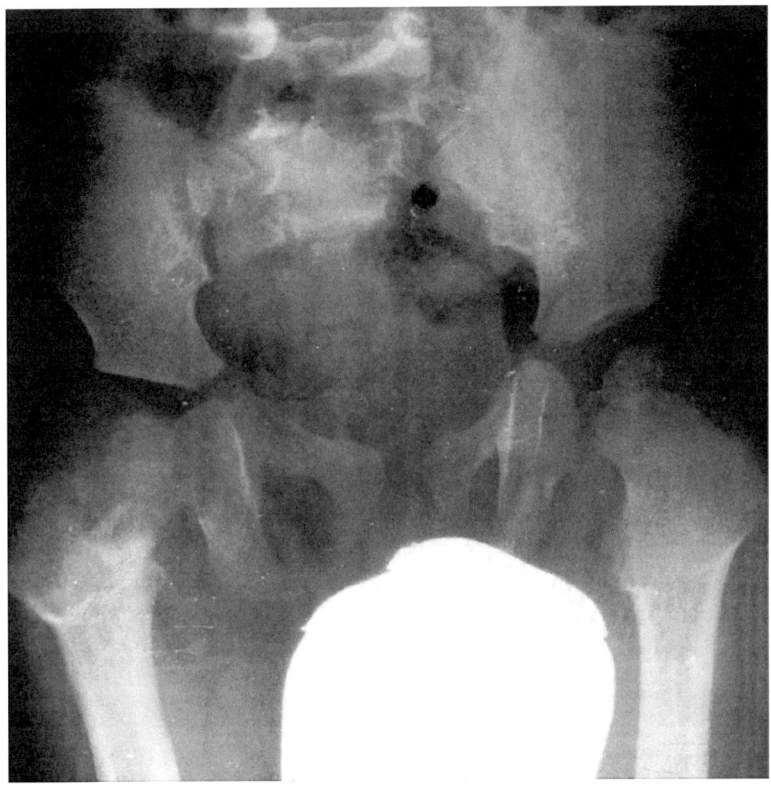

☐ **Abb. 20.8.** Hüftübersicht vom 05.02.91:
der Wiederaufbau der Femurmetaphyse
und des Hüftkopfes hat weiter erheblich
zugenommen. Zwischen der metaphysären
Ossifikationszone und der Intertrochantärregion ist eine neue knöcherne Verbindung
entstanden. Der knöcherne Hüftkopf ist
wieder gut zentriert und weiterhin stark
gewachsen. (zahlreiche kleine, punktförmige
weiße Filmartefakte)

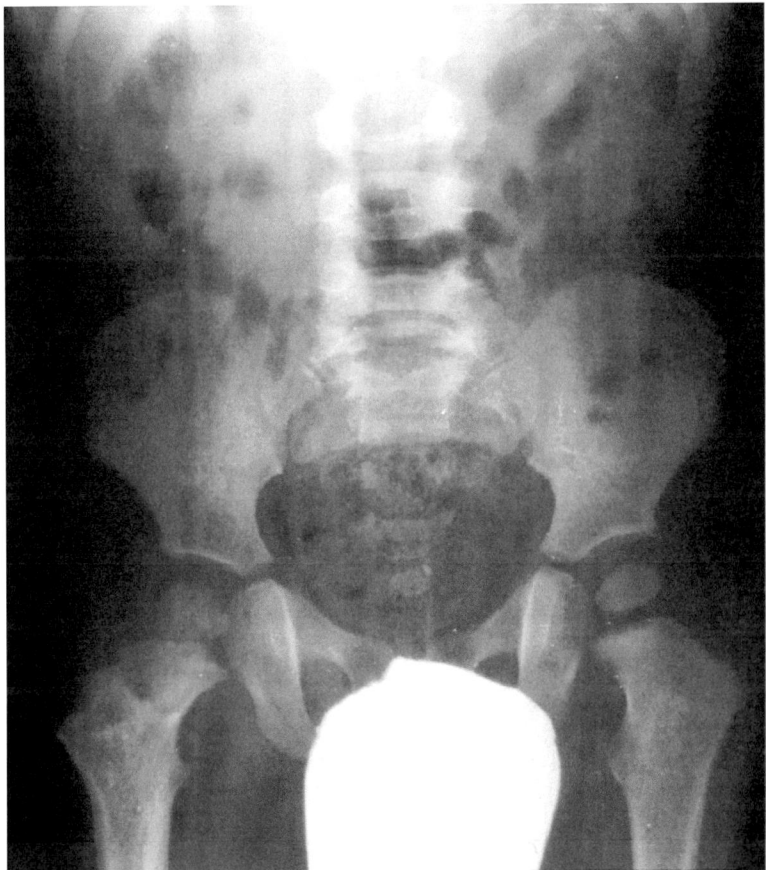

☐ **Abb. 20.9.** Hüftübersicht vom 20.08.91:
gute Zentrierung des Hüftkopfes, zunehmende Normalisierung der Knochenstruktur
der Femurdiaphyse, des Schenkelhalses und
der Intertrochantärregion. Lateral ist die
Trochanterapophyse auffällig in der Struktur
verändert im Vergleich zur Gegenseite

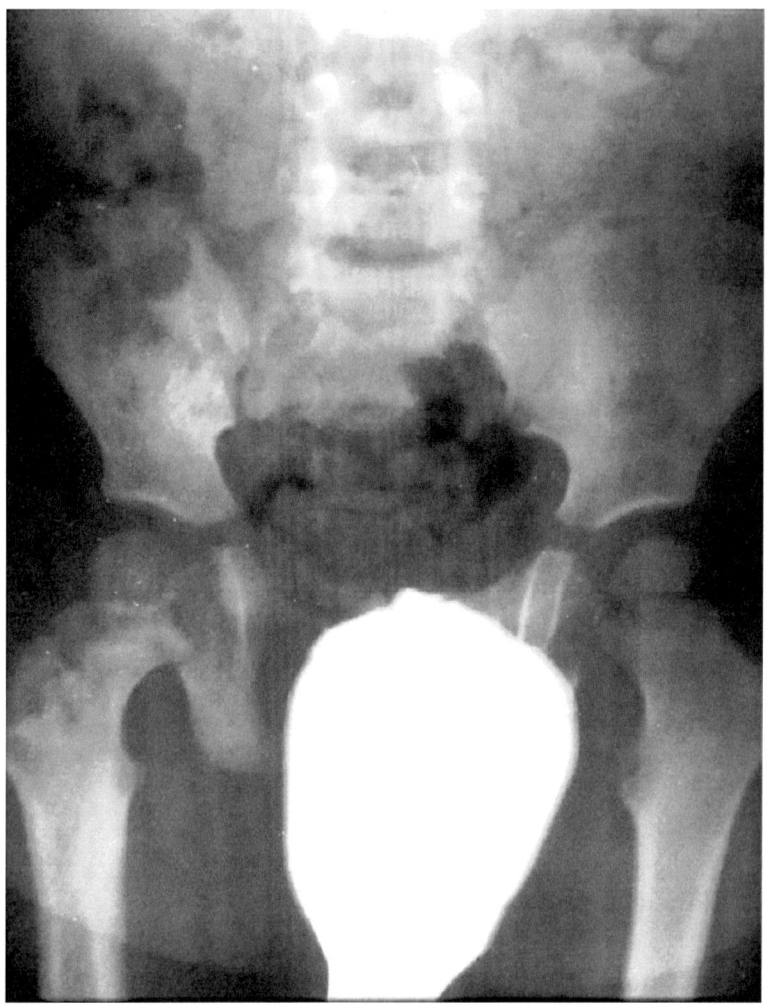

■ **Abb. 20.10.** Hüftübersicht vom 04.02.92: zunehmende Strukturnormalisierung des proximalen Femurs, während der Calcar femoris medial fast normal konfiguriert erscheint, zeigt sich am lateralen Schenkelhals und im Bereich der Trochanterapophyse eine höckerige, unregelmäßige Knochenoberfläche

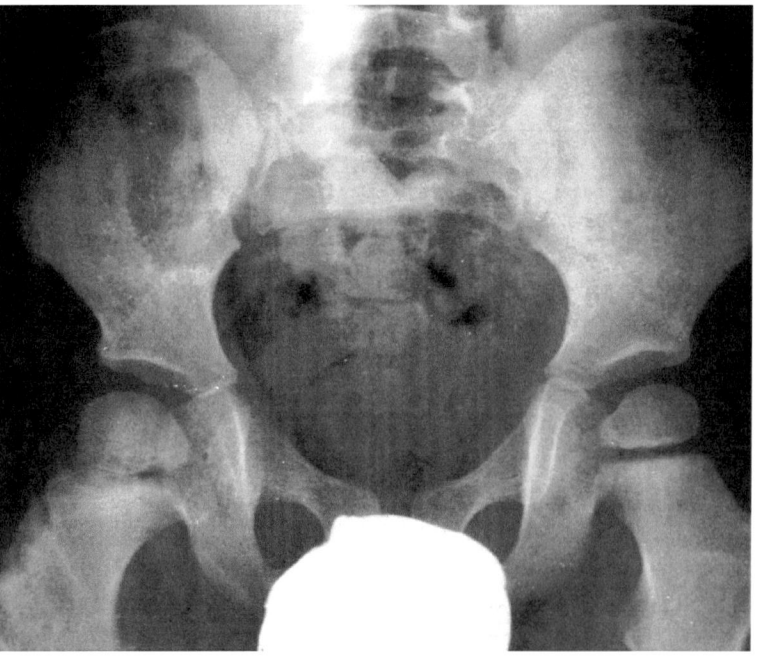

■ **Abb. 20.11.** Hüftübersicht vom 27.10.93: der Aufbau des Schenkelhalses und Hüftkopfes ist deutlich fortgeschritten. Der Hüftkopf als Coxa magna deutlich größer als auf der Gegenseite. Auffällig ist weiterhin die Strukturveränderung im Trochanter major Bereich und am lateralen Schenkelhals. Die proximale Epiphysenfuge ist unregelmäßig strukturiert und schlechter einsehbar als auf der Gegenseite

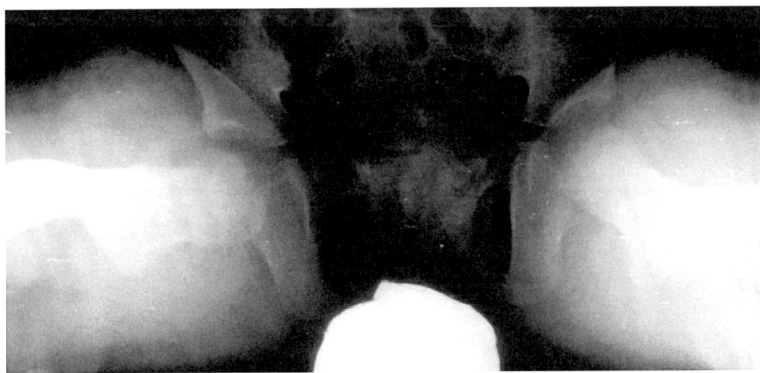

☐ **Abb. 20.12**. Rippsteinaufnahme vom 27.10.93: während auf der linken Seite eine Antetorsion von etwa 30° besteht, ist auf der rechten Seite die Antetorsion fast auf 0° reduziert

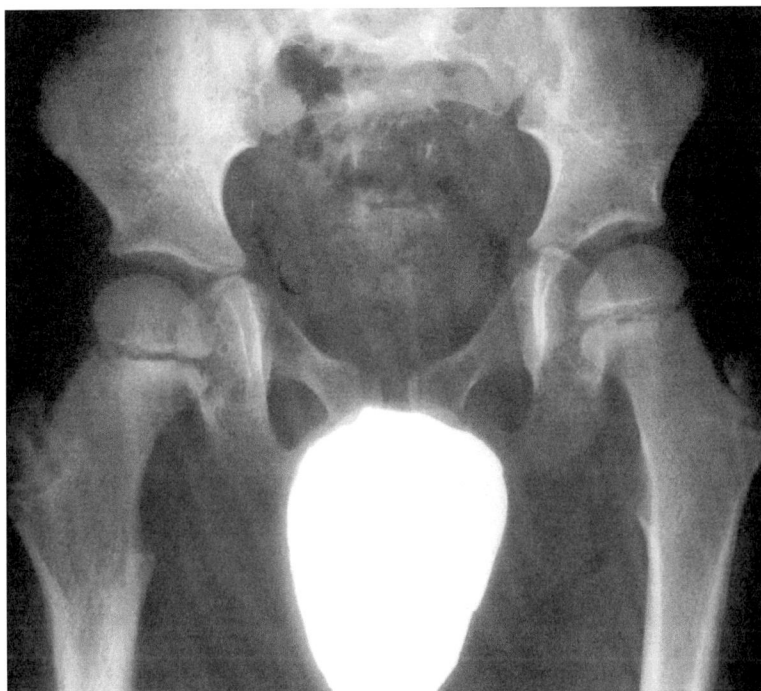

☐ **Abb. 20.13**. Hüftübersicht vom 23.08.95: weitgehender Wiederaufbau von Kopf und Schenkelhals, allerdings wirkt der Schenkelhals länger als auf der Gegenseite, der Trochanter minor rechts ist kleiner und die Trochanterapophyse zeigt weiterhin eine deutliche Strukturunregelmäßigkeit

Drei Jahre nach der Operation erfolgte eine Nachuntersuchung. Das rechte Bein war 1 cm verkürzt, das Gangbild unauffällig. Die Innenrotationsfähigkeit des rechten Beines war gegenüber links um 30° vermindert, ansonsten war die Beweglichkeit frei (☐ Abb. 20.11 und 20.12).

4 ½ Jahre nach der Geburt besteht eine Beinverkürzung von 0,5 cm. Dominik ist beschwerdefrei, er spielt Fußball, schwimmt viel und fährt viel Fahrrad. Auffällig ist wieder eine Einschränkung der Innenrotation rechts (IR/AR 20/0/80°) im Vergleich zu links (IR/AR 65/0/75°). Die übrige Beweglichkeit der Hüftgelenke ist unauffällig und frei (☐ Abb. 20.13).

Bei der letzten Nachuntersuchung im Sommer 2005 ist der inzwischen 15 ½ jährige Dominik weiter beschwerdefrei und der klinische Befund bis auf eine Beckenabsenkung von knapp 1 cm und einer weiter bestehenden Innenrotationseinschränkung rechts IR/AR 15/0/50° im Vergleich zu links 40/0/40° unauffällig. Dominik treibt ohne Probleme intensiv Sport (Fußball) (☐ Abb. 20.14 und 20.15).

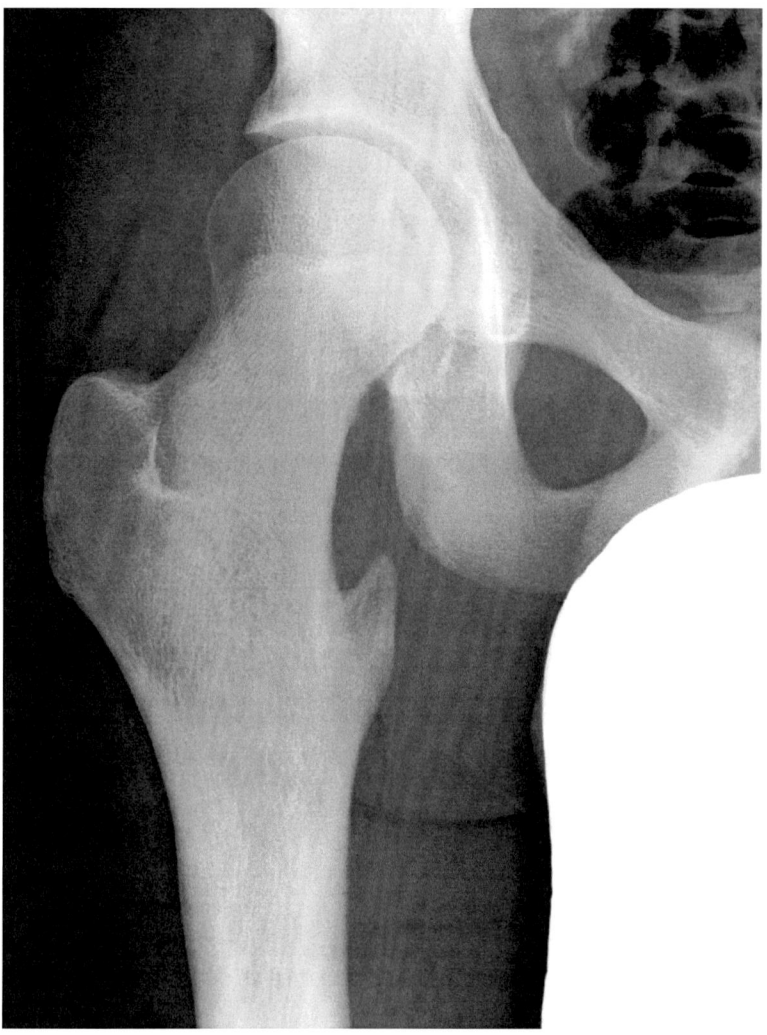

☐ **Abb. 20.14**. Rechte Hüfte a.p. vom 09.08.2005: Coxa valga mit verlängertem Schenkelhals und spitzzipflig ausgezogenem Trochanter minor. Die Wachstumsfuge ist geschlossen, der wohlgerundete Hüftkopf erscheint etwas vergrößert

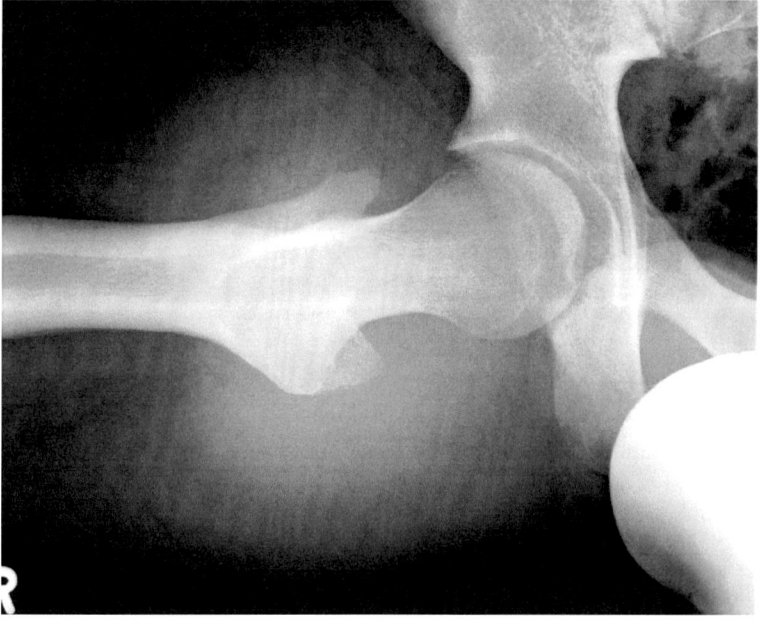

☐ **Abb. 20.15**. Rippsteinaufnahme rechte Hüfte vom 09.08.2005: die Antetorsion des Schenkelhalses ist reduziert, gute Kongruenz von Kopf und Pfanne

21 Von der proximalen Humerusfraktur zur Omarthrose – ein 27-Jahres-Verlauf

F. Kelberine
[Übersetzung: R.-P. Meyer]

Kinischer Fall

Herr B., Rechtshänder mit Arbeit in sitzender Position, erleidet 1977 mit 19 Jahren einen Verkehrsunfall. Humerusfraktur links (☐ Abb. 21.1), Plattenosteosynthese (☐ Abb. 21.2). Metallentfernung nach 18 Monaten (☐ Abb. 21.3). Es entwickelt sich eine Humeruskopfnekrose nach 5 Jahren (☐ Abb. 21.4), die jedoch gut toleriert wird, bis ca. 12 Jahre nach dem Unfallereignis (☐ Abb. 21.5). Damals rasche Einschränkung der Schultergelenksbeweglichkeit mit mäßigen Schmerzen, die gut auf Antirheumatika ansprechen. Aus Angst verweigert der Patient eine Intervention 16 Jahre nach dem Ersteingriff (☐ Abb. 21.6). 2002 wird eine Olecranonfraktur auf der gleichen Seite osteosynthetisch versorgt. Eine Neueinschätzung der Schulter findet anlässlich dieser Intervention statt. (☐ Abb. 21.7). 2004 wird die linke Schulter zunehmend schmerzhaft mit progredienter Einsteifung: Vorwärtsheben 30°, Außenrotation 30°, Innenrotation 50° (☐ Abb. 21.8).

Bei Vorliegen eines guten ossären Glenoidblockes (☐ Abb. 21.9) und in Anbetracht des Alters des Patienten – 47-jährig – ergibt sich eine gute Indikation für eine Schulterkopfprothese, unzementiert, ohne Glenoidersatz (☐ Abb. 21.10). 2 Jahre nach dem Eingriff ist der Patient beschwerdefrei, die aktive Elevation beträgt 120°, die Außenrotation 10°, die Innenrotation 80°. Der Patient ist mit dem Operationsresultat sehr zufrieden (☐ Abb. 21.11).

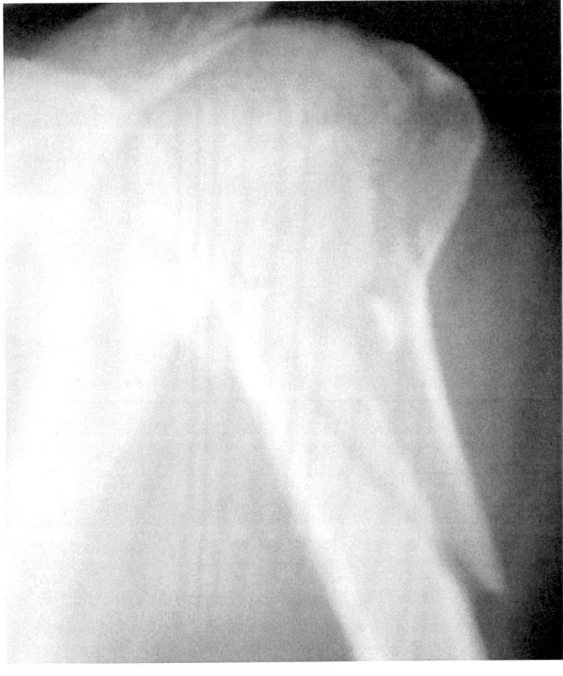

☐ **Abb. 21.1**. Proximale Humerusschrägfraktur links, Unfallbild

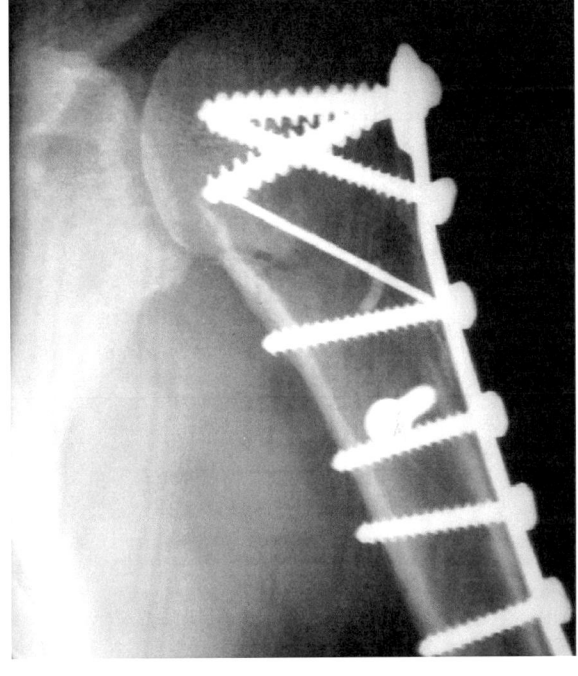

☐ **Abb. 21.2**. Linke Schulter ap nach Platten-Osteosynthese

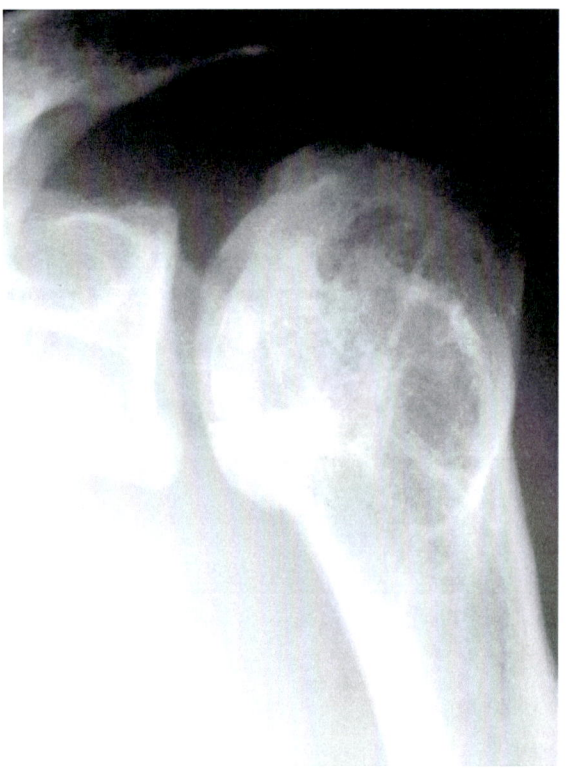

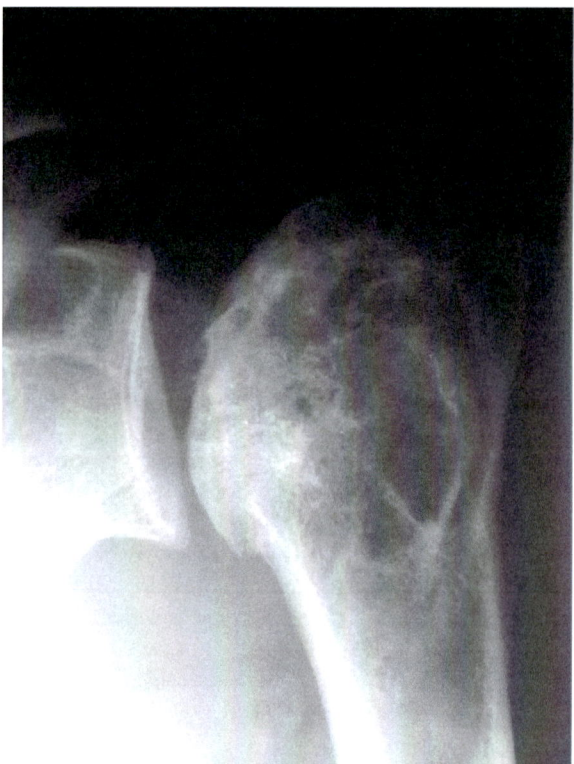

◻ **Abb. 21.3**. Linke Schulter ap nach Metallentfernung, 18 Monate nach Osteosynthese, beginnende Humerskopfnekrose

◻ **Abb. 21.4**. Linke Schulter ap 5 Jahre nach Osteosynthese, progrediente Humeruskopfnekrose

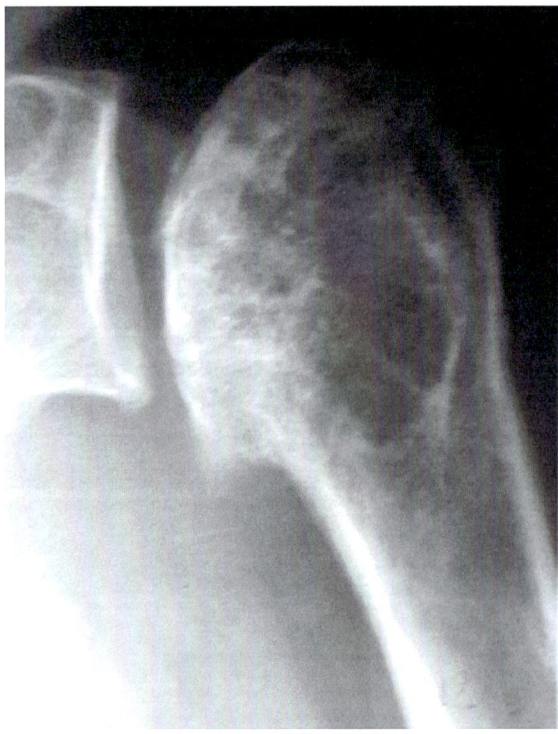

◻ **Abb. 21.5**. Linke Schulter ap 12 Jahre nach Osteosynthese. Zunahme der Kopfnekrose

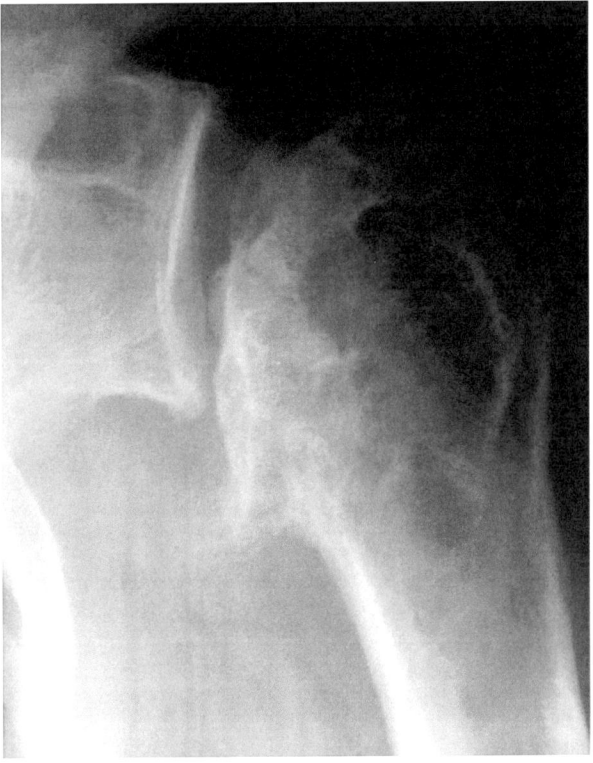
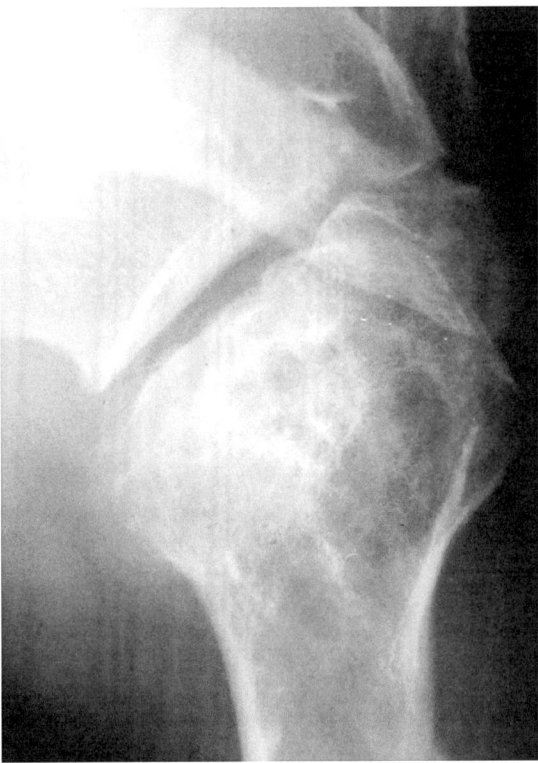

☐ **Abb. 21.6.** Linke Schulter ap und axial 18 Jahre nach Osteosynthese mit ausgedehnter Kopfnekrose

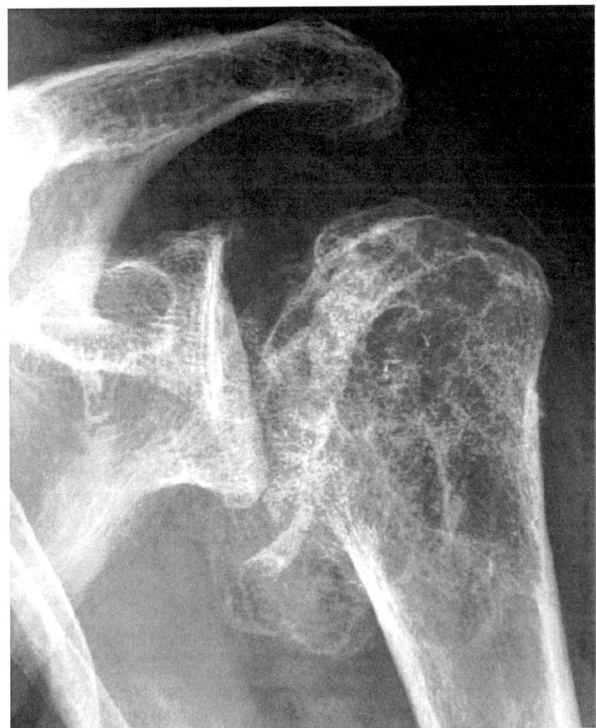

☐ **Abb. 21.7.** Linke Schulter ap 25 Jahre nach Osteosynthese mit zerstörtem Humeruskopf

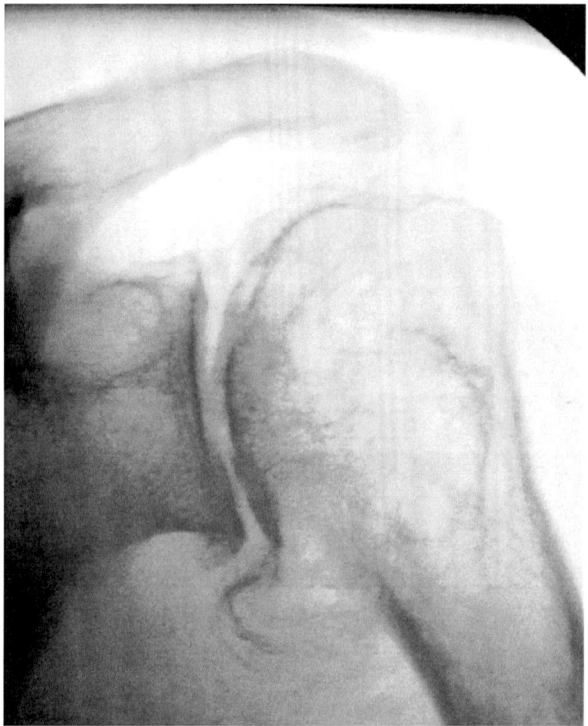
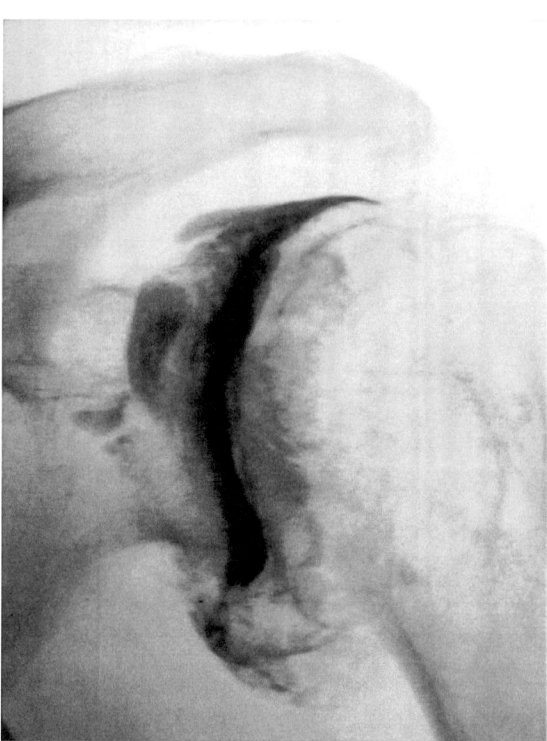

◻ **Abb. 21.8.** Linke Schulter ap ohne und mit Kontrastmittel 26 Jahre nach Osteosnythese: progrediente, schmerzhafte Einsteifung des Gelenkes

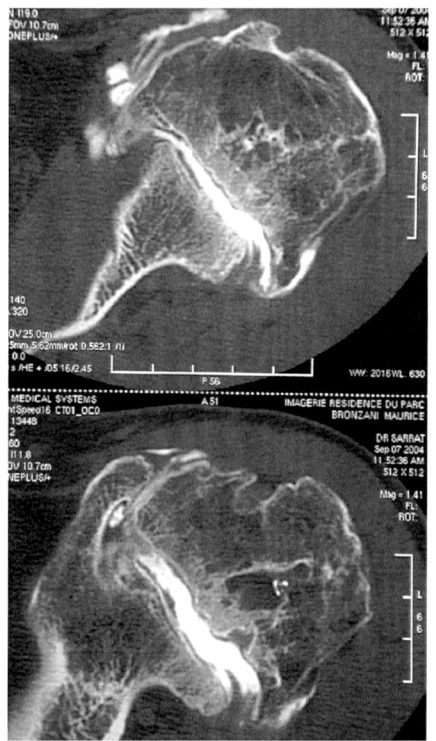

◻ **Abb. 21.9.** Arthro-CT linke Schulter axial, guter ossärer Glenoidblock

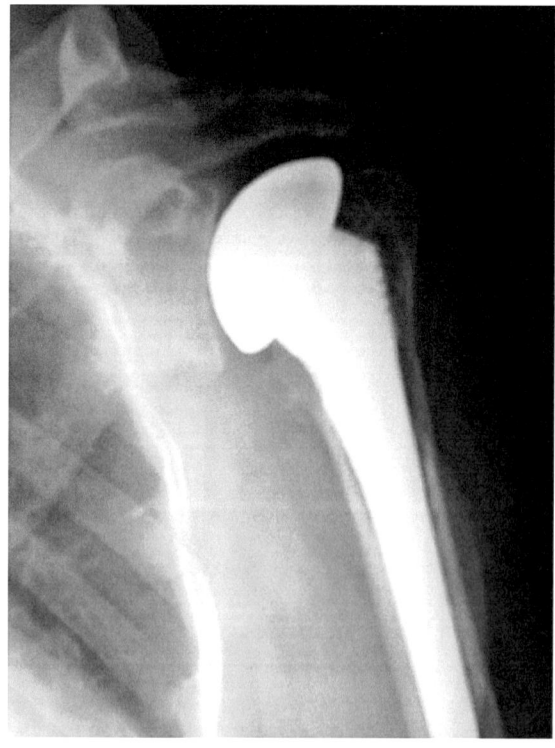

◻ **Abb. 21.10.** Linke Schulter ap nach Implantation einer Schulterkopfprothese, zementfrei, ohne Glenoidersatz

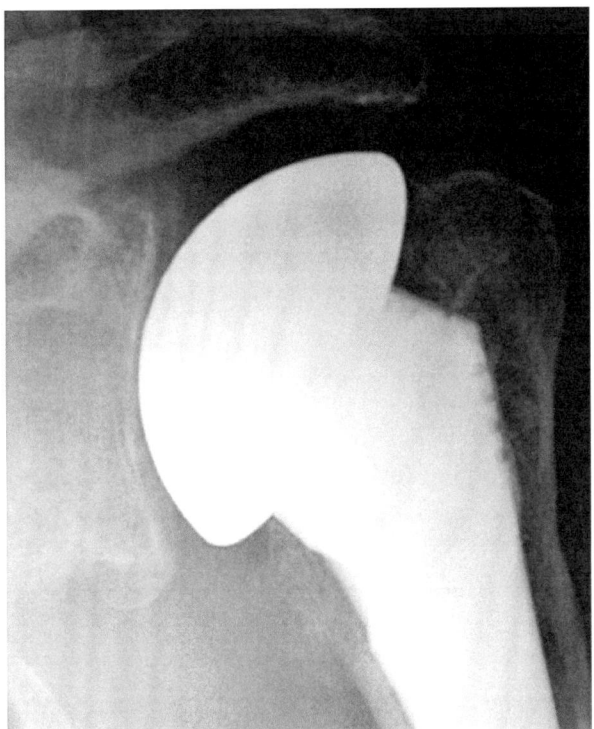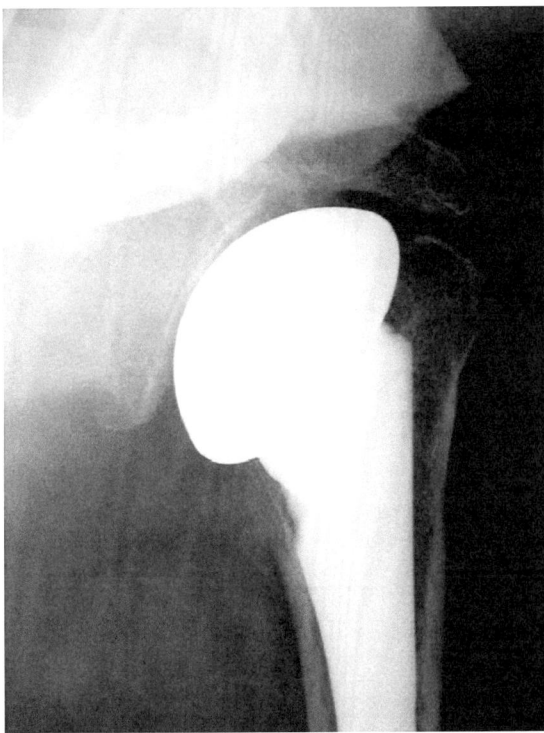

☐ **Abb. 21.11.** Linke Schulter ap und axial zentriert 2 Jahre nach Implantation der Schulter-kopfprothese mit gutem klinischem und radiologischem Resultat

22 Miniarthroplastik am Knie bei Osteonekrose

F. Kelberine
[Übersetzung: R.-P. Meyer]

Klinischer Fall

Herr G. 52-jährig, Landwirt, betreibt als Ausgleichssport Squash und Jogging. Er erscheint in der Sprechstunde wegen linksseitiger Kniebeschwerden mit Knacken beim in die Hocke gehen und rezidivierenden Gelenksergüssen. Vor 10 Monaten wurde am linken Kniegelenk eine Arthroskopie vorgenommen. Dabei wurde ein osteocartilaginärer Sequester vom medialen Femurkondyl entfernt, eine Affektion, die beim Patienten bereits seit seiner Adoleszenz bekannt war. Die klinische Untersuchung zeigte einen diskreten Erguss sowie eine Druckdolenz am medialen Gelenkspalt. Das Kniegelenk ist gut beweglich und stabil. Eine Arthro-CT-Untersuchung dokumentiert einen großen Defekt axial am medialen Femurkondyl (☐ Abb. 22.1).

Folgende therapeutischen Möglichkeiten wurden evaluiert:

- Die **Mosaikplastik.** Dagegen sprechen die Größe des Defektes, der fehlende periphere Wall mit insuffizienter Abstützung und das Alter des Patienten. Dies sind schlechte prognostische Faktoren für eine Mosaikplastik.
- Die **valgisierende Tibiakopfosteotomie.** Dagegen spricht die Normachse auf der Ganzbeinaufnahme.
- Der **Allograft.** Dagegen spricht die lange Rekonvaleszenz bei einem körperlich äusserst aktiven Landwirt.
- Die **Hemiprothese.** Dagegen spricht die für dieses Implantat doch eher kleine Defektgröße.
- Ein **neues Implantat mit kleinem Oberflächenersatz**, das bei fehlenden anderen intraartikulären Läsionen genau die Defektzone ausfüllt: Microcap von Arthrosurface (☐ Abb. 22.2). Die Implantation dieses Microcaps haben wir vorgenommen.

Der postoperative Verlauf war komplikationslos mit sofortiger Vollbelastung und einem linken Kniegelenk, das vom Patienten 2 Monate nach dem Eingriff schon fast »vergessen« war. Es verblieb lediglich ein kleiner Restschmerz bei Rotationsbewegungen unter schwerer Feldarbeit. 18 Monate nach dem Eingriff zeigte das linke Kniegelenk klinisch und radiologisch ein gutes Resultat (☐ Abb. 22.3).

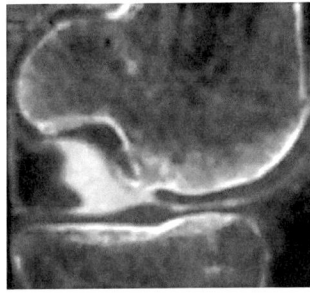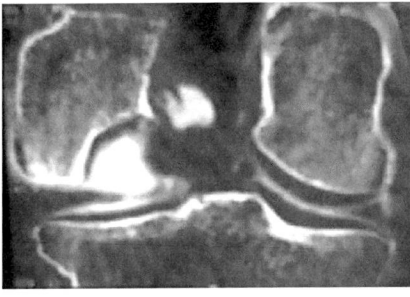

☐ **Abb. 22.1.** Arthro-CT linkes Knie mit großem randständigem Defekt am medialen Femurkondyl

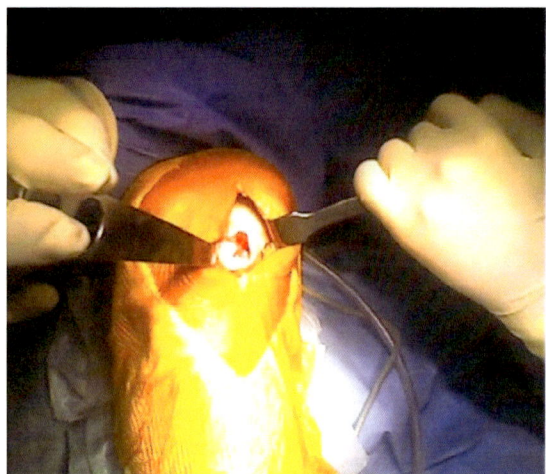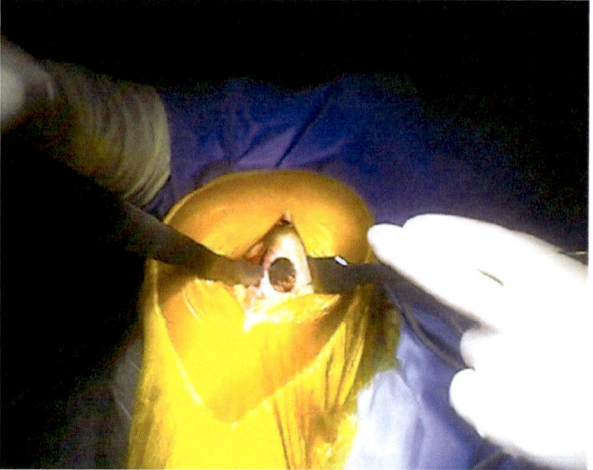

◙ **Abb. 22.2**. Defekt am medialen Femurkondyl vor und nach Implantation des Microcaps

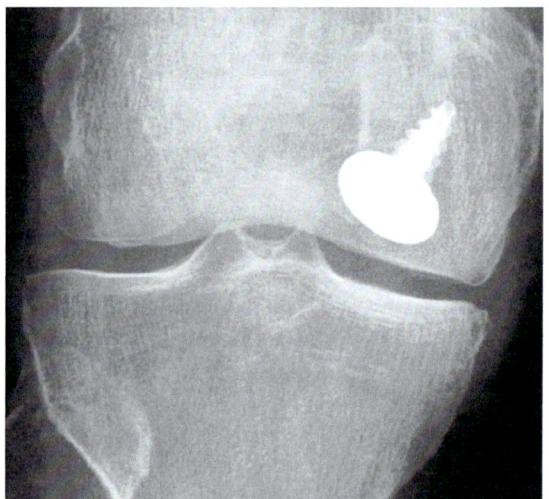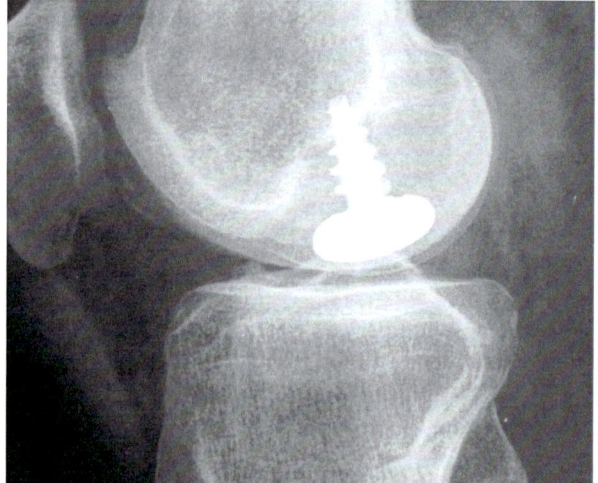

◙ **Abb. 22.3**. Röntgenkontrolle des linken Kniegelenkes ap und seitlich 18 Monate nach Implantation des Microcaps

23 Das Fibula-Regenerat zeigt ein gleich gutes Potenzial als strukturelles Transplantat für die Knochendefektheilung wie die originäre Fibula

R. Krauspe

Die Patientin S. Anna wurde erstmals bei uns im Alter von 7 Jahren im Jahre 2002 vorgestellt. Sie hatte Schmerzen und eine progrediente Schwellung des linken Oberarmes (Abb. 23.1).

Aus der Vorgeschichte konnte in Erfahrung gebracht werden, dass eine Biopsie mit dem Ergebnis eines Chondroms durchgeführt worden war.

Empfehlung: Beobachtung.

Wegen der Progression der Symptome und der zunehmenden Schwellung wurde die Indikation zur erneuten Biopsie gestellt.

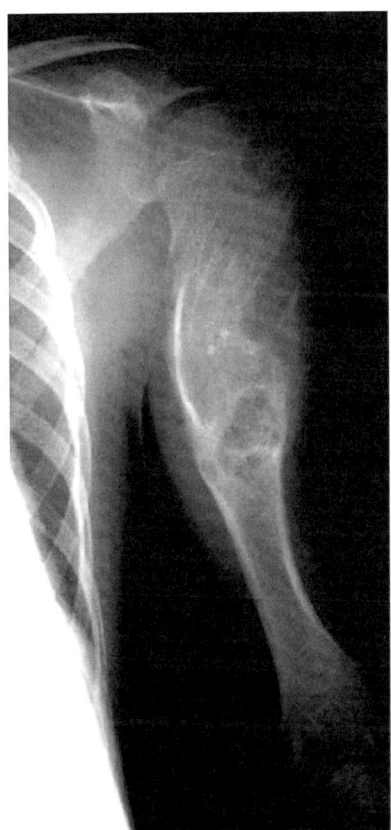
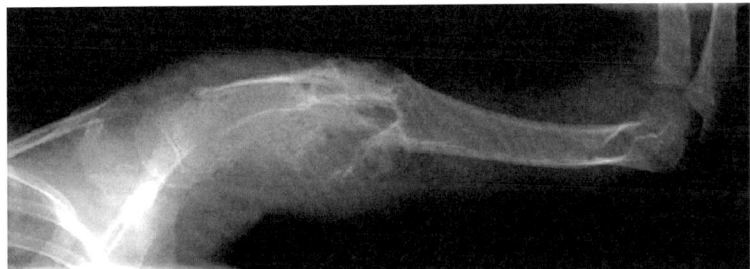

 Abb. 23.1. Röntgenaufnahmen des linken Humerus eines 7 8/12 Jahre alten Mädchens im antero-posterioren und seitlichen Strahlengang. Der tumoröse Prozess wächst mit unscharfer Begrenzung aus dem meta-diaphysären Knochen in die umgebenden Weichteile und weist neben zystischen auch sklerotische Anteile auf. Ellenbogen- und Schultergelenk sowie die Wachstumsfugen sind nicht betroffen

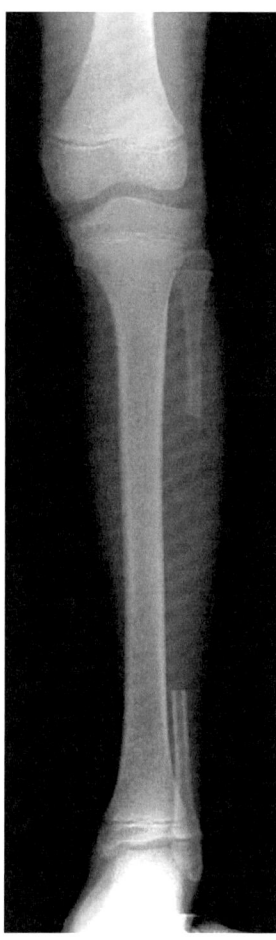
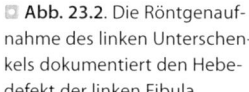
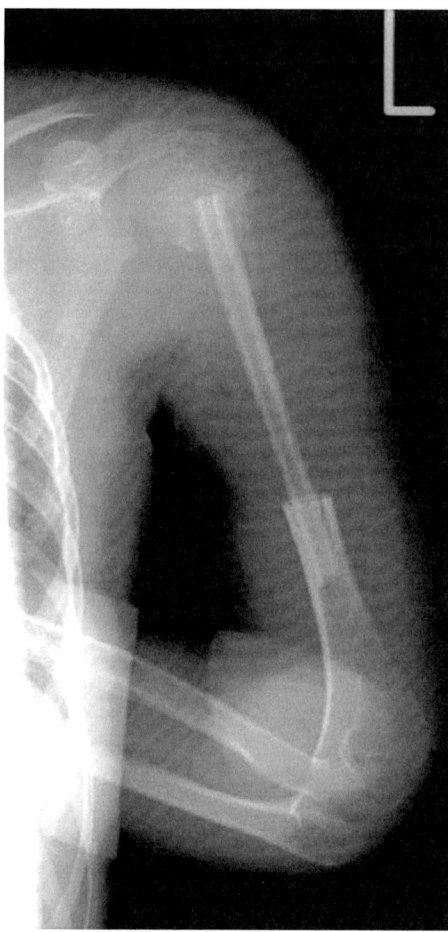

☐ **Abb. 23.2.** Die Röntgenaufnahme des linken Unterschenkels dokumentiert den Hebedefekt der linken Fibula

☐ **Abb. 23.3.** Röntgenaufnahmen des linken Humerus
im antero-posterioren Strahlengang (vgl. Abb. 23.1).
Nach Resektion des proliferierenden Chondroms ist der
Humerusdefekt durch ein strukturelles Fibulatransplan-
tat wiederhergestellt. Die teleskopartigen Knochen-in-
Knochen-Verbindungen waren stabil

Erstes histopathologisches Ergebnis: Proliferierendes Chondrom mit
schwieriger Abgrenzung zu einem Chondrosarkom Grad-1.

Referenzpathologische Begutachtung: Proliferierendes Chondrom.

Empfehlung: Vollständige Resektion.

Eine intraläsionale Resektion hätte ein höheres Rezidivrisiko, eine Seg-
mentresektion erfordert dagegen eine aufwendige Rekonstruktion.

Nach Resektion des tumortragenden Humerus muss eine Wiederherstellung des Knochens erfolgen, was durch autologe oder homologe Trans-
plantate zu erzielen ist. Die autologe Fibula z. B. kann frei oder gefäßgestielt
eingesetzt werden.

Nach sorgfältiger Abwägung und bei sehr guter eigener Erfahrung mit
der frei transplantierten Fibula bei Kindern, wurde diese Lösung der Familie
vorgeschlagen und eine Einwilligung erzielt.

Die gleichseitige Fibula ließ sich problemlos heben (☐ Abb. 23.2) und nach
vollständiger marginaler Tumorresektion in den Defekt unter bestmöglicher
Wiederherstellung der Länge transplantieren (☐ Abb. 23.3).

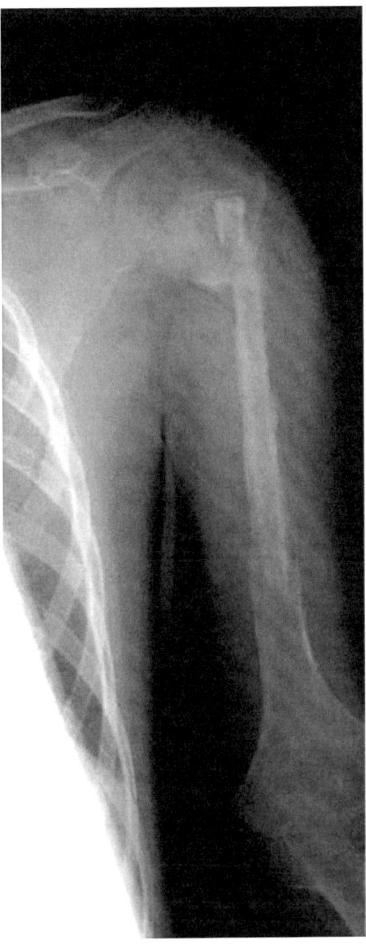
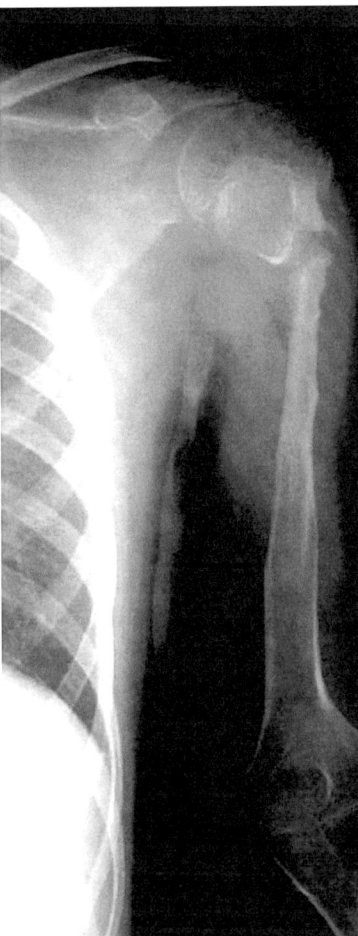

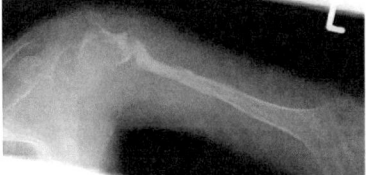

☐ **Abb. 23.4.** Röntgenaufnahmen des linken Humerus im antero-posterioren Strahlengang zeigen 5 Monate postoperativ eine knöcherne Einheilung des Transplantates distal. Dagegen ist proximal eine Fraktur im Transplantat eingetreten und die knöcherne Heilung ausgeblieben (vgl. Abb. 23.1 und 23.2).

☐ **Abb. 23.5.** Die Röntgenaufnahmen des linken Humerus in 2 Ebenen zeigen 12 Monate postoperativ eine zunehmende Remodellierung mit deutlicher Vergrößerung des Kalibers des Fibulatransplantates distal. Proximal hat sich eine Pseudarthrose ausgebildet

In der Nachbehandlung wurde für 6 Wochen ein Desault-Verband angelegt und gut toleriert.

Die Verlaufsbeobachtung erfolgte zu festen Terminen bei guter Compliance.

Nach 6 Wochen zeigte sich an der distalen Fusion eine gute knöcherne Einheilung, an der proximalen »docking-site« war keine Knochenfusion erkennbar. Bei fehlenden Beschwerden wurde eine limitierte Bewegung erlaubt. Nach knapp 5 Monaten postoperativ zeigte sich proximal an der transplantierten Fibula eine Fraktur (☐ Abb. 23.4) und schließlich musste ein Jahr postoperativ eine atrophe Pseudarthrose am proximalen Humerus an der »docking site« diagnostiziert werden. Distal war die Fibula sehr gut und stabil eingeheilt und zeigte bereits eine Remodellierungstendenz mit Kaliberzunahme (☐ Abb. 23.5).

Die Beratung von Patientin und Familie erfolgte wiederum unter Diskussion aller weiteren operativen Optionen: Vaskulär gestielte Fibula der Gegenseite, Beckenknochentransplantate; frei gestielte Fibula der Gegenseite oder erneut von der gleichen Seite.

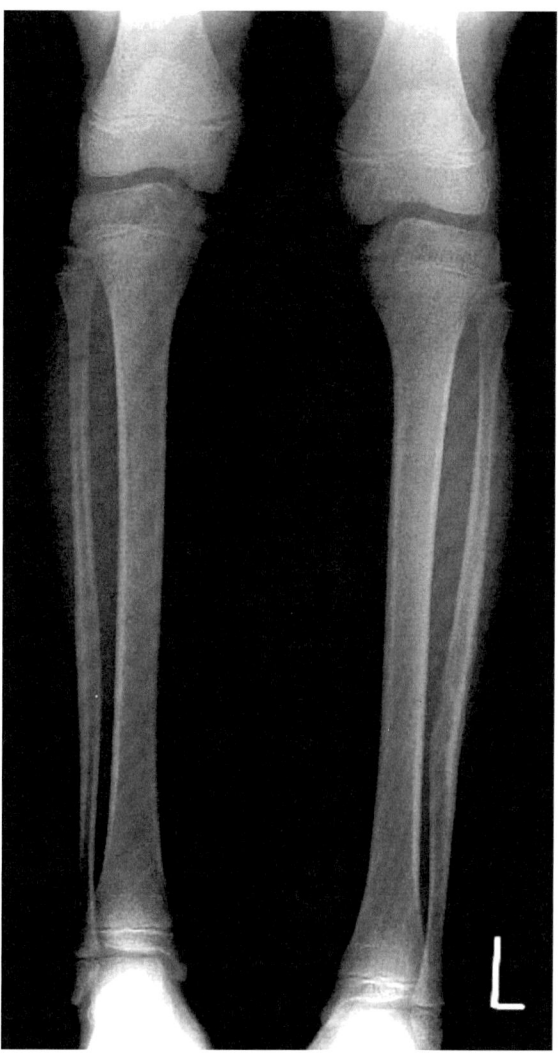

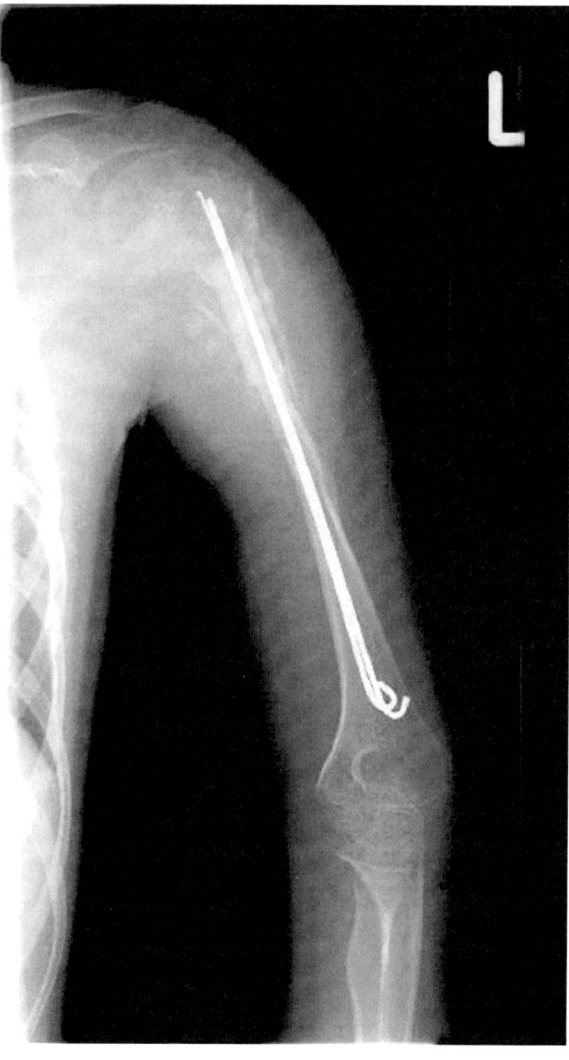

▫ **Abb. 23.6.** Die Röntgenaufnahmen der Unterschenkel im antero-
posterioren Strahlengang dokumentieren die vollständige Remodellierung der linken Fibula (vgl. Abb. 23.2)

▫ **Abb. 23.7.** Röntgenaufnahme des linken Humerus im antero-
posterioren Strahlengang. Nach Resektion der Pseudarthrose ist der
Defekt erneut mit einem Fibulatransplantat (strukturelles Transplantat
aus dem Fibula-Regenerat, vgl. Abb. 23.2 und 23.6) überbrückt. Zusätzliche Osteosynthese mit intramedullärer Nagelung mit Kirschnerdrähten von distal

Der Hebedefekt an der Fibula war vollständig remodelliert (▫ Abb. 23.6).
Die metaphysäre proximale Knochenregion zwischen Wachstumsfuge und
Defekt am betroffenen Humerus war wachstumsbedingt vergrößert, so dass
eine bessere Fusion und eine intramedulläre Osteosynthese möglich schienen.

Die entscheidende Frage war, ob das Fibularegenerat eine gleich gute
osteoinduktive und osteokonduktive Potenz hat.

Nach ausführlicher Beratung haben wir die gleichseitige Fibula, das Rege-
nerat, erneut gehoben und transplantiert. Die anatomische Situation erlaubte
die intramedulläre Kirschner-Drahtfixation, denn auch das Fibulatransplantat zeigte wieder einen normal weiten Markraum (▫ Abb. 23.7).

Erfreulicherweise war die Knochenheilung diesmal an beiden Enden
rasch und zeitgerecht, wie an der distalen »docking-site« bei der Ersttrans-
plantation (▫ Abb. 23.8 und 23.9).

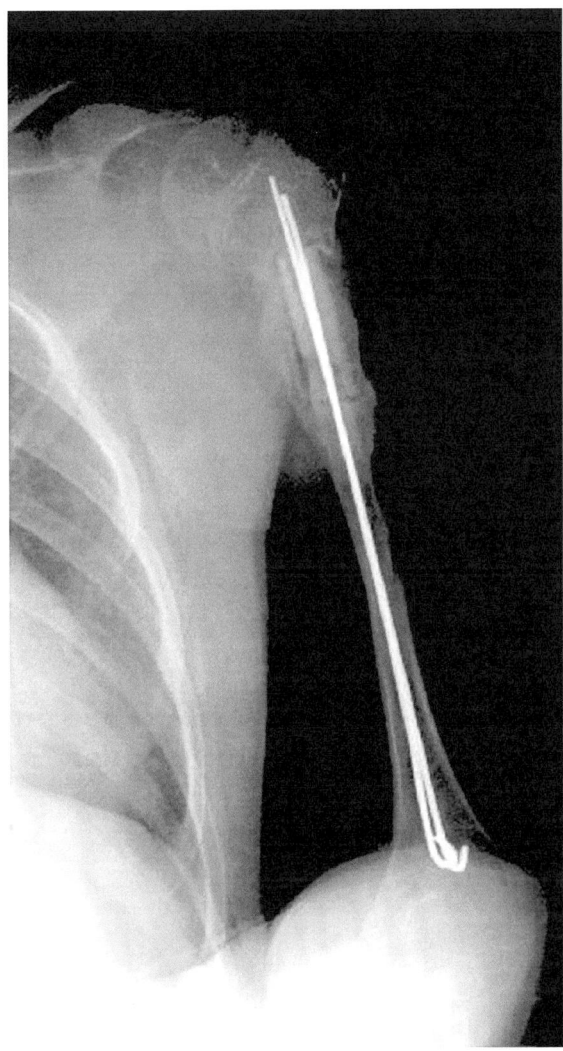

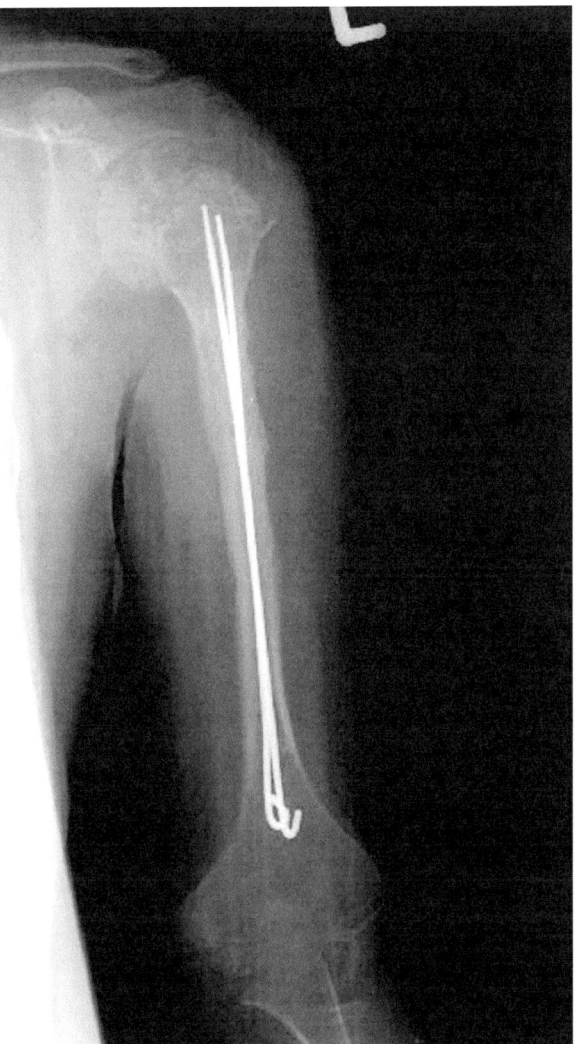

⬜ **Abb. 23.8**. Röntgenaufnahme des linken Humerus im antero-
posterioren Strahlengang 6 Wochen nach Revisisonseingriff (vgl.
Abb. 23.7)

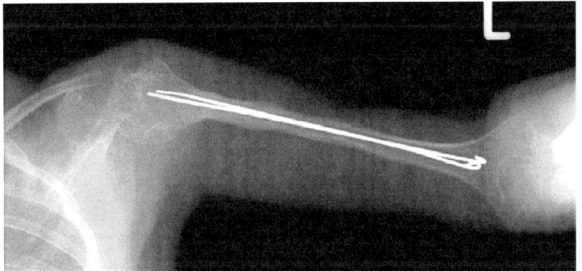

⬜ **Abb. 23.9**. Die Röntgenaufnahmen des linken Humerus in 2 Ebenen
zeigen 9 Monate nach dem Revisionseingriff eine stabile vollständige
knöcherne Fusion des Transplantates sowohl distal als auch proximal

Die Beweglichkeit von Schulter- und Ellenbogengelenk war 9 Monate postoperativ ohne Einschränkung und schmerzfrei.

Dieser Fall belegt, dass das Fibularegenerat als Transplantat ebenso geeignet ist wie die Fibula bei primärer Entnahme.

Zugleich zeigt dieser Fall auch, dass die mechanische Stabilität durch interne Fixation als positiver Faktor für die Knochenheilung von Bedeutung ist.

Neben der Fibula sind Beckenkammtransplantate und/oder Knochenersatz-materialien (TricalciumPhosphat) mit Knochenmarkaspirat (Stamm-, Vorläuferzellen) für die lokale Knochenregeneration geeignet. Wenn ein strukturelles Transplantat erforderlich ist, muss ein entsprechendes Transplantat ausgewählt werden. Im Kindesalter ist die Fibula gut geeignet und zeigt im Wachstum eine sehr gute Adaptation an die mechanische Beanspruchung (Femur; Tibia, Humerus), zugleich remodelliert sich der Knochen im Hebedefekt vollständig einschließlich der Wiederherstellung des Knochenmarkkanals.

Dies führt zu einer Wiederherstellung der Anatomie und erlaubt, wie in diesem Fall, die Fibula erneut zu heben und als Transplantat einzusetzen.

Bei Erwachsenen muss eine gute primäre Tragfähigkeit gegeben sein, die Adaptation z. B. eines Fibulatransplantates braucht mehrere Jahre bei jugendlichen Patienten und tritt bei Erwachsenen nur bedingt bei vaskulär gestielter Fibula ein.

Unser Fall zeigt, dass im typischen Alter vor der Pubertät eine gute Einheilung der Fibula eintritt, nach der Primärtransplantation in diesem Fall an der distalen »docking-site«. Eine gleich gute biologische Potenz für die Knochenheilung zeigte das Fibularegenerat, welches für den Revisionseingriff als freies Transplantat verwendet wurde und sicher und stabil ossär eingeheilt ist.

24 Die lange Geschichte einer fibrösen Dysplasie

Ch. Lampert

Fall 1

Wegen einer fibrösen Dysplasie wurde ein Mädchen einer mehrjährigen Behandlung mit 12 Operationen unterzogen. Die Geschichte zeigt eindrücklich die nicht harmlosen fibrösen Dysplasien und wie man diese Mehrfachbehandlung hätte vermeiden können (◻ Abb. 24.1–24.14). (Fall 2 s. ▶ Kap. 25).

Bei einer korrekten primären Behandlung mit suffizienter Resektion der fibrösen Dysplasie hätte man nicht eine so große Resektion durchführen müssen und die Behandlungszeit wäre damit wesentlich verkürzt worden.

Die Patientin ist aber jetzt rezidivfrei und kann ihr Knie bei ausgeglichener Beinlänge wieder voll gebrauchen.

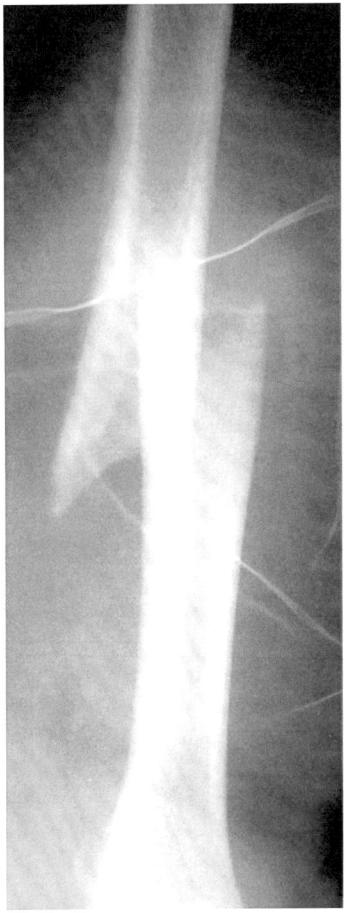 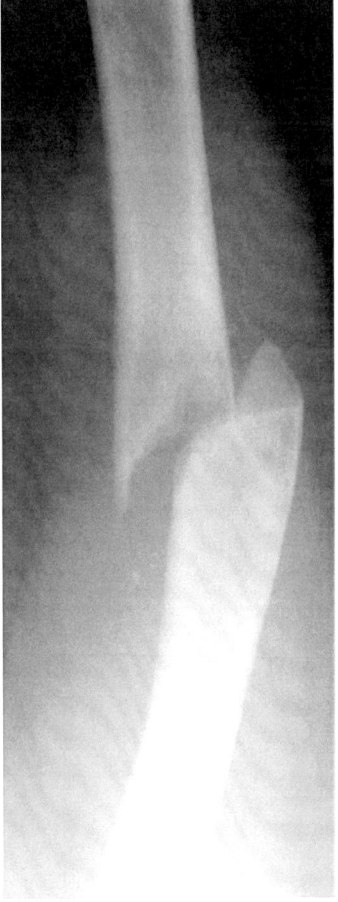 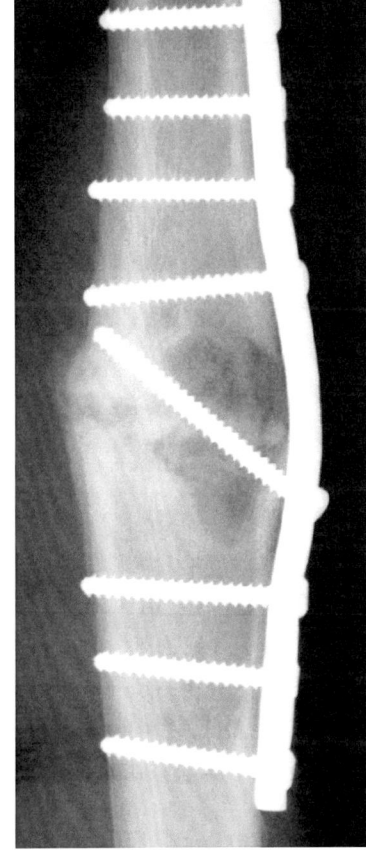

◻ **Abb. 24.1**. Pathologische Fraktur

◻ **Abb. 24.2**. Verplattung der Refraktur mit 13 Jahren

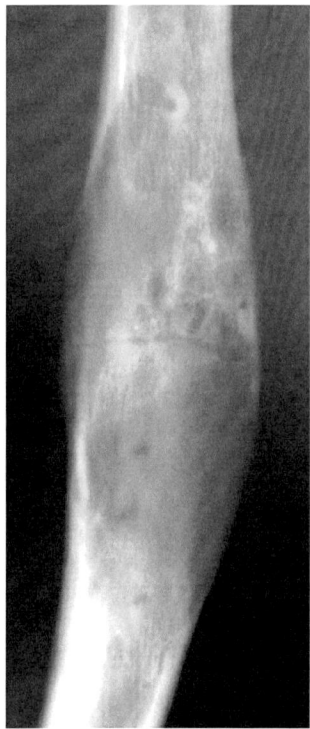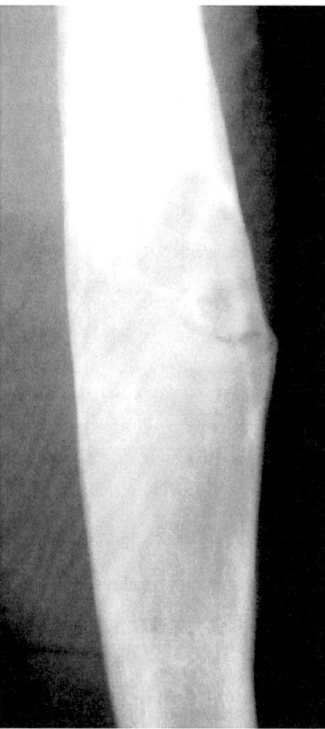

☐ **Abb. 24.3**. Großes Rezidiv mit 18 Jahren, da keine Exzision erfolgte

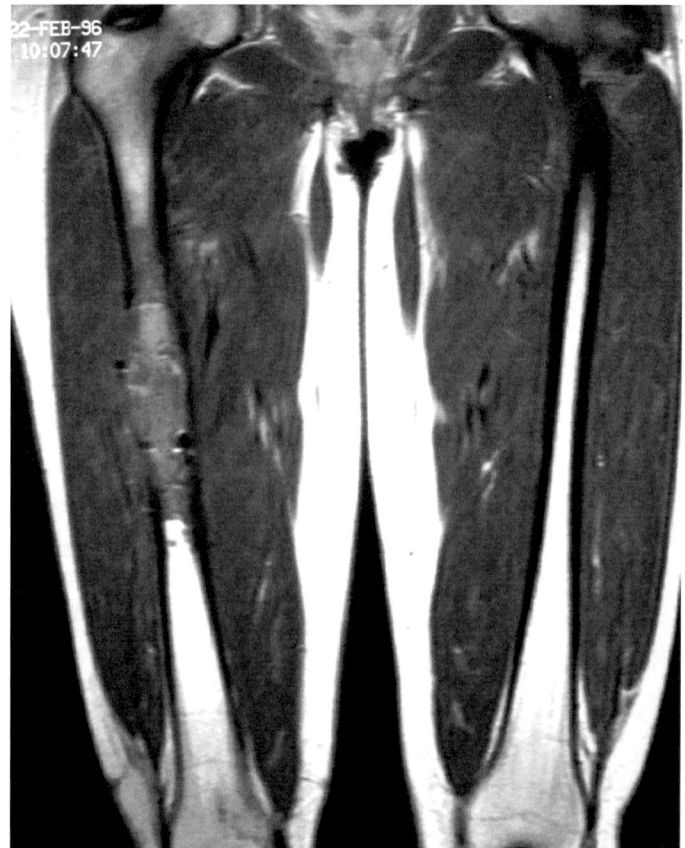

☐ **Abb. 24.4**. MRI: ausgedehnter Befund

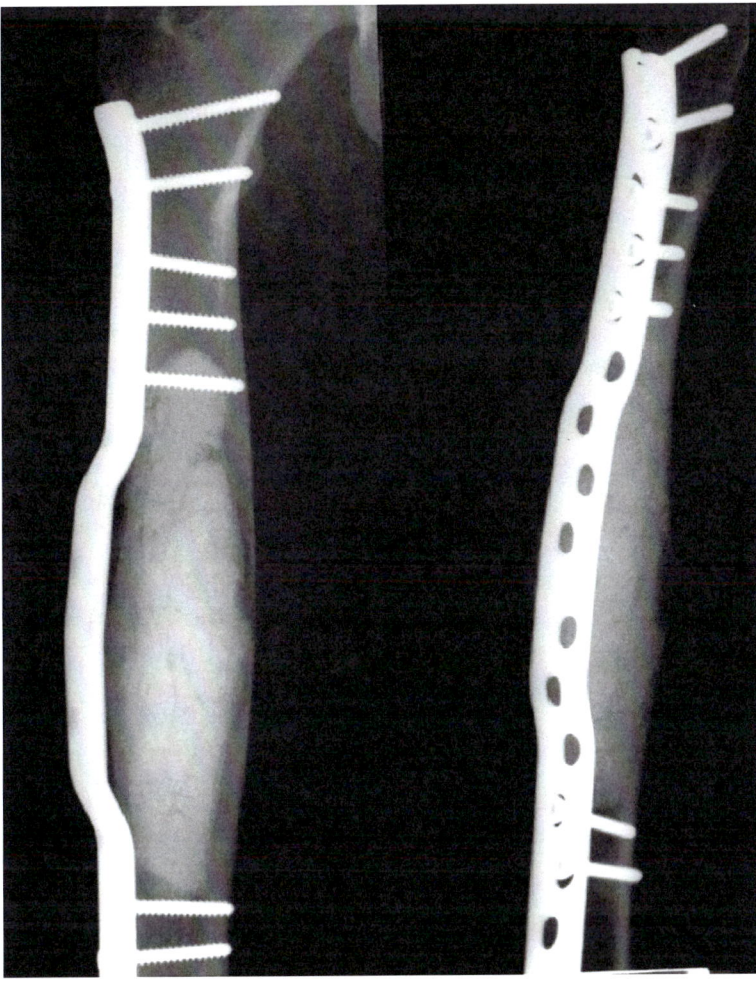

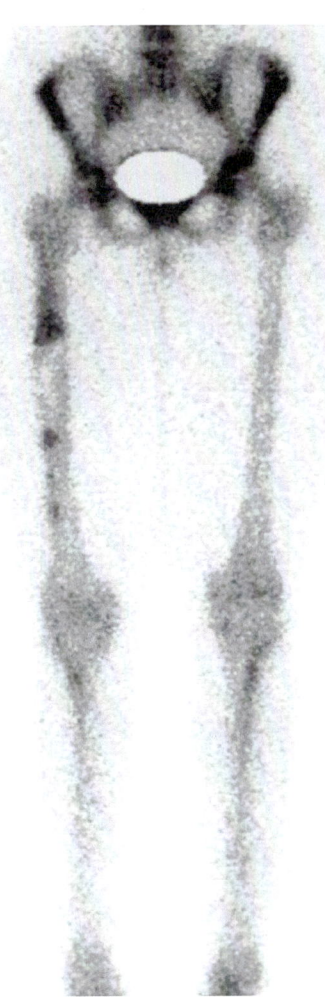

◻ **Abb. 24.5.** Marginale Resektion, Auffüllung mit Zement (1 Jahr postoperativ)

◻ **Abb. 24.6.** Erneut Rezidiv an den Rändern mit 20 Jahren (1 Jahr postoperativ)

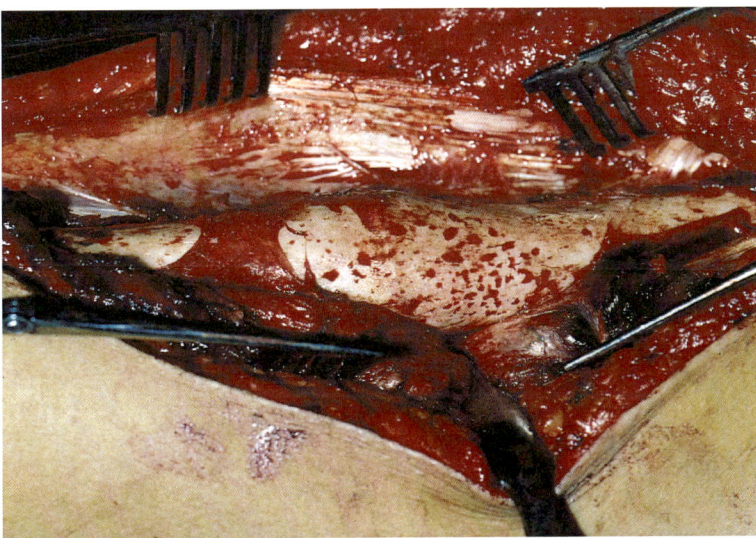

◻ **Abb. 24.7.** Intraoperativer Befund: veränderter Knochen

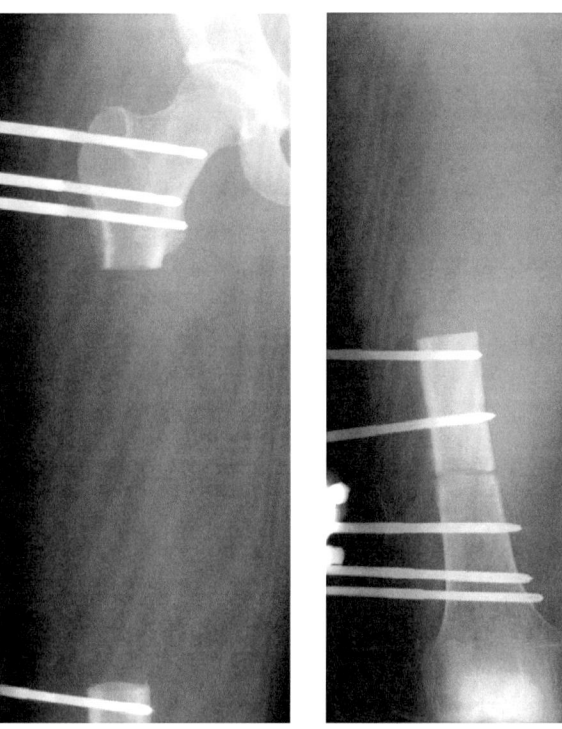

◨ **Abb. 24.8.** »Wide-Resektion« (23 cm!), Fixateur für Segmenttransport

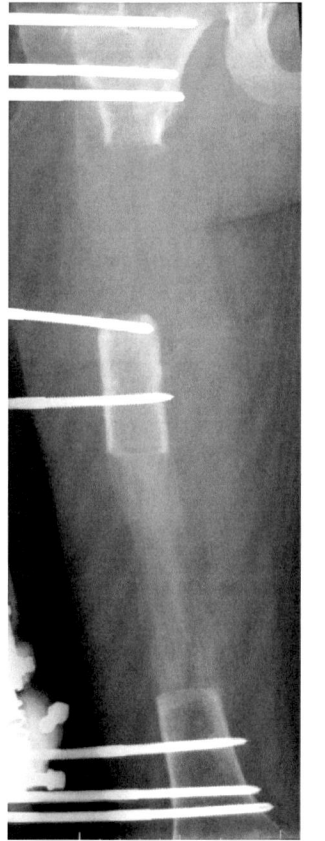
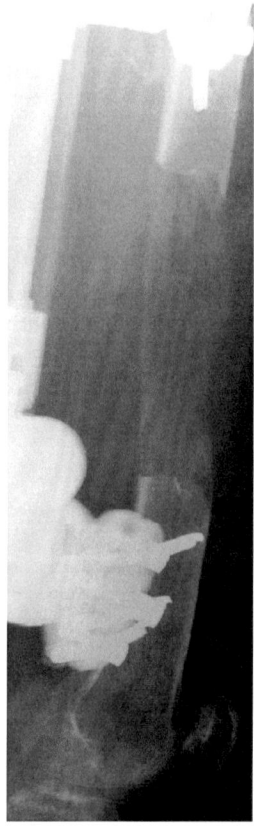

◨ **Abb. 24.9.** 5 Monate später: guter Kallus auf 15 cm Länge

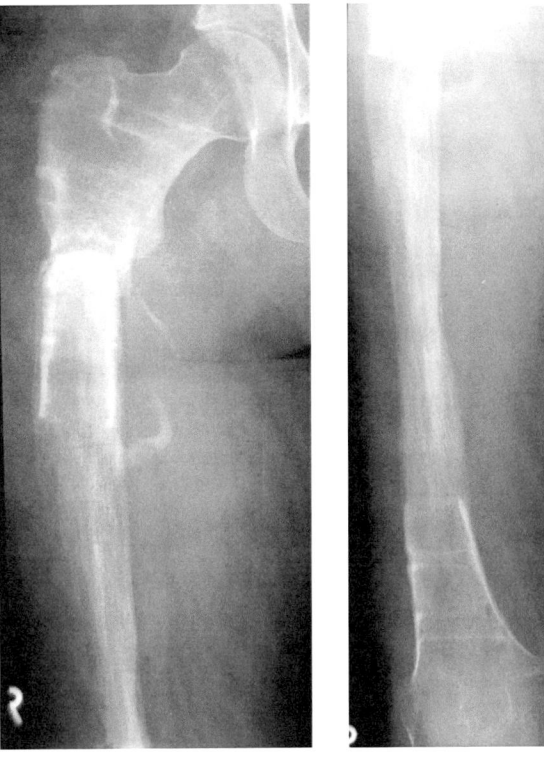

□ **Abb. 24.10.** 14 Monate später: verzögertes Andocken

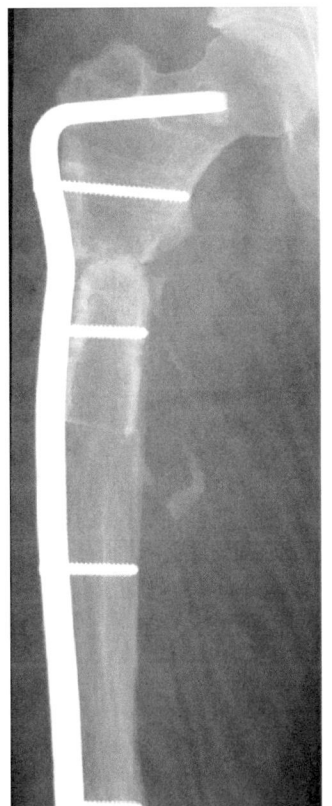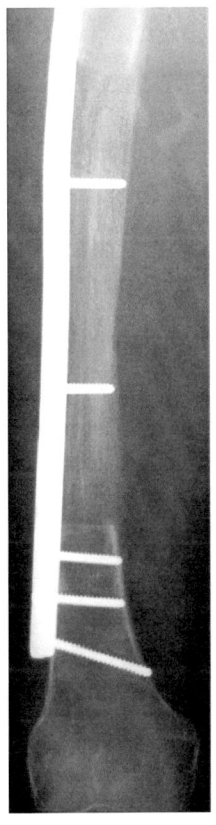

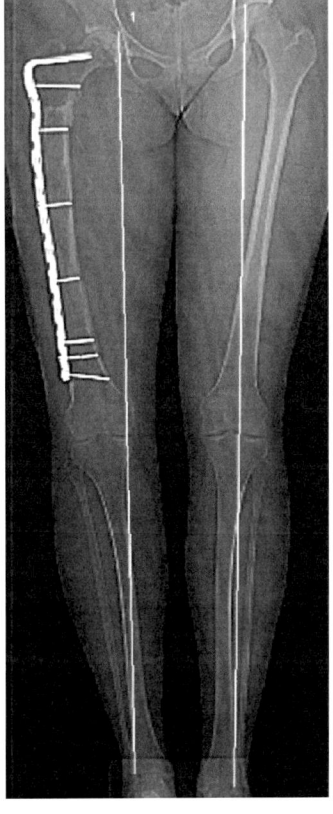

□ **Abb. 24.11.** Wechsel auf Platte zur Vollbelastung

□ **Abb. 24.12.** 2,5 cm zu kurz, Genu varum

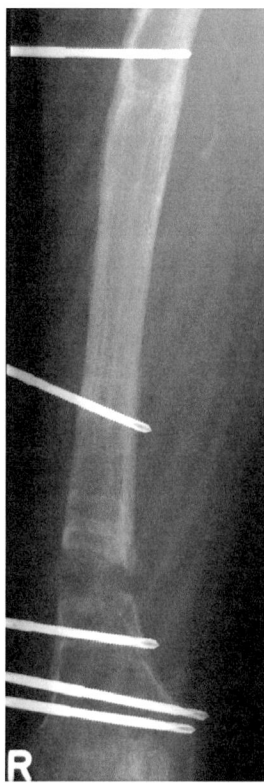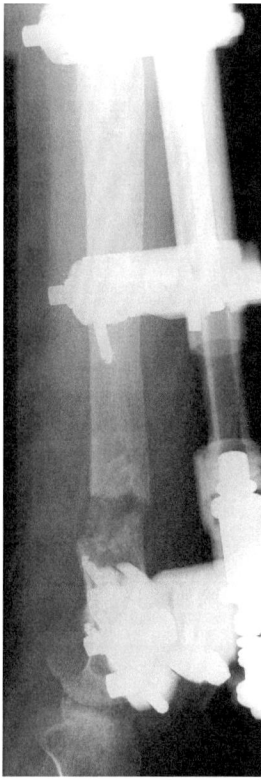

☐ **Abb. 24.13**. Verlängerungs-Osteotomie mit Fixateur externe

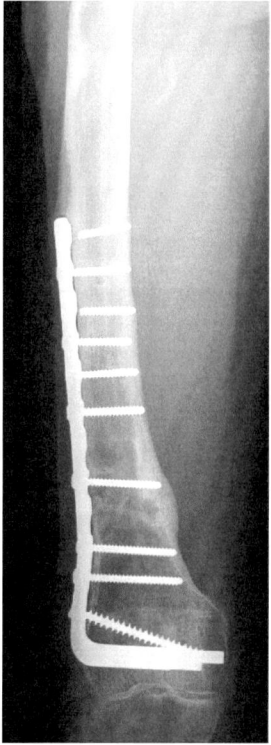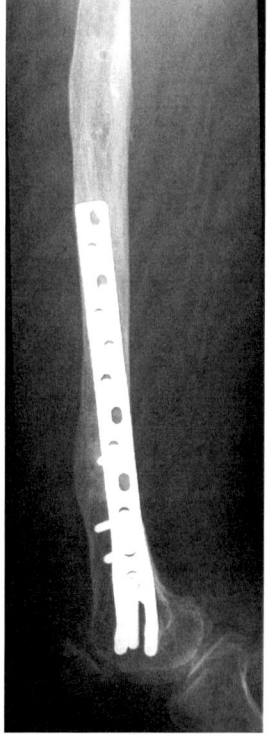

☐ **Abb. 24.14**. Wegen verzögerter Heilung Wechsel auf Platte und definitiver Durchbau: Pat. 26 Jahre alt, beschwerdefrei

25 Langzeit-Verlauf einer congenitalen Hüftluxation

Ch. Lampert

Fall 2

Bei einer verpassten Hüftluxation wurde bei einer jungen Frau im Alter von 16 Jahren eine Schanz-Osteotomie beidseits durchgeführt. In der Folge musste wegen konsekutiven beidseitigen Genua valga eine suprakondyläre Varisations-Osteotomie gemacht werden. (Fall 1 s. ► Kap. 24).

Die Patientin konnte damit immerhin 23 Jahre praktisch mit nur leichtem Hinken beschwerdefrei leben.

Mit der Druckscheibenprothese mit langer Platte und kleinstmöglicher Pfanne wurde ein Verfahren gewählt, um die speziellen Kräfte und die anatomischen Veränderungen zu berücksichtigen und die geringsten möglichen Knocheneingriffe vorzunehmen. Die Patientin ist heute, 6 Jahre nach dem beidseitigen Hüftprotheseneinbau und ebenfalls beidseitig implantierten Kniegelenksprothesen vollständig beschwerdefrei und geht ohne Hinken (◻ Abb. 25.1–25.9).

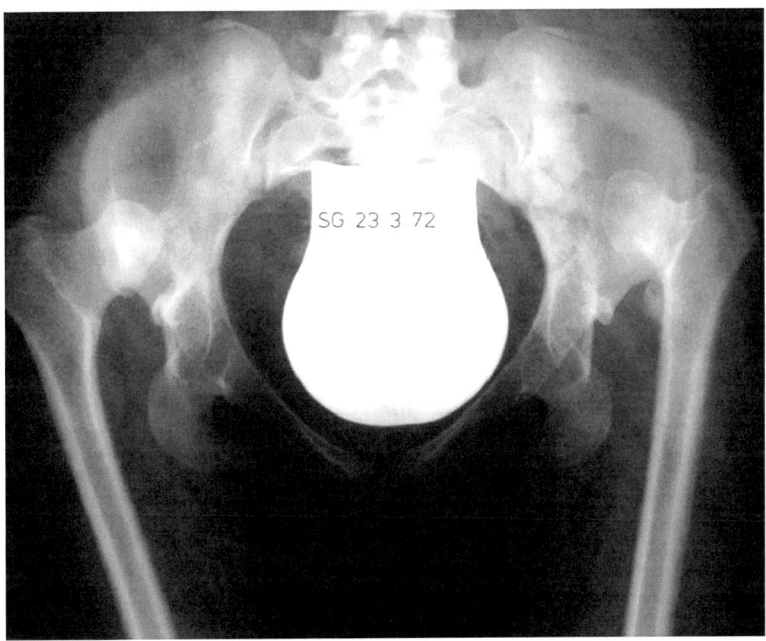

◻ **Abb. 25.1.** 16-jährige Frau mit kongenitaler Hüftluxation beidseits

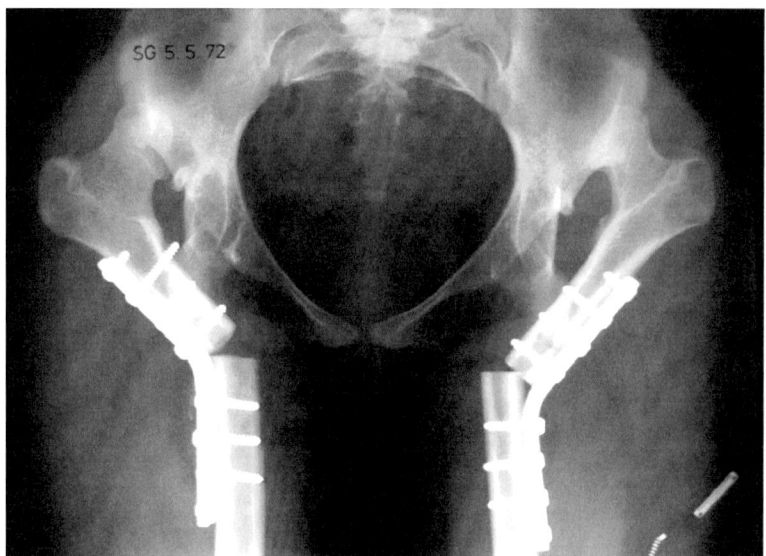

☐ **Abb. 25.2.** Schanz-Osteotomie mit DC Platte beidseits

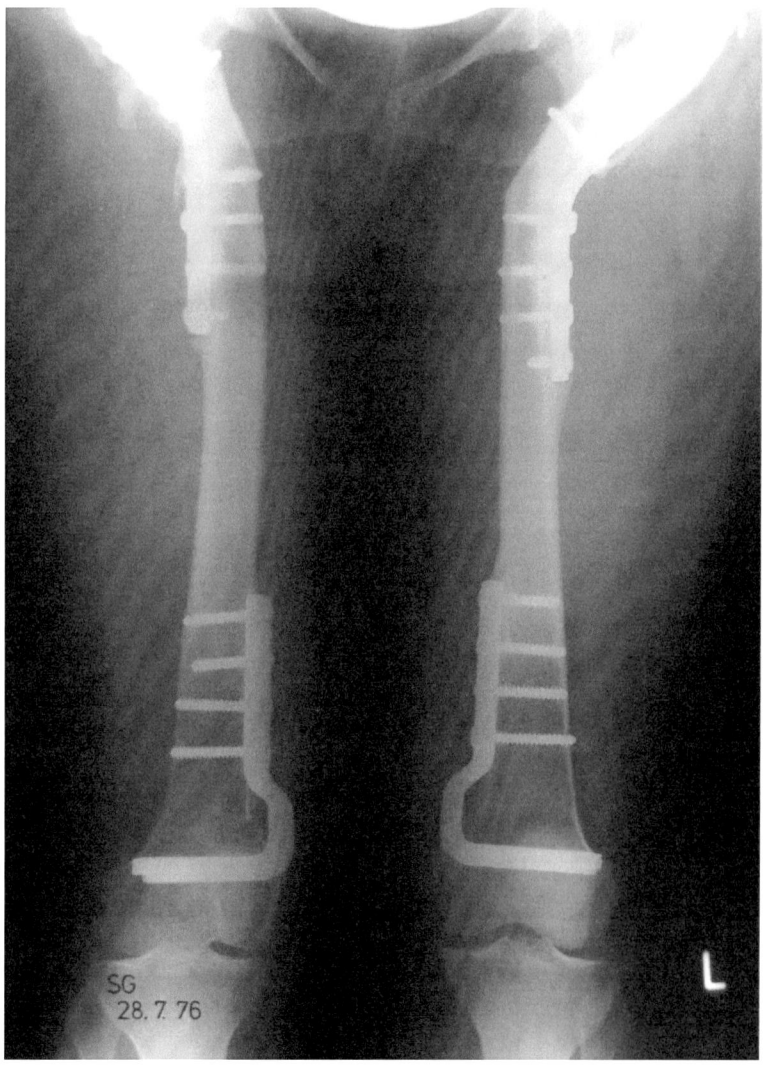

☐ **Abb. 25.3.** Korrekturosteotomie supra-kondylär beidseits

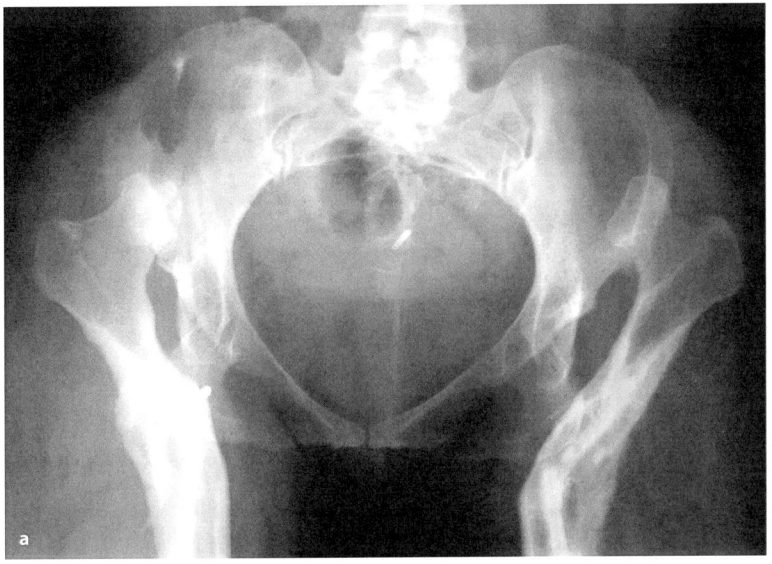

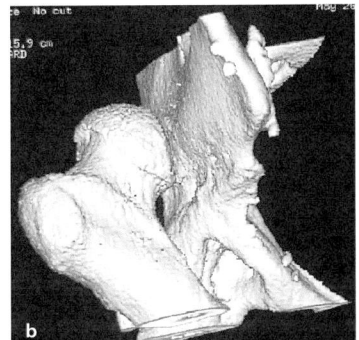
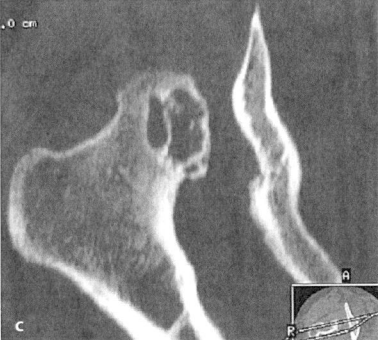

◻ **Abb. 25.4. a** 23 Jahre postoperativ,
b 3D-CT, **c** CT mit Rekonstruktion

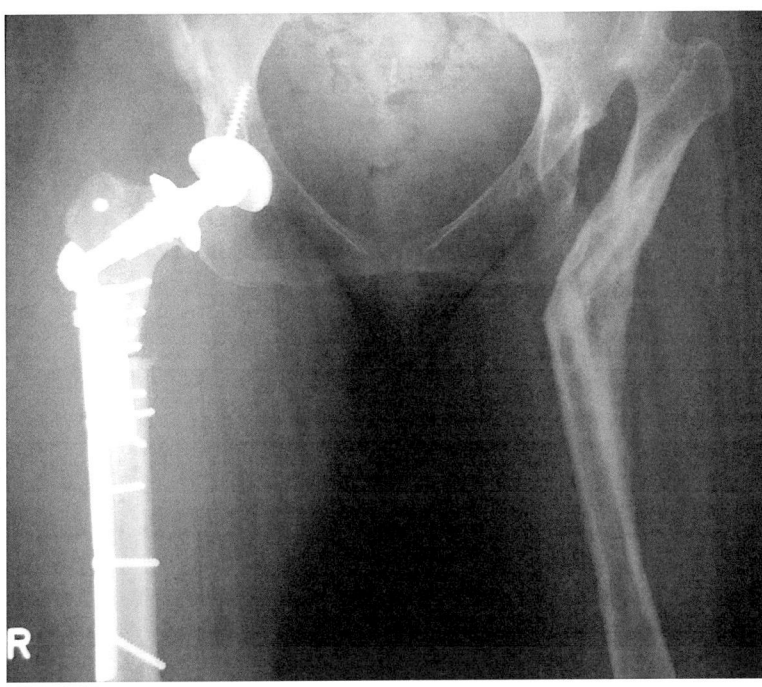

◻ **Abb. 25.5.** Nach Versorgung
der rechten Seite

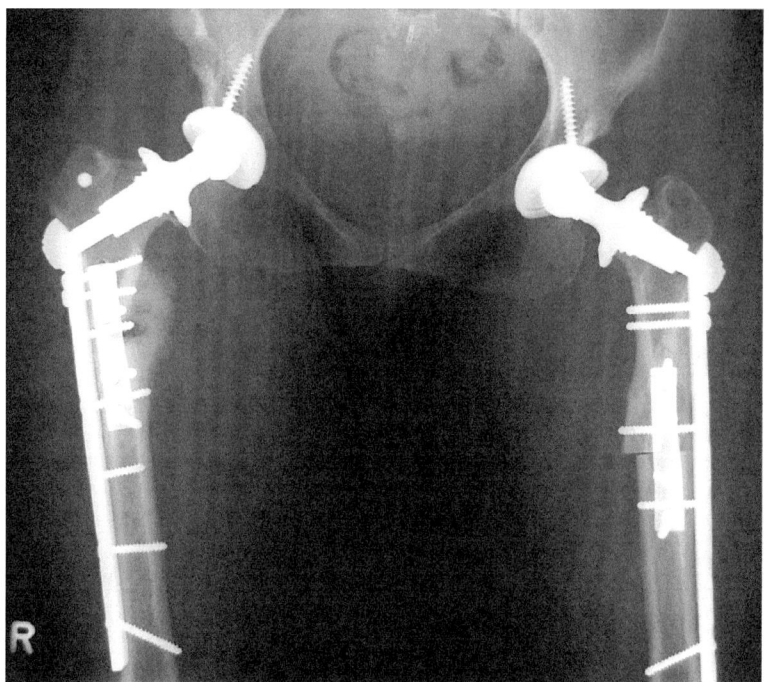

☐ **Abb. 25.6**. Nach Versorgung der linken Seite

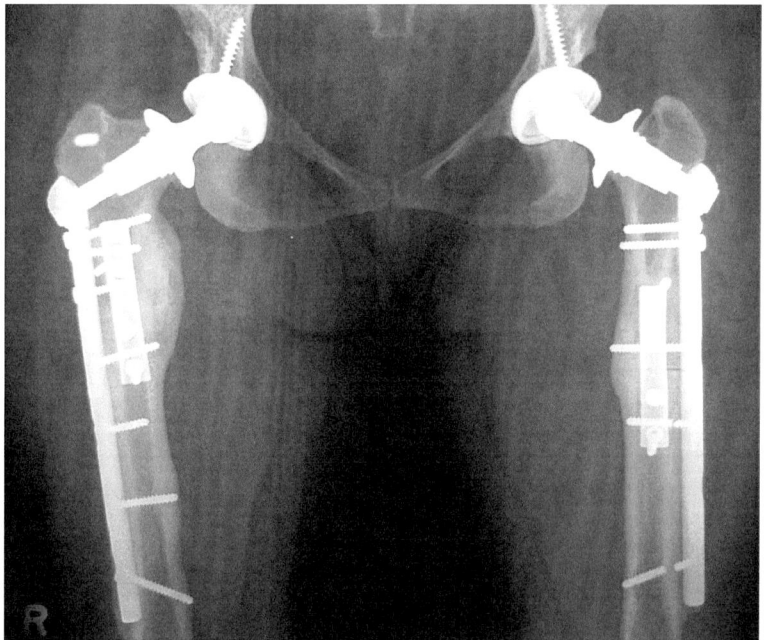

☐ **Abb. 25.7**. 6 Jahre nach Implantation beider Hüftprothesen

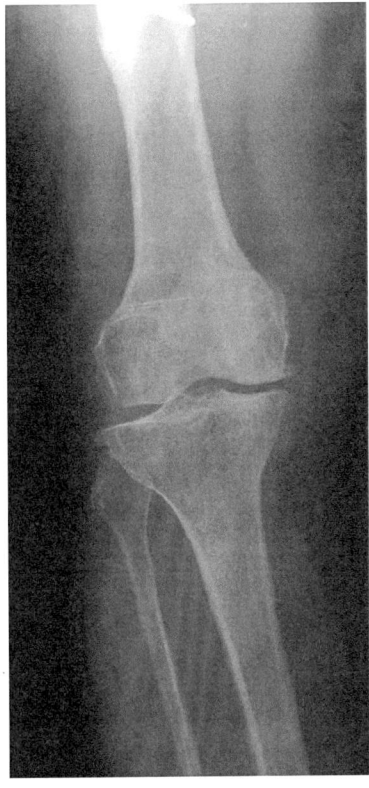
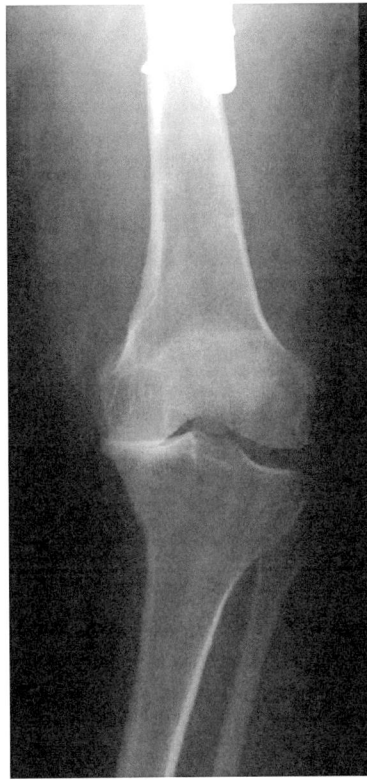

◻ **Abb. 25.8**. Knieprothese links wegen Varusfehlstellung

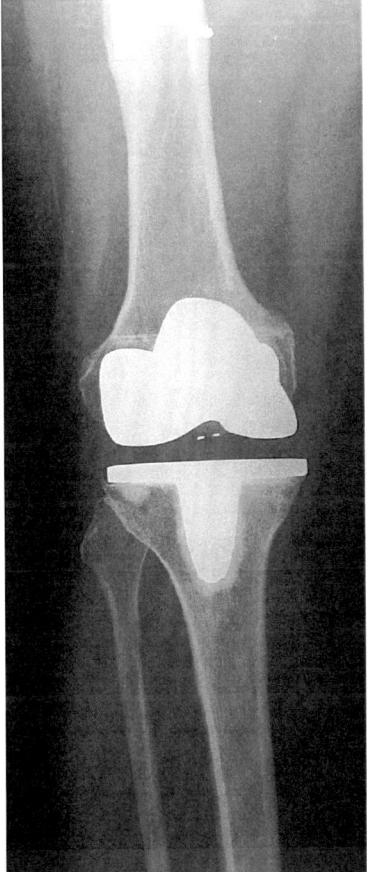
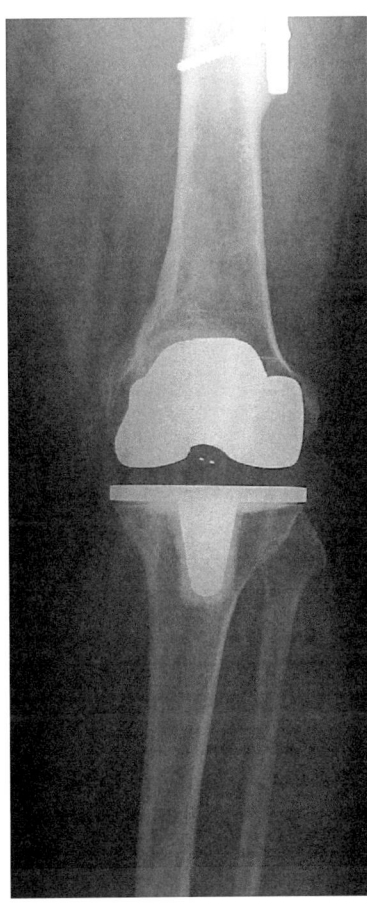

◻ **Abb. 25.9**. Knieprothese rechts 1 Jahr später

26 Die Odyssee einer Unterschenkelfraktur

Ch. Lampert

Fall 3

Der 29-jährige Patient erlitt damals eine 2 gradig offene Unterschenkelfraktur bei einem Motorradunfall, welche nach den damaligen Regeln der Kunst mit viel Schrauben und Platten versorgt wurde (◻ Abb. 26.1–26.11).

Unter Berücksichtigung der Biologie der Tibia und den heutigen Implantaten wäre eine solche Behandlung eindeutig viel kürzer ausgefallen. Der Patient war nur während den Spitalaufenthalten arbeitsunfähig und kann jetzt wieder abrollen und Sport treiben.

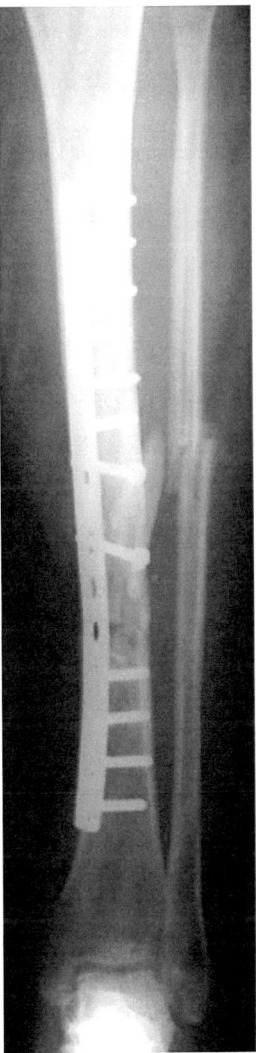
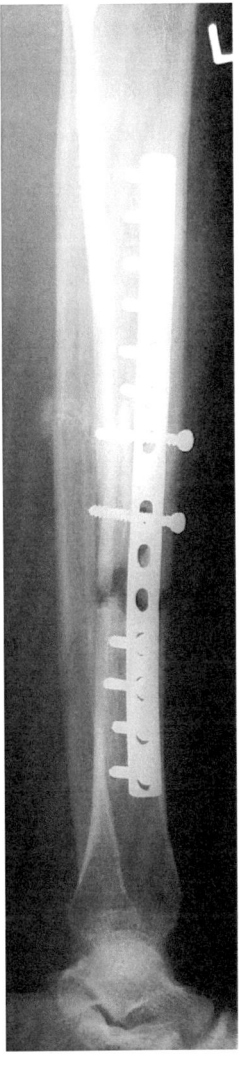
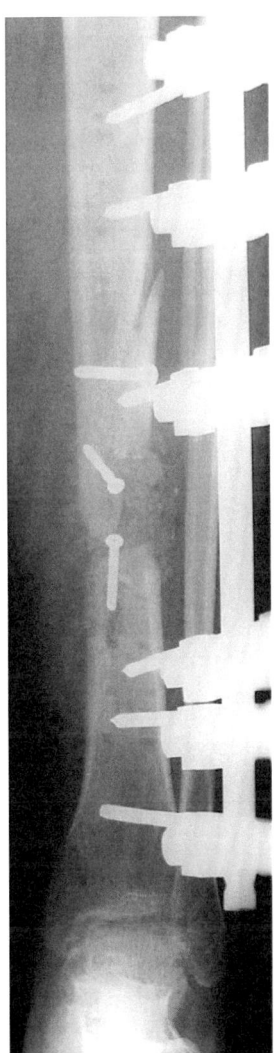
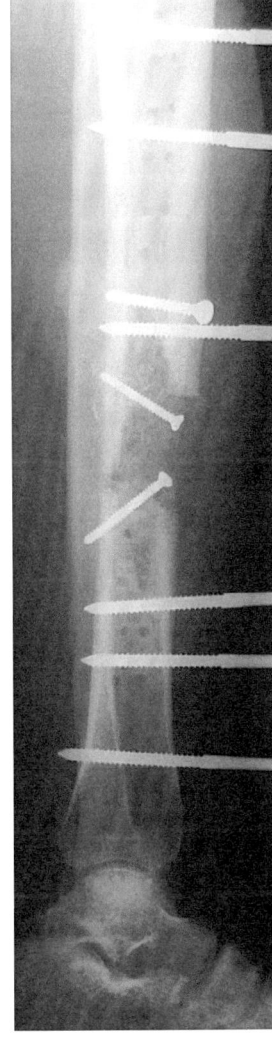

◻ **Abb. 26.1**. Versorgung mit DC Platte

◻ **Abb. 26.2**. Wechsel auf Fixateur externe wegen Platteninfektes

26

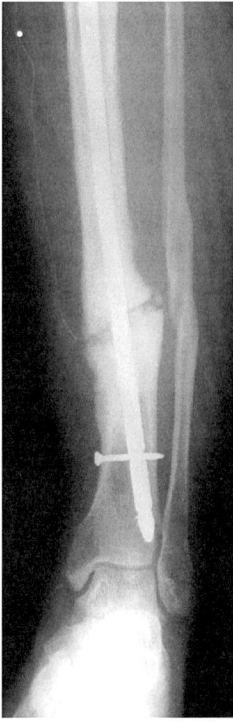
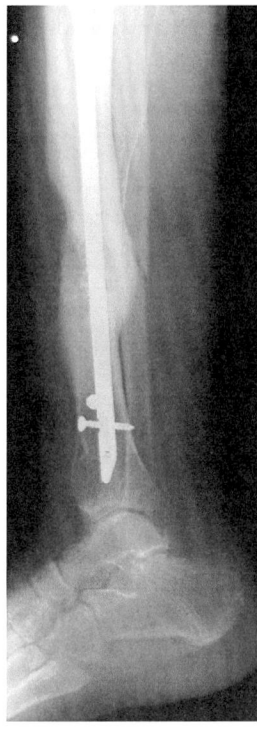

◻ **Abb. 26.3**. Trotz Fixateur-Wechsel 2 Jahre später Pseudarthrose: Marknagel

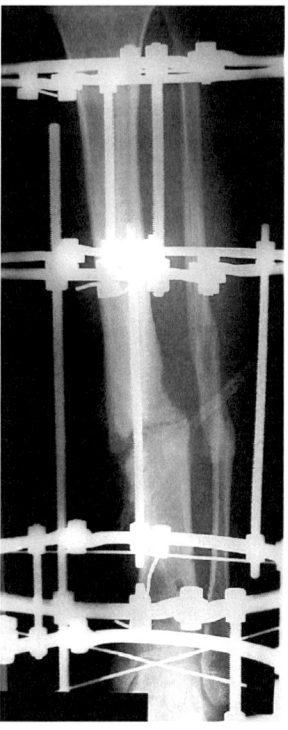
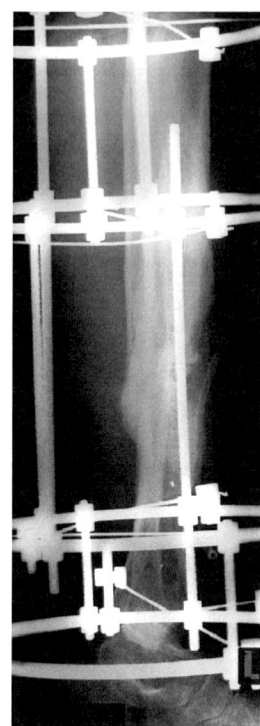

◻ **Abb. 26.4**. Aufflammen des Infekts, Persistenz der Pseudarthrose: Wechsel auf Ilizarov

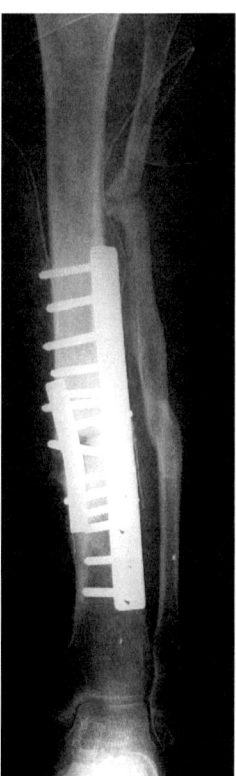
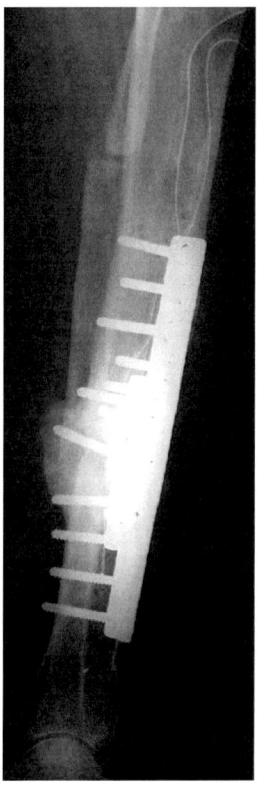

◻ **Abb. 26.5**. Wegen Persistenz der Pseudarthrose 2 Jahre nach Ilizarov: Platten-Osteosynthese mit Spongiosa

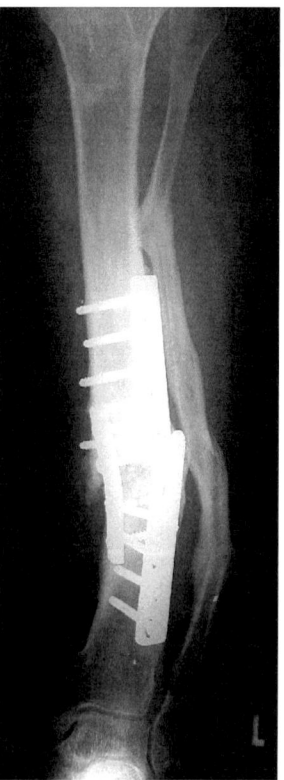
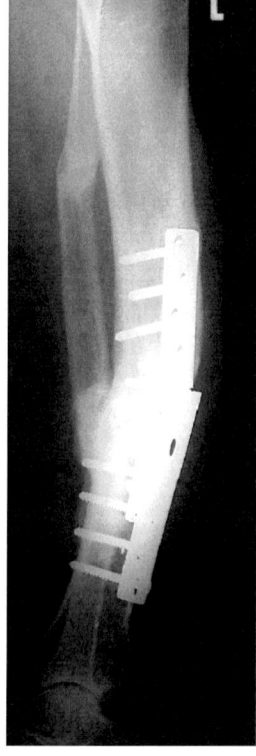

◻ **Abb. 26.6**. 4 Jahre nach Plattenosteosynthese immer noch Pseudarthrose

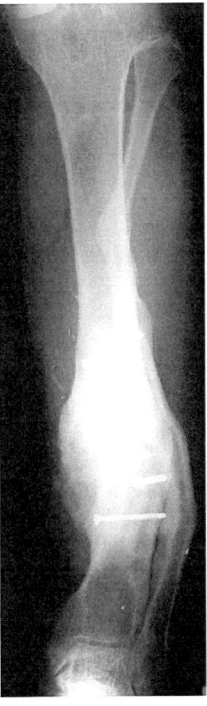
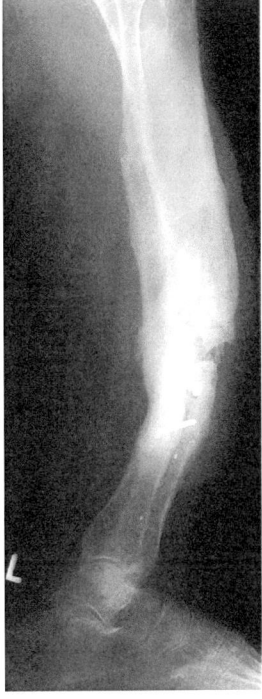
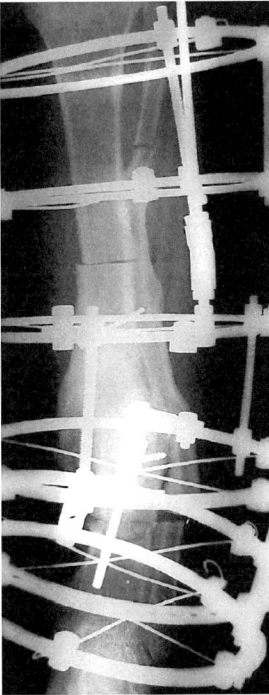
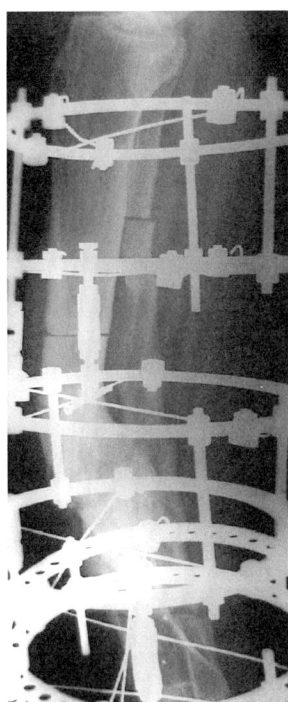

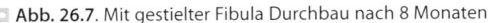

◻ **Abb. 26.7.** Mit gestielter Fibula Durchbau nach 8 Monaten

◻ **Abb. 26.8.** Bei zu kurzer und varischer Tibia: Korrektur-Osteotomie aus biologischen Gründen proximal und distal

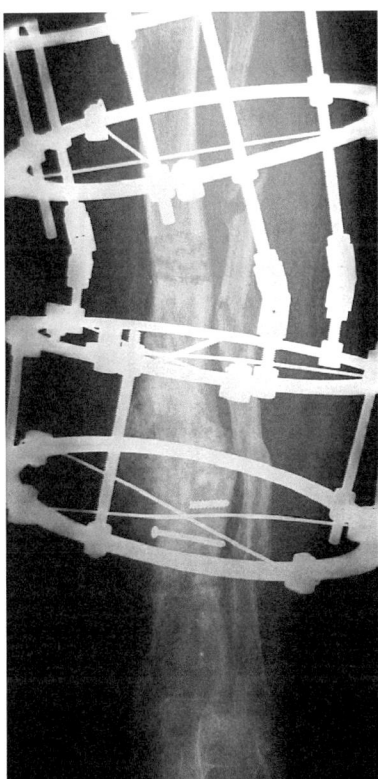
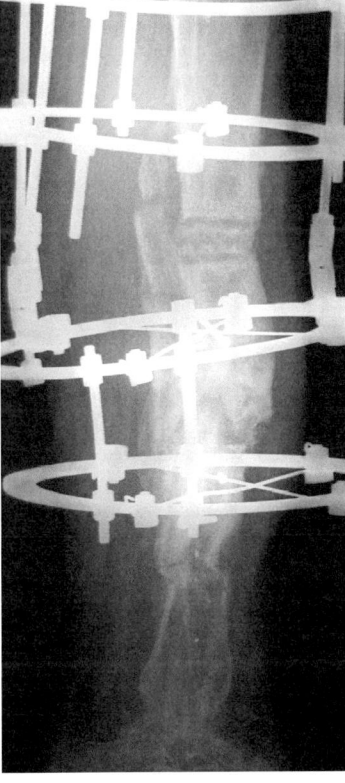
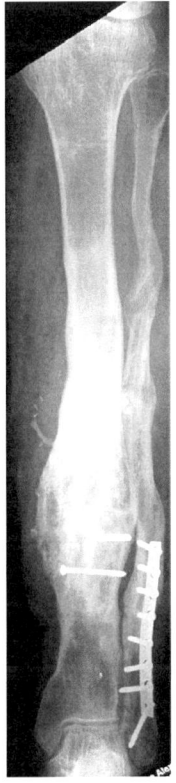

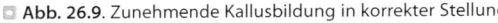

◻ **Abb. 26.9.** Zunehmende Kallusbildung in korrekter Stellung

◻ **Abb. 26.10.** Verkürzungsosteotomie der Fibula bei Überlänge

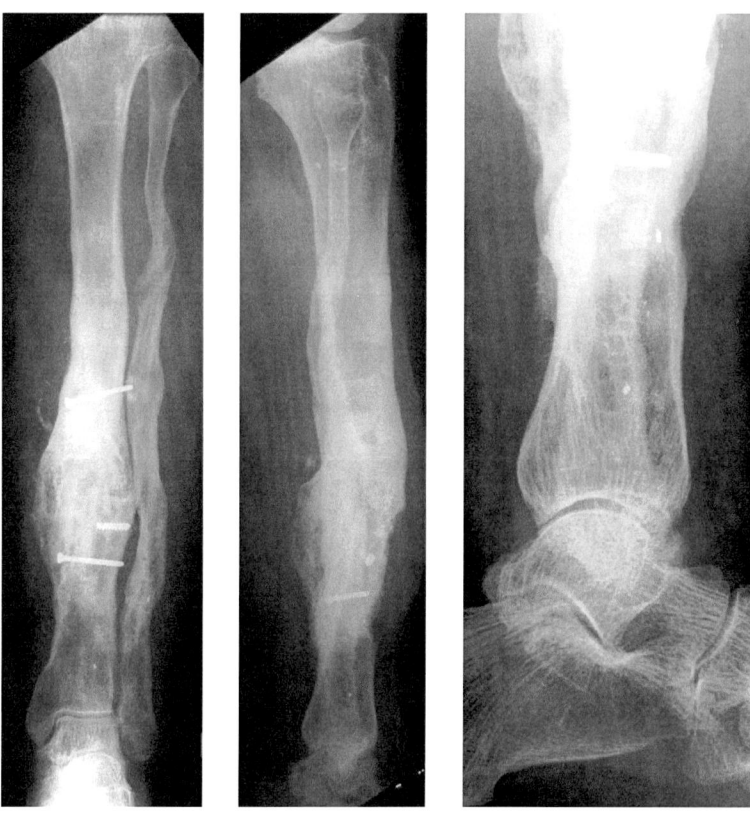

☐ **Abb. 26.11**. 15 Jahre nach Unfall korrekte Achsenverhältnisse und nahezu beschwerdefrei

27 Hallux varus congenitus

E. Lamprecht

Klinik

Das 7 ½ jährige Mädchen wird wegen zunehmender Fehlstellung der Großzehe und dadurch auftretender Mühe bei der Schuhversorgung vorgestellt.
Eine Einlageversorgung hätte während einiger Jahre stattgefunden, aber ohne
sichtbares Korrekturergebnis.

Bei sonst unauffälligen orthopädischen Befunden zeigen sich beide Groß-
zehen verkürzt und der Fußinnenrand konkav. Im Unterschied zum echten Pes
adductus ist der äußere Fußrand gerade. Die Beweglichkeit aller Fußgelenke ist
frei. Bei Druck der Großzehe nach außen, verhindern die ebenfalls varisch stehenden Kleinzehen eine Stellungsverbesserung im Grundgelenk (□ Abb. 27.1).

Pathologie (hypothetisch)

Beim Hallux varus congenitus handelt es sich entweder um eine intrauterine,
frühe Doppelanlage des ersten Strahls, dessen medialer Teil verkümmert – als
Residuum bleibt ein straffes, fibröses Band, das die Großzehe nach medial zieht
(Typ A) – oder um eine Anlage bedingte, medial längs verlaufende Epiphyse.
Durch die mediale Verknöcherung derselben kommt es zur medialseitigen De-
formierung (Typ B). Auch in diesen Fällen besteht ein sehr straffer Medialzug
der fibrösen Weichteile, die die Großzehe zusätzlich nach innen ziehen.

Indikation zur Therapie

Die Fehlstellung der Großzehe ist progredient, damit weicht die Großzehe
zunehmend in die Varusstellung ab. Es kommt zu Problemen mit der Schuhversorgung, aber auch zu einer gewissen Instabilität des Fußes, bedingt durch
das sehr kurze Metatarsale I und damit resultierender Insuffizienz des ersten
Strahls. Mit einer Einlageversorgung kann keine Stellungsverbesserung erreicht werden. Je früher die Stellungskorrektur erfolgt, desto geringer sind
die deformierenden Kräfte auf das Großzehengrundgelenk und desto weniger
rigide die medialen Weichteile. Idealerweise erfolgt die Operation bereits ab
dem achten bis neunten Lebensmonat.

Prinzip der Operation

Lösen aller medialen Weichteile inklusive Gelenkkapsel des Zehengrundge-
lenks. Resektion allfälliger knorpeliger medialer Epiphysenkerne, peri-periostale quere Osteotomie des Metatarsale I, Verlängern des Metatarsale durch
Interposition eines ca. 10 mm langen corticospongiösen Spans (aus gleichsei-
tiger Fibula), Transfixation mit mindestens 2 Kirschnerdrähten.

Operationstechnik und Nachbehandlung

In Rückenlage und in Blutsperre kurze Inzision über der distalen Fibula
(□ Abb. 27.2 a), von dieser wird ein zirkuläres Knochenstück von ca. 10 mm
Länge herausgesägt (□ Abb. 27.2 b) und die Wunde vernäht.

Medial erfolgt ein Längsschnitt über das ganze Metatarsale, distal über
das Grundgelenk ziehend (□ Abb. 27.2 c). Alle medialen Weichteile werden
abgelöst (□ Abb. 27.2 d), der Abduktor hallucis wird nach proximal mobilisiert (□ Abb. 27.2 e) und das Grundgelenk medial T-förmig eröffnet. Unter

27

Hohmann-Haken-Schutz wird das Metatarsale peri-periostal quer osteotomiert (■ Abb. 27.2 f) und mit der Spreizzange die Osteotomie aufgespreizt
(■ Abb. 27.2 g). Dabei sollen ständig die Position der Großzehe im Grundgelenk
und die Spannung der Weichteile (Extensor- und Flexorsehnen) überwacht
werden. Der Fibulaspan wird interponiert (■ Abb. 27.2 h) und mit mindestens
2 Kirschnerdrähten transossär fixiert. Intraoperativ erfolgt eine Röntgenkontrolle. Die Weichteile werden lediglich angelegt und die Kapsel locker adaptiert.
Nach dicker Wattepolsterung wird bei den jungen Kindern ein Oberschenkel-
liegegips angelegt, bei den älteren ein Unterschenkelliegegips. (■ Abb. 27.3).

Nach 6 Wochen werden die Drähte entfernt, ein Unterschenkelgehgips
bleibt für weitere 4 Wochen.

Die erreichte Korrekturstellung wird noch während eines Jahres mit einer
3-Lappen-Einlage und einer Unterschenkelnachtorthese gesichert.

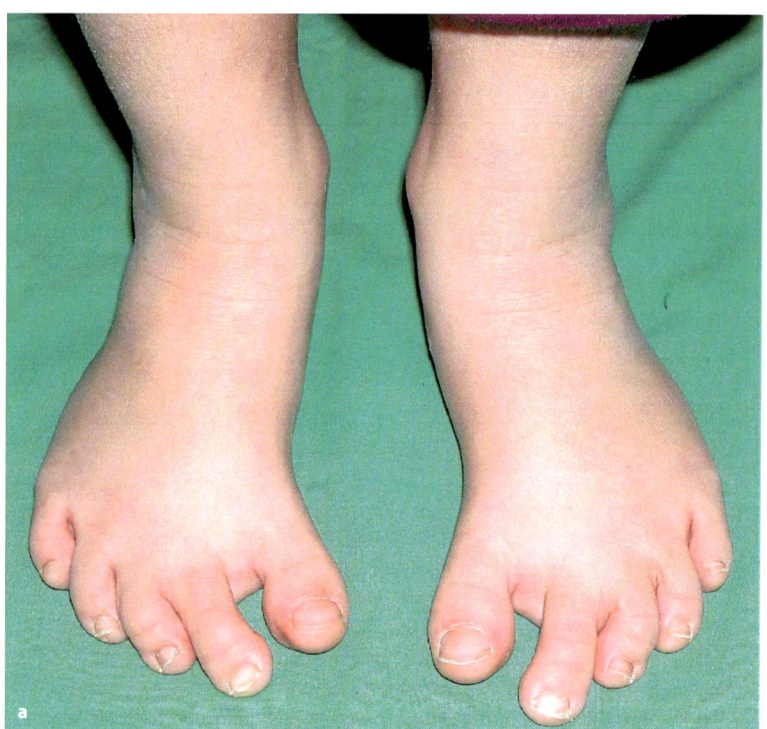

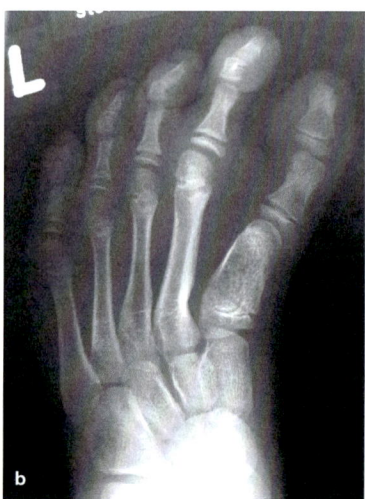

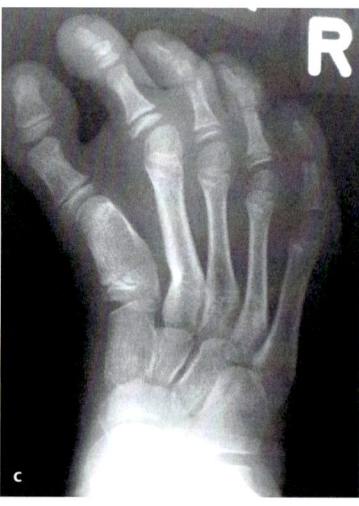

■ Abb. 27.1. a 7 ½ jähriges Mädchen mit
beidseitigem Hallux varus congenitus.
b und c Radiologisch kurzes, plumpes,
medial deviierendes Metatarsale I. Relativ
dazu Überlänge M II. Bedingt durch die
Insuffizienz des I. Strahls Überlastungs-
zeichen (Verdickung, Sklerosierung) am
Metatarsale II. Die Kleinzehen deviieren,
der Varusposition der Großzehe folgend,
ebenfalls nach medial

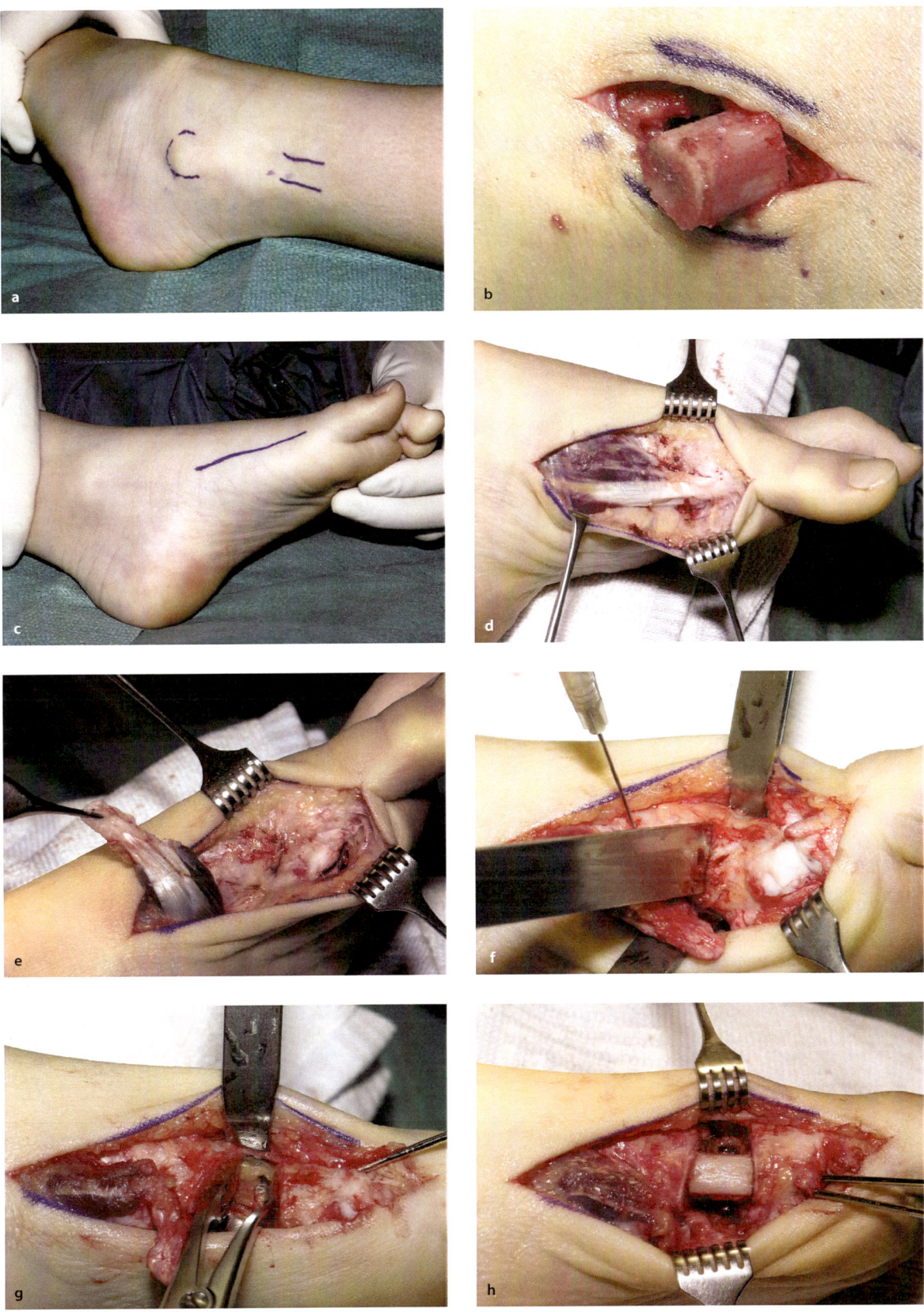

☐ **Abb. 27.2 a–h.** Operationstechnik in den einzelnen Schritten. **a** Fibulahautschnitt, **b** Fibulaspan ca. 1 cm, **c** medialer Hautschnitt, **d** mediale Weichteile, **e** abgelöster Abductor hall., **f** peri-periostale Osteotomie, **g** aufgespreizte Osteotomie, **h** interponierter Span

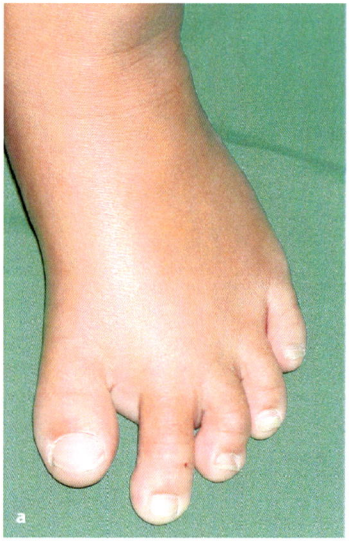 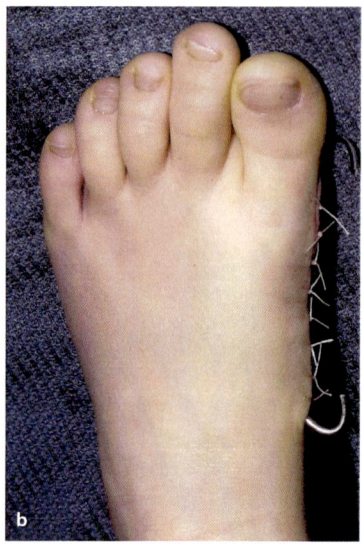 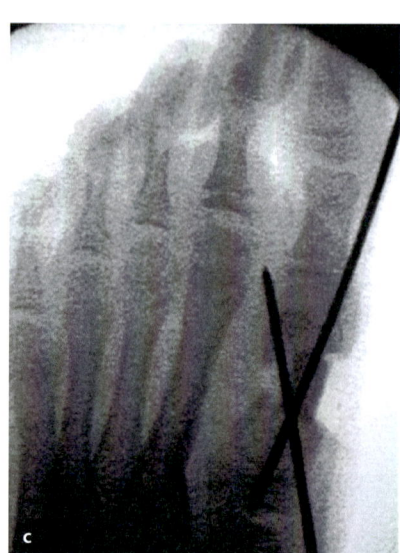

⬚ **Abb. 27.3. a** Präoperativ; **b** postoperativ; **c** postoperatives Röntgen

Verlauf

Bei unserer Patientin, die wir relativ spät, erst mit 7 ½ Jahren, auf der ersten Seite behandeln konnten, wurde nach 6 Monaten die Gegenseite in gleicher Weise operiert.

3 ½ Jahre postoperativ zeigen sich insgesamt sehr erfreuliche klinische und radiologische Verhältnisse. Das Längenwachstum des Metatarsale I ist harmonisch. Dass dieses auch wieder die reguläre Belastung übernommen hat, wird daraus ersichtlich, dass die präoperative Sklerose am Metatarsale II verschwunden ist (⬚ Abb. 27.4). Beidseits ist das Großzehengrundgelenk absolut frei beweglich. Links hat sich jedoch ein Hallux valgus entwickelt. Dieser stört die Patientin überhaupt nicht, mittelfristig werden wir aber wohl kaum um eine Korrektur herumkommen. Die Ursache ist nicht ganz klar, am ehesten nehmen wir ein gestörtes Gleichgewicht zwischen Extensor- und Flexorsehnen an.

Zusammenfassung

In den letzten 5 Jahren haben wir auf diese Weise 3 Patienten (2 Mädchen und einen Knabe) an insgesamt 5 Füssen operiert. Alter bei OP 15 Monate, 18 Monate und 7 ½ Jahre. Komplikationen haben wir keine erlebt, und die mittelfristigen Ergebnisse sind viel versprechend.

Intraoperativ zeigt sich die Schwierigkeit, die Achse des Metatarsale beim Aufspreizen für die Spaninterposition zu halten (Wegkippen des distalen Fragmentes). Ein vorgelegter Kirschnerdraht, bis auf Höhe der Osteotomie, kann die Stellungssicherung erleichtern. Im Großzehengrundgelenk kommt es, ebenfalls durch das Aufspreizen, zu einer beträchtlichen Druckerhöhung. Sie könnte evtl. durch eine geringe Verlängerung der langen Extensor- und Flexorsehne vermindert werden. Absolut unabdingbar ist die peri-periostale Osteotomie, um ein Rezidiv zu vermeiden.

Bei älteren Patienten (ab ca 10 Jahren) ist zu diskutieren, die Verlängerung des Metatarsale durch Kallusdistraktion zu erreichen. Zu beachten ist, dass auch hierbei vorgängig die medialen Weichteile ausgiebig gelöst werden, das Periost auf Höhe der Osteotomie zirkulär durchtrennt wird und dass die externe Fixation lange genug belassen wird, damit es sekundär nicht zu einer medialen Verbiegung des Kallus kommt.

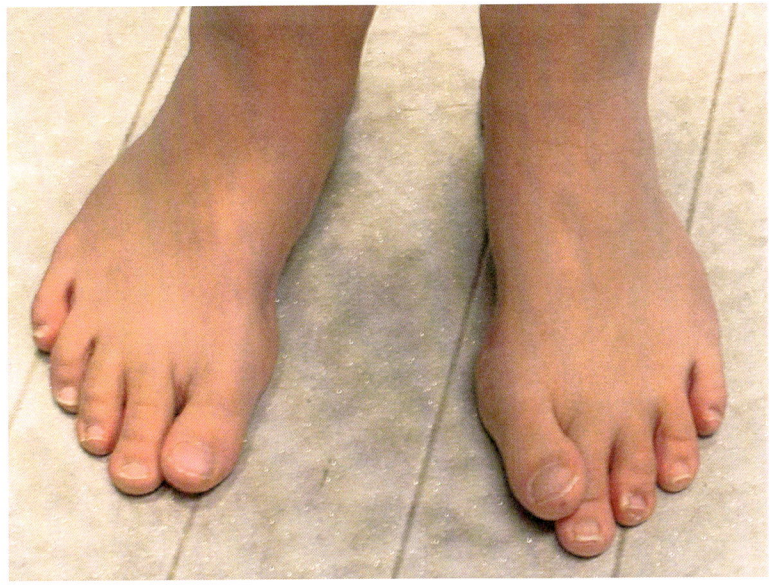

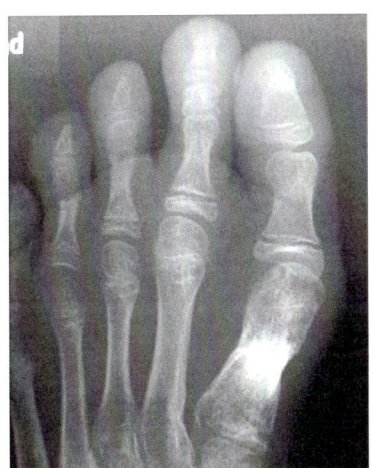 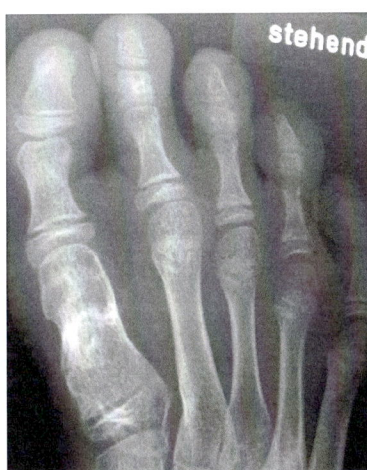

Abb. 27.4. Klinischer und radiologischer Befund 3 ½ Jahre postoperativ

28 Die modellierende Patelloplastie bei posttraumatischer Patella magna

J.-L. Lerat
[Übersetzung: R.-P. Meyer]

Klinischer Fall

Der 40-jährige Mann erlitt vor ca. 10 Jahren eine offene Patellafraktur. In einem auswärtigen Spital wurde bei ungenügender Reposition eine Zuggurtungsosteosynthese durchgeführt. Verzögerte Konsolidation mit konsekutiver Bewegungseinschränkung. Ein Jahr nach dem Eingriff wurde die Indikation zur Metallentfernung mit gleichzeitiger Arthrolyse gestellt. Der dadurch erzielte Bewegungsgewinn war mit 80° Flexion gering.

Der Patient erscheint nun 10 Jahre nach dem Unfallereignis in der Sprechstunde wegen zunehmend invalidisierenden Knieschmerzen ventralseits. Es findet sich eine Flexion von knapp 60° bei vollständiger Extension. Eine erhebliche mechanische Behinderung zwischen Trochlea und Patella liegt vor. Die Patella ist vollständig fixiert ohne seitliche Translation, was in Anbetracht des radiologischen Befundes nicht verwundert. Die Patella ist in der transversalen wie in der vertikalen Ebene massiv verbreitert. Ihr Durchmesser hat sich fast verdoppelt. Die Patella ist derart breit, dass sie den lateralen Femurkondyl nahezu vollständig umfasst. Ein sichtbarer Gelenkspalt existiert nicht mehr. Die Haut ist fragil mit narbigen Veränderungen und Adhäsionen (□ Abb. 28.1).

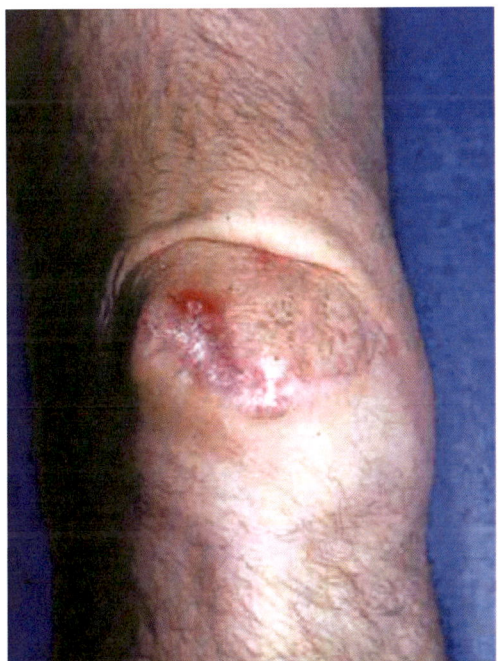
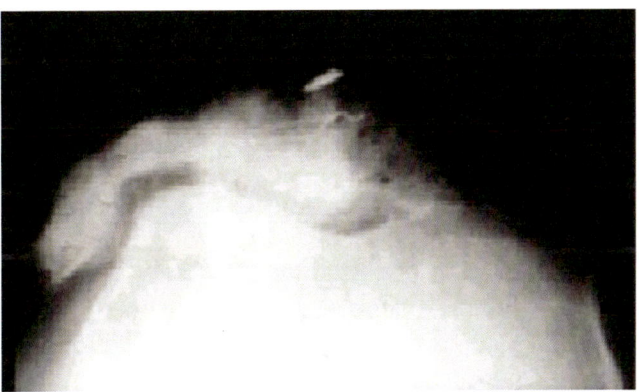

□ **Abb. 28.1.** Hypertrophe Patella nach Fraktur und Çerclage. Die Haut ist fragil und adhärent

Operative Korrektur

Die Operationstechnik bei modellierender Patelloplastie besteht darin, alle überschüssigen Knochenanteile zu resezieren und dabei das fibröse Gewebe so zu erhalten, dass eine Rekonstruktion des medialen und lateralen Retinkulums möglich ist. Bei luxierter Patella wird man später feststellen, dass sogar noch zentraler Knorpel vorhanden ist, und sich die beiden Facetten mit der medianen Kante abzeichnen (◻ Abb. 28.2). Die Flexion ist so stark eingeschränkt, die Patella derart fixiert, dass diese auch bei großzügiger medialer Arthrotomie nicht umgedreht werden kann. Eine Osteotomie der Tuberositas tibiae mit zusätzlicher Durchtrennung des lateralen Retinakulums ist notwendig.

Die fibrösen Weichteilzügel werden von der Patella abgelöst, so dass der überschüssige Knochen freigelegt ist und lediglich der normale Patellarknochen im Weichteilzügel verbleibt. Die überschüssige Knochenmasse wird vorerst mit vier Sägeschnitten großzügig von der Patella gelöst. Zusätzlich wird mit Lüer und Knochenraspel der Patella die ursprüngliche Form wiedergegeben (◻ Abb. 28.3). Die Arthrolyse des Kniegelenkes vervollständigt den Eingriff und bringt eine weitgehend symmetrische Flexion. Zum Schluss wird die Tuberositas tibiae refixiert, das Retinakulum medial und lateral verschlossen.

Verlauf

Die Flexion hat sich weitgehend normalisiert, der Patient kann wieder in die Hocke gehen (◻ Abb. 28.4). Das funktionelle Resultat ist ausgezeichnet. Die Wiederaufnahme der Arbeit zu 100% als Zimmermann ist möglich, dies nach einem postoperativen follow-up von 11 Jahren.

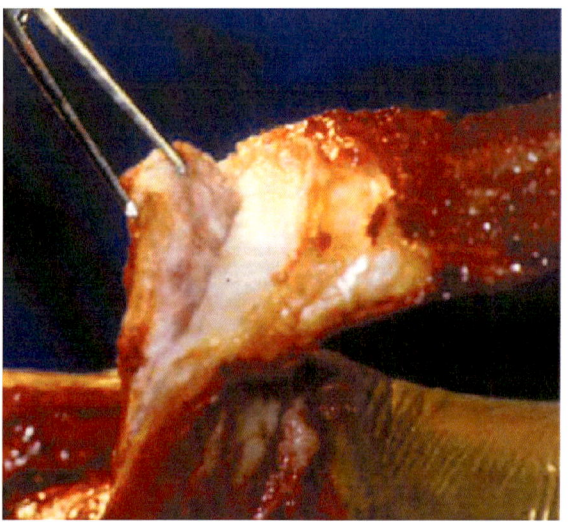
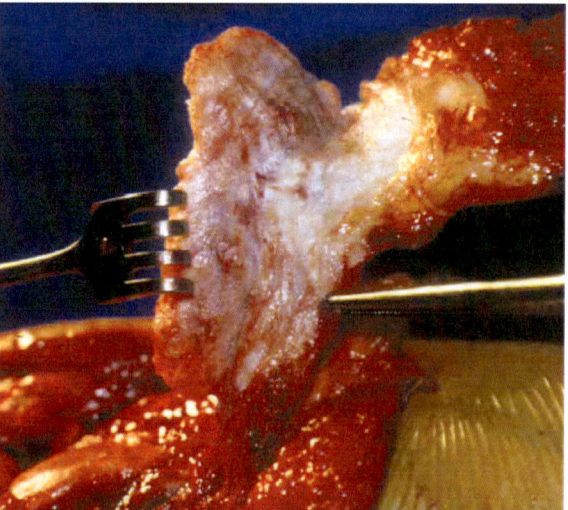

◻ **Abb. 28.2.** Lösen der Weichteiladhäsionen und Reduktion des knöchernen Volumens der Patella mit dem Ziel, der Patella die Translationsbewegungen zurückzugeben und dem Kniegelenk die Flexion zu ermöglichen

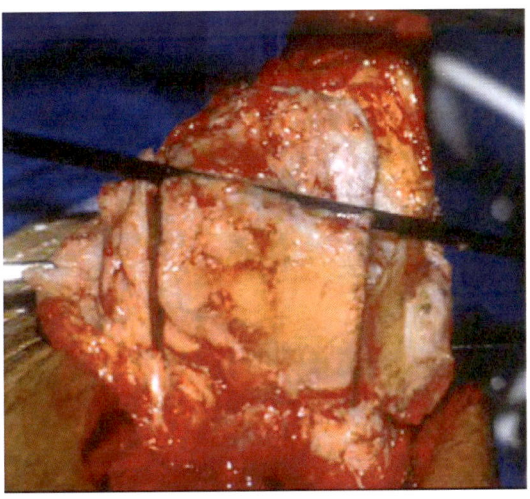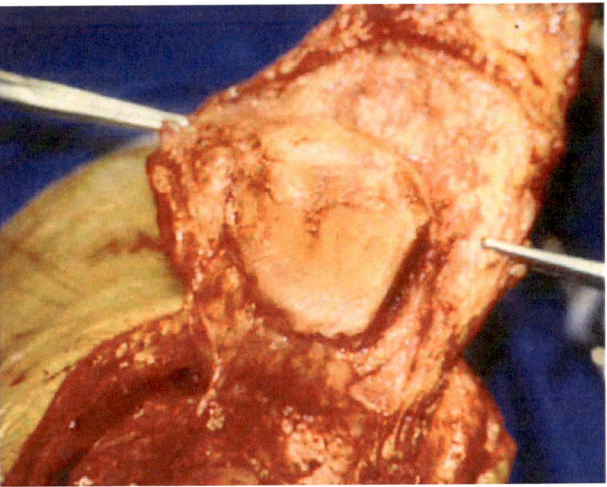

◻ **Abb. 28.3.** 1. Schritt: Lösen der Retinacula. 2. Schritt: Großzügige Knochenresektion mit oszillierender Säge und Lösen der fibrösen Verwachsungen, wodurch die Retinacula wieder sichtbar werden. 3. Schritt: Remodellieren der ursprünglichen Patellasilhouette mit Lüer und Knochenfeile. Der zentrale knorpelige Teil der Patella und die mediale und laterale Facette mit der medianen Kante werden so erhalten

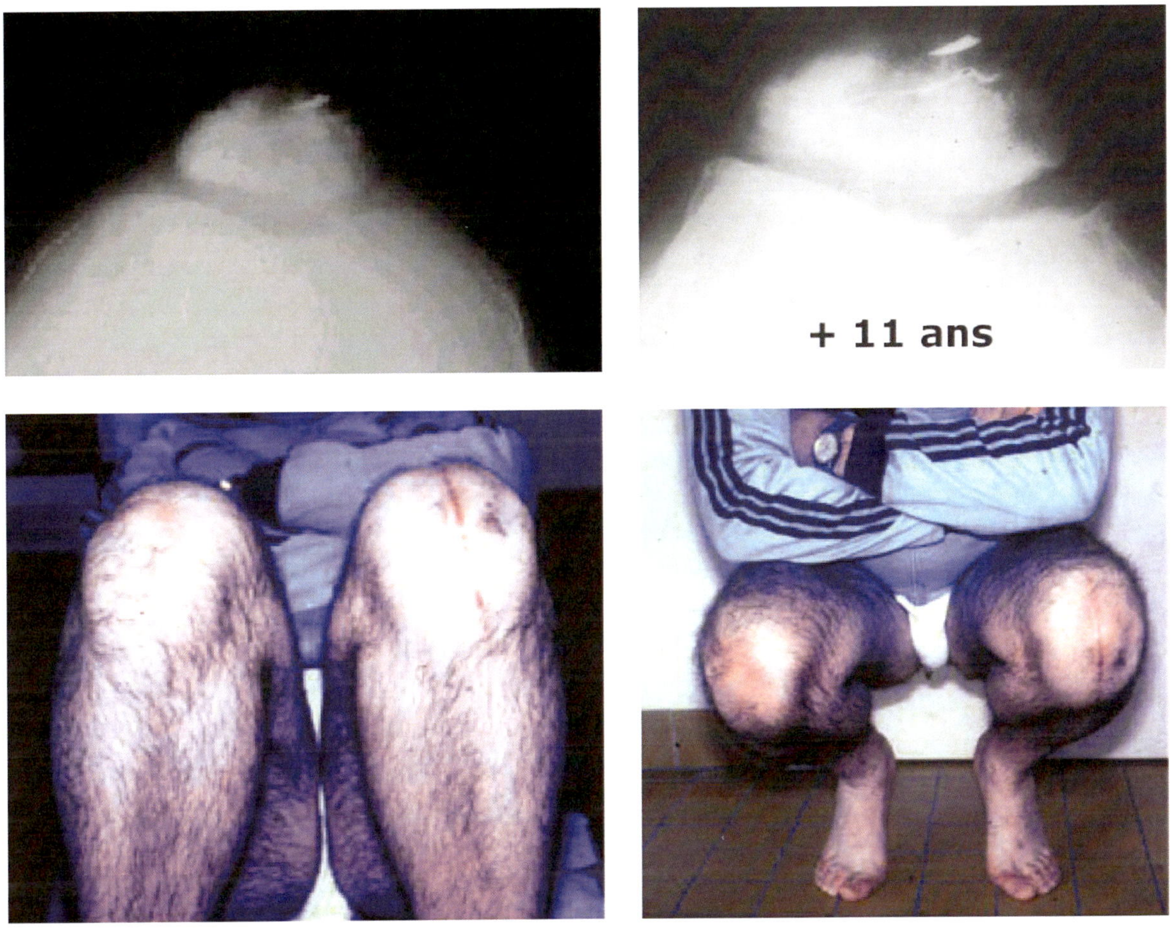

◻ **Abb. 28.4.** 11 Jahre nach modellierender Patelloplastie bestätigt sich das gute funktionelle Resultat

28

Diskussion

Die modellierende Patelloplastie ermöglicht bei diesen posttraumatisch übergroßen Patellaformen die Rekonstruktion der peripheren Weichteilstrukturen, insbesondere der Retinacula, die durch die proliferierenden Knochenmassen absorbiert werden. Gleichzeitig gewinnt man wieder an Länge am Lig. patellae wie auch an der Quadrizepssehne. Dadurch wird der Druck auf die Patella reduziert, die Bewegungsamplitude verbessert (☐ Abb. 28.5). Die Schmerzreduktion ist spektakulär, besonders wenn im zentralen Bereich der Patella noch Knorpel vorhanden ist.

Resultate

Wir haben 23 modellierende Patelloplastien durchgeführt: 20 Männer, 3 Frauen, Durchschnittsalter 23,5 Jahre (19–60 Jahre). 14 Patienten wiesen ein exzellentes Resultat auf, 3 Patienten ging es gut, 6 Patienten hatten ein ungenügendes Resultat. Die durchschnittliche Nachkontrolldauer betrug 8 Jahre (4–18 Jahre). 13 von 23 Patienten zeigten eine Verbesserung der Flexion mit einem durchschnittlichen Bewegungsgewinn von 35°. Die Osteotomie der Tuberositas tibiae konnte meist umgangen werden. Die Luxation der Patella war nach großzügiger medialer Arthrotomie möglich (☐ Abb. 28.6). Es fand sich eine Patellanekrose, vermutlich bei zu ausgedehnter Devaskularisierung der Patella.

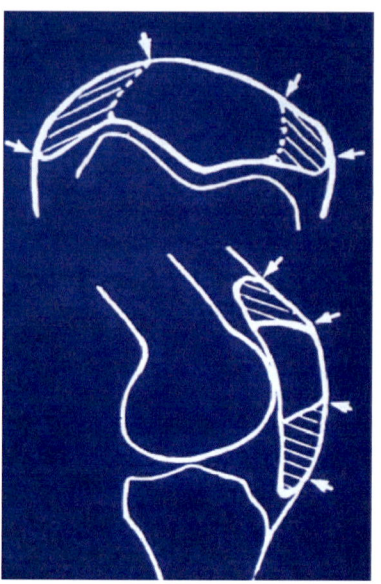

☐ **Abb. 28.5.** Die Volumenreduktion der Patella bewirkt eine Entspannung der Zügel. Dadurch werden die Einschränkungen gelöst, die Beweglichkeit normalisiert sich

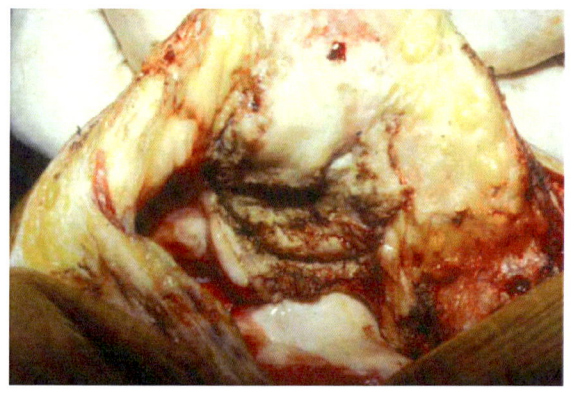
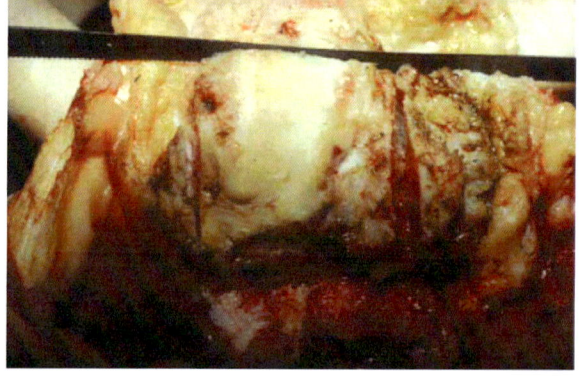
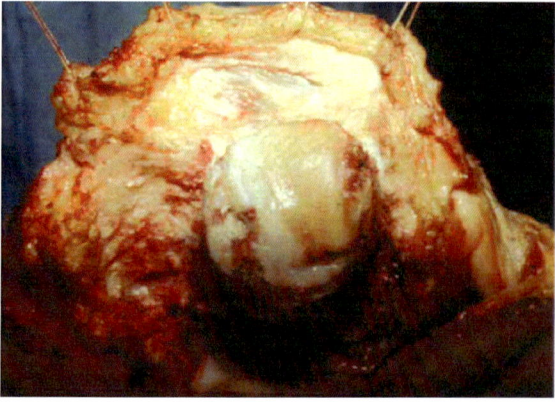
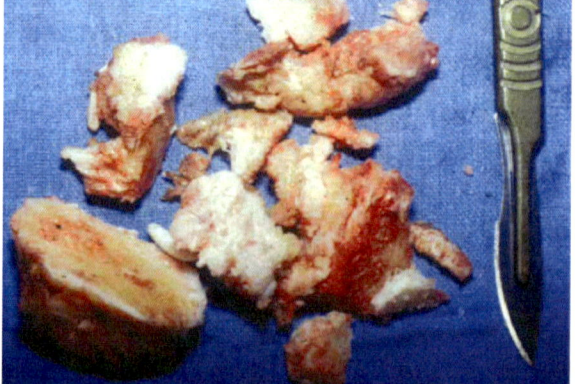

☐ **Abb. 28.6.** Ein weiteres Beispiel, bei welchem die Patelloplastie durch einfaches Umklappen der Patella realisiert werden konnte

29 Salvage-Möglichkeit nach Vielfachrevision des Hüftgelenkes

Totale Femurprothese mit Sattelabschluss

J. F. Loehr, P. Stangenberg, J. Wodtke

Einleitung

Die Gelenkarthroplastik und ihre Einführung durch Charnley und Müller im Hüftgelenk ist sicherlich eine der segensreichsten Entwicklungen, die in der Medizin in der Neuzeit erreicht wurden. Leider ergibt sich daraus auch zunehmend die Notwendigkeit der Revisionsoperation und oft ist dies mit weiterem Verlust der Knochensubstanz verbunden. Ist das proximale Femur und schließlich auch das distale Femur soweit betroffen, dass eine konventionelle Revisionsoperation nicht mehr erfolgreich ist, bietet der totale Femurersatz die Möglichkeit, eine Extremitäten- und Funktionserhaltende Revision durchzuführen. Die erste Beschreibung eines solchen Implantates erfolgte durch Buchmann 1965 [1], und verschiedene Autoren berichten in sog. »Case-Reports« über die Implantation eines totalen Femurs, oft im Zusammenhang mit Tumorrevision. In der ENDO-Klinik Hamburg wurde durch Engelbrecht 1974 [2] ein solches Implantat auch für Revisionseingriffe vorgestellt und später wurde durch Nieder, Steinbrink und Friesecke wiederholt über die klinischen Resultate berichtet.

Klinischer Fall

Wir berichten über einen 7-jährigen Follow-up bei totaler Femurendoprothese nach multiplen Voroperationen.

Bei der 1952 geborenen Patientin bestand eine kongenitale Hüftdysplasie beidseits. Das linke Hüftgelenk wurde 1960 umgestellt, das rechte 1961. 1962 schloss sich hier eine Narkosemobilisation des linken Hüftgelenkes an, bei der es zu einer Trümmerfraktur im linken Oberschenkel mit anschließender Osteosynthese kam. Die Patientin konnte danach graduell wieder mobilisiert werden, behielt jedoch einen Trendelenburg-Gang und eine nur kurzstreckige Belastbarkeit. 1975 im Rahmen von Beschwerdezunahmen wurde dann zunächst links eine Hüftendoprothese implantiert (□ Abb. 29.1), 1976 und 1979 kam es jeweils zu Endoprothesenwechseln links, 1978 wurde eine Hüftendoprothese rechts implantiert. 1981 erlitt die Patientin einen Verkehrsunfall mit Oberschenkeltrümmerfraktur, wobei gleichzeitig das OSG rechts mitbetroffen war und weitere Frakturen der oberen Extremität bzw. den Rippen. In der Folge war die Patientin für ein Jahr an den Rollstuhl gebunden, konnte dann graduell wieder mobilisiert werden. 1989 kam es zu einer weiteren Lockerung der Endoprothese links, welche gewechselt und 1992 nochmals revidiert wurde. In der Zwischenzeit kam es zur Progredienz der Beschwerden auch von Seiten des Kniegelenkes bei der konservativ behandelten suprakondylären Fraktur im Rahmen des Unfalls von 1981 (□ Abb. 29.2).

Aufgrund der destruktiven Situation im Beckenbereich wie auch im Femur wurde dann der Entschluss gefasst, eine Totalendoprothese des linken Femurs durchzuführen, so dass im Juli 1999 die Implantation eines totalen Femurersatzes mit Sattelprothese und achsengeführtem Kniegelenk durchgeführt wurde (□ Abb. 29.3).

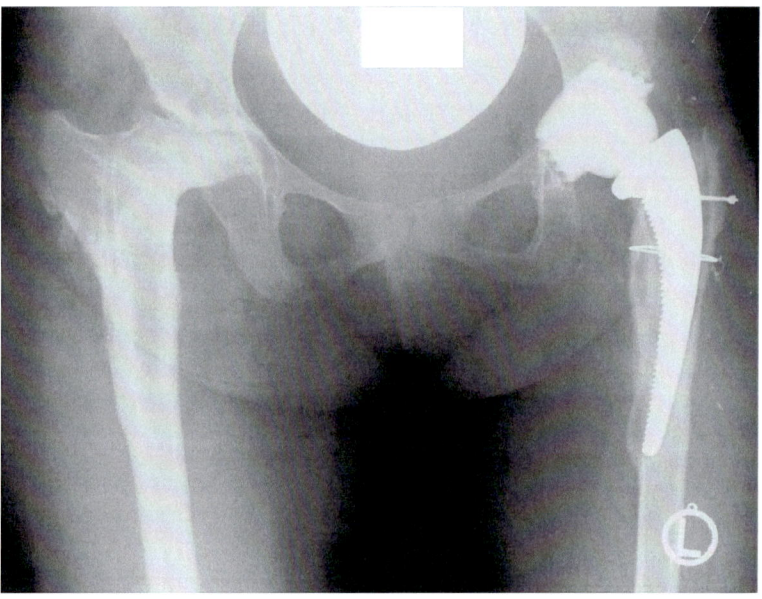

☐ **Abb. 29.1.** Status nach Umstellungsosteotomie bei Hüftdysplasie bilateral und zweifachem Endoprothesenwechsel linksseitig mit Beckenperforation und Schaftlockerung links sowie progressiver sekundärer Nekrose rechts

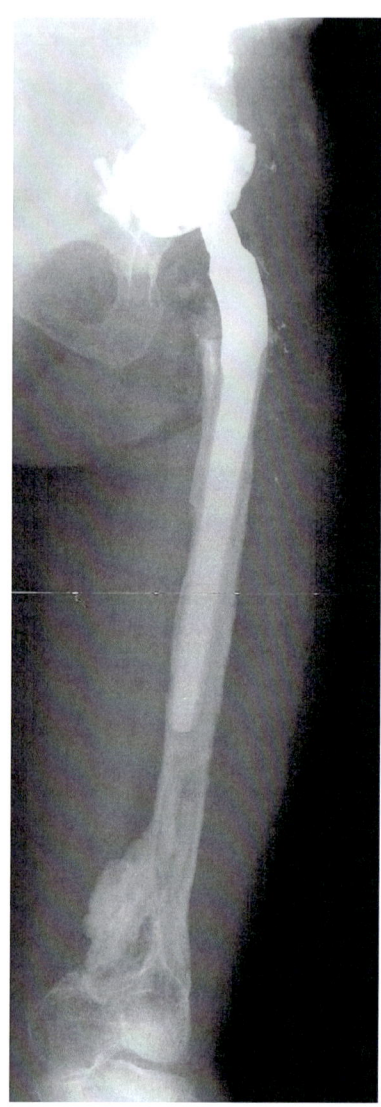

☐ **Abb. 29.2.** Status nach dreifacher Revision linkes Hüftgelenk mit Hydroxyapatit Stäben zur Beckenverstärkung linksseitig, progressives Stress-Shielding im Femur, Verlust des Trochanters und Status nach distaler Osteosynthese nach Verkehrsunfall mit Hydroxyapatit Material Auffüllung. Progressive Gonarthrose

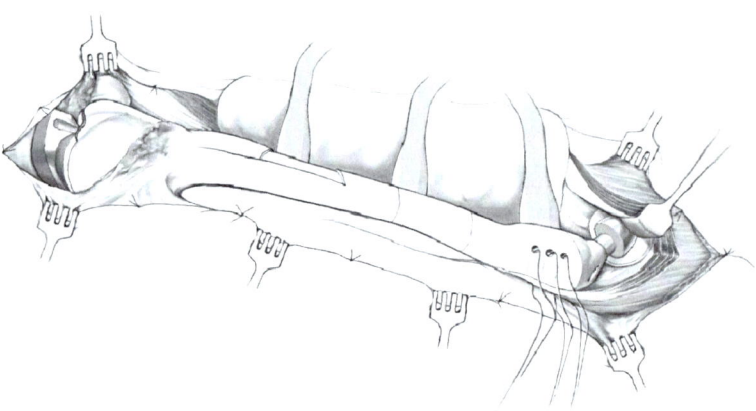

☐ **Abb. 29.3.** Implantation eines totalen Femurs

Bei der letzten Vorstellung konnte die Patientin mit zwei Unterarmgehstützen im Dreipunktegang laufen, was ihr für maximal 50 m möglich war. Sie konnte sich wieder selbstständig versorgen und übt bis heute ihren Beruf als Lehrerin aus. Beschwerden werden geschildert beim Versuch, längere unebene Strecken zurückzulegen sowie beim Treppensteigen. Es bestehen kein Nachtschmerz und kein Ruheschmerz.

Radiographisch ist die Sattelprothese weiterhin am Ileum verankert. Es sind keine Lockerungssäume im Bereich der distalen Femurverankerung bzw. des Kniegelenkes ersichtlich. (☐ Abb. 29.4)

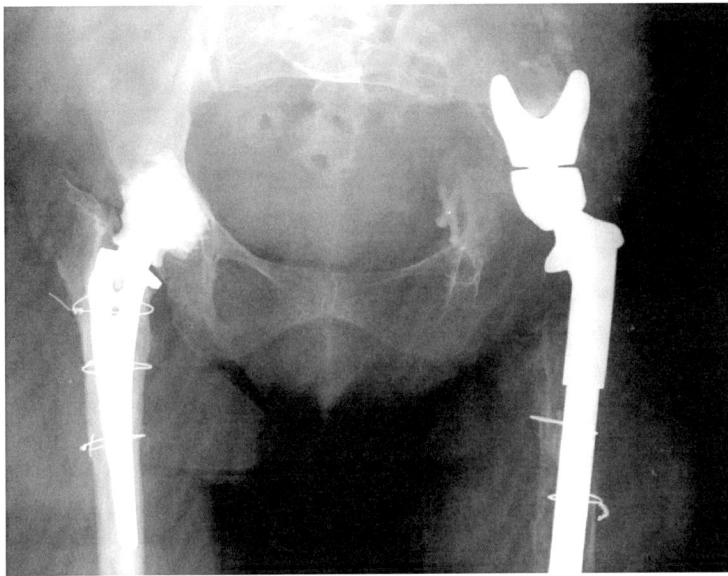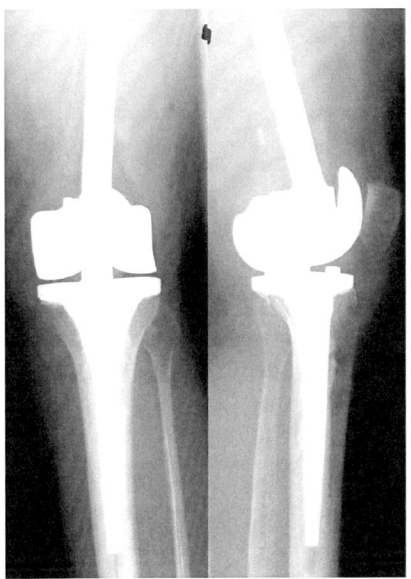

⬜ **Abb. 29.4.** Status nach Hüftendoprothesenwechsel rechts und Implantation eines Total Femurs linksseitig mit Sattelabstützung bei Becken-disassoziation. Im Becken sind zwei Hydroxyapatit Inlays verblieben

Diskussion

Hüftdysplasien und posttraumatische Situationen sind neben seltenen musculo-skelettären Erkrankungen oder Tumoren die Hauptindikation für die Implantation eines Kunstgelenkes an der unteren Extremität in frühen Lebensjahren. Unweigerlich führt dies zur Problematik der aseptischen Lockerung, und mit der Anzahl von Revisionen steigt auch das Risiko einer tiefen Infektion. Dies führt den behandelnden Orthopäden in die schwierige Situation, dass nur noch kurze knöcherne Verankerungsstrecken zur Verfügung stehen und große Tumorimplantate oder allogene Knochentransplantate zu einer weiteren Erhöhung des Risikos einer Lockerung oder sogar einer Infektion führen.

Nicht selten wird daher die Notwendigkeit einer Extremitätenablation diskutiert.

In Fällen, in denen das seitengleiche Kniegelenk aufgrund der Fehlstellung fast immer durch eine Arthose mitbetroffen ist, stellt der totale Femurersatz eine der besten Möglichkeiten zur Rekonstruktion dar, zumal damit der Extremitätenerhalt gegeben wird. Die Indikation sollte aber auch in Zukunft streng gestellt werden und das behandelnde Team im Umgang mit den Implantaten vertraut sein.

Literatur

[1] Buchmann J. (1965) Total femur and knee joint replacement with a vitallium endoprosthesis. Bull Hosp. Joint Dis.26:21–34
[2] Engelbrecht E., Engelbrecht H. (1974) Total femur replacement using St. George's model of total hip and knee joint endoprostheses. Chirurg.45:231–6
[3] Friesecke C. (2000) Results of saddle prosthesis (ENDO-Modell) in hip revision. J. Bone Joint Surg Br.82 Suppl 1:11
[4] Friesecke C. et al. Revision arthroplasty with use of a total femur prosthesis. JBJS Volume 87–A, Number 12, December 2005
[5] Katzer A, Ince A, Wodtke J, Loehr JF. (2003) Komponentenwechsel bei periprothetischen Frakturen. (Component exchange to treat periprosthetic fractures). Orthopädische Praxis;39:624–9

30 Morbus Charcot-Marie-Tooth

Sicherung der Gehfähigkeit über 25 Jahre

R.-P. Meyer, S. Käsermann, M. Kleine

Klinischer Fall

Bei der heute 61-jährigen Frau ist eine hereditäre sensomotorische Neuropathie Typ 1 Charcot-Marie-Tooth seit ihrem 22. Altersjahr bekannt. Eine Schwester der Patientin leidet an der gleichen Erkrankung. Mit 38 Jahren erstmals Kontrolle durch mich wegen einer Ermüdungsfraktur im rechten Mittelfußbereich. Mit orthetischen Maßnahmen kann die Gehfähigkeit bei guter Stabilität über nahezu 10 Jahre erhalten werden. Der Grundmorbus ist bei regelmäßigen neurologischen Kontrollen nur leicht progredient.

Operative Korrekturen

Wegen zunehmender Gangschwierigkeiten mit Instabilitätsproblemen wurde am 09.07.1991 die valgisierende Korrekturosteotomie im rechten unteren Sprunggelenk durchgeführt bei gleichzeitiger Korrekturosteotomie an der Basis von Metatarsale I mit IP I-Arthrodese und Durchtrennung der langen Flexorensehnen Strahl II–V (▢ Abb. 30.1 und 30.2). Wegen einer Transfermetatarsalgie, die sich orthetisch nicht beheben ließ, wurden am 07.07.1992 die Helalosteotomien an Strahl II–IV rechts mit blutiger Reposition des MTP II-Gelenkes und Kirschnerdrahtfixation bei gleichzeitiger Sanierung der Hammerzehen II–IV rechts durchgeführt (▢ Abb. 30.3–30.5). In der Folge wird die Patientin an ihrem rechten Fuß bei guter Stabilität beschwerdefrei. Am 06.07.1993 werden bei destabilisierendem neurogenem Klumpfuß links ebenfalls eine valgisierende Korrekturosteotomie im unteren Sprunggelenk mit gleichzeitiger Korrekturosteotomie basisnahe an Metatarsale I und IP I-Arthrodese vorgenommen (▢ Abb. 30.6 und 30.7). Bei gestörtem Metatarsalindex mit plantaren Überlastungsschmerzen werden am 31.05.1994 Helalosteotomien an Strahl II/III und IV links bei gleichzeitiger Hammerzehenkorrektur III und IV links durchgeführt (▢ Abb. 30.8–30.10). Bei optimaler orthetischer Versorgung mit regelmäßigen Kontrollen geht es der Patientin in der Folge gut.

Verlauf

Seit der letzten Operation am linken Fuß im Mai 1994 ist die Patientin subjektiv zufrieden. Sie war orthetisch bei entsprechend regelmäßigen Kontrollen optimal versorgt. Auch die neurologischen Verlaufskontrollen ergaben nur eine leichte Progredienz der motorischen Störungen mit einer leichten Zunahme der Paresen an der Hand und rechtsbetont an den Unterschenkeln. Die letzte neurologische Bestandesaufnahme fand am 28.07.2005 statt und bestätigte die nur diskrete Progredienz des Grundleidens. Seit wenigen Monaten nun verspürt die Patientin auch subjektiv einen Kraftverlust in den unteren Extremitäten mit vermehrter supinatorischer Kipptendenz im rechten OSG. Die letzte klinische und radiologische Kontrolle fand am 11.07.2005 statt. Es besteht klinisch und radiologisch eine Instabilität mit Subluxation und merklicher Arthrose im rechten oberen Sprunggelenk bei in etwa korrekter OSG-Stellung links (□ Abb. 30.11). Die Arthrodese des oberen Sprunggelenkes rechts ist in einem Arbeitsintervall in den kommenden Monaten geplant. Die ausgesprochen indolente Frau arbeitet in Ausbildungsfunktion ununterbrochen zu 100%.

Diskussion

Bei einem nur leicht progredienten neurologischen Leiden wird mit gezielt dosierten operativen Maßnahmen die Gehfähigkeit bei voller Arbeitsfähigkeit über Jahrzehnte erhalten. Die exzellent kooperierende Patientin erleichtert mit ihren präzisen Informationen und hoher Disziplin die optimale operative und konservative Therapie enorm.

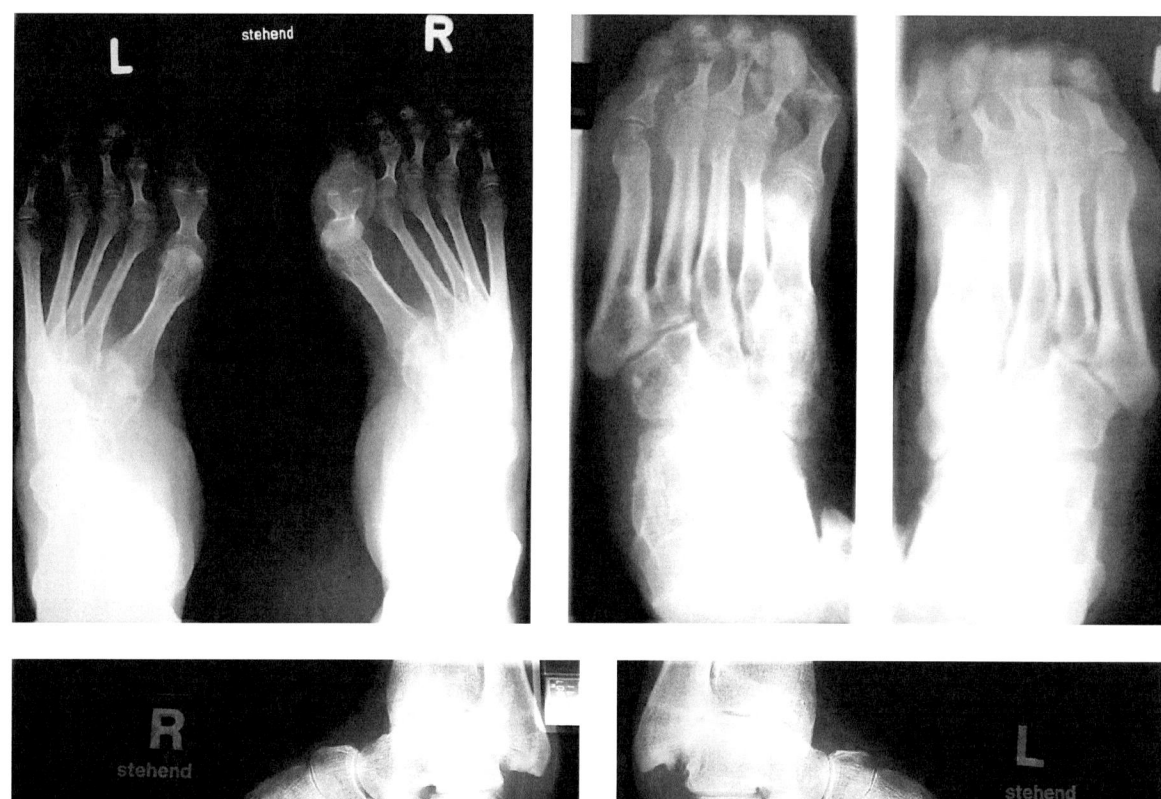

□ **Abb. 30.1.** Füße bds. dp, schräg und seitlich im Stehen vom 08.07.1991, präoperativ

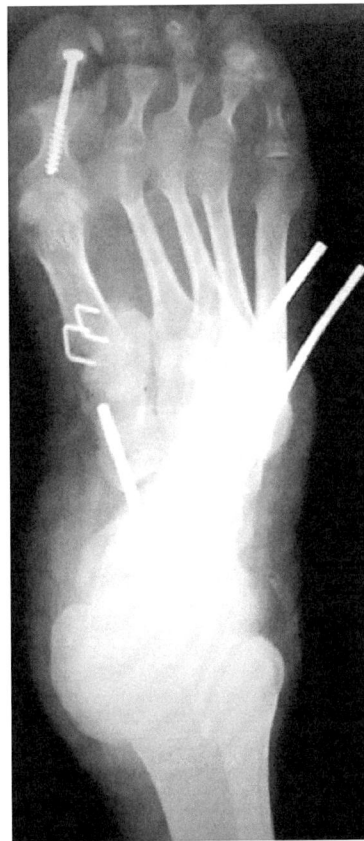
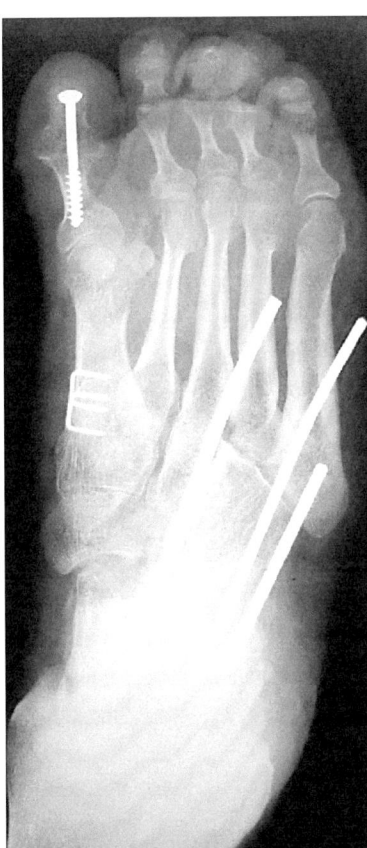

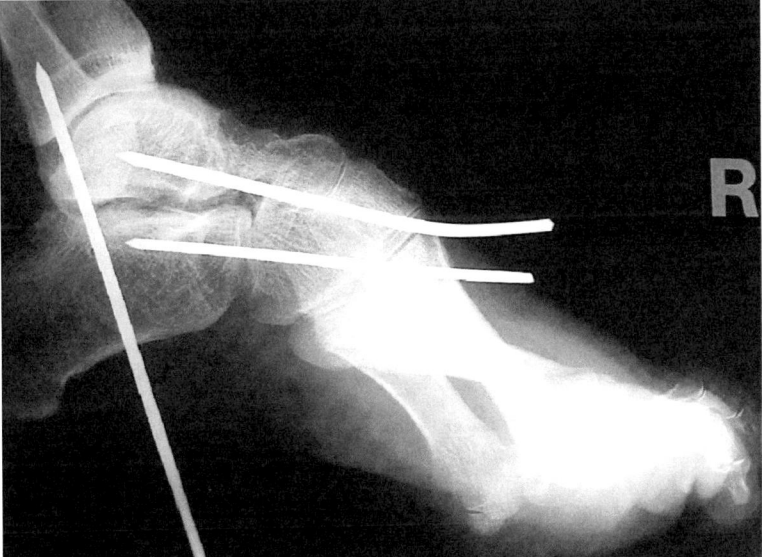

◻ **Abb. 30.2.** Rechter Fuß dp, schräg und seitlich vom 10.07.1991, postoperativ

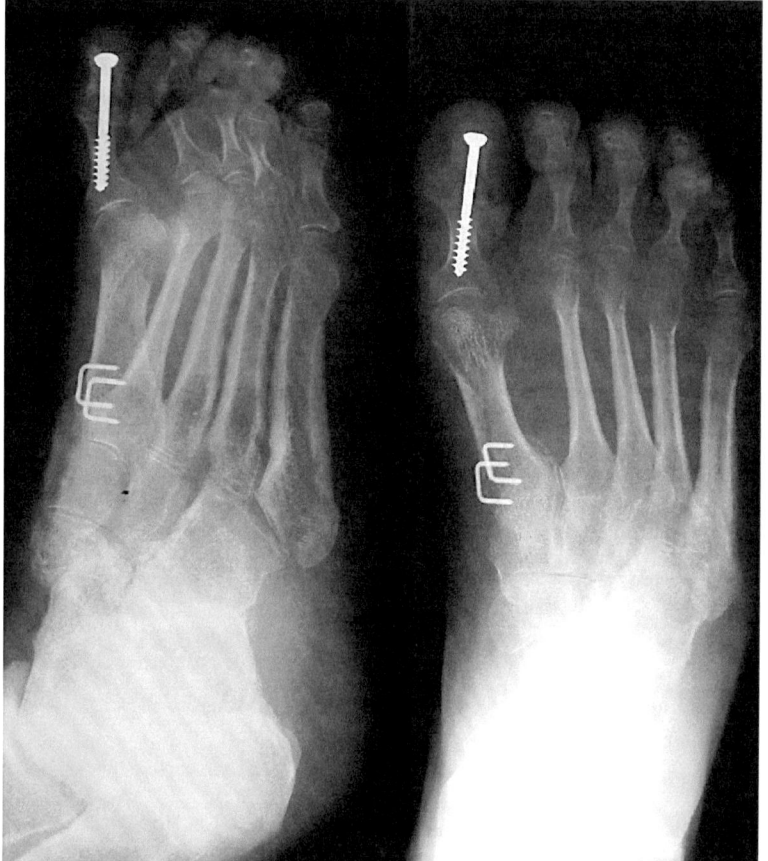

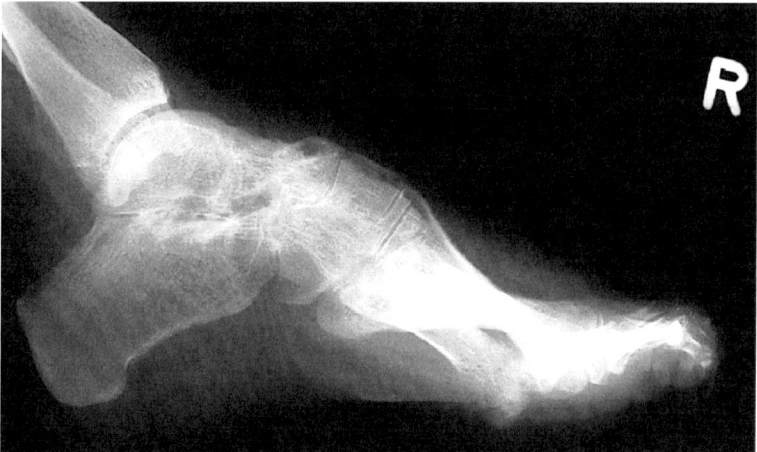

☐ **Abb. 30.3.** Rechter Fuß dp, schräg und seitlich vom 28.11.1991, 4½ Monate nach Intervention

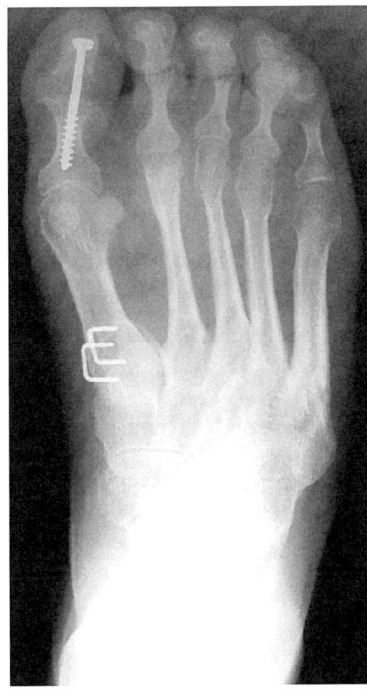
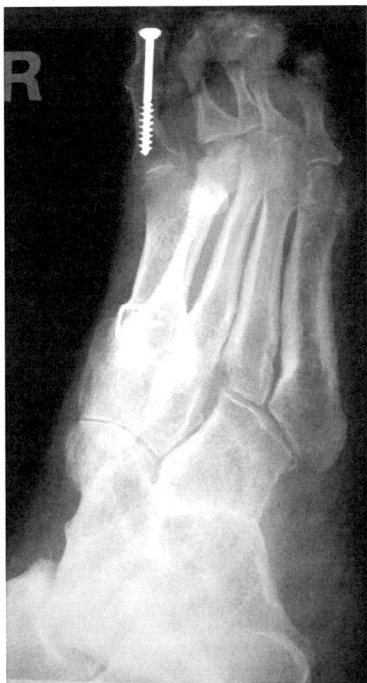

☐ **Abb. 30.4.** Rechter Fuß dp und schräg vom 06.07.1992, präoperativ

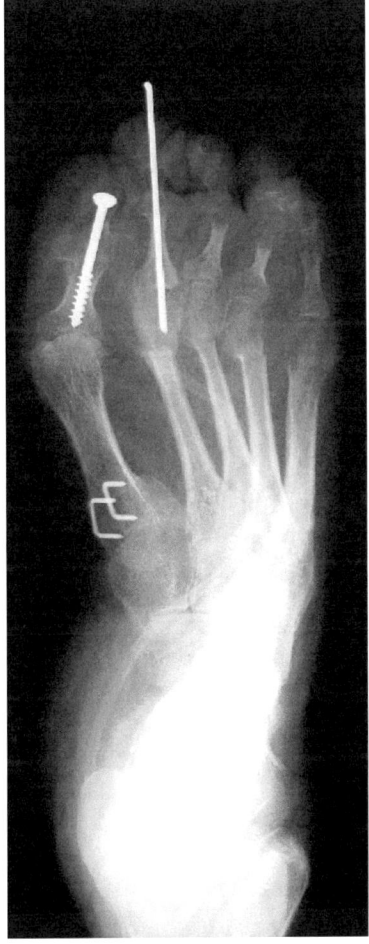
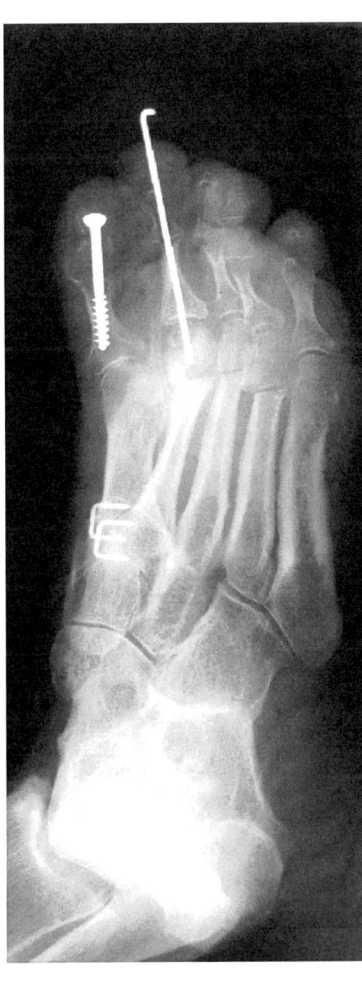

☐ **Abb. 30.5.** Rechter Fuß dp und schräg vom 08.07.1992, postoperativ

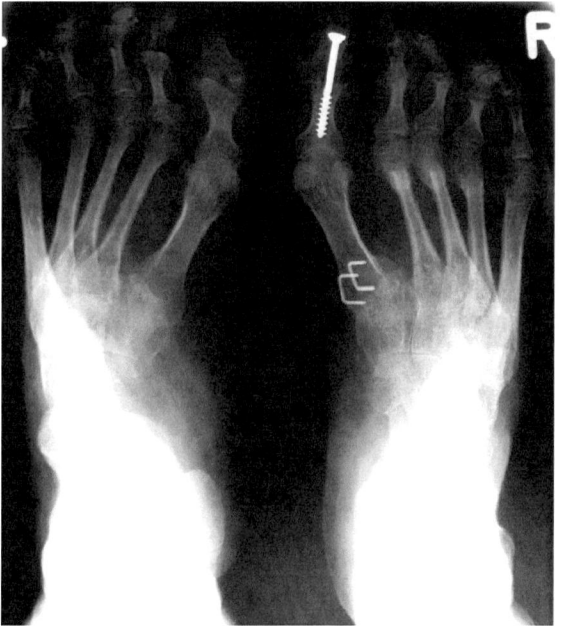
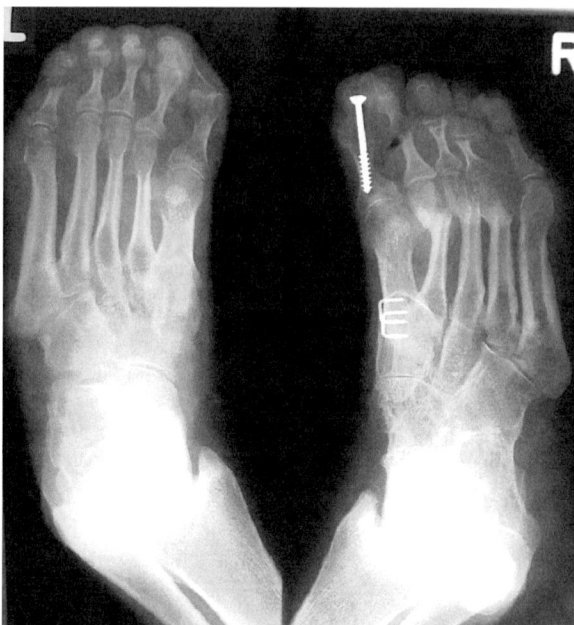
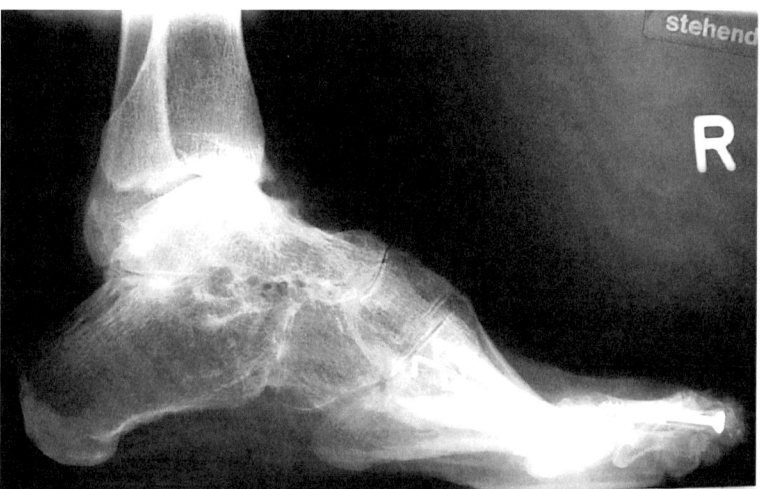
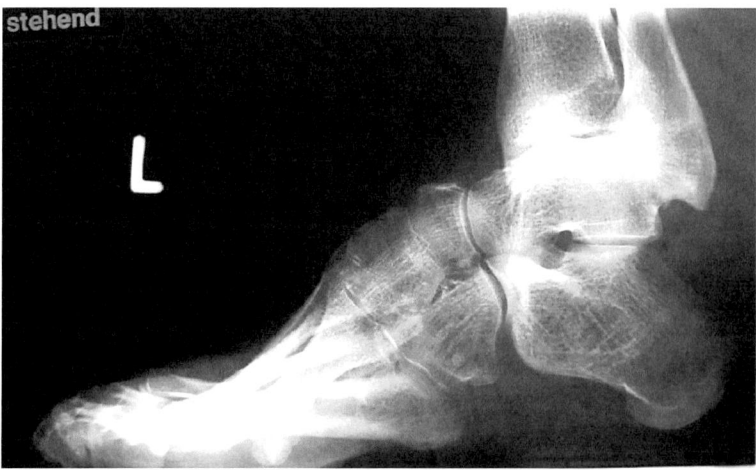

☐ **Abb. 30.6.** Füße bds. dp, schräg und seitlich im Stehen vom 05.07.1993, 2 Jahre nach Intervention am rechten Fuß und unmittelbar vor Operation des linken Fußes

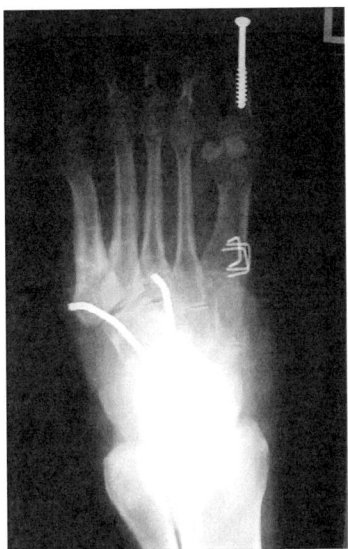
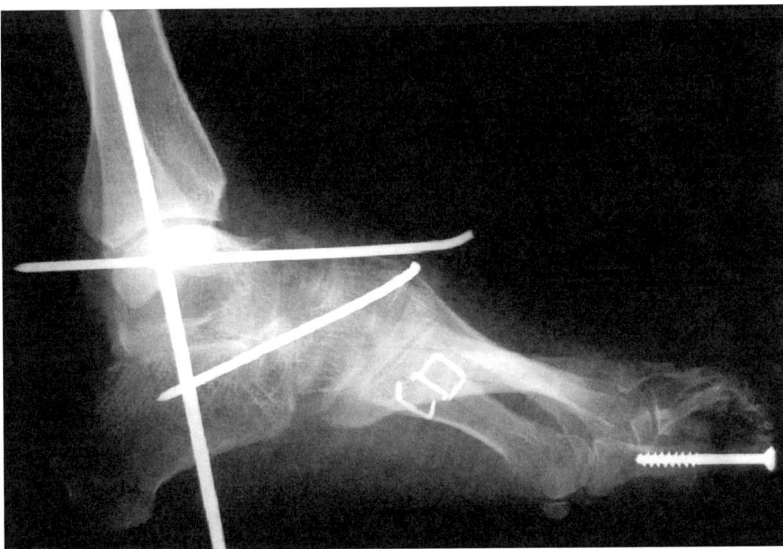

☐ **Abb. 30.7.** Linker Fuß dp und schräg vom 11.07.1993, postoperativ

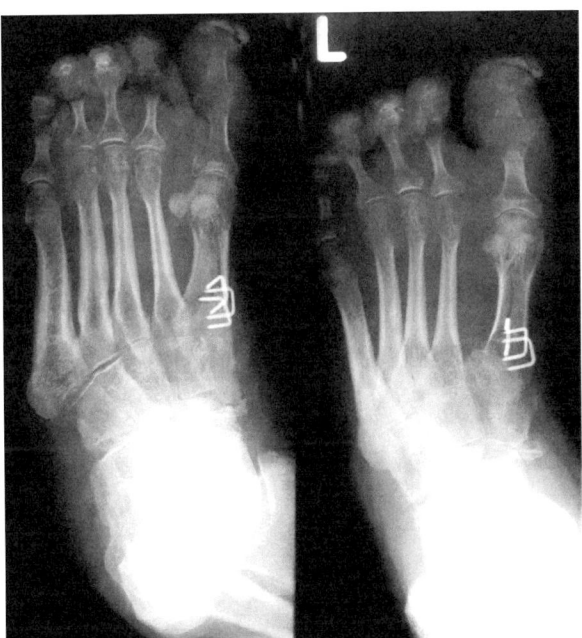

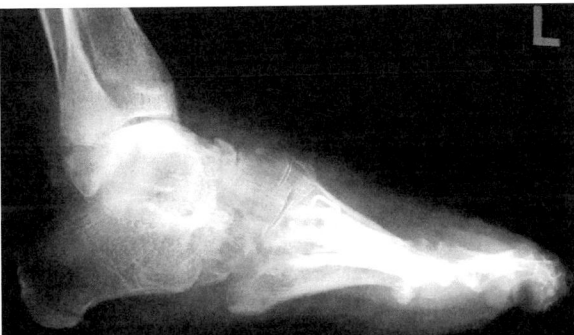

☐ **Abb. 30.8.** Linker Fuß dp, schräg und seitlich vom 04.10.1993, 3 Monate postoperativ

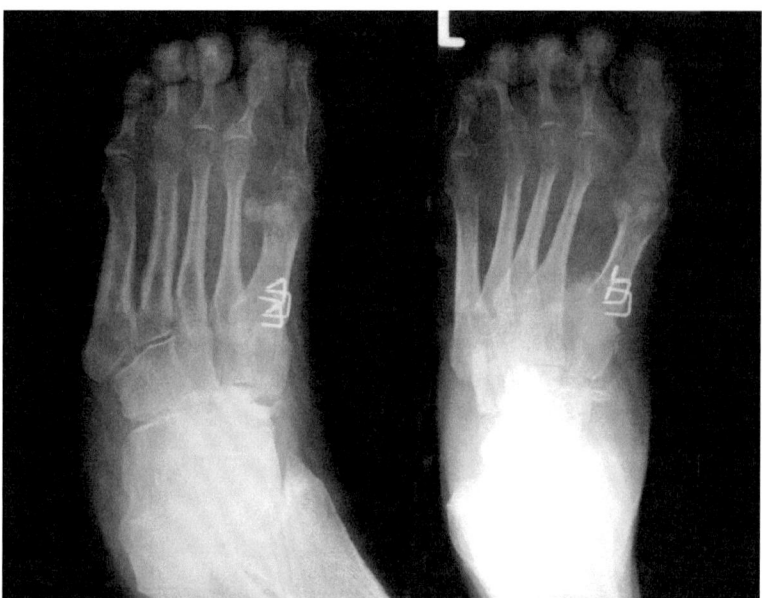

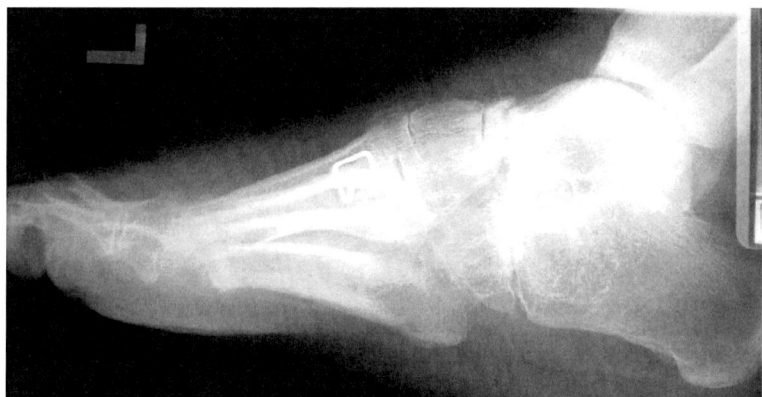

◨ **Abb. 30.9.** Linker Fuß dp, schräg und seitlich im Stehen vom 03.01.1994, 6 Monate nach Intervention

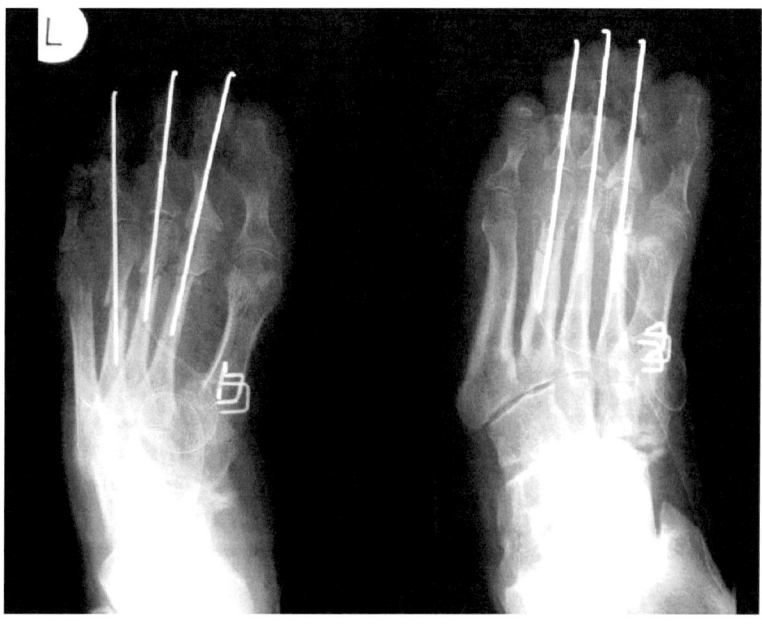

◨ **Abb. 30.10.** Linker Fuß dp und schräg vom 01.06.1994, postoperativ

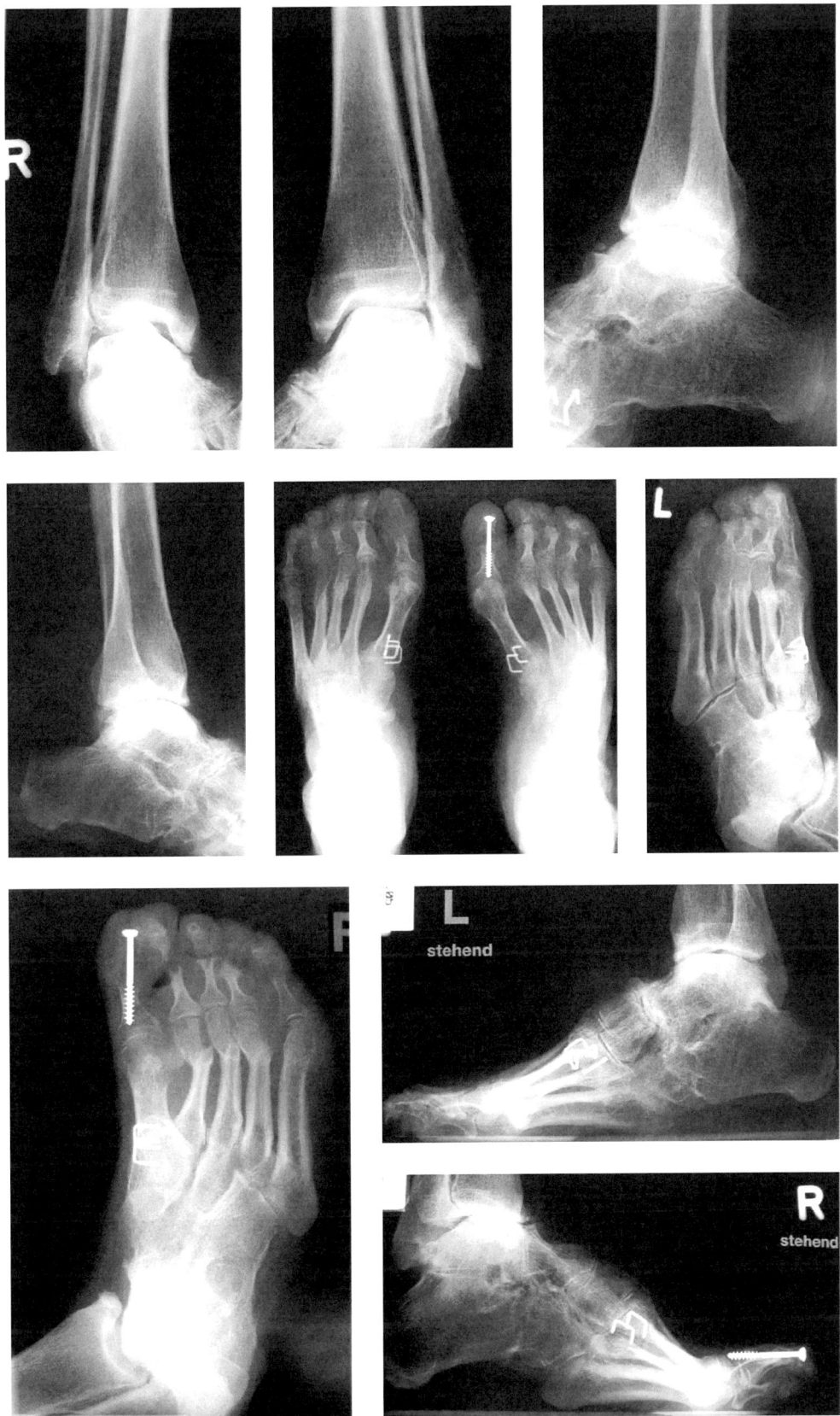

☐ **Abb. 30.11.** OSG bds. ap und seitlich, Füße bds. dp, schräg und seitlich im Stehen vom 11.07.2005, 14 Jahre nach Operation des rechten Fußes resp. 12 Jahre nach Intervention am linken Fuß

31 Echinokokkenbefall der Wirbelsäule: von der »Knacknuss« zur »clinical pearl«

E. Morscher

Von »klinischer Perle« darf wohl dann gesprochen werden, wenn ein ausgesprochen seltenes, in der Diagnostik wie auch in der Therapie komplexes Krankheitsbild trotz zweifelhafter Prognose, aber dank intensiver und engagierter Zusammenarbeit aller Beteiligter, insbesondere auch aufgrund einer vorzüglichen Compliance des Patienten, geheilt und eine optimale Lebensqualität des Patienten wiederhergestellt werden kann.

Bei der hier zu beschreibenden »Knacknuss«, bzw. »clinical pearl« handelt es sich um den Fall eines bei Beginn der Symptome 52 Jahre alten Patienten mit primär banal erscheinendem Lumbovertebralsyndrom. Dieser gab an, lediglich etwa 10 Jahre zuvor einmal vorübergehend Lumbovertebralschmerzen verspürt zu haben. Eine Exazerbation der Lumbalgie Ende November 1990 war für den Patienten dann aber doch Anlass zum Besuch eines Chiropraktikers. Eine bei dieser Gelegenheit aufgenommene Röntgenaufnahme sei angeblich unauffällig gewesen. Es sei damals jedoch eine »leicht erhöhte« Eosinophilie von 14% festgestellt worden. Der Patient hätte auch das Gefühl von Fieber gehabt und klagte über Nachtschweißausbrüche. Außerdem hätte er ca. 8 kg an Gewicht verloren. Ausstrahlungen in die unteren Extremitäten bestanden nie, weder vor noch nach den später notwendig gewordenen Operationen. Im Januar 1991 habe er sich erneut wegen der z. T. einschießenden Rückenschmerzen zu seinem Hausarzt begeben. Die von diesem angeordneten Röntgenbilder (9.1.1991) ergaben eine Wirbelkompression von Th12 mit sehr »heterogenem, lytisch-sklerotischem Strukturbild« in L1 (◻ Abb. 31.1). Die rechte Bogenwurzel von L1 war nicht identifizierbar. Es wurde der Verdacht auf eine metastatisch bedingte pathologische Wirbelfraktur geäußert. Eine 740 MBq Technetium 99m DPD-Skelettszintigraphie vom 21.1.1991 ergab »erhöhten Knochenstoffwechsel in L1 und Th12 bei bekannter Kompressionsfraktur von Th12«.

Eine am 28.1.1991 durchgeführte MRI-Untersuchung zeigte, dass der pathologische Prozess auch außerhalb der Wirbelkörper paravertebral beidseits sowie ventral, aber auch dorsal in den Spinalkanal hinein nachweisbar war. Diese Veränderungen sprachen zweifellos für einen malignen Tumor. Vom Radiologen wurde eine weitere Abklärung des Befundes mittels Feinnadelpunktion unter CT-Kontrolle empfohlen und am 4.2.1991 von diesem auch durchgeführt. Der CT-Befund (◻ Abb. 31.2) lautete: Tumordestruktion von Th12 und L1 mit deutlicher tumoröser Spinalkanalstenose. In der Feinnadelbiopsie konnten – trotz computertomographisch richtiger Lage der Biopsienadel – keine Tumorzellen nachgewiesen werden.

In der Folge wurde uns der Patient vom Hausarzt zur weiteren Abklärung und Therapie zugewiesen. Die am Institut für Pathologie der Universität Basel gestellte histologische Diagnose des am 14.2.1991 in Narkose entnommenen Gewebes ergab überraschenderweise die Diagnose eines »Echinococcus multilocularis (alveolaris)« (◻ Abb. 31.3).

Am 19. März 1991 wurde vom Hausarzt mit der Albendazol-Therapie begonnen. Der Patient hat beim ersten Mal 5 Durchgänge (30 Tage Therapie, 15 Tage Pause) und nach vorübergehender Sistierung wegen Unverträglichkeitserscheinungen nochmals 6 Durchgänge nach Titeranstieg durchgehalten.

Zur Entfernung des Echinokokkenherdes in der Wirbelsäule, zur Korrektur der Fehlstellung der Wirbelsäule und zur Pävention einer Rückenmarkskompression war die Vertebrektomie Th12 und L1 indiziert. Zur präoperativen Planung wurde am 2.4.1991 noch ein Myelo-CT durchgeführt. Dieses ergab Teildestruktionen mit Kompressionswirbel Th12 und L1 mit Duraverdickungen entlang Th12 und L1 und paravertebrale Weichteilmassen auf Höhe der befallenen Wirbel. Der Abstand des Duralsackes von der Bogenwurzel Th12 und L1 rechts sowie L1 links war vergrößert, was den Befall dieser Bogenteile bestätigte.

In einer ersten Sitzung wurde die Wirbelsäule von Th10–L3 von dorsal mittels »Fixateur interne« stabilisiert und gleichzeitig eine Pedikelresektion Th12 rechts und L1 beidseits und eine Dura-Dekompression und partielle Wirbelkörperausräumung am 3. April 1991 durchgeführt.

Zwei Wochen später, am 17. April 1991 wurde in einer zweiten Sitzung mit transthorakalem Zugang und Entfernung der 10. Rippe links die Vertebrektomie Th12 und L1 mit Implantation eines überbrückenden »Titankorbes nach Harms« und einer autologen Knochenplastik (Rippenspan) zwischen Th11 und L2 vorgenommen.

Der postoperative Verlauf war komplikationslos.

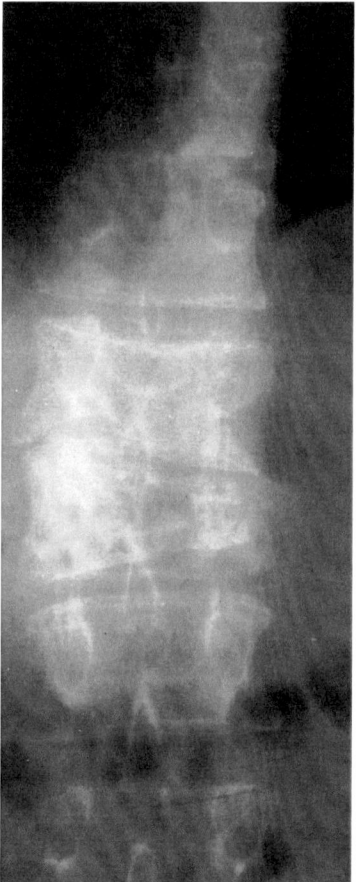
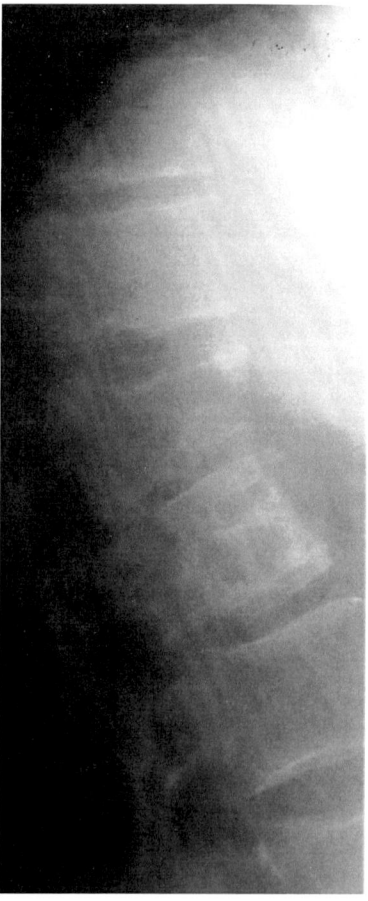

☐ **Abb. 31.1.** Patient F.E., männlich, 63-jährig. A.-p. und seitliches Röntgenbild des thorakolumbalen Überganges vom 9. Januar 1991. Kompressionsfraktur Th12, Bandscheibenverschmälerung Th12/L1 mit ausgeprägten osteolytischen Veränderungen vor allem im Wirbelkörper L1. Verdachtsdiagnose: Pathologische Wirbelkompressionsfraktur Th12 mit Tumorbefall (Metastase) vor allem im Wirbelkörper L1

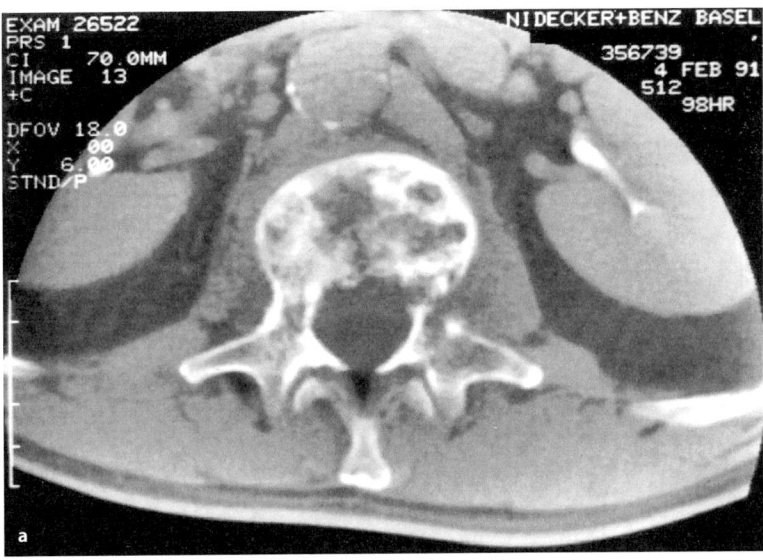

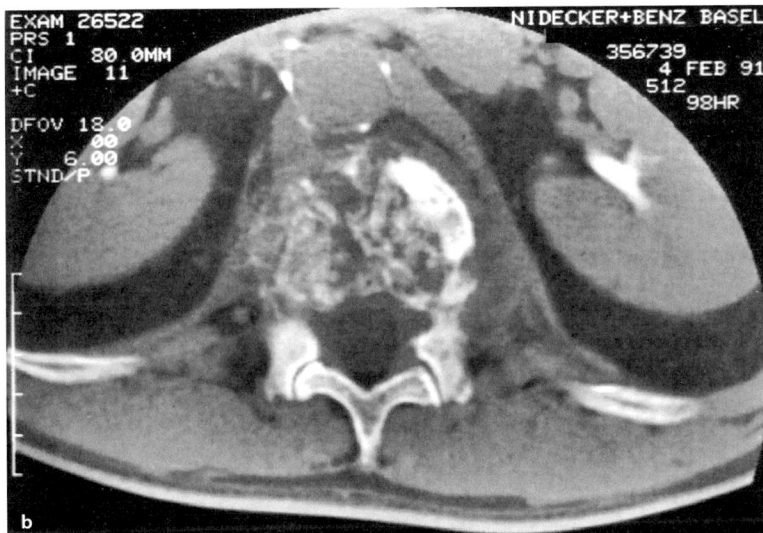

□ **Abb. 31.2 a, b.** Computer-Tomographie vom 4. Februar 1991: **a** Wirbel Th 12: »Tumorbefall« des Wirbelkörpers, fehlender Wirbelbogen (Osteolyse) Th12. **b** Massive Destruktion des 1. Lendenwirbelkörpers mit starkem Befall der ventralen Wirbelbogenabschnitte

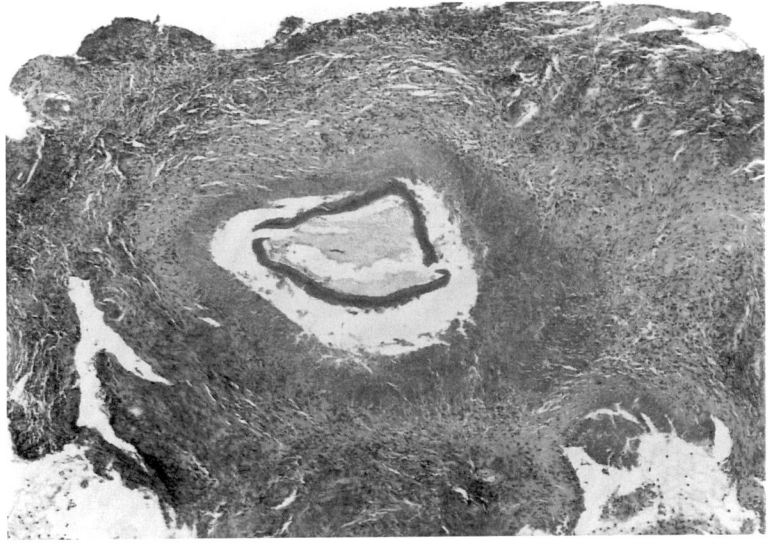

□ **Abb. 31.3.** Echinococcus granulosus (multilocularis?). Granulomartige Entzündung mit zentral gelegenen Fragmenten der hyalinen Zystenwand, die von einer eosinophilen Nekrosezone umgeben wird. Im Randbereich vorwiegend lymphozytäre entzündliche Infiltrate und (z. B. rechts oben) einzelne Fremdkörperriesenzellen(HE, 50×), Präparat: Schw. Knochentumorregister, Pathologisches Institut der Universität Basel

Histologie und Serologie

Die serologischen Tests auf Echinokokkenantikörper wurden am Institut für Parasitologie der Veterinärmedizinischen und der Medizinischen Fakultät der Universität Zürich erbracht. Benutzt wurde zum Nachweis von E.-multilocularis-Antigenen der Em2Plus-Test, der in Zusammenarbeit mit diesem Institut entwickelt worden ist und, der sich durch hohe Sensitivität (um 95%) und eine sehr hohe Spezifität (über 95%) auszeichnen soll.

Die ersten, nach Vorliegen der Diagnose »Echinokokkenkrankheit« Mitte März 1991, durchgeführten blutserologischen Abklärungen ergaben niedrige Titer gegen Echinococcus granulosus. Die Immunfixationselektrophorese sprach ebenfalls für E. granulosus. Antikörper gegen E. multilocularis konnten jedoch keine festgestellt werden.

Nach der Operation sank der Antikörpertiter gegen Null ab, stieg dann aber nach etwa einem halben Jahr wieder an. Nach fortgesetzter Therapie mit Albendazol sank der Antikörperspiegel dann wieder ab. Die weiteren serologischen Resultate sprachen jedoch wieder mehr für eine »Multilocularis-Echinokokkose« und stimmten demnach mit dem Resultat der Biopsie überein, obwohl das klinische Bild viel eher für einen Befall mit E. granulosus typisch war, da ein isolierter Herd, insbesondere ohne Befall der Leber bei E. multilocularis sehr selten zu beobachten ist. Eine Ultraschalluntersuchung von Leber und Thorax ergab auch 4 Jahre nach der Operation (7.10.1994) keinen Befall weder der Leber noch der Lungen. Eine nochmalige Untersuchung der am Institut für Pathologie der Universität Basel befundeten Biopsie durch das Zürcher Institut für Parasitologie war jedoch auch nicht imstande, den Widerspruch zu lösen. Nach der Erfahrung der Zürcher Parasitologen sind die geringe Größe und die relativ dünne Wand der Zysten eher Kennzeichen der Metazestoden (Larvenstadien) von Echinococcus multilocularis als von E. granulosus. Im Knochen wächst E. granulosus oft sehr kleinblasig und atypisch, so dass eine Differentialdiagnose zwischen beiden Arten sehr schwierig oder unmöglich ist, und man sich deshalb auf die Diagnose: »Echinokokkose, Artdiagnose aufgrund des vorliegenden Materials nicht möglich«, beschränken musste.

Rehabilitation und weiterer Verlauf gestalteten sich komplikationslos. Eine Nachfrage, bzw. Nachkontrolle des Patienten fand im Februar 2006, also 15 Jahre nach der Operation statt. Der inzwischen 68-jährige Patient ist beschwerdefrei und einzig beim Vorneigen leicht behindert. Das Röntgenkontrollbild zeigte unveränderte Strukturierung des thorako-lumbalen Überganges und keine Anzeichen eines Rezidivs (Abb. 31.4).

Diagnose

Entsprechend der Seltenheit und dem ausgesprochen schleichenden Verlauf der Erkrankung sowie der je nach Lokalisation sehr unterschiedlichen und uncharakteristischen Symptomatik, sind primär Fehldiagnosen an der Wirbelsäule wie Spondylitiden, Metastasen usw. die Regel [16]. Dies ist insofern auch verständlich, da es keine radiologisch symptomatischen Zeichen der Echinokokkose gibt [11]. Nach Schnepper u. Johnson [16] sollten demnach auch in nicht endemischen Gebieten bei allen Patienten mit Wirbelläsionen und Symptomen einer Rückenmarkskompression, die in Endemiegebieten gelebt oder dorthin Reisen unternommen haben, ein Echinokokkenbefall der Wirbelsäule differentialdiagnostisch in Betracht gezogen werden. Es ist bemerkenswert, dass der Patient als Hausmeister eine Storchenzucht betrieben hat und im Sommer 1989, also ca. 2 Jahre vor der Diagnosestellung an einer 2-wöchigen Safari in Okavango Botswana (Afrika) teilgenommen hat. Dabei ist allerdings zu bedenken, dass dieser Afrikaaufenthalt bei einem Fall von E. multilocularis keine Rolle spielen würde, da E. multilocularis nur auf

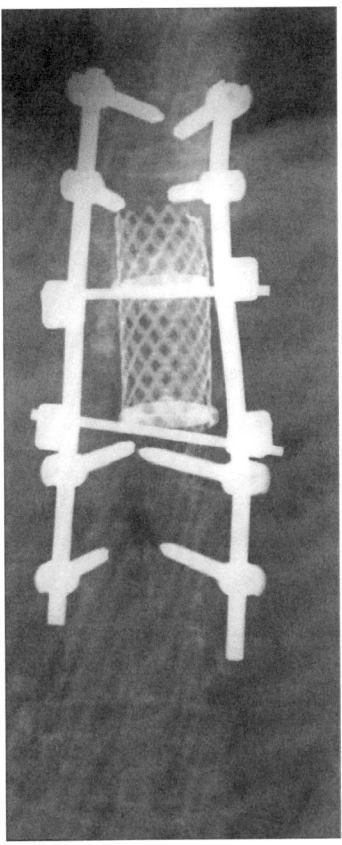 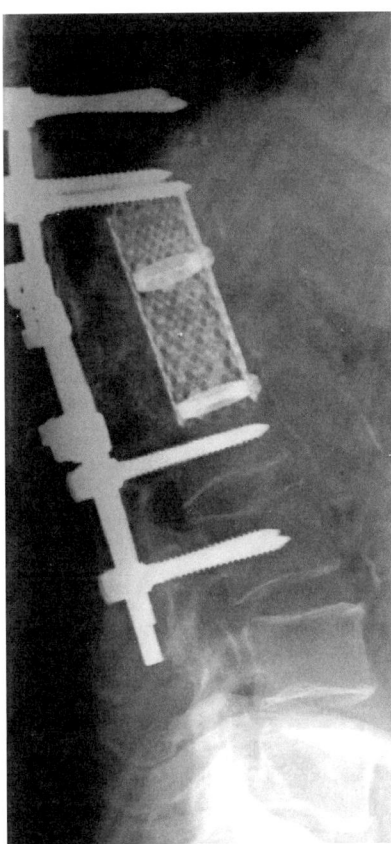

☐ **Abb. 31.4.** Kontroll-Röntgenaufnahme des thorakolumbalen Überganges und der Lumbalwirbelsäule 14 Jahre nach dorsaler Stabilisation der Wirbelsäule von Th10–L3 mit »Fixateur interne« und Resektion der Wirbelbögen Th12 und L1 beidseits mit Partialresektion der betroffenen Wirbelkörper von dorsal und anschließender Totalresektion der Wirbelkörper Th12 und L1 mit Ersatz durch autologen Rippenspan und Titankorb nach Harms von ventral.

der nördlichen Hemisphäre vorkommt. Auch ein Zusammenhang mit der Storchenzucht ist schwer erklärbar [20].

Nach einer Literaturübersicht von Schnepper u. Johnson [16] beinhalten die häufigsten Symptome einer Wirbelsäulen-Echinokokkose Paraparesen (62%), Paraplegie (26%), Rücken- oder Wurzelschmerzen (55%), Sensibilitätsstörungen (36%) und Sphincterinsuffizienz (30%).

Eine anaphylaktoide Reaktion mit Eosinophilie und hohen IgE-Spiegeln als Folge einer Zystenruptur kann gelegentlich die Diagnose vermuten lassen. Bei unserem Patienten wurde schon bei der ersten Untersuchung eine Eosinophilie von 14% festgestellt. Dieser Befund wurde jedoch nicht weiter verfolgt. Andererseits wird eine Eosinophilie bei Echinokokkenerkrankung in weniger als 25% der Fälle beobachtet [12].

Die Diagnose wird i.d.R. durch den histologischen Befund gestellt, bzw. bestätigt. Wegen der Gefahr anaphylaktischer Reaktionen durch Ausfluss von Zystenflüssigkeit wurde von diagnostischen Punktionen aber auch schon abgeraten [4], was allerdings nur für Fälle gelten kann, bei denen eine Echinokokken-Erkrankung überhaupt vermutet wird. Meistens wird jedoch, wie in unserem Fall, zuvor fälschlicherweise die Diagnose »Spondylitis«, »Kompressionsfraktur« oder »Metastase« gestellt.

Der Nachweis eines Echinokokken-«arc 5«-Antikörpers in der Immunelektrophorese stellt die spezifischste serologische Diagnose der Echinokokkose dar [7, 8]

Behandlung

Die radikale Resektion der Echinokokkenzysten gilt auch heute noch in Analogie zur operativen Therapie maligner Tumoren als Standardtherapie [16]. Karrey et al. [11] haben entsprechend dem Schweregrad der Wirbelsäulen-Echinokokkose eine Unterteilung in 3 Stadien vorgenommen:

- Stadium I: eine mehr oder weniger benigne Form mit Befall eines einzigen Wirbels,
- Stadium II: (forme grave) Befall von 2 Wirbeln (entsprechend unserem Fall),
- Stadium III: Befall von 3 und mehr Wirbeln (»forme maligne«) [10].

Die Autoren machen dann weiter Unterschiede bezüglich Kollaps des (der) Wirbelkörper und eines eventuellen intraduralen Befalls. Braithwaite u. Lees [5] haben die Wirbelsäulen-Echinokokkose in 5 Typen unterteilt.

Die medikamentöse Zusatzbehandlung besteht in hochdosiertem Mebendazol (40 mg/kg/Tag). Die Schweizerische »Echinokokkose-Studiengruppe« empfiehlt Albendazol intermittierend in Therapiestößen von 30 Tagen. Die Dosierung beträgt 10 mg/kg/Tag in 3 Dosen jeweils nach den Mahlzeiten. Die Dosisanpassung muss mittels Plasmaspiegelkontrolle erfolgen.

Diskussion

Bei der Echinokokkose handelt es sich um eine Parasitenerkrankung, wobei die Bandwürmer sich im Darmtrakt des Hundes (vorwiegend E. granulosus) und des Fuchses (vorwiegend E. multilocularis) entwickeln und die Eier der Bandwürmer (Hunde- und Fuchsbandwurm) auf den Menschen übertragen werden. Hauptsächlich werden Lunge und Leber befallen. Nur in 0,5–2% der Fälle von Echinokokkose ist der Knochen, speziell die Wirbelsäule (44%), betroffen [2, 9, 10, 11, 16]. Die Echinokokken-Krankheit ist in unseren Regionen Mittel- und Zentraleuropas sehr selten, ebenso in Nordamerika. In den USA werden jährlich total etwa 200 Erkrankungen diagnostiziert. In der Schweiz werden jährlich etwa 30 Echinokokkosefälle registriert, wovon zwei Drittel durch E. granulosus und ein Drittel durch E. multilocularis verursacht werden.

Der hier dargestellte Fall ist im speziellen bezüglich Inzidenz, aber auch bezüglich des Verlaufs »besonders«. Entsprechend der Seltenheit der Echinokokkenerkrankung in unserer Population (Zentral- und Westeuropa) erstaunt es auch nicht, dass die große Mehrzahl von Fallbeschreibungen in der Literatur sich auf einen »case report«, bzw. »einen Fall von ...« beschränkt [3, 2, 16, 17]. Da überdies die Mehrzahl der Fälle von Wirbelsäulenbefall sich durch neurologische Symptome einer Rückenmarks- oder Nervenwurzelkompression manifestiert, finden sich die entsprechenden Fallbeschreibungen mehrheitlich in neurochirurgischen Zeitschriften [1, 2, 14, 15, 17]. In anderen Regionen, bzw. Ländern, wie vor allem in der Türkei ist die Echinokokkenkrankheit aber keineswegs selten, wie die Beschreibung von Altinors et al. im Jahr 2000 [1] in einer Vergleichstudie und einer Analyse von 458 (!) Fällen zeigt.

Unbehandelt führt die Erkrankung in 70% der Fälle zum Tod. Dank Dauertherapie mit Benzimidazolonen konnte die 5-Jahres-Überlebenszeit auf 97%, die 10-Jahres-Überlebenszeit auf 89% verbessert werden [13].

Danksagung

Für die kompetente und engagierte Mitarbeit in der Abklärung und Therapie dieses Falles einer erfolgreich behandelten Wirbelsäulen-Echinokokkose und für Beratung sei folgenden Kollegen gedankt:

- Hausarzt, Dr.med. M. Löliger, FMH Allgemeine Medizin, 4104 Oberwil
- Prof. Dr. med. Gernot Jundt, Knochentumor-Referenzzentrum am Institut für Pathologie, Universitätsspital Basel, 4031 Basel

‒ Dr.med. F. Grimm, Parasitologisches Institut der Universität Zürich, 8057 Zürich

‒ Dr. phil. Jakob Zinnstag, Schweizerisches Tropeninstitut (STI), 4002 Basel

Für Zusammenstellung der klinischen Daten und einer Literaturrecherche:

‒ Dr. med. Stephan Schlunke, 6850 Mendrisio, 1993 Dissertant Medizinische Fakultät der Universität Basel

Literatur

[1] Altinors N, Bavbek M, Caner HH, et al. (2000) Central nervous system hydatidosis in Turkey: a cooperative study and literature survey analysis of 458 cases. J Neurosurg 93:1–8

[2] Apt WL, Fierro JL, Calderon C, et al. (1976) Vertebral hydatid disease. Clinical experience with 27 cases. J Neurosurg 44:72–76

[3] Bavbek M, Inci S, Tahta K, et al (1992) Primary multiple spinal extradural hydatid cysts. Case report and review of the literature. Paraplegia 30:517–519

[4] Bonakdarpour A, Zadeh YFA, Maghssoudi H, Shariat S, Levi W (1973) Costal echinococosis, Report of six cases and revie of the literature. Am J Roentgenol; 118:371

[5] Braithwaite PA, Lees RF (1981) Vertebral hydatid disease : radiological assessment, Radiology 140 : 763–766

[6] Charles RW, Govender S, Naidoo KS (1988) Echinococcal infection of the spine with neural involvement. Spine 13:47–49

[7] Coltorti EA (1986) Standardization and evaluation of an enzyme immunoassay as a screening test for the seroepidemiology of human hydatidosis. Am J Trop Med Hyg. 35: 1000–1005

[8] Coltorti EA, Varela-Diaz VM (1978) Detection of antibodies against Echinococcus granulosus arc 5 antigens by double diffusion test. Trans R Soc Trop Med Hyg; 72: 226–229

[9] Duran H, Fernandez L, Gomez-Gastresana F et al. (1978) Osseous hydatidosis, J Bone Joint Surg. 60-A, 685–690

[10] Karray S, Zlitni M, Fowles JV, Zouari O, Slimane N, Kassab MT, Rosset P (1990) Vertebral hydatosis and Paraplegia. J Bone Joint Surg B-72: 84–88

[11] Karrey S, Zlitini M, Karrey M, Douik M,Sliman N, Litaiem T (1993) Acta Orthop. Belgica, 59: 100–105

[12] Lassale B, Gayet B, Antonietti P, Deburge A (1988) Abord antérieur median pour vertebrectomies de L1 et L2 avec côntrole premier de l'aorte et de la veine cave inférieur. Rev. Chir. Orthop. 74 suppl.2: 67–70

[13] Mesarina-Wicki B (1991) Long-Term corse of alveolar echinococcosis in 70 patients treated by benzimidazole deriovates (Mebendazole u. Albendazol), 1976-1989, Dissertation Universität Zürich [14] Pau A, Simonetti G, Tortori-Donati P, et al. (1987) Computed tomography and magnetic resonance imaging in spinal hydatidosis.Surg Neurol 27: 365–369

[15] Sami A, Elazhari A, Ouboukhlik A, et al. (1996) [Hydatid cyst of the spine and spinal cord. Study of 24 cases.] Neurochirurgie 42: 281–287 (Fre)

[16] Schnepper GD, Johnson WD (2004) Recurrent spinal hydatosis in North America, Case report and review of the literature, Neurosurg Focus 17: 1–5

[17] Sridhar K, Ramamurthi B (1996) Granulomatous fungal and parasitic infections of the spine, in Menezes AH, Sonntag VKH (eds): Principles of Spinal Surgery. New York: McGraw-Hill, Vol 2, pp 1467–1497

[18] Turtas S, Viale ES, Pau A (1980) Long-term results of surgery for hydatid disease of the spine. Surg Neurol 13:468–470

[19] Wirbel RJ, Mues PE, Mutschler WE, Salamon-Looijen M: Ossäre Echinokokkose, Chirurg 68, 832-836, 1997

[20] Zinnstag J: pers. Mitteilung

32 Vordere Kreuzbandruptur mit Komplikationen

W. Müller

Anamnese

1988 stürzt die damals 34-jährige Patientin am 19.2. beim Skilaufen und zieht sich eine komplexe Bandverletzung am rechten Knie zu.

Am 25.2. erfolgt alio loco eine LCM (Lig. collaterale mediale) – Naht proximal, die LCA-Rekonstruktion mit 8 mm Polypropylenband und Reinsertion eines langen Kreuzbandzügels nach proximal ins Femur und eine Teilmeniskektomie lateral.

Am 10.3. erfolgt eine erste Mobilisation in Narkose ohne großen Widerstand nach den Angaben auf 0-0-130° Extension/Flexion.

Am 16.8. erfolgt bei einer Beweglichkeit von 0-30-80° eine zweite Mobilisation in Narkose, bei welcher während des Versuchs, passiv zu strecken, eine suprakondyläre Femurfraktur verursacht wird. Diese wird mit einer 7-Loch-Winkelplatte plus einer a.-p. Spongiosaschraube übungsstabil osteosythetisiert. Am 2. p.o.-Tag CPM-Schiene und ab 2. Woche Scharnier-Gipsverband bis und mit 6. Woche p.o.

Soweit der Beginn der Geschichte alio loco.

Vorstellung und Weiterbehandlung im Kantonsspital Bruderholz

Wegen der starken Gehbehinderung, der Bewegungseinschränkung und der Schmerzen stellt sich die Patientin im Spätherbst 1989 im Kantonsspital Bruderholz vor. Nach der eingehenden Untersuchung beginne ich am 30.11.1989 folgende geplante Operation: wegen des bestehenden Streckausfalls von noch immer 20°, einer Außenrotations- und Varusfehlstellung und noch liegender Platte (Abb. 32.1) zuerst die hintere Arthrolyse, anschließend war nach Umdrehen der Patientin von der Bauchlage in die Rückenlage die vordere Arthrolyse und die Plattenentfernung vorgesehen. Die Flexionsfreiheit beträgt zu diesem Zeitpunkt 90°.

Durch schwere Vernarbungen mit ganz atypischer Anatomie und einer weit median zur Poplitea hin liegenden Semitendinosussehne gelangt man bei der nun folgenden Operation auf die über 5 mm dicke, knorpelig harte Schwarte der dorsalen Gelenkkapsel. Nach vollständiger, querer Durchtrennung öffnet sich die Kapsel über die ganze Breite um einen ganzen Zentimeter, und das Knie lässt sich nun strecken.

Nach Ende der Hautnaht kommt vermehrt hellrotes Blut über die Redon-Drainage; sogleich Wiedereröffnung bis auf die Kapsel, wo eine arterielle Blutung vorliegt. Der hauseigene Gefäßchirurg, der in solchen Fällen bei hinteren Zugängen durch schwere Vernarbungen hindurch routinemäßig stand-by präsent ist, stillt die Blutung mittels Gefäßnähten Bei diesem Vorgehen zeigt sich die interessante anatomische Variante mit Fehlen des lateralen Gastrocnemius-Muskelkopfes ([1]). Das Caput mediale deckt den distalen Teil der Poplitea, während Semitendinosus und Semimembranosus proximal weit in die Mediane nach lateral reichen. Die A. poplitea ist in einer

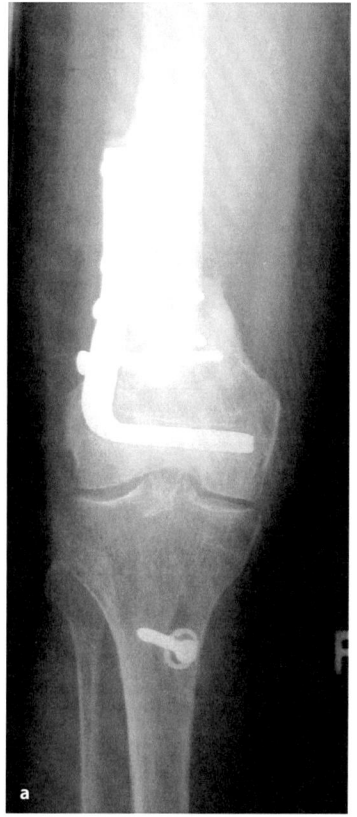 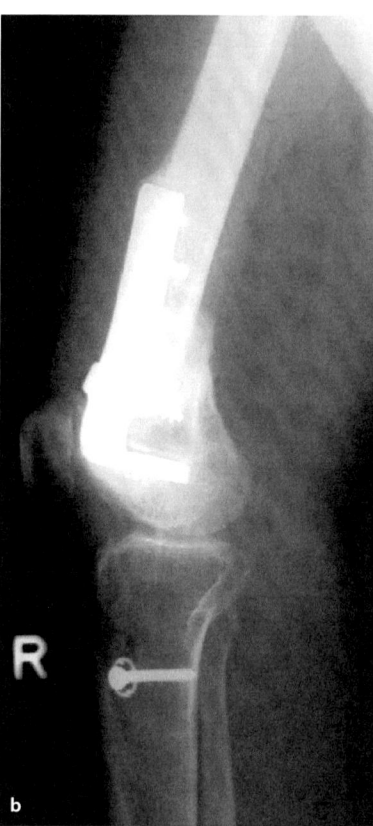

□ **Abb. 32.1.** Röntgenbilder bei der ersten Konsultation im Bruderholz am 29.11.89: **a** ap im EBS, **b** Seitlich in maximaler Streckung

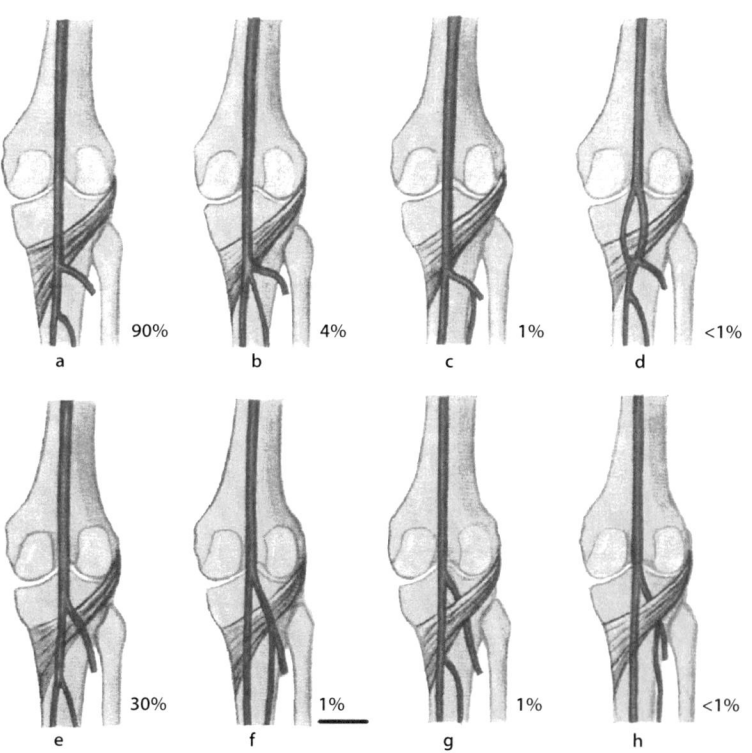

□ **Abb. 32.2 a–h.** Häufigste Teilungs- und Lagevariationen der A. poplitea mit Prozenthäufigkeit. (Nach Lanz Wachsmuth 1972, Abb. 136 a–h)

atypischen Verzweigung eingerissen (s. ▢ Abb. 32.2). Beide Gefäße zeigen je einen Durchmesser von 6 mm. Der mitbeurteilende Chef der Gefäßchirurgie, Prof. P. Waibel, festigt den Entschluss zur primären Naht beider Gefäße in der Verzweigung.

Der anschließend vorgesehene 2. Teil der Operation soll erst in drei Monaten nach vorgängiger Arteriographie durchgeführt werden (▢ Abb. 32.3).

Am 26.4.1990 wird dann als vorsichtiger, nur kleiner nächster Schritt bei einer Bewegungsfreiheit von 0-10-95° die arthoskopische Adhäsionsarthrolyse mit gleichzeitiger offener Lyse des Lig. patellae, dessen feste Verwachsung mit der proximalen Tibia für den erneuten Streckausfall mitverantwortlich ist, durchgeführt. Anschließend kann man das Knie leicht 0-5-130° bewegen.

Am 30.7.1991 ist die Beweglichkeit auf 0-10-100° zurückgegangen. Der Quadrizeps sitzt nun suprapatellär am Femur fest auf und verhindert die volle aktive Streckung. Es folgen im nächsten operativen Schritt Winkelplatten- und Schraubenentfernung und jetzt auch die offene Befreiung der normalen Gleitflächen medial, ventral und lateral am distalen Femur. Im alten Frakturbereich ist noch ein durch Bindegewebe isoliertes, größeres nekrotisches Knochenfragment vorhanden. Dieses wird von seiner fibrotischen Hülle befreit und anatomisch korrekt wieder eingebaut. Die Extension/Flexionsbewegung endet jetzt weich und kann mit Physiotherapie noch vermehrt werden. Weiter passiv mobilisiert wird nicht!

Am 7.11.1991 erfolgt nochmals ein arthoskopisches Debridement wegen starkem intraartikulärem Crepitus durch erneute Verwachsungsbriden und gleichzeitig die offene Resektion eines störenden Traktionsosteophyten zwischen Lig. patellae und proximalem Tibiakopf von lateral her.

Wenige Stunden später, am 8.11.1991 nach Mitternacht, kommen zunehmende Schmerzen im rechten lateralen Unterschenkel auf. Die Patientin lässt sich von der Schwester nicht mit Schmerzmitteln vertrösten und insistiert, dass man mich ruft, es sei ein neuartiger, nie erlebter Schmerz. Der Fuß kann nicht mehr gehoben werden, dazu findet sich die typische Sensibilitätsstörung im Gebiet des N. peronaeus profundus.

Noch in der Nacht spalte ich bei klarem Logensyndrom die Faszie vor dem schon verfärbten M. tibialis anterior; Blut ist volumenmäßig nur wenig zu finden. Aber die Blutungsquelle ist eine außerordentliche Überraschung: Beim lateralen Zugang zum Tibiakopf unter das Lig. patellae wurde die aus der Tibialis-anterior-Loge heraufkommende und vor den Tibiakopf laufende A. tibialis recurrens anterior durchtrennt und koaguliert. In der postoperativen Nacht hat sich dann das koagulierte Gefäß unter die Aponeurose des M. tibialis anterior in die Loge retrahiert und dort langsam sickernd zu bluten begonnen (▢ Abb. 32.4).

Glücklicherweise hat die sofortige, längs durchgehende, explorative Faszienspaltung zu einer schnellen, an der Farbe schon sichtbaren Erholung und in der folgenden Rehabilitationsphase zur vollständigen funktionellen Erholung mit Restitutio ad integrum geführt! (Merke: Susan M. Rapp im International Ortopaedics Today Jan/Feb 2005 »50% der Logendyndrome behalten – allerdings nach der 2-Inzisions-Technik – einen bleibenden Muskelaktivitätsschaden nach Fasziotomie«).

Weiterer Verlauf

Das Knie erholte sich nun zusehends, die Patella bekam freieres Spiel. Die Patientin war stockfrei gehfähig, aber mit einem kosmetisch stark störenden Hinken: Auch das Becken war beim Gehen wegen des distalen Rotationsfehlers in der alten Fraktur in einer Fehlrotationsposition mit schmerzhafter Auswirkung auf den lumbosakralen Übergang (▢ Abb. 32.5).

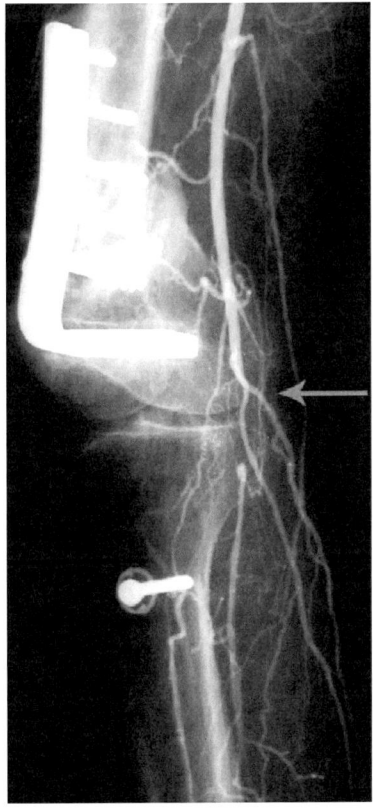

▢ **Abb. 32.3.** Arteriogramm vom 24.4.90 mit der wiederhergestellten Strombahn in der atypischen Verzweigung von der A. poplitea

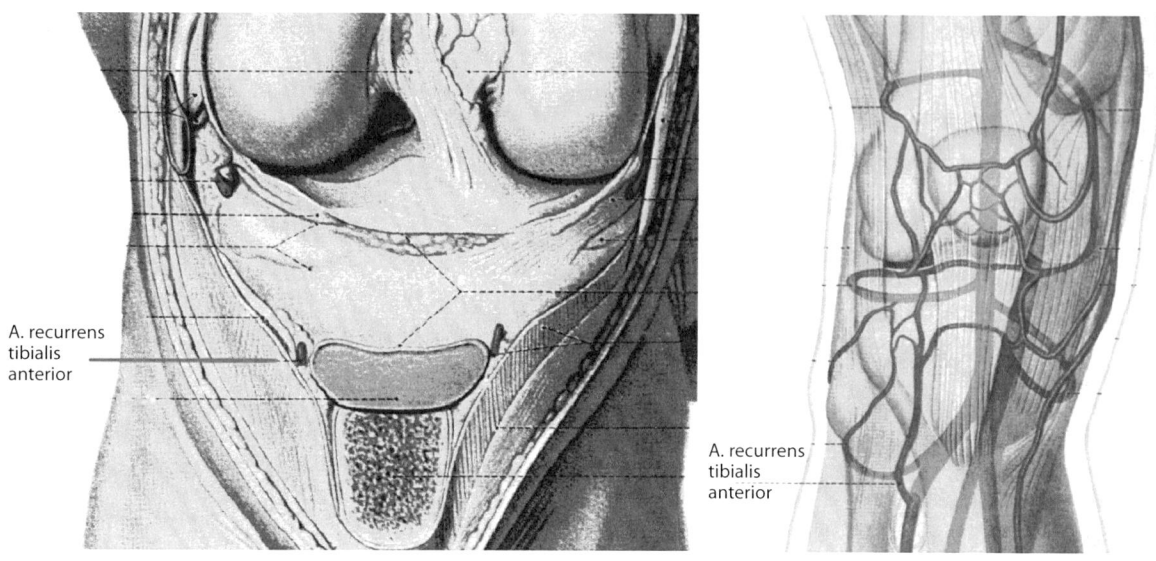

☐ **Abb. 32.4.** Topographie der von distal unter der Aponeurose des M.tib.ant. aufsteigenden A.recurrens tibialis anterior. (Nach Lanz Wachsmuth 1972, Abb. 208)

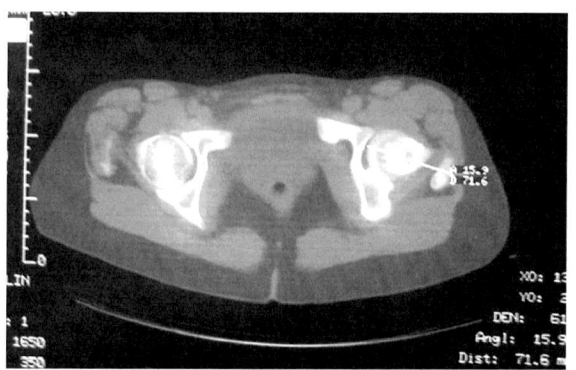

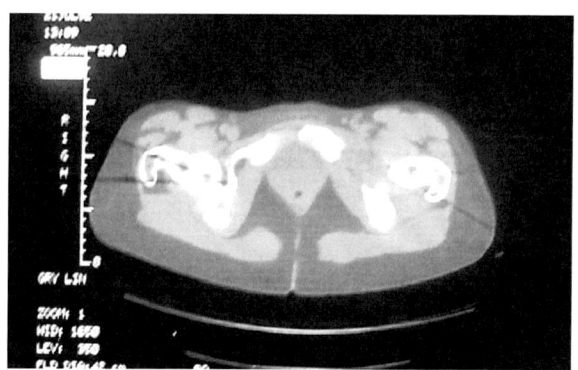

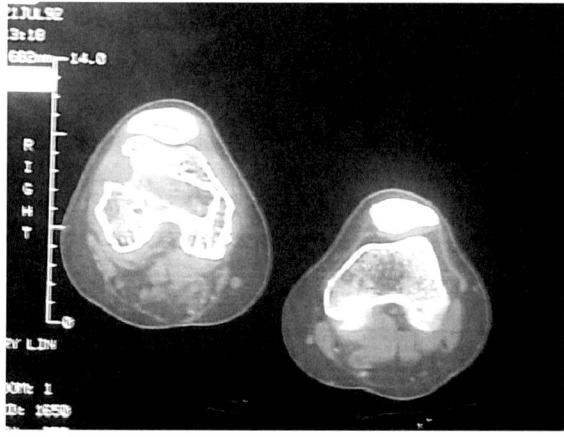

☐ **Abb. 32.5.** CT vom 21.7.92 mit den dokumentierten Rotationsfehlern

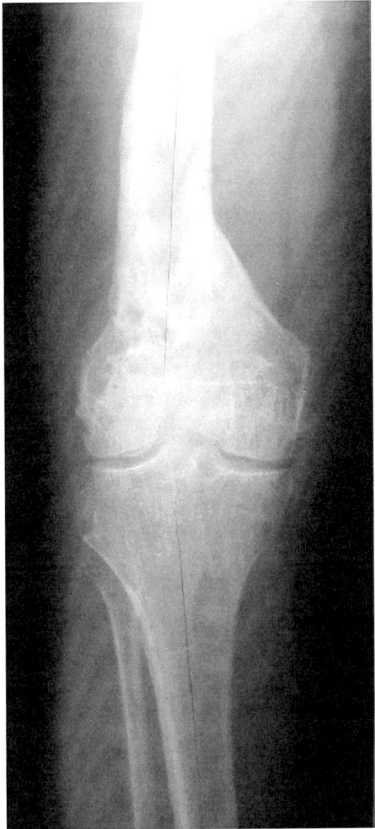
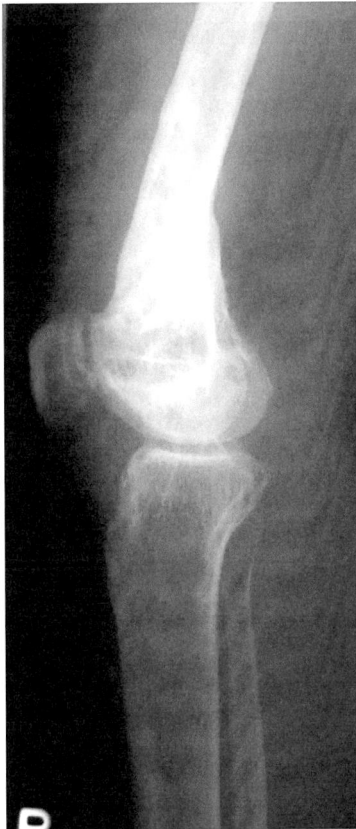

Abb. 32.6. Radiologischer Zustand vor der Korrektur-OT am 5.2.92

Da der Knochen im Röntgenbild inzwischen gut konsolidiert und revitalisiert war (Abb. 32.6) und da auch die allgemeinen, radiologisch kontrollierten Zirkulationsverhältnisse und die Trophik auch der Muskulatur gut waren, wurde – auch auf klaren Wunsch der inzwischen 38-jährigen Patientin – die distale Femurkorrektur-Osteotomie beschlossen.

Am 23.7.1992 wird die eingeheilte, aber die mit 30° Außenrotation, 10° Varus und 20° Flexion fehlstehende Kondylenrolle osteotomiert und mit der Korrektur von 30° Innenrotation, 10° Valgisation und 20° Extension wieder mit einer DCS Kondylenplatte an den Femurschaft fixiert (Abb. 32.7).

Da die nun anatomisch korrekt wiederhergestellten Verhältnisse auch eine schnelle Erholung der Funktion mit sich bringen, geht es postoperativ zügig und problemlos vorwärts (Abb. 32.8).

Am 16.1.1995 kann auch die noch etwas störende DCS Kondylenplatte gleichzeitig mit einem letzten arthroskopischen Debridierungsschliff entfernt werden (Abb. 32.9).

Kontrolluntersuchung am 7.9.2005

Die nun wieder optimistische, inzwischen 52-jährige Patientin kann 14 Jahre nach der Korrektur-OT und 11 Jahre nach der DCS-Entfernung 3–4 Stunden mit ihrem geliebten Hund auch in unebenem Gebiet beschwerdefrei wandern, Überlastungsreaktionen gibt es kaum. Eventuelle Beschwerden sind wetterabhängig. Die Treppen sind, wie sie sagt, »überhaupt kein Problem« (E-mail vom 9.5.06). Ihr Knie ist auch subjektiv funktionell stabil und das Gehen hinkfrei.

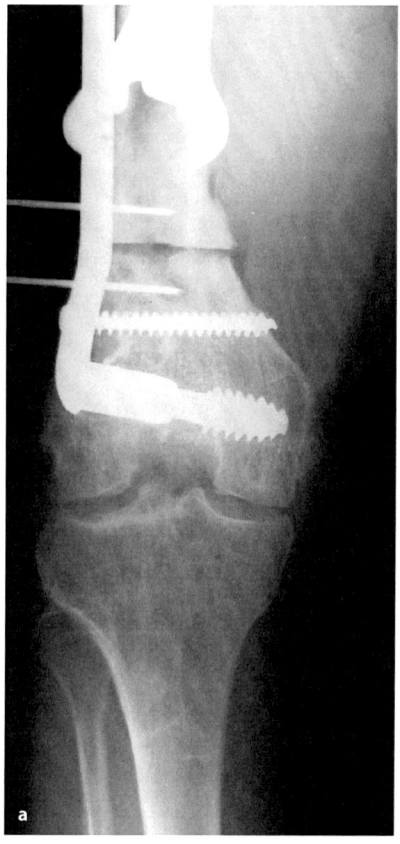

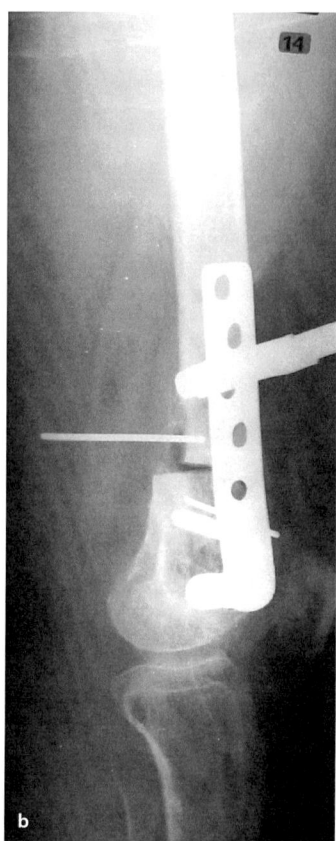

☐ **Abb. 32.7 a, b.** Zwischenzustand der Korrektur-OT vom 23.7.92 mit noch unvollständiger Valguskorrektur. Die Positions-Kirschnerdrähte zeigen in **b** das große Ausmaß der notwendigen IR-Korrektur

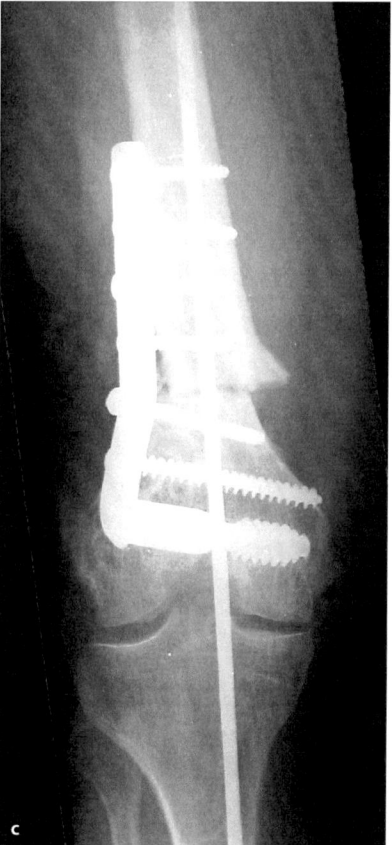

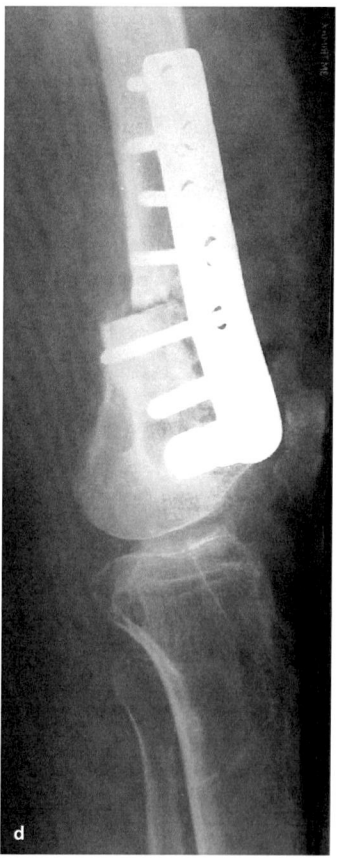

☐ **Abb. 32.7 c, d.** Endzustand der Korrektur-OT vom 23.7.92

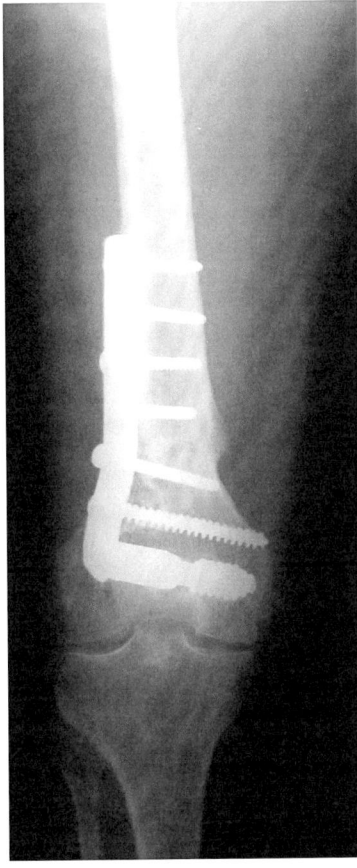
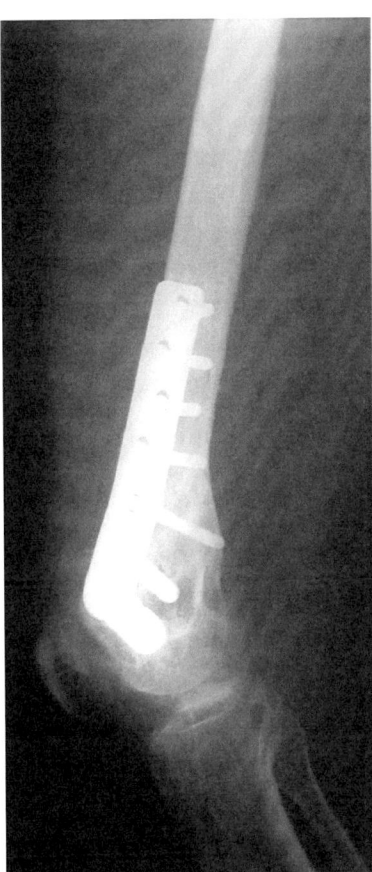

◻ **Abb. 32.8.** Das ossär konsolidierte Femur mit den korrigierten Achsen ein Jahr nach OT am 30.7.93

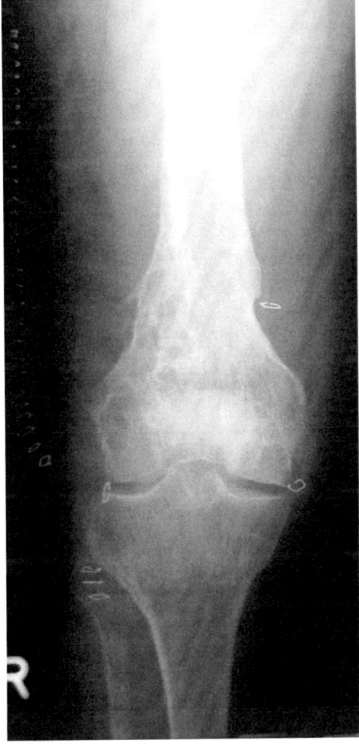
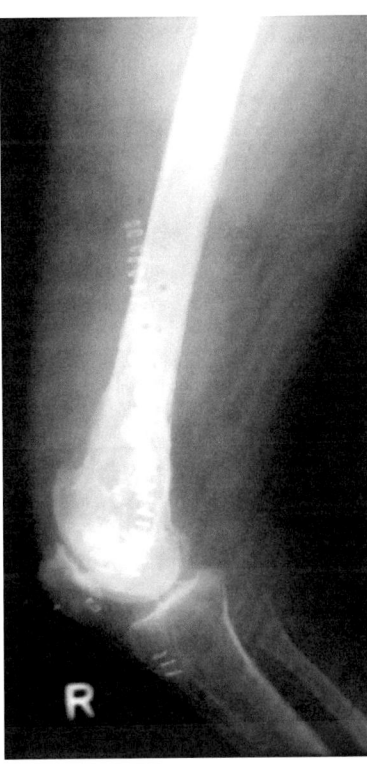

◻ **Abb. 32.9.** Zustand der geheilten OT nach Metallentfernung am 19.1.95

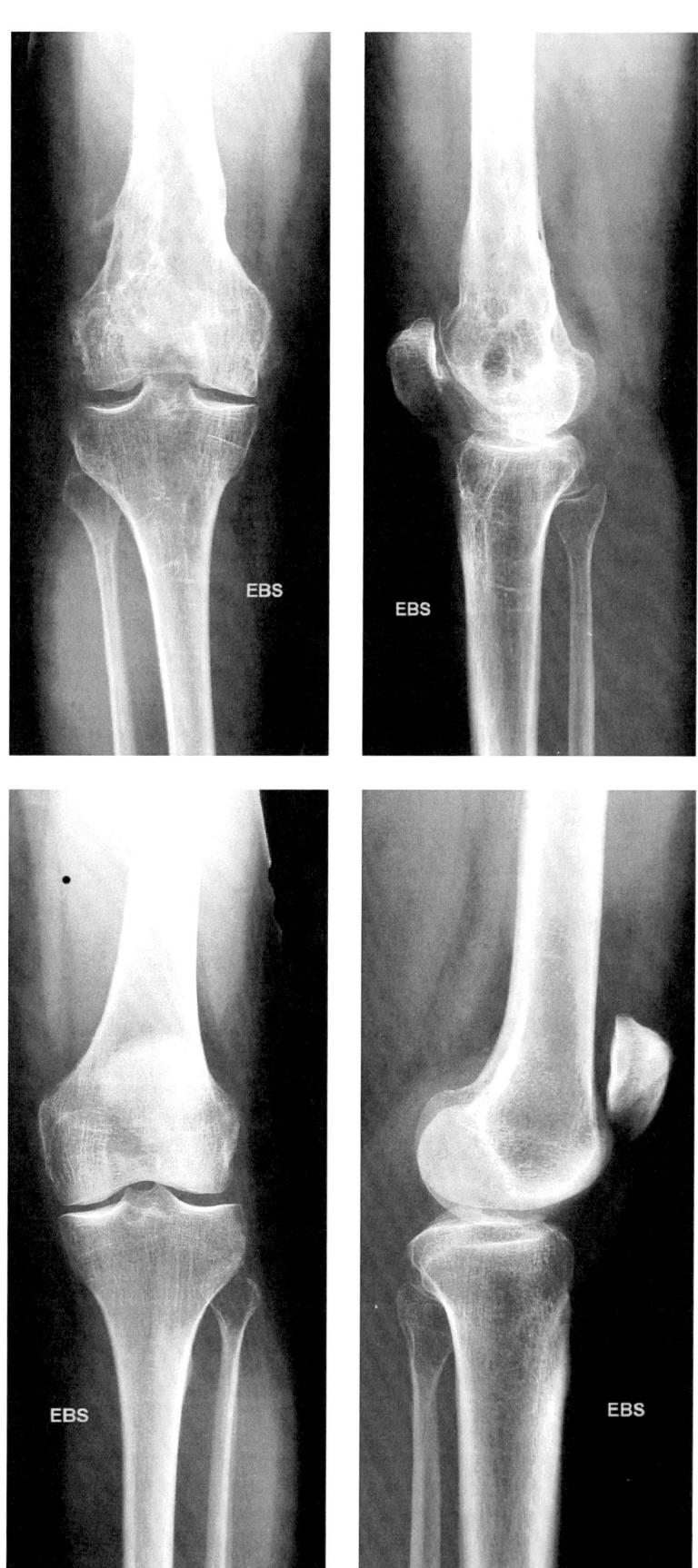

☐ **Abb. 32.10**. Rechtes und linkes Knie im EBS
am 7.9.2005, 14 Jahre nach der Korrektur-OT

Zustand des Knies

Auch bei der klinischen Prüfung präsentiert sich das Knie überaus gut. Die Beweglichkeit beträgt 0°-0°-125°. Punkto Konfiguration und Bandstabilität ist es dem unverletzten Knie sehr ähnlich. Es finden sich kein Erguss, keine Schwellung und ein praktisch krepitationsfreier Lauf bei gut verschiebbarer Patella! Es besteht auch kein Pivot-shift und keine fassbare a-p- oder Rotationsinstabilität. Ebenso weisen die Röntgenbilder im langjährigen Verlauf auf stabile Bandverhältnisse hin (■ Abb. 32.10).

Auf ihnen sieht man im Rechts-links-Vergleich unter Belastung im Einbeinstand am linken unverletzten Bein normale Verhältnisse, im seitlichen Bild knapp 5° Hyperextension. Rechts ist volle Streckung zu sehen. In der a.-p. Projektion zeigt sich links etwas Valgus von <5°, rechts in dieser aktuellen Projektion eine Achse von wenig Varus im EBS. Der Gelenkspalt ist rechts und links medial 3 mm und lateral 4 mm hoch. Es finden sich beidseits keine arthrotischen Osteophyten im femorotibialen Bereich; nur rechts ist femorotibial das mediale Femureck prominent und weniger abgerundet. Im ganzen femoralen Kondylus finden sich Narben der Fraktur und der Osteotomie sowie von der ursprünglichen LCA-Rekonstruktion. Die Patella ist im distalen Bereich mit einem Anbau trochleawärts verändert. Alles in allem aber erhält man von den Röntgenbildern den Eindruck einer ausgeglichenen biomechanischen Beanspruchung, die sich positiv auf die Regularisierung der Knochenstruktur auswirkt.

Literatur

[1]   Lanz T. von, Wachsmuth W. (1972) M. gastrocnemius: Variationen: 1. Caput laterale ist zu einem Sehnenstrang zurückgebildet oder fehlt. Bd. 4, Teil Bein und Statik. Springer, Heidelberg, S. 318

33 In kurzer Zeit 10 cm kürzer geworden!

B. Nachbur, S. Fankhauser, M. Messerli-Bertacchini

Klinischer Fall

Die **Vorgeschichte** eines 49-jährigen Patienten war gekennzeichnet durch eine zweimalige Femurfraktur links und den traumatischen Einbruch des 2. Lumbalwirbels, wovon er sich allerdings soweit erholt hatte, dass er als Arbeiter in einem Kernkraftwerk wieder voll arbeits- und leistungsfähig wurde.

Aktuelle Situation

Zwei Monate vor der notwendig gewordenen Hospitalisation in ein Kantonsspital traten diffuse Muskelschmerzen, begleitet von einer deutlichen Muskelschwäche, auf. Ein Monat später wurde auf Grund einer ausgeprägten Polyurie, Nykturie und Polydipsie bei trockenen Schleimhäuten und erhöhter Nüchternglukose die Diagnose eines Diabetes mellitus gestellt. Dazu stellte der Hausarzt eine neu aufgetretene Hypertonie bei Werten um 190/110 mm/Hg fest. Nachdem sich auch noch ein eindrückliches paranoides Psychosyndrom mit depressiver Verstimmung, Antriebslosigkeit, Schlaflosigkeit und Verzweiflung eingestellt hatte, erfolgte die Hospitalisation des Patienten.

Bei Spitaleintritt fand man eine leichte supraklavikuläre Fettgewebsvermehrung, dazu periorbitale und prätibiale Oedeme bei einem weiterhin sehr eindrücklichen Psychosyndrom.

Das weiße Blutbild stand im Einklang mit dem von Anfang an geschöpften Verdacht auf Hyperkortizismus, es fehlte lediglich eine deutliche Leukozytose.

Labormäßig bestand eine ausgeprägte Hypokaliämie mit Werten von 2,4 mmol/l (Normalwerte 3,8–5,2 mmol/l) bei massiver Kaliumausscheidung im 24-h-Urin. Die Nüchternglukose von 11,4 mmol/l (Norm: 4,0–6,0 mmol/l) bestätigte die Diagnose eines Diabetes mellitus. Die Hypokaliämie erforderte von Anfang an kontinuierliche Infusionen mit 180 mmol Kalium/d !

Anfänglich bestanden keine spontanen Knochenschmerzen, auch war keine Klopfdolenz des Skelettes festzustellen. Wenig später traten jedoch massive Schmerzen im Bereich der Brust- und Lendenwirbelsäule auf. Bei der radiologischen Untersuchung fanden sich dementsprechende Deckplatteneinbrüche und Keildeformierung von mehreren Wirbelkörpern bei einer massiven Osteoporose (◻ Abb. 33.1)

Die Plasmacortisolwerte waren wiederholt um 500 nmol/l (normal: 56–84 nmol/l) bei aufgehobenem Tagesrhythmus. Nach Gabe von 1 mg Dexamethason registrierte man bloß eine diskrete Abnahme des Plasmacortisols auf 350 nmol/l statt auf weniger als 56–84 nmol/l (negativer Dexamethasol-Hemmtest).

Die Ausscheidung von freiem Cortisol im 24-h-Urin betrug 33 mg/cm^2 (normal: 1,6–4,4 mg/cm^2). Nach wiederholter Gabe von 8 mg Dexamethason täglich blieb sie unverändert zwischen 28 und 31,9 mg/cm^2. ACTH war massiv erhöht, wiederholt zwischen 308 und 603 mg/l.

Aufgrund der negativen Dexamethason-Suppression konnte vermutet werden, dass nicht ein zentrales, sondern ein ektopisches ACTH produzie-

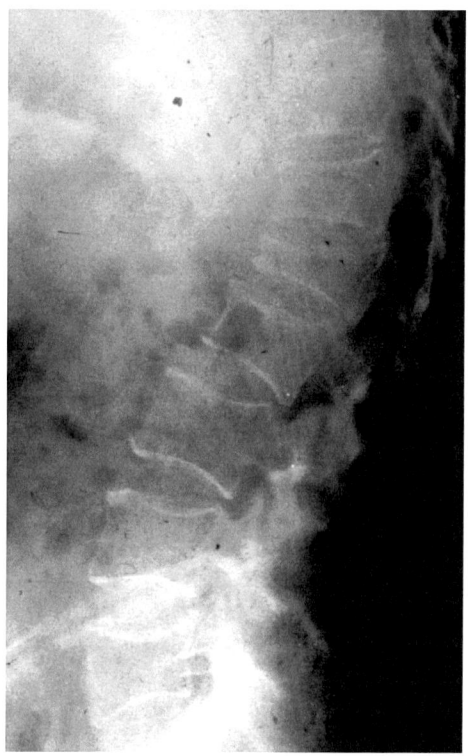

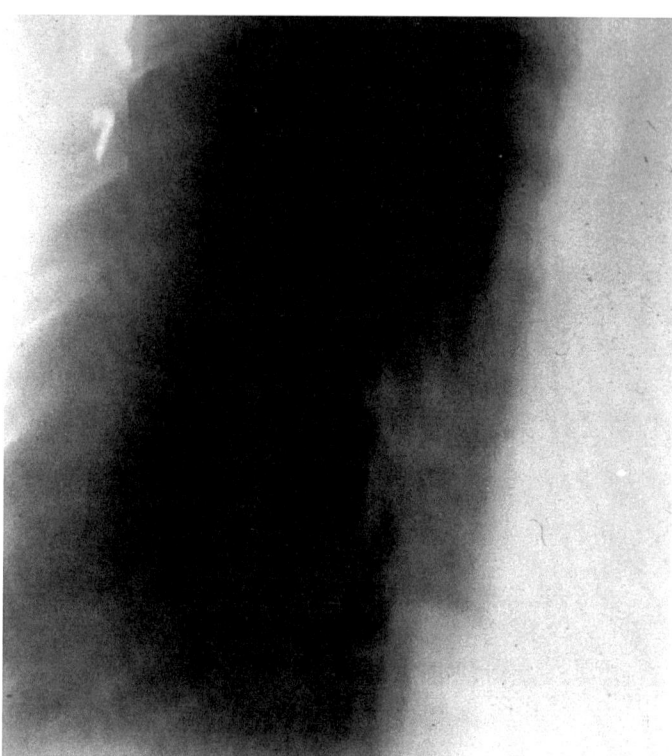

⬜ **Abb. 33.1**. Röntgenbild der Lendenwirbelsäule seitlich. Ausgeprägte Osteoporose mit Deckplatteneinbrüchen, Zusammensintern und Keildeformität von thorakolumbalen Wirbelkörpern.

⬜ **Abb. 33.2**. Röntgentomogramm des rechten Hemithorax. Unten parakardial ein 2 cm großer Rundherd, der sich über den unteren Pol des rechten Lungenhilus projiziert

rendes Cushing-Syndrom vorlag. Tatsächlich fand sich auf der Thoraxröntgenaufnahme ein 2 cm im Durchmesser messender Rundherd im rechten Lungenunterlappen. (⬜ Abb. 33.2).

Gezielte bronchoskopische Sekretproben aus der Tumorregion ergaben Karzinomzellen. Mittels Knochenszintigraphie, Computertomographie und Oberbauchsonographie konnten Metastasen weitgehend ausgeschlossen werden, worauf der Patient zur Entfernung des Tumors durch Unterlappenlobektomie rechts zugewiesen wurde.

Die postoperative Tumorhistologie zeigte ein Karzinoid mit geringfügigem invasivem Wachstum (⬜ Abb. 33.3). Immunhistochemische Untersuchungen bewiesen die ACTH-Produktion durch den Tumor.

Der postoperative Verlauf gestaltete sich völlig komplikationslos. Eine schlagartige Änderung der Laborwerte trat ein mit nicht mehr messbaren ACTH- und Cortisolwerten. Das Kalium blieb an der unteren Normgrenze und war nicht mehr substitutionswürdig. Der Serumglukosewert normalisierte sich, es blieb einzig postoperativ während einiger Wochen ein pathologischer Glukosetoleranztest. Nach einigen Monaten besserte sich die Muskelschwäche und zuletzt auch das Psychosyndrom. Temporär wurde der Patient mit 0,5 mg Dexamethason täglich und 0,1 mg Flurocortison jeden 2. Tag substituiert.

9 Monate nach Auftreten der Symptomatik und 4 Monate nach der Lobektomie ging es dem Patienten gut. ACTH und Cortisolwert waren beide im Normbereich.

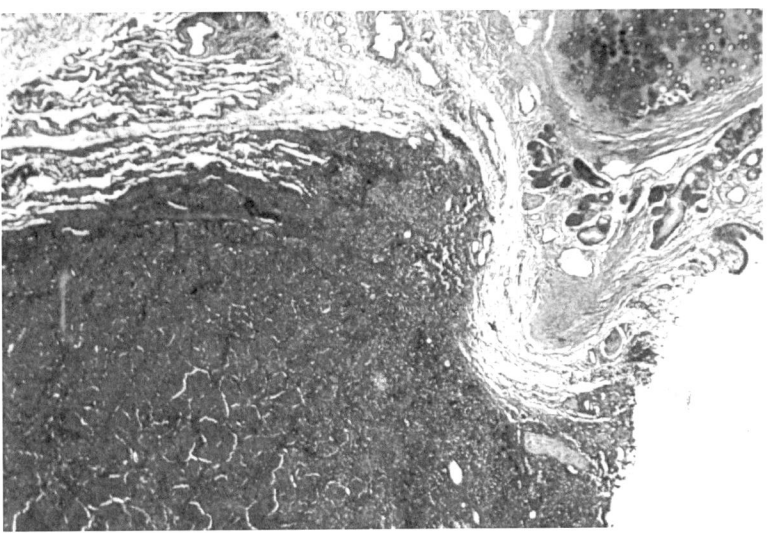

Abb. 33.3. Die postoperative Tumorhistologie zeigt ein Karzinoid mit lokal geringfügigem invasivem Wachstum.

Als Folge der massiven Osteoporose blieb eine Reduktion der Körpergröße um 10 cm und deshalb trotz eines einwandfreien Allgemeinzustandes und voller Arbeitsfähigkeit eine nachhaltige Beeinträchtigung des Selbstwertgefühls, war doch der Patient jetzt kleiner als seine Ehefrau geworden. 8 Jahre nach der Erkrankung war dies die einzige, allerdings immer noch tief empfundene Einschränkung des Patienten, der sich sonst völlig gesund fühlte und damals in seinen Sommerferien eine Velotour von seinem Wohnort bei Olten bis nach Wien absolvierte.

Diskussion und Zusammenfassung

Ein kleiner, 2 cm im Durchmesser messender semimaligner ACTH produzierender Tumor in der Lunge (Bronchuskarzinoid) hatte innert weniger Monate eine überaus schwere Form von Hyperkortizismus verursacht, die durch Resektion des Tumors geheilt werden konnte. Es handelte sich um eine ektopische Form des Cushing-Syndroms ohne Stammfettsucht. Die Krankheit war gekennzeichnet durch das Auftreten eines schweren Psychosyndroms, eines Diabetes mellitus, einer ausgeprägten, ununterbrochen substitutionsbedürftigen Hypokaliämie und einer schweren Osteoporose mit dramatischem, schmerzhaftem Zusammensintern der Wirbelsäule, was eine irreversible, erhebliche Verkürzung der Körpergröße um 10 cm zur Folge hatte.

Der Verdacht auf das Vorliegen einer ektopisch gelegenen Produktion von adrenocorticotropem Hormon (ACTH) wurde in der zuweisenden internmedizinischen Klinik auf Grund des hohen basalen Cortisolspiegels und der fehlenden Suppression desselben durch Dexamethason geschöpft und durch Auffinden des Karzinoids in der Lunge erhärtet. Darauf folgte die Überweisung zur Unterlappenlobektomie.

Dieser Fall einer schweren Osteoporose mit Deckplatteneinbruch im Alter von 49 Jahren muss den Verdacht auf Hyperkortizismus erregen, der labormäßig zuverlässig nachgewiesen werden kann. Das geschilderte sehr schwere Krankheitsbild war allein durch einen kleinen, ACTH-produzierenden Lungentumor verursacht worden. Möglicherweise waren die anamnestisch erfassten Skelettfrakturen auch bereits Ausdruck eines noch nicht erfassten Hypercortizismus.

34 Vaskularisierte Knochenspanplastik bei avaskulärer Skaphoidpseudarthrose

L. Nagy

Klinischer Fall

15 Monate vor Erstkonsultation erlitt der rechtshändige Büroangestellte beim Handballspielen ein Distorsionstrauma des linken, adominanten Handgelenkes. Anlässlich der initialen radiologischen und klinischen Untersuchung wurde die Diagnose einer (retrospektiv sichtbaren, ⬚ Abb. 34.1) undislozierten proximalen Skaphoidfraktur nicht gestellt, eine Behandlung ist nicht erfolgt. Wegen persistierenden Handgelenkschmerzen bei Belastung und Sport hat der Patient vor 2 Monaten seinen Hausarzt aufgesucht, der ihn nun wegen einer etablierten Pseudarthrose zuweist. Im Alltag, bei minimaler Belastung des adominanten Handgelenkes im Beruf ist der Patient schmerzfrei und voll arbeitsfähig.

Die klinische Untersuchung zeigt das Handgelenk ohne Schwellung, fast seitengleich beweglich: Pro-/Supination 80-0-80°, Handgelenksflexion/-extension 70-0-75°. Radial-/Ulnardeviation 25-0-45°. Schmerzen können lediglich bei forcierter Flexion/Radialdeviation und über den dorsalen

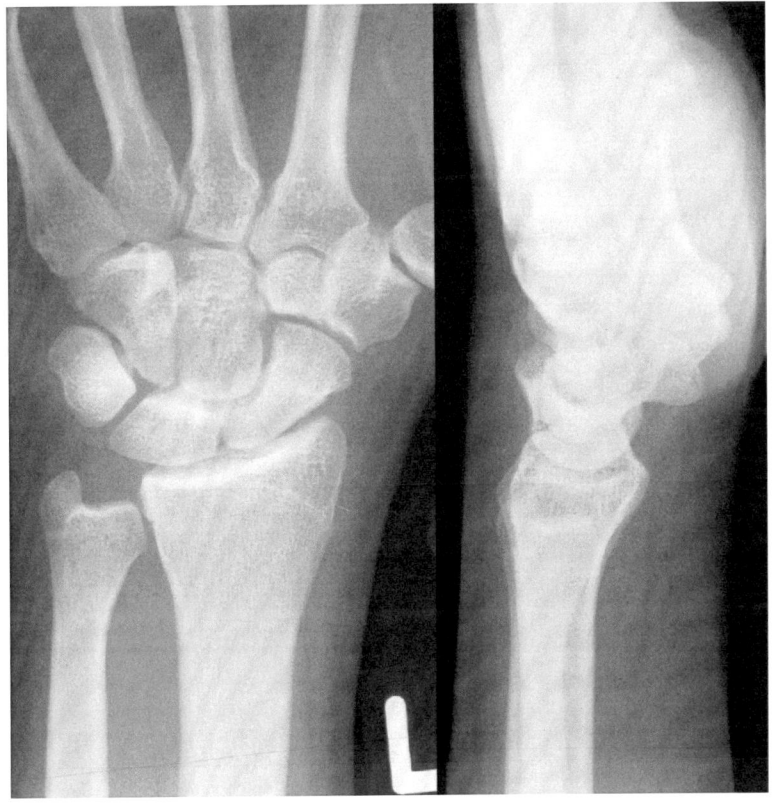

⬚ **Abb. 34.1.** Die undislozierte Frakturlinie ist retrospektiv eindeutig sichtbar

radioskapholunären Intervall ausgelöst werden. Faustschlusskraft beträgt 47 kp (Gegenseite 48kp).

Radiologisch präsentiert sich eine, im proximalen Skaphoiddrittel liegende offensichtliche Pseudarthrose mit zystischem Defekt (☐ Abb. 34.2). Die Kernspintomographie zeigt den proximalen Scaphoidpol vollständig nekrotisch ohne Zeichen einer Vaskularisation, die Kontrastmittelaufnahme entsprechend entzündliches Granulationsgewebe (☐ Abb. 34.3).

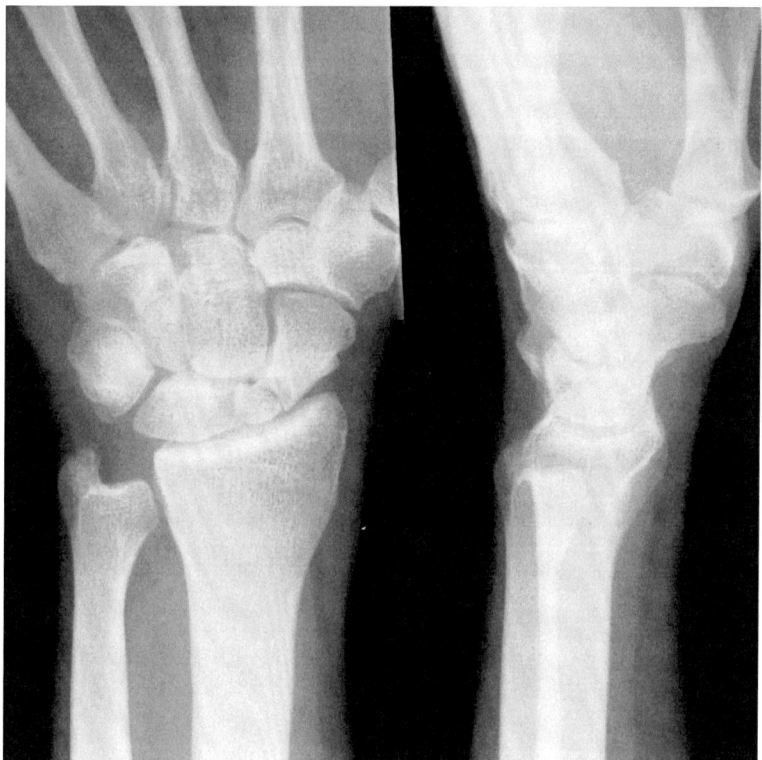

☐ **Abb. 34.2.** Ein Jahr spärer: offensichtliche Pseudarthrose. Beachte: keine sichtbare »Sklerose« des avaskulären proximalen Skaphoidpols!

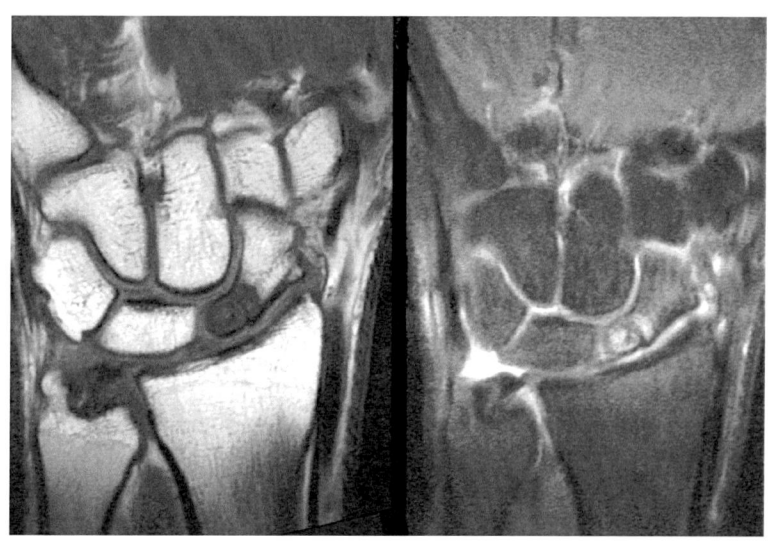

☐ **Abb. 34.3.** Kernspintomographischer Nachweis der Avaskularität des proximalen Skaphoidpols

Operative Behandlung

Die zystische Aushöhlung der Pseudarthrosezone entspricht einem ossären Gewebedefekt, eine direkte Verschraubung nach Anfrischen der Pseudarthroseränder ist nicht möglich, soll die Form des Skaphoides erhalten werden. Der Defekt muss ersetzt werden, im Hinblick auf eine Zugschraubenosteosynthese erfolgt dies am besten mittels eines autologen kompressionsfesten kortikospongiösen Spanes. Die Avaskularität des proximalen Skaphoidfragmentes, bereits Hauptgrund für das Ausbleiben der Spontanheilung der Fraktur, stellt bei der Spanrekonstruktion eine weitere biologische Hürde dar. Bei Einsatz eines konventionellen Spanes z. B. aus dem Beckenkamm würde in den Pseudarthrosespalt zwischen dem bereits avaskulären proximalen und dem normal durchbluteten distalen Skaphoidpol zusätzlich avaskuläres Knochenmaterial, ja geradezu als Revaskularisationsbarriere eingebracht. Eine Heilung wäre so zwar nicht unmöglich, die erforderliche Revaskularisationszeit jedoch eine erhebliche Auflage auf die Stabilität und Haltbarkeit der Osteosynthese und letztlich auf die ossäre Konsolidation. Diese Konstellation ist wohl einer der häufigsten Gründe für das Versagen konventioneller nicht vaskularisierter autologer Spanplastiken. Derart gelagerte Fälle können aber leider retrospektiv in der Literatur nicht identifiziert werden, indem keine der bisherigen diesbezüglichen Untersuchungen routinemäßig die Vaskularität des Skaphoides bei Behandlungsbeginn erfasst hat.

Zur Verbesserung der Biologie und Beschleunigung der Heilungstendenz bei der Behandlung problematischer Skaphoidpseudarthrosen werden deshalb in den letzten 10–15 Jahren vermehrt und mit Erfolg vaskularisierte Knochentransplantate eingesetzt. Aufgrund der oben genannten Überlegungen und auch experimentellen Daten liegt ihr Einsatz bei der Behandlung der avaskulären Skaphoidpseudarthrosen auf der Hand. Als Spenderzone für die vaskularisierten Knochenspäne hat sich hierbei in den letzten Jahren der distale Radius etabliert. Hier können von der Palmar- wie auch von der Dorsalseite distal gestielte Spanplastiken gehoben werden, passend zum Einsatzort und dem jeweiligen Zugang. Proximal liegende Pseudarthrosen legen einen dorsalen Zugang nahe, indem meist keine Flexions- (Hump-Back)-Deformität des Skaphoides vorliegt, die Exposition der Pseudarthrosezone ohne Durchtrennung relevanter Ligamente problemlos möglich ist und auch die Osteosynthese einfach erfolgen kann. Dieser Zugang zum Gelenk erfolgt in der Regel durch das 3. Strecksehnenfach, wo nach querer proximaler Arthrotomie der skapholunäre Übergang sowie die Pseudarthrosezone leicht dargestellt werden können (Abb. 34.4 a) und angefrischt werden müssen (Abb. 34.4 b) Aus dem gleichen Zugang, unter dessen minimaler Verlängerung, lassen sich auch die konstant vorkommenden Gefäße darstellen, auf denen potenzielle Spanplastiken gestielt werden können, eines der meistgebrauchten verläuft auf dem Retinaculum extensorum, zwischen dem 1. und 2. Fach (Abb. 34.5). Diese sog. ½ interkompartimentale supraretinakuläre Arterie gibt Gefäße in die distale Radiusepiphyse ab, beginnend ca. 1,5 cm proximal des Radiokarpalgelenkes. In diesem Bereich wird ein kortikospongiöser Span, auf dem das Stromgebiet des zuvor schonend minutiös auspräparierten Gefäßpedikels basiert, gehoben (Abb. 34.6). Er wird dem Defekt entsprechend passgerecht zugeschnitten, dann dessen Durchblutung mittels Öffnen der Blutsperre überprüft (Abb. 34.7). Danach kann er durch die vorgenannte Arthrotomie, unter den radialen Handgelenkstrecken hindurch gezogen werden, wird in den Skaphoidpseudarthrosedefekt eingebracht (Abb. 34.8) und die Konstruktion mit einer anterograd eingebrachten Schraube stabilisiert (Abb. 34.9). Postoperativ wird das Handgelenk in einem Skaphoidvorderarmgips bis zur computertomographisch nachgewiesenen Konsolidation immobilisiert.

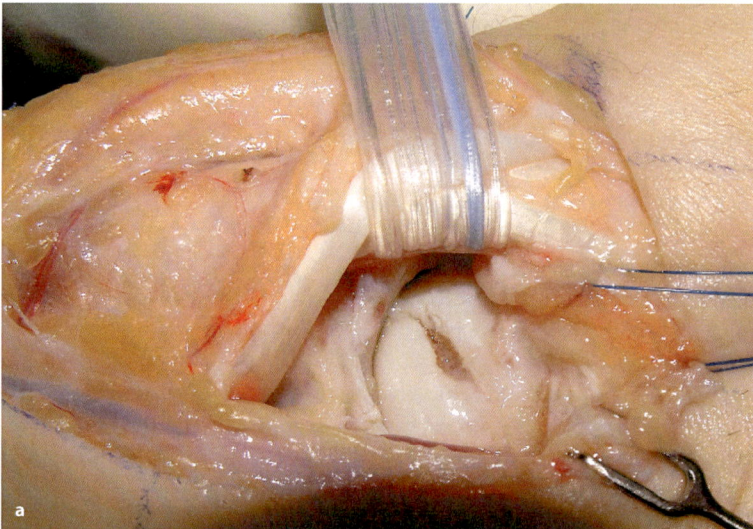

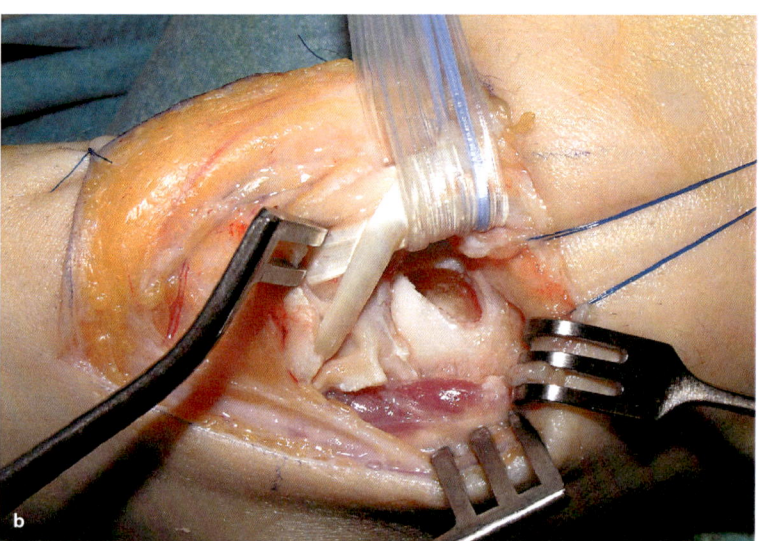

☐ **Abb. 34.4. a** Dorsaler Zugang zum proximalen Skaphoid durch das 3. Strecksehnenfach. Exposition der Pseudarthrose. Hierbei wird die Kavität großteils von Knorpel überdeckt. **b** Pseudarthrosezone nach Débridement, Anfrischung der Ränder

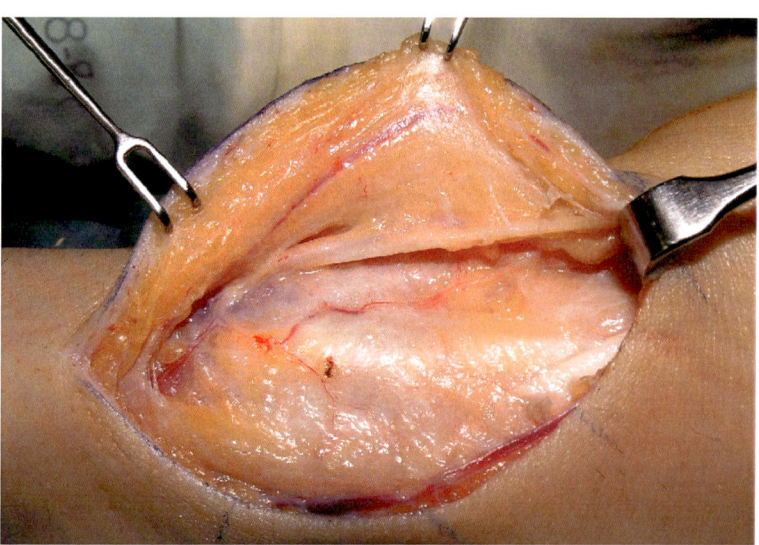

☐ **Abb. 34.5.** Interkompartimentale supraretinakuläre Arterie I/II

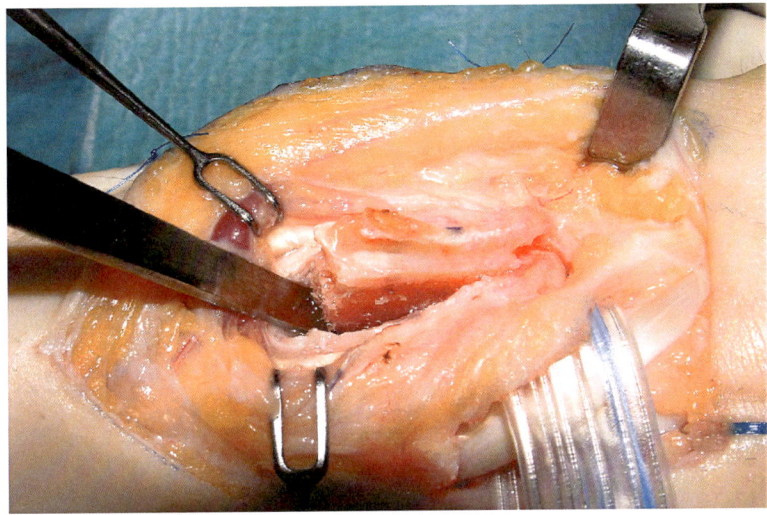

☐ **Abb. 34.6.** Hebung eines (leicht über-dimensionierten) kortikospongiösen Spans aus dem distalen Radius, gestielt an der interkompartimentalen supraretinakulären Arterie I/II

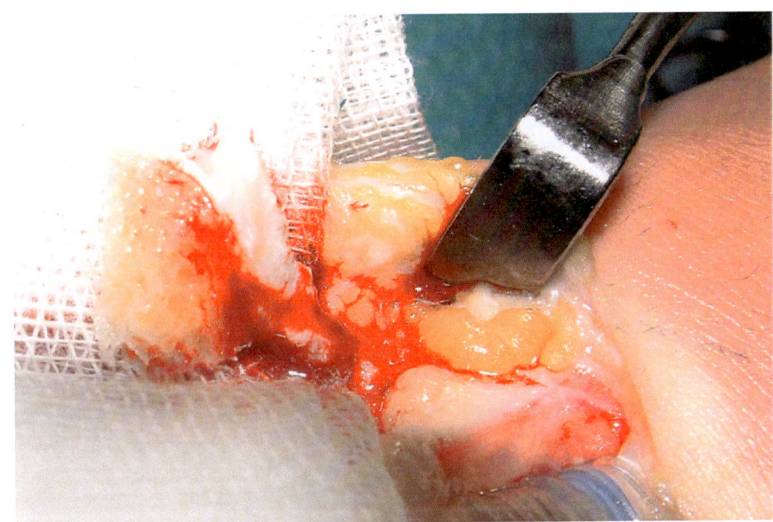

☐ **Abb. 34.7.** Der Span wurde passend in den Pseudarthrosedefekt zurechtgezimmert, die Blutleere zur Überprüfung der Span-durchblutung eröffnet

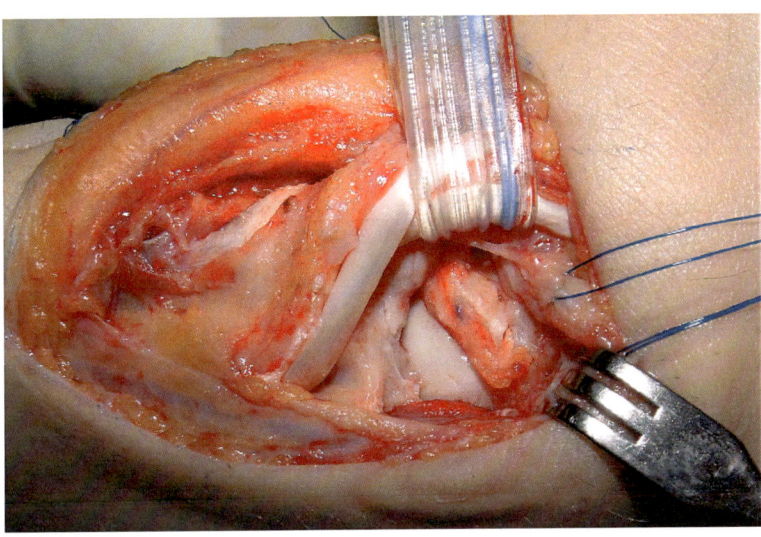

☐ **Abb. 34.8.** Der Span wurde interkaliert in den Pseudarthrosespalt eingepasst/ eingeklemmt

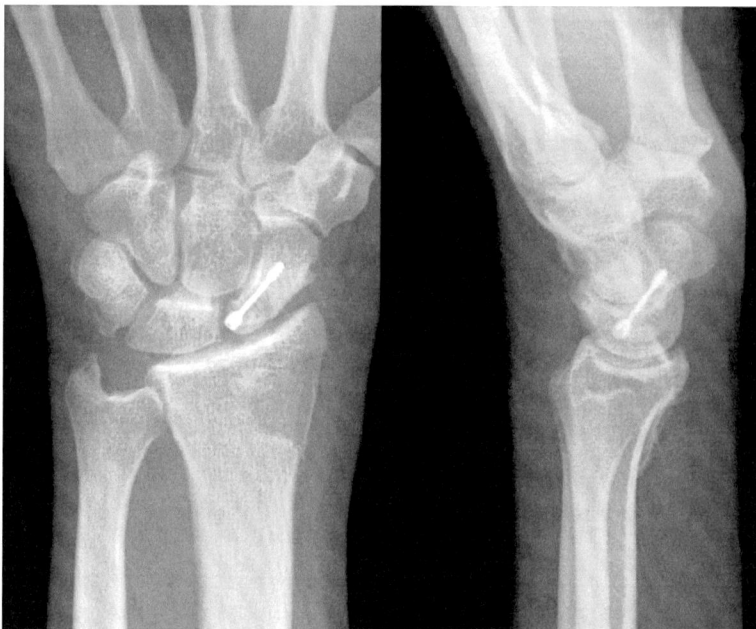

◻ **Abb. 34.9.** Radiologischer Aspekt nach anterograder Mini-Herbert-Schrauben-Osteosynthese

Verlauf

Nach problemlosem postoperativem Verlauf und Immobilisatonsperiode zeigte die Computertomographie 10 Wochen postoperativ eine komplette Konsolidation, worauf mit progredienter Mobilisation und Belastung des Handgelenkes begonnen werden konnte. Ein Jahr postoperativ ist der Patient schmerzfrei, die Beweglichkeit gegenüber der Gegenseite und präoperativ nur leichtgradigst vermindert (Pro-/Supination 80-0-75°, Flexion/Extension 65-0-70°, Radial-/Ulnardeviation 15-0-20°). Die Faustschlusskraft beträgt 51 kp (Gegenseite 55 kp) (◻ Abb. 34.10).

Radiologisch zeigt sich das Skaphoid vollständig durchgebaut, der Span konventionell und kernspintomographisch integriert, insbesondere auch das proximale Skaphoidfragment revaskularisiert (◻ Abb. 34.11).

Konklusion

Durch die Verwendung einer vaskularisierten Spanplastik lassen sich die Erfolgsaussichten der Behandlung von avaskulären Skaphoipseudarthrosen erheblich verbessern.

Resultate

Wir haben 24 Patienten mit Skaphoidpseudarthrosen und nachgewiesener Avaskularität des proximalen Kahnbeinpols mittels vaskularisierten Knochenspänen aus dem distalen Radius behandelt. Es handelte sich um eine Frau und 23 Männer, Altersdurchschnitt 26,5 Jahre (16–40 Jahre). In 5 Fällen persistierte eine Pseudarthrose, 19 Kahnbeine heilten aus, was zu einer nachweisbaren Revaskularisation des proximalen Pols geführt hat. Dies führte zu einer statistisch signifikanten Reduktion der Schmerzen (–45%, P<0,001), Verbesserung der Faustschlusskraft (19,2%, P<0,03), auf Kosten einer leichtgradigen aber konstanten Verschlechterung der Handgelenksflexion (–6°, P<0,05). Bei diesen Patienten wurden keine Folgeeingriffe notwendig, auch kehrten sie alle zur präoperativen beruflichen Tätigkeit zurück. Von den 4 Patienten mit persistierender Pseudarthrose mussten 2 wegen Beschwerden im Sinne eines Rückzugseingriffes reoperiert werden.

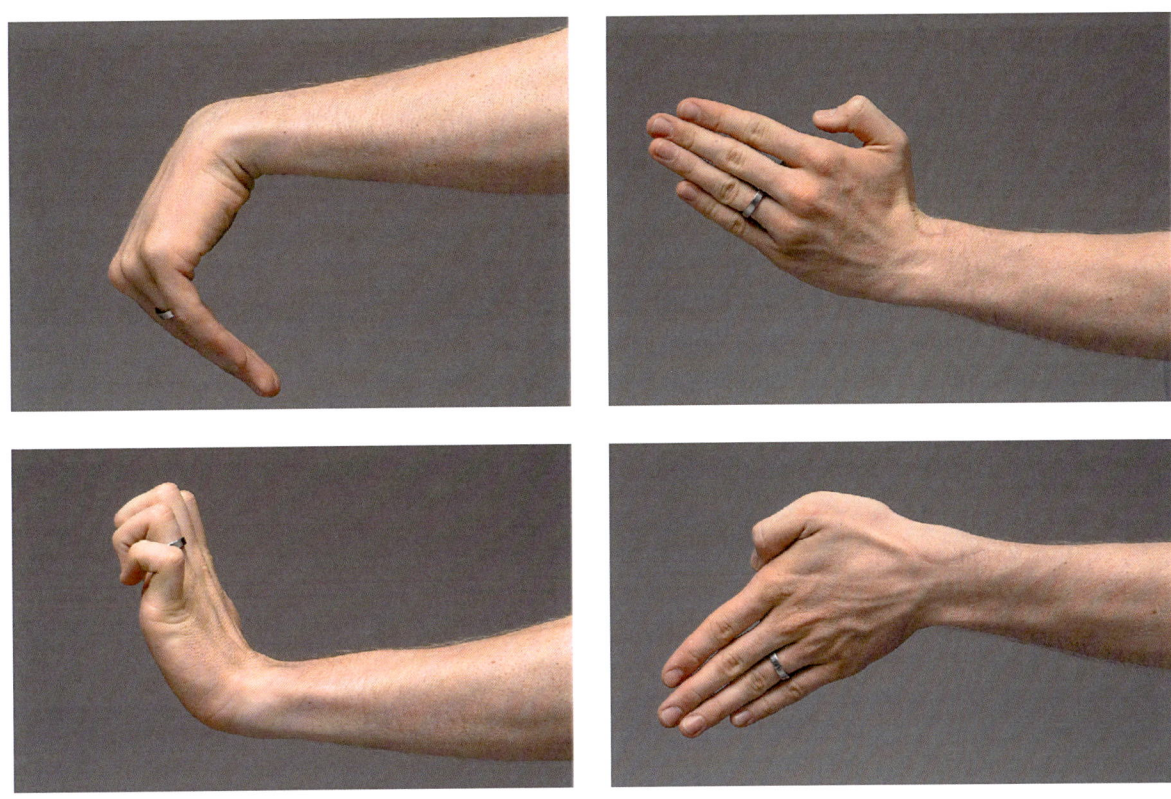

☐ **Abb. 34.10.** Handgelenksfunktion für aktive Flexion, Extension, Radial- und Ulnardeviation

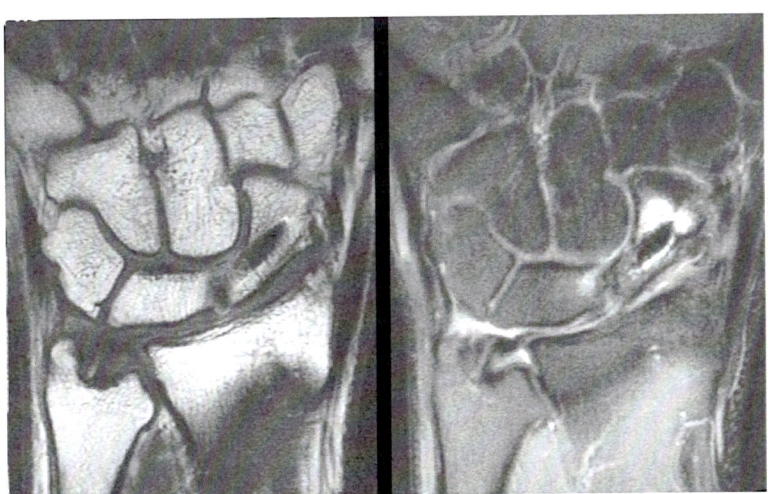

☐ **Abb. 34.11.** Die Kernspintomographie ein Jahr postoperativ zeigt die normalisierte Durchblutung des proximalen Skaphoidpols, Pseudarthrose und Span nicht mehr sichtbar

Literatur

[1] Zaidemberg C, Siebert JW, Angrigiani C (1991) A new vascularized bone graft for scaphoid nonunion. J Hand Surgery 16A:474–8
[2] Kuhlmann JN, Mimoun M, Boabighi A, Baux S. (1987) Vascularized bone graft pedicled on the volar carpal artery for non-union of the scaphoid. J Hand Surgery 12B:203–10
[3] Sheetz KK, Bishop AT, Berger RA. (1995) The arterial blood supply of the distal radius and ulna and ist potential use in vascularized padicled bone grafts. J Hand Surgery 20A:902–14
[4] Merell GA, Wolfe SW, Slade JF 3rd. (2002) Treatment of scaphoid nonunions: quantitative meta-analysis of the literature, JHS 27A: 685–691

35 Talo-naviculare Luxationstrümmerfraktur

U. Neurauter, U. Kappeler

Anamnese

Ein 73-jähriger Patient erlitt einen Sturz aus 4 m Höhe. Dabei trat eine Luxation im Talonavickulargelenk mit Naviculaträmmerfraktur links auf (◻ Abb. 35.1 und 35.2).

Therapie

Primär wird eine geschlossene Reposition versucht. Diese gelingt nicht, daher Indikation zur offenen Versorgung. Dabei wird von medial zugegangen und der subluxierte Taluskopf dargestellt. Da durch das zertrümmerte Naviculare eine Reluxation nach der Reposition zu erwarten ist, wird das Naviculare mit einer 6-Loch-Halbrohrplatte überbrückt, die in Talus und Cuneiforme I verankert wird. (◻ Abb. 35.3).

Nachbehandlung

Teilbelastung 10–20 kg im Sarmiento-Scotch-Cast für 8 Wochen. Danach erfolgte die Versorgung mit einem Schuh mit starrer Sohle und Belastungsaufbau auf 40 kg.

Verlauf

3 Monate postoperativ war der Patient beschwerdefrei, Flexion und Extension waren vollständig möglich, Pro-/Supination in Wackelbewegungen

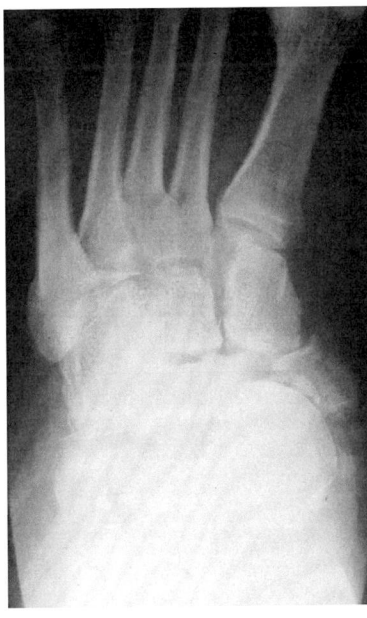

◻ **Abb. 35.1.** Unfallbild dp mit talonavicularer Luxationsfraktur

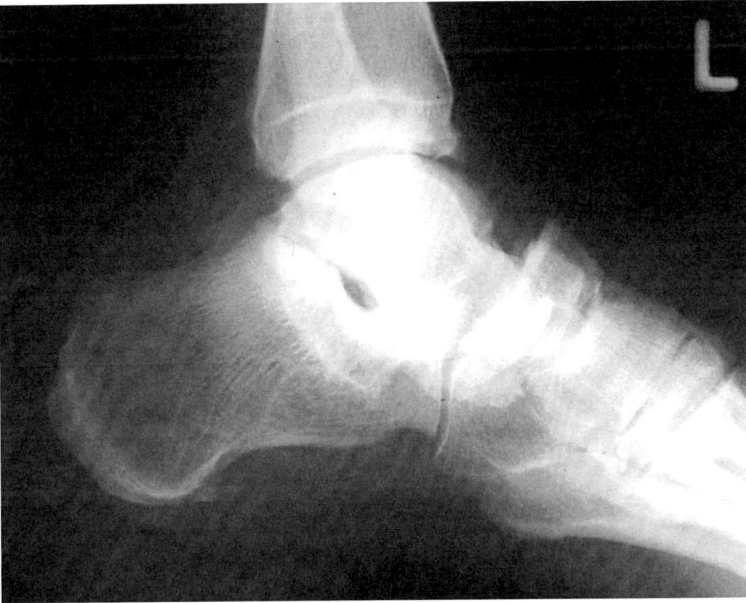

◻ **Abb. 35.2.** Unfallbild seitlich mit talonavicularer Luxationsfraktur

möglich. Es bestand noch eine Restschwellung. Im weiteren Verlauf erfolgte die Versorgung mit orthopädischem Schuhwerk und Übergang auf Vollbelastung.

Die Materialentfernung fand ein gutes halbes Jahr nach Intervention statt, wobei eine Schraube gebrochen war.

10 Jahre nach dem Eingriff wurde der Patient – nun 84 jährig – von uns nachkontrolliert. Er berichtet über gelegentliche Schmerzen im Bereich des Mittelfußes nach längeren Belastungen. Allerdings sind aus kardiopulmonalen Gründen nur noch kurze Gehstrecken möglich. Die Einlagenversorgung hat der Patient mit der Zeit von sich aus weggelassen. Heute trägt er normale Konfektionsschuhe. Die Beschwerden im Fuß kann er mit gelegentlicher Einnahme von Analgetika problemlos beherrschen. Subjektiv ist er mit dem Resultat zufrieden.

Objektiv zeigt sich ein leicht hinkender Gang mit symmetrischem Fußlängsgewölbe. Fersen- und Zehenspitzengang sind knapp möglich. Es bestehen keine Druckdolenzen.

Radiologisch findet sich eine deutliche talonaviculare Arthrose (◻ Abb. 35.4–35.6)

Bei Zunahme der Beschwerden talonavicular kann die isolierte talonaviculare Arthrodese diskutiert werden.

Zurzeit wird ein operatives Vorgehen vom Patienten jedoch nicht gewünscht.

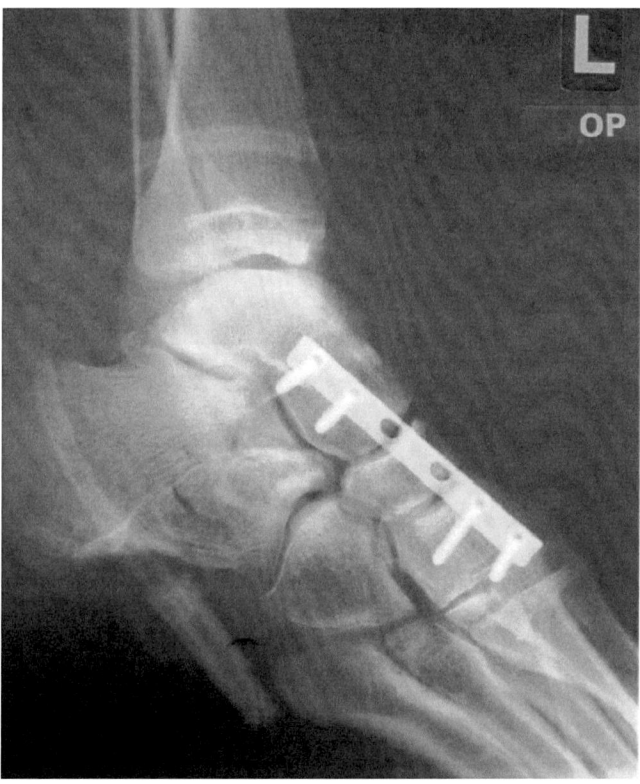
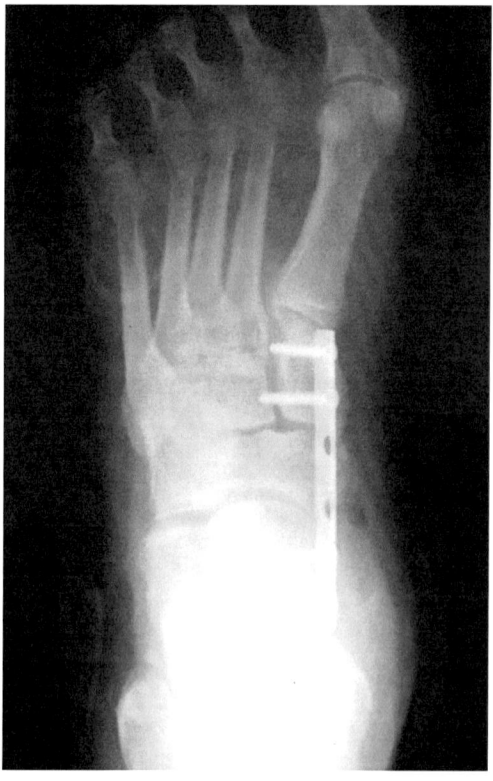

◻ **Abb. 35.3.** Postoperatives Röntgen mit Os naviculare überbrückender Drittelrohrplatte. Korrekte Gelenkstellung

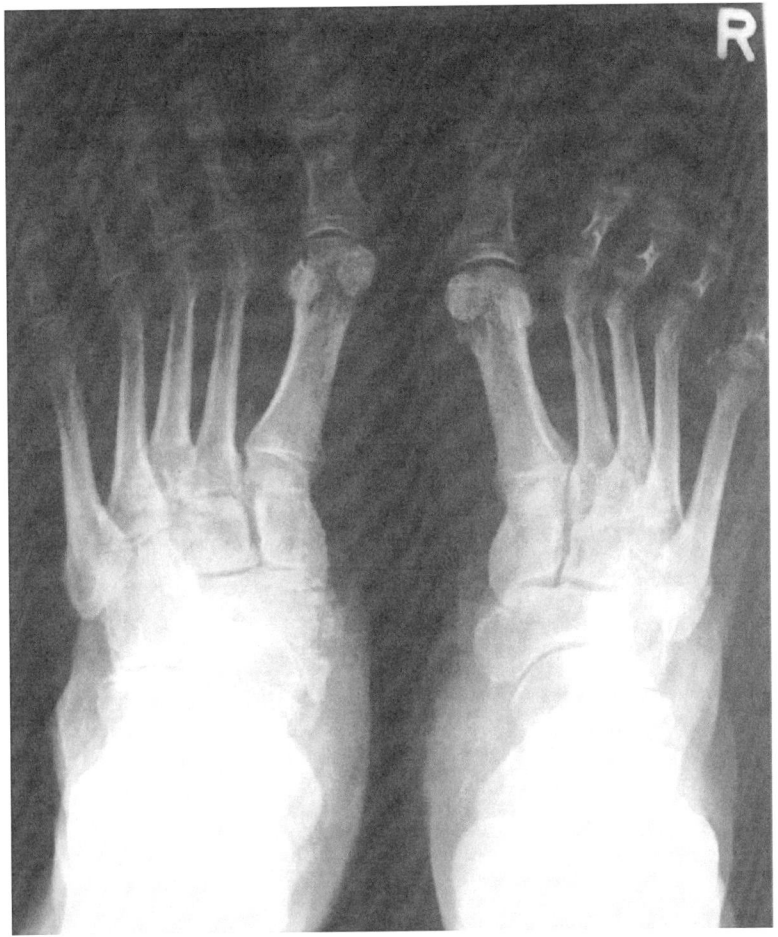

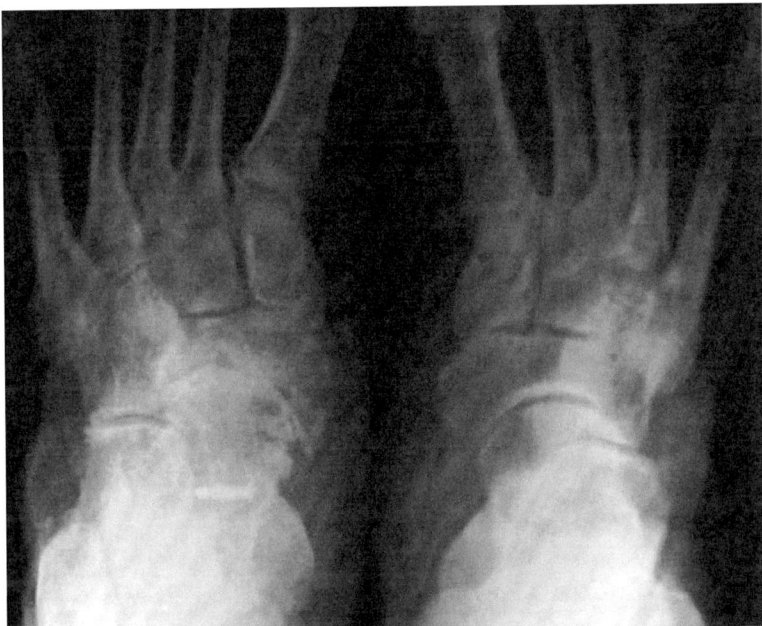

◨ **Abb. 35.4.** 10 Jahre nach dem Eingriff zeigt der Seitenvergleich eine deutliche, isolierte talonaviculare Arthrose auf der betroffenen Seite bei dem 84-Jährigen Patienten

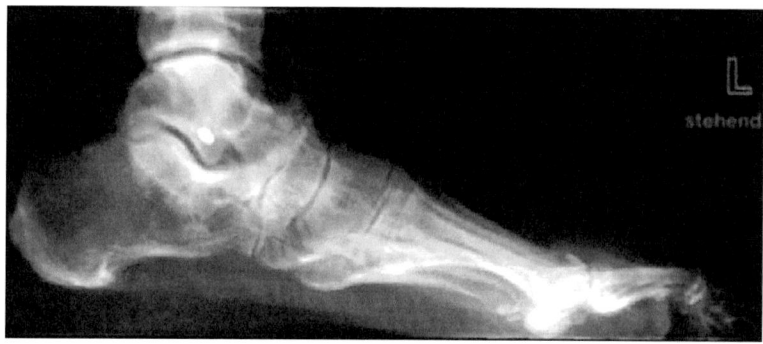

☐ **Abb. 35.5.** Isolierte Arthrose im betroffenen Gelenk bei sonst altersentsprechenden Gelenken im Fuß

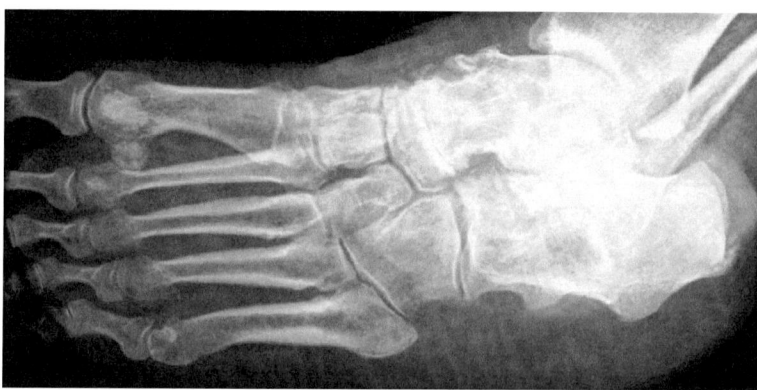

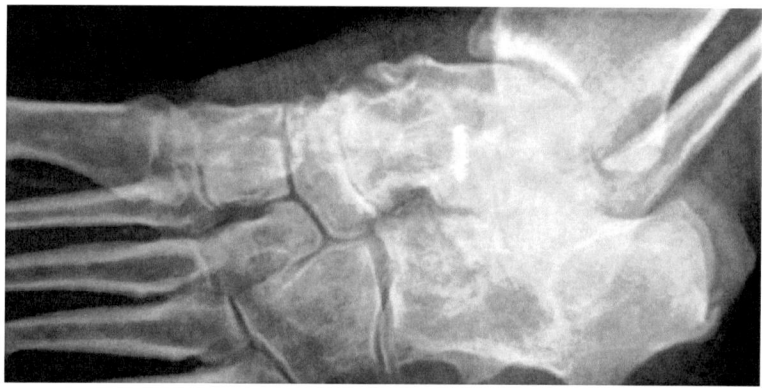

☐ **Abb. 35.6.** In der Schrägaufnahme zeigt sich die deutliche Osteophytenbildung und der praktisch aufgehobene Gelenkspalt talonavicular. Eine Schraube war zum Zeitpunkt der Metallentfernung gebrochen, der Schraubenrest wurde belassen

36 Persistierende Ellenbogenluxation nach Fixateur-Anlage

D. Pennig, K. Mader

Ellenbogenluxationen und -luxationsfrakturen gehören zu den Komplexverletzungen an der oberen Extremität. Voraussetzung für die Wiederherstellung der Funktion dieses Gelenkes ist die anatomische Reposition. Frühzeitige Bewegung unterstützt den funktionellen Wiedergewinn des Gelenkes.

Fallvorstellung

Eine 55-jährige Patientin, Rechtshänderin, wurde 14 Tage nach Ellenbogenluxationsfraktur mit dislozierter Radiuskopffraktur und angelegtem starren Fixateur externe vorgestellt. Die Röntgenaufnahmen zeigten eine gelenkübergreifende Fixierung vom Humerus auf die proximale Ulna. Während der distale Humerus im Röntgenbild a.p. dargestellt ist, findet sich ein nahezu seitlich eingestelltes Olecranon als Ausdruck der Rotationsfehlstellung des Unterarmes im Humeroulnargelenk (■ Abb. 36.1). Die Nahaufnahme zeigt ein Fragment des Radiuskopfes und die Lage des gelenknahen Fixateur externe Pins (■ Abb. 36.2). Der Fixateur externe wurde als Dreieckskonstruktion in einer Beugung von etwa 70° angelegt (■ Abb. 36.3). Die seitliche Röntgenaufnahme im starren Fixateur externe zeigt eine der a.p. Röntgenaufnahme entsprechende Fehlstellung (■ Abb. 36.4).

Nach Entfernung des Fixateurs findet sich bei korrekter Einstellung der Trochlea humeri (kreisförmig im oberen Bildanteil) eine V-förmige Präsentation des Olecranons als Zeichen der Rotationsinstabilität (■ Abb. 36.5).

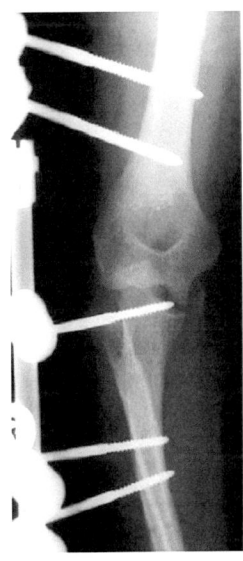

■ **Abb. 36.1.** Humeroulnare Rotationsfehlstellung nach Fixateur externe Anlage

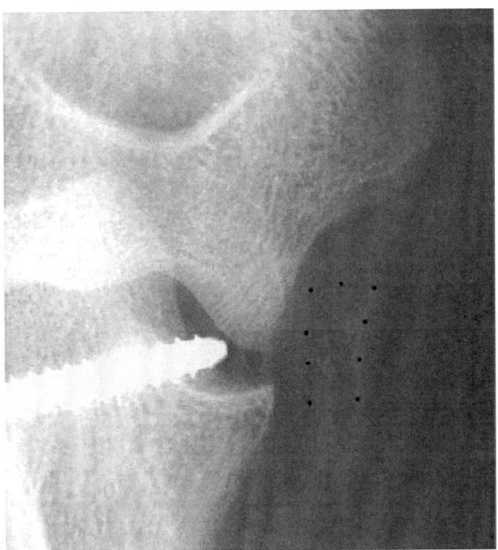

■ **Abb. 36.2.** Ulnar lokalisiertes Radiusköpfchenfragment und gelenknahe Lage des Pins

Nach Reposition der Luxation in Beugestellung des Ellenbogengelenkes (125°) erfolgte die Anlage eines humeroulnaren Bewegungsfixateurs (Orthofix). Die Kontrolle der Gelenkkongruenz erfolgt im AP-Strahlengang mittels Bildwandler. Die weiteren intraoperativen Röntgenbilder zeigen eine Beugung von 30°, 60° und 90° mit über dem Gelenk geschwenktem Bildwandlerkopf (☐ Abb. 36.6). Hier ergibt sich eine parallele Bewegung des humeroulnaren Gelenkbereiches ohne jede Asymmetrie.

Die Röntgenkontrollen nach einem Jahr ergaben nach Entfernung des in ☐ Abb. 36.2 dargestellten Radiuskopffragmentes eine kongruente Gelenkposition ohne Anzeichen heterotoper Ossifikationen (☐ Abb. 36.7). Die medikamentöse Behandlung nach der Anlage des humeroulnaren Bewegungsfixateurs schloss die Gabe von Indomethacin 2×50 mg unter Magenschutz für die Dauer von 6 Wochen ein. Die Funktionsaufnahmen nach einem Jahr zeigen eine freie Pro- und Supination sowie eine freie Beugung (☐ Abb. 36.8). Ein Streckdefizit von 5° ist verblieben.

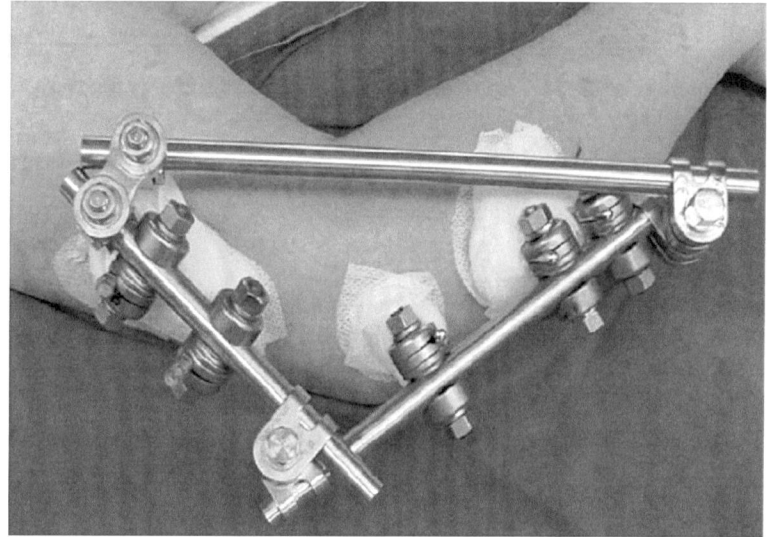

☐ **Abb. 36.3.** Fixateur externe als Dreieckskonstruktion in 70° Flexion

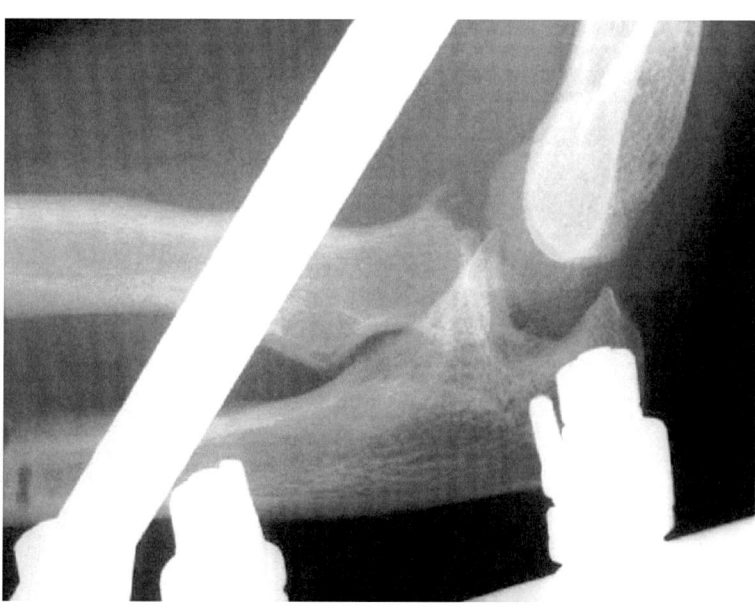

☐ **Abb. 36.4.** Auch im lateralen Strahlengang ersichtliche Rotationsfehlstellung

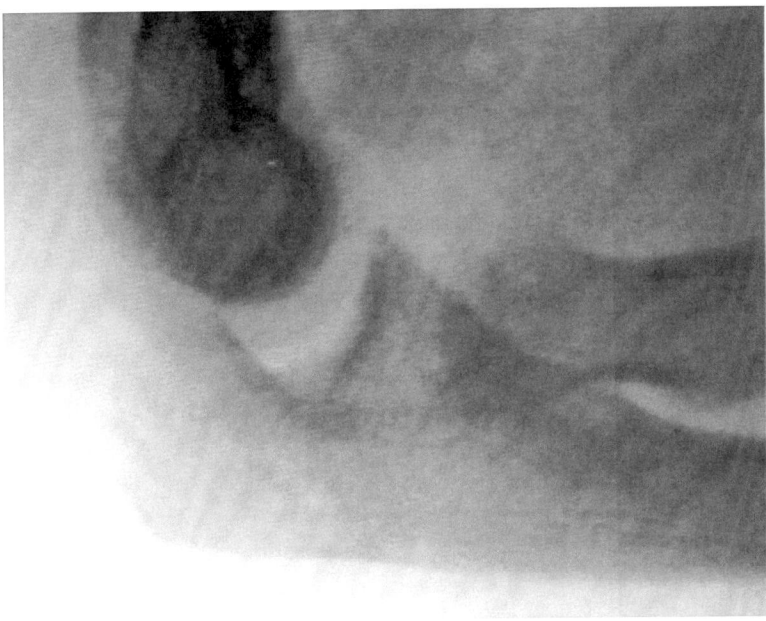

⬚ **Abb. 36.5.** Rotationsinstabilität unter Bildwandler nach Entfernung des Fixateur externe

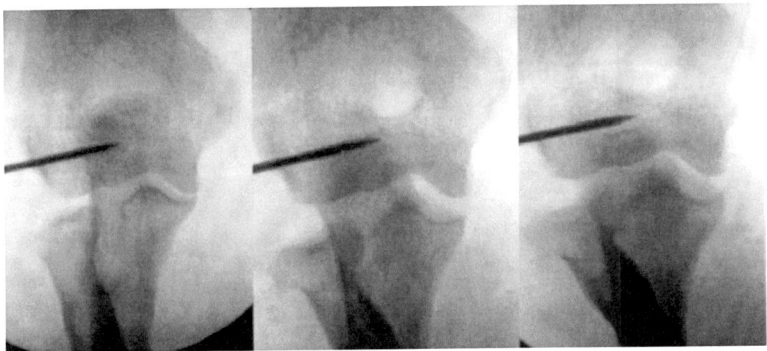

⬚ **Abb. 36.6.** Intraoperative Kontrolle in 30°, 60° und 90° Flexion

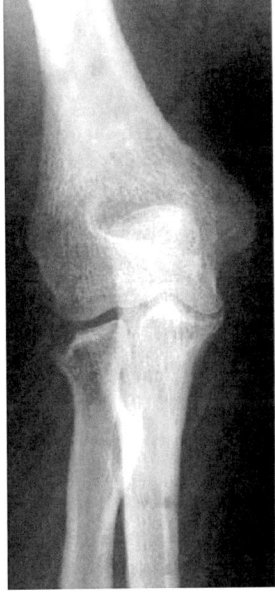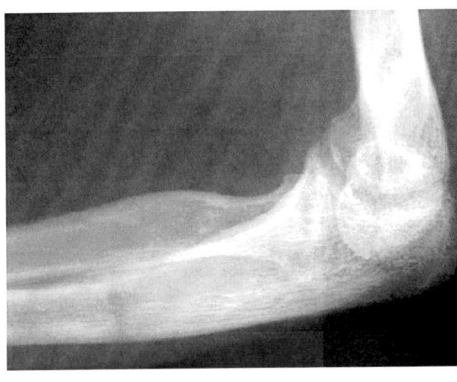

⬚ **Abb. 36.7.** 1-Jahres-Kontrolle postoperativ

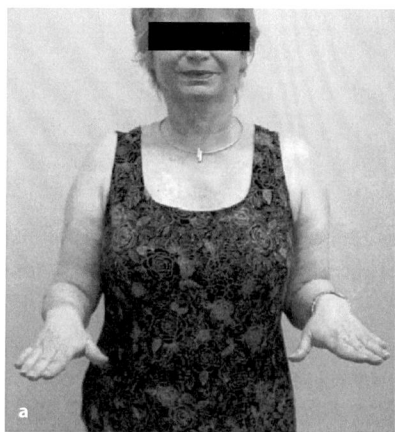
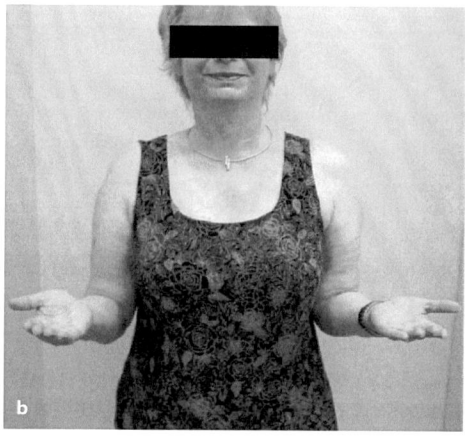
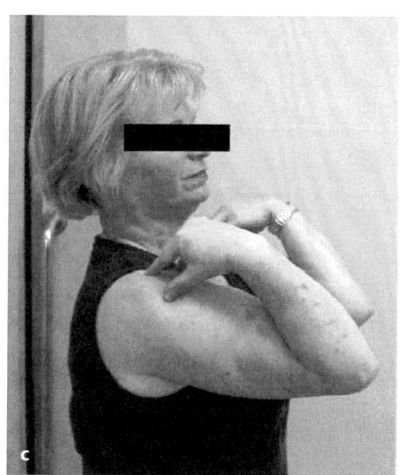
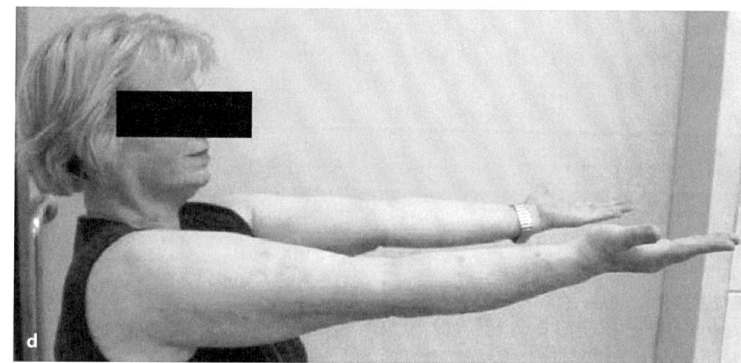

◻ **Abb. 36.8 a–d.** Funktionsaufnahmen im Seitenvergleich. **a** Pronation, **b** Supination, **c** Flexion, **d** Extension

Die dynamische Untersuchung des Ellenbogens zeigte keinerlei Anzeichen für eine ligamentäre Instabilität, obwohl eine offene Bandrekonstruktion oder eine Revision des Processus coronoideus nicht vorgenommen wurde.

Das Behandlungsergebnis lag letztlich im Bereich der Ergebnisse, die nach primärer Applikation des humeroulnaren Bewegungsfixateurs bei dieser Art von Verletzungen zu erzielen sind.

Literatur

[1] K. Mader, T. Gausepohl, D. Pennig (2004) Arthrolyse des Ellenbogengelenkes. Unfallchirurg 107:403–414

[2] K. Mader, T. Gausepohl, D. Pennig (2004) Die Operationstechnik der Distraktionsarthrolyse (Arthrodiatasis) bei Ellenbogensteife. Unfallchirurg 107:415–416

[3] K. Mader, T. Gausepohl, T.C. Koslowsky, D. Pennig (2004) Combined Treatment of Complex Intraarticular Elbow Fractures: Internal Fixation and Elbow Fixator. In: Spezialgebiete aus der Schulter- und Ellenbogenchirurgie (Hrsg. R. Schmidt-Wiethoff, Th. Schneider, H.-J. Appel). Steinkopff, Darmstadt 239–244

[4] D. Pennig, K. Mader, T. Gausepohl (2005) Bewegungseinschränkung nach Verletzung des Ellenbogengelenkes: Planung und operative Strategie der Arthrolyse. Zentralbl Chir 130:32–40

[5] T. Gausepohl, K. Mader, D. Pennig (2005) Behandlungskonzept instabiler Luxationsfrakturen des Ellenbogens mit dem Bewegungsfixateur externe. Aktuelle Traumatologie 35:65–71

[6] T. Gausepohl, K. Mader, D. Pennig (2006) Mechanical distraction for the treatment of posttraumatic stiffness of the elbow in children and adolescents. Journal of Bone & Joint Surg (A), Vol 88A; Number 5:1011–1021

37 Drittgradig offene Vorderarmtrümmerfraktur

F. Rapp, R. Jakob

Dieser Fall beschreibt den Verlauf eines 49-jährigen Patienten, der sich bei einem Velosturz eine 3° offene Vorderarmtrümmerfraktur zugezogen hatte.

Die Besonderheit besteht darin, dass ein 6 cm langes Stück der Ulna mit einem Zirkumferenzdefekt von ca. einem Drittel, mehrere Minuten auf der Straße lag und separat vom Patienten in einem Tupperwaregeschirr mitgebracht wurde.

Bereits präoperativ wurde vom zuweisenden Spital eine Antibiotikumtherapie eingeleitet (Augmentin 2,2 g i.v. 4-mal pro Tag). Ab dem 3. postoperativen Tag wurde bei reizlosen Wundverhältnissen die Antibiotikumdosis auf 1,2 g i.v. viermal täglich reduziert. Am 7. postoperativen Tag konnte die Antibiotikumtherapie auf peroral 625 mg Augmentin umgestellt werden und wurde bis zur gesicherten Wundheilung nach 3 Wochen beibehalten (Abb. 37.1).

Das separate Ulnastück wurde säuberlich von Asphalt- und Schmutzresten befreit und 10 Minuten in Betadinelösung eingelegt. Anschließend erfolgte der Wiedereinbau des Fragmentes durch eine Minimalosteosynthese mit einer Kleinfragmentschraube, so dass die Länge und Rotation der Ulna primär korrekt wiederhergestellt und mit einem Fixateur Externe gehalten werden konnte.

Die Trümmerzone im Radiushalsbereich wurde mit einer 2,7-T-Platte osteosynthetisch versorgt, die gesamte Wunde gründlich debridiert, so dass über einer eingelegten Drainage ein locker adaptierter primärer Hautverschluss erreicht werden konnte (Abb. 37.2).

4 Monate postoperativ war das Ulnafragment eingebaut und vital in korrekter Achsenstellung.

Auf mehrfaches Drängen des Patienten wurde der Fixateur externe entfernt. Der Patient erreichte zu diesem Zeitpunkt eine seitengleiche Extension/Flexion. Die Pro-/Supination war noch eingeschränkt (Abb. 37.3).

5 Monate postoperativ fand sich ein konsolidiertes und vitales Ulnafragment. Im Bereich des Radiushalses bestand eine verzögerte Heilung, wobei der Patient subjektiv stets beschwerdefrei war (Abb. 37.4).

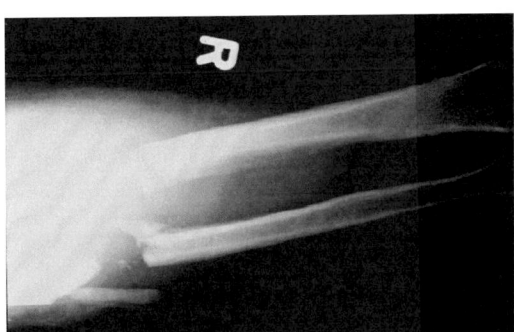 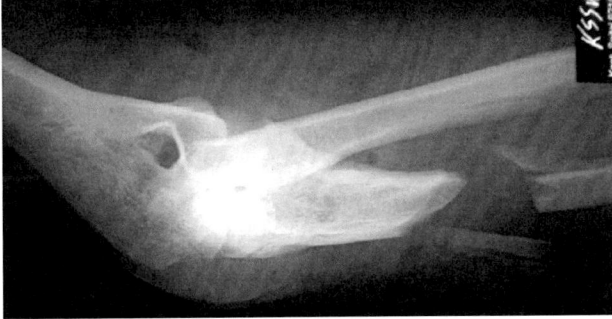

Abb. 37.1. Röntgen am Unfalltag

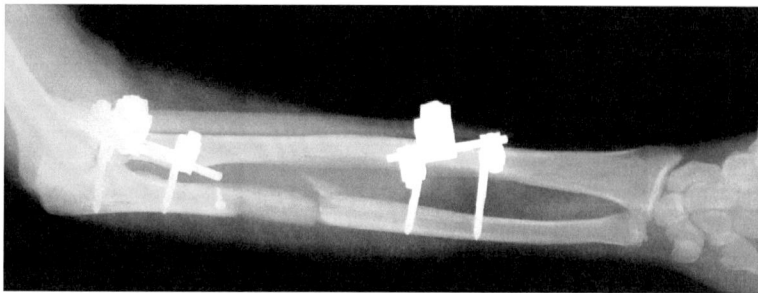

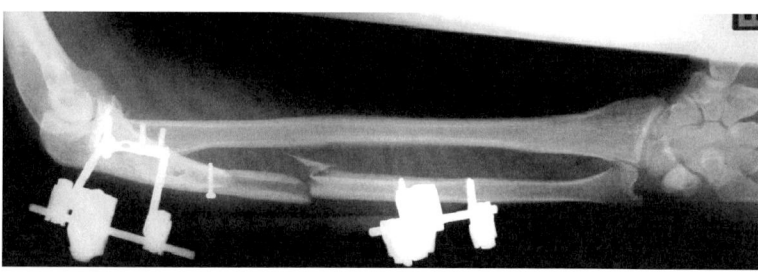

◻ Abb. 37.2. Röntgen eine Woche postoperativ

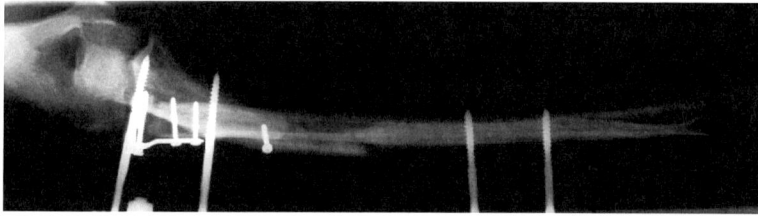

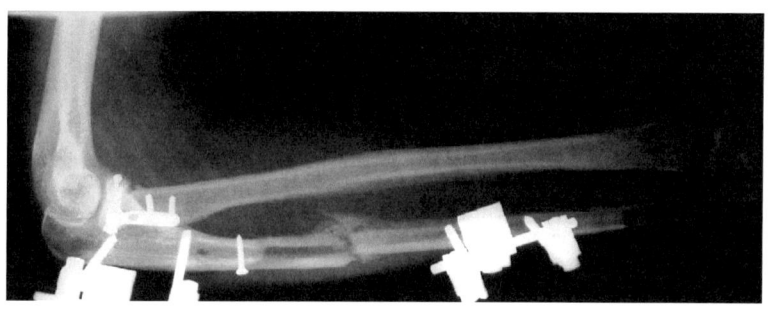

◻ Abb. 37.3. Röntgen 4 Monate postoperativ

6 Monate postoperativ zeigte sich eine zunehmende Achsenabweichung im Bereich der Ulna mit Ausbildung einer Pseudarthrose. Im Radiushalsbereich erschien nach wie vor eine verzögerte Heilung (◻ Abb. 37.5).

8 Monate postoperativ nahm die Achsenabweichung im Bereich der Ulna noch weiter zu. Die Radiushalsfraktur war weitgehend geheilt. Der Patient war bei seitengleicher Extension/Flexion und noch eingeschränkter Pro-/Supination beschwerdefrei (◻ Abb. 37.6).

10 Monate postoperativ wurde aufgrund der zunehmenden Achsenfehlstellung eine **Ulnakorrekturosteotomie** und die Metallentfernung am Radius durchgeführt. Die Radiusköpfchenfraktur war zu diesem Zeitpunkt mobil, der Patient jedoch diesbezüglich beschwerdefrei, so dass das Radiusköpfchen als Distanzhalter belassen wurde (◻ Abb. 37.7).

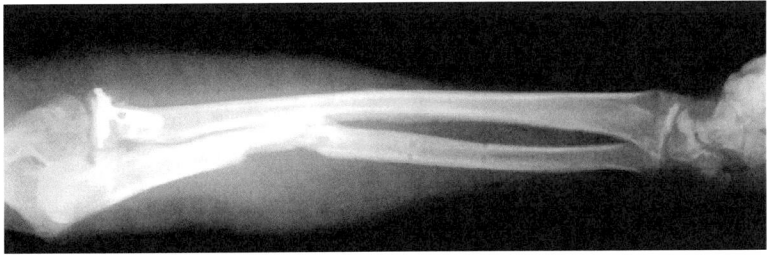

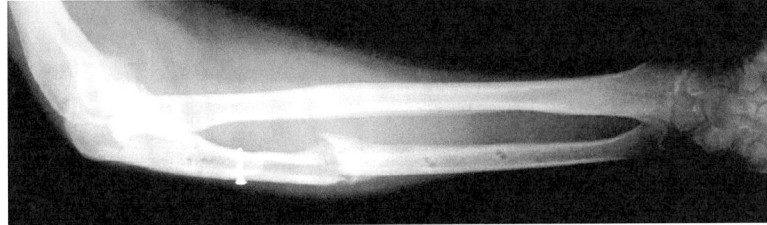

◻ **Abb. 37.4.** Röntgen 5 Monate postoperativ

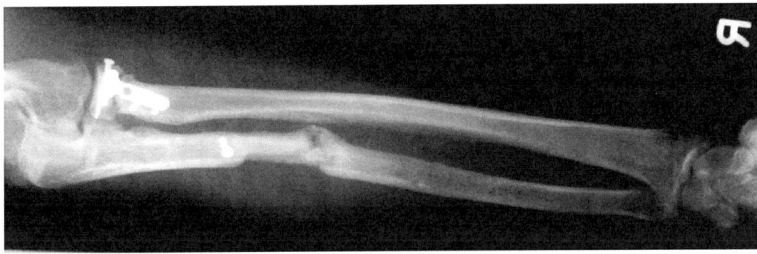

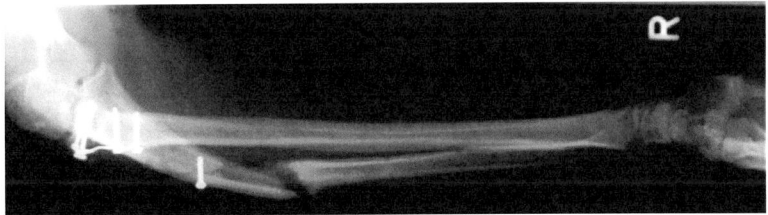

◻ **Abb. 37.5.** Röntgen 6 Monate postoperativ

6 Monate nach Ulnakorrekturosteotomie fand sich eine Konsolidation der Osteotomie in korrekter Achsenstellung und eine zunehmende Konsolidation der Radiushals-Pseudarthrose.

Subjektiv war der Patient bei voller Extension/Flexion und noch leicht eingeschränkter Pro-/Supination von 80-0-60 beschwerdefrei. Klinisch zeigte sich das Radiusköpfchen stabil und indolent (◻ Abb. 37.8).

12 Monate nach Ulnakorrekturosteotomie war die Ulna vollständig konsolidiert, das ehemalige separate Fragment vital und komplett eingebaut. Zusätzlich zeigte sich ein solider Durchbau der Radiushals-Pseudarthrose. Klinisch war der Patient bei nahezu seitengleicher Beweglichkeit mit einem Supinationsdefizit von kanpp 20° beschwerdefrei (◻ Abb. 37.9, 37.10).

Abschließend lässt sich sagen, dass aufgrund unserer und der in der Literatur gemachten Erfahrungen ein kontaminiertes Knochenstück nach gründlicher Säuberung und Desinfektion (Einlage in Betadinelösung) sowie anschließender Antibiotikatherapie mit gutem Erfolg in die primäre Osteosynthese mit eingebaut werden kann.

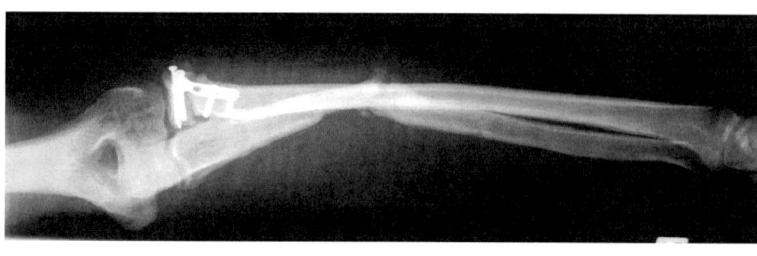

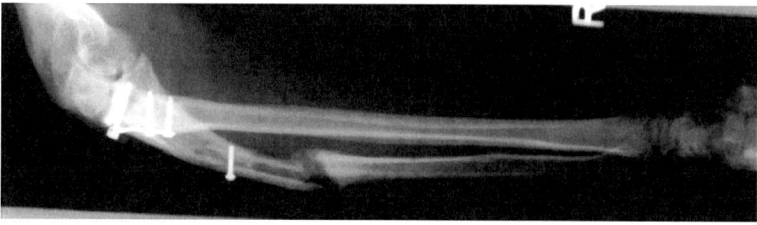

◻ **Abb. 37.6.** Röntgen 8 Monate postoperativ

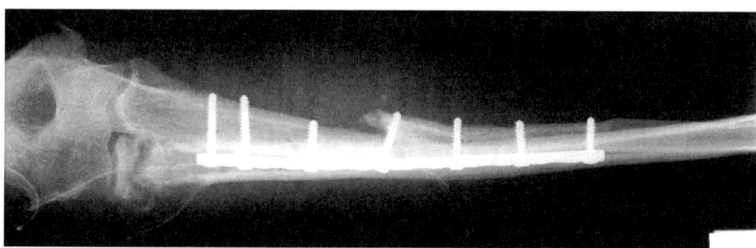

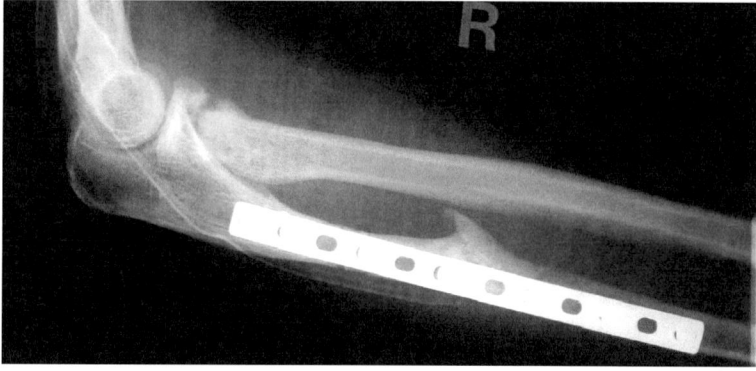

◻ **Abb. 37.7.** Röntgen 10 Monate postoperativ

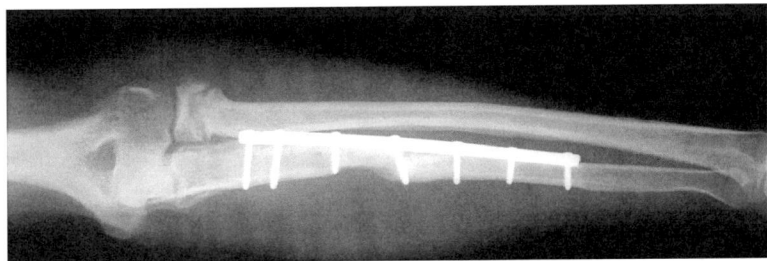

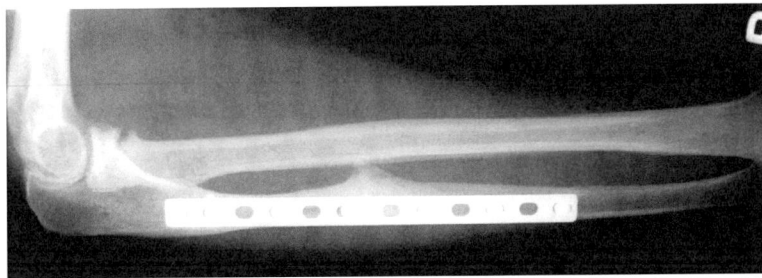

☐ **Abb. 37.8.** Röntgen 6 Monate nach Korrekturosteotomie

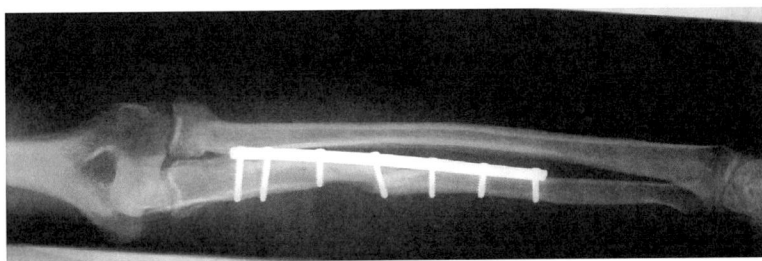

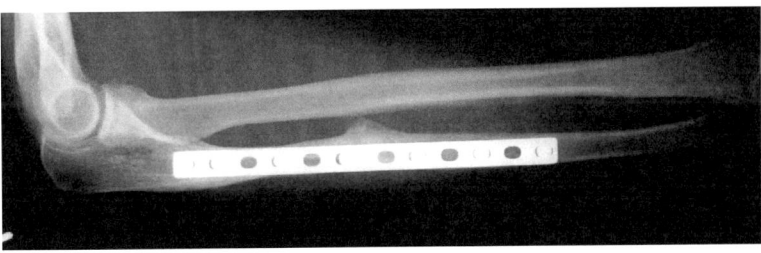

☐ **Abb. 37.9.** Röntgen 12 Monate nach Korrekturosteotomie

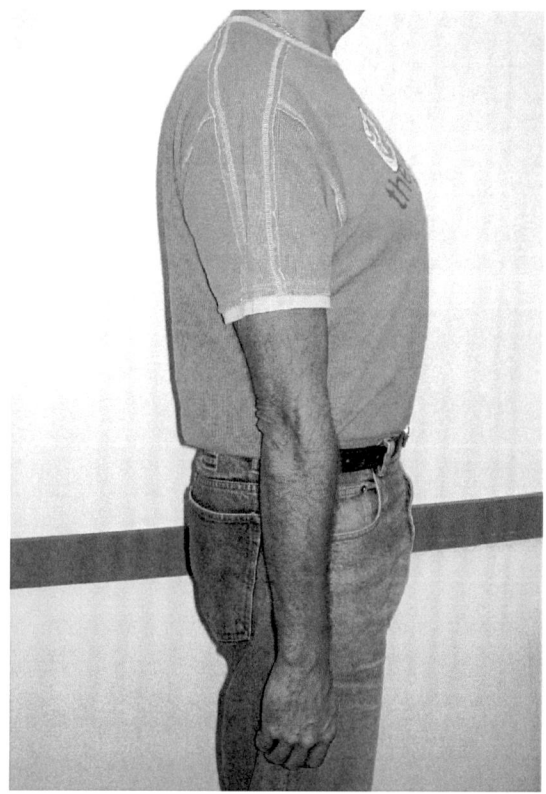
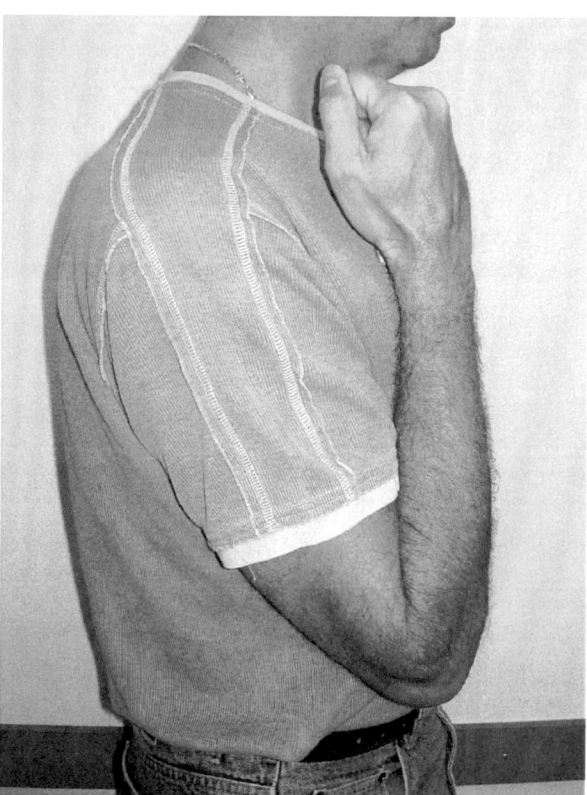
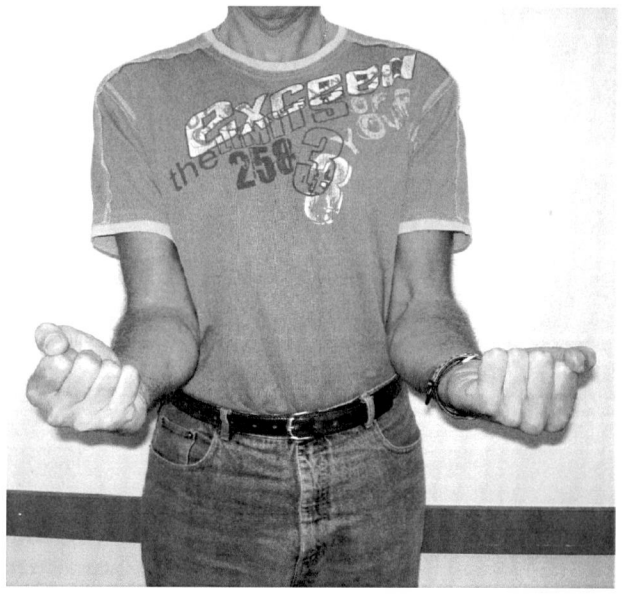
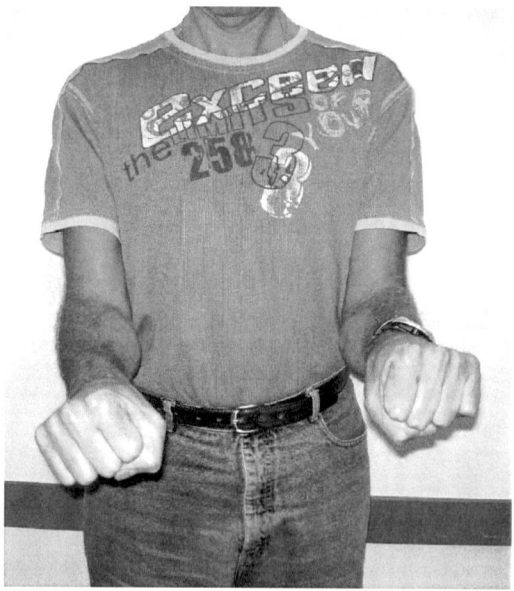

◻ **Abb. 37.10**. Klinische Bilder 26 Monate nach Erstoperation

38 Zwei kleine lange Nägel mit »langen« Folgen

M. Reese, U. Kappeler

Wir berichten über die Behandlung einer Femurfraktur bei einer damals 16-jährigen Patientin nach einem Mopedunfall. Die primäre, operative Versorgung erfolgte mit elastischen Titannägeln im September 1999 (☐ Abb. 38.1 und 38.2).

In der postoperativen Phase erfolgten mehrfach radiologische Kontrollen des Heilverlaufes. Hierbei wurde auf die sich im Verlauf entwickelnde Antekurvation und Varusfehlstellung nicht reagiert, was sich in der Folge als fataler Fehler herausstellte (☐ Abb. 38.3).

Bei guter Frakturheilung erfolgte die Metallentfernung im April 2000. Es resultierte eine Beinverkürung von etwa 3 cm. Die Patienten klagte über ein gelegentliches Brennen, war jedoch schmerzfrei. Die Antekurvations-/Varusfehlstellung betrug je 20° bei einem Außenrotationsfehler von ca. 30–40° (☐ Abb. 38.4).

Wir entschlossen uns zu einer Korrekturosteotomie mit gleichzeitiger Distraktion. Diese Operation wurde im März 2001 durchgeführt (☐ Abb. 38.5).

Im Verlaufe der Distraktionsbehandlung kam es zu einer erneuten Varisierung, sodass im August 2001 eine Valgisierung mit gleichzeitigem Pin-Wechsel erfolgte. Im Dezember 2001 wurde der Distraktor entfernt (☐ Abb. 38.6).

Gleichzeitig musste in der gleichen Narkose eine Kniemobilisation mit Arthroskopie durchgeführt werden, um die schlechte Kniebeweglichkeit zu verbessern. Zur Korrektur der zurückgebliebenen Antekurvation wurde im Januar 2002 eine offene Reposition und Plattenosteosynthese mit gleichzeitiger offener Arthrolyse durchgeführt (☐ Abb. 38.7).

In der Folge baute die Fraktur in korrekter Stellung durch. Die Patientin entwickelte ein flüssiges, hinkfreies Gangbild bei physiologischen Beinachsen ohne Längendifferenz.

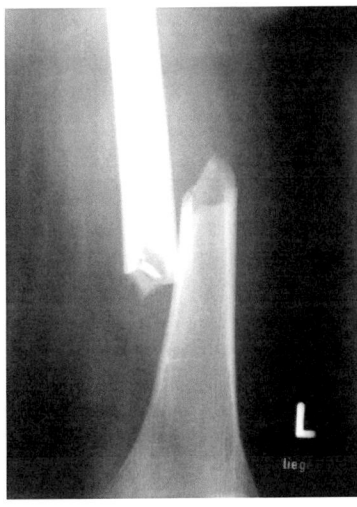
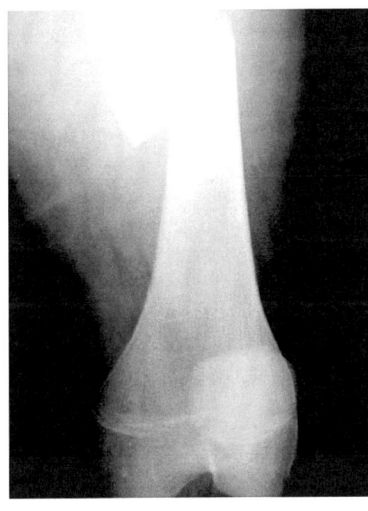

☐ **Abb. 38.1.** Unfallbilder linkes Femur

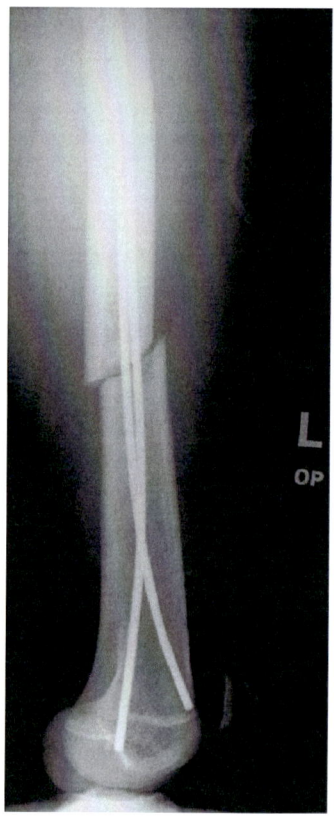
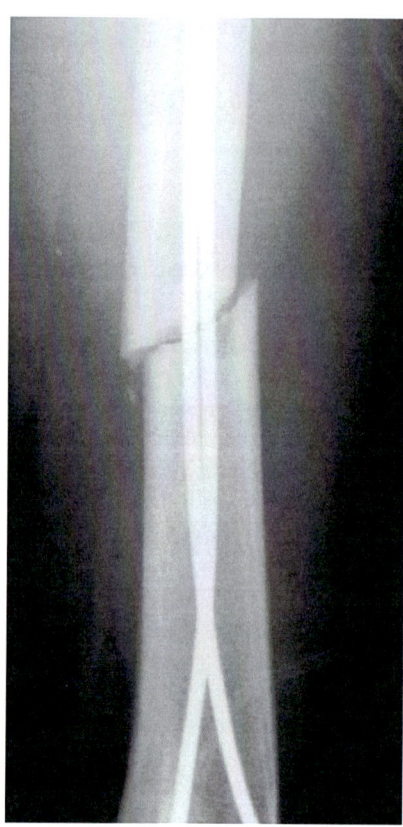

◻ **Abb. 38.2.** Postoperatives Repositionsbild linkes Femur

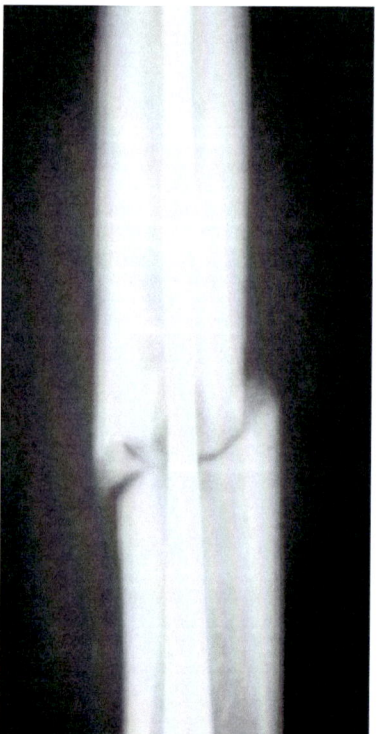
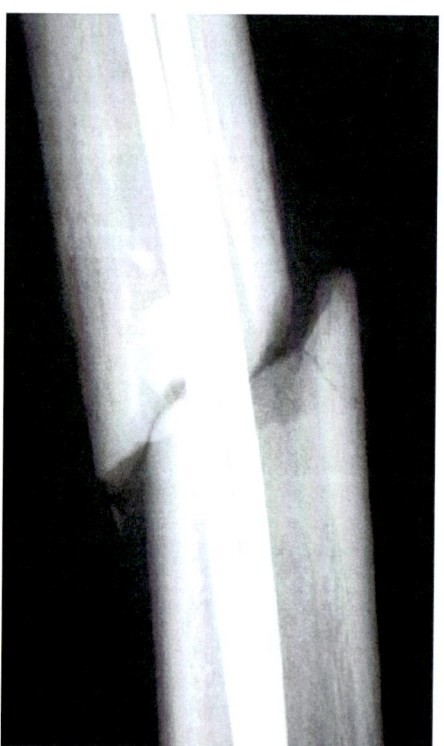
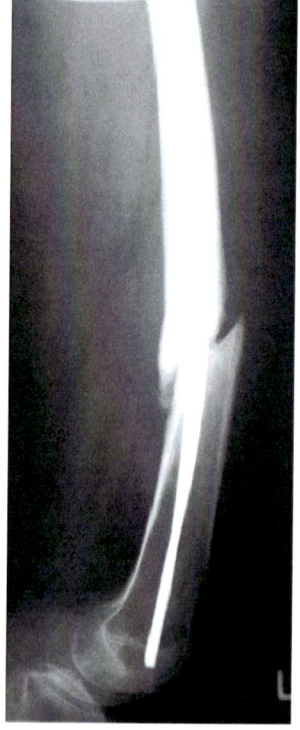

◻ **Abb. 38.3.** Progrediente Antekurvation der Femurfraktur bei zunehmender Konsolidierung

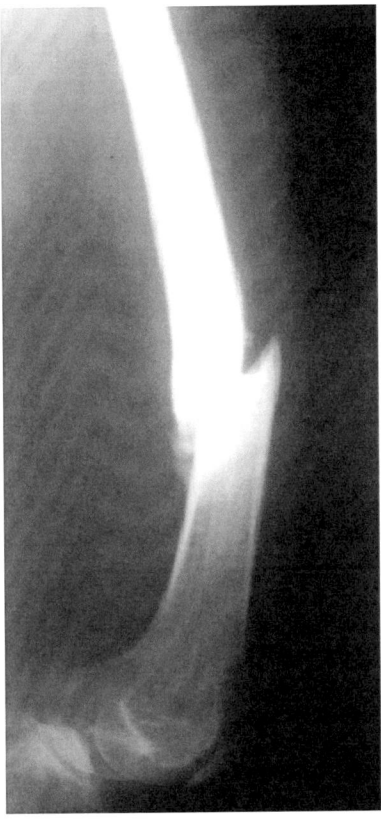
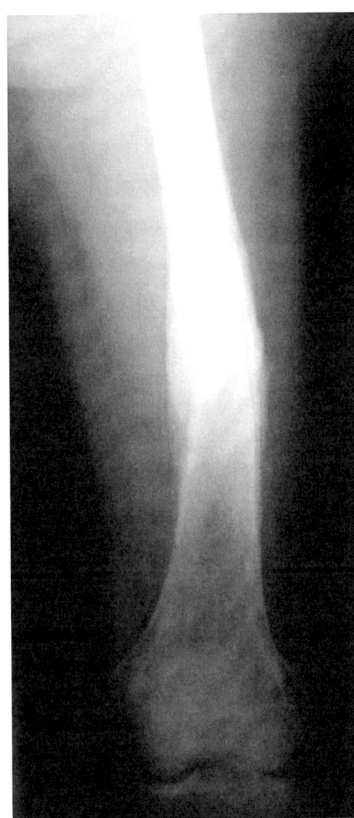

☐ **Abb. 38.4.** Aufnahmen der fehlverheilten Femurfraktur nach erfolgter Metallentfernung

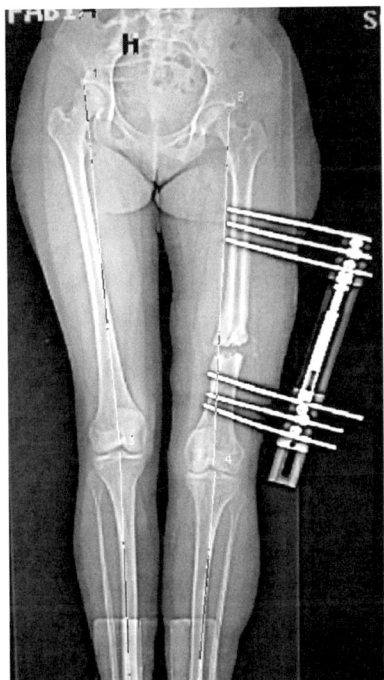
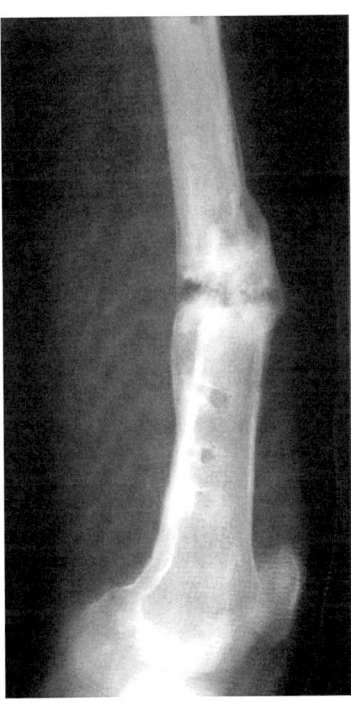

☐ **Abb. 38.5.** Orthoradiographie zur Bestimmung der exakten Beinlänge

☐ **Abb. 38.6.** Seitliches Femur in leichter Anteversion nach Entfernung des Distraktionsapparates

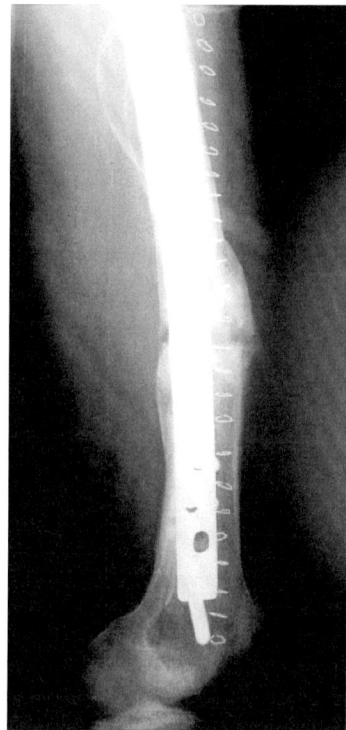
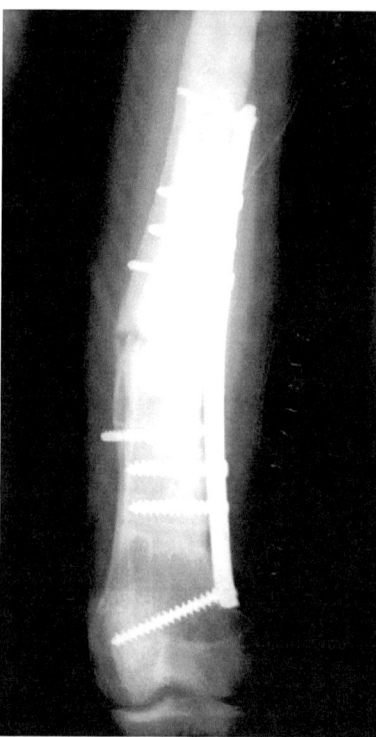

☐ **Abb. 38.7.** Femur ap und seitlich nach offener Reposition und Plattenosteosynthese

Die Metallentfernung erfolgte bei gleichzeitiger Narbenkorrektur im September 2005.

Diskussion

Retrospektiv ist festzuhalten, dass die Patientin zur Versorgung einer Femurfraktur mittels elastischen Titannägeln wegen ihres Knochenalters zu alt war. Weiterhin hätten wir bei Erkennen der Anteversion einen Verfahrenswechsel vornehmen müssen. Somit hätten wir der leidensfähigen Patientin die gesamte Behandlung mit Distraktion und Reosteosynthese ersparen können.

Glücklicherweise konnte die Leidensgeschichte der Patientin, welche mit zwei kleinen Nägeln begann, nach langer Behandlung und insgesamt 7 Operationen 6 Jahre später erfolgreich beendet werden.

39 Traumatische, massive Rotatorenmanschettenruptur bei einem 19-jährigen Mann

Y. Reiland, C. Gerber

Klinischer Fall

Ein 19-jähriger Patient saß unangeschnallt auf dem Rücksitz eines PKW's, als das Fahrzeug mit einem entgegenkommenden LKW frontal kollidierte. Durch den Aufprall wurde der Patient nach vorne geschleudert und stieß mit der rechten Schulter gegen den Seitenpfeiler der Fahrkabine. Dabei zog sich der Patient eine geschlossene Luxatio erecta der rechten Schulter zu. Nach sofortiger Einlieferung in ein Regionalspital wurde dort die Schulter reponiert. Wegen klinisch und radiologisch unvollständiger Reposition erfolgte am nächsten Morgen der Transfer in ein Kantonspital.

Der rechtshändige Patient ist kreislaufmäßig stabil, mit einer äußerst geschwollenen und schmerzhaften, rechten Schulter. Die Beweglichkeit ist auf Wackelbewegungen eingeschränkt. Die distale Neurologie scheint intakt, proximal lässt sich ein neurologischer Schaden nicht eindeutig ausschließen. Außer der traumatisierten Schulter zeigen sich keine weiteren Verletzungen. Bei ausgedehntem Weichteiltrauma und einer unvollständigen Reposition mit einem radiologisch verbreiterten glenohumeralen Gelenkspalt (⬚ Abb. 39.1), wird eine offene Revision durchgeführt.

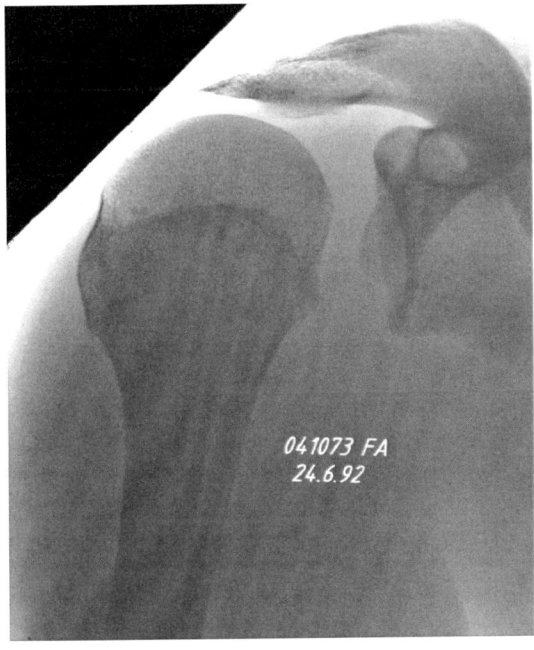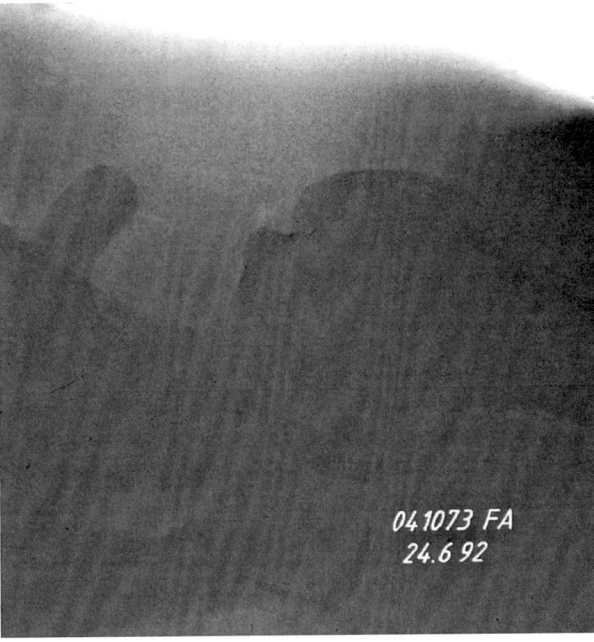

⬚ **Abb. 39.1.** In Rotationsfehlstellung konservativ reponierter Humeruskopf mit vergrößertem glenohumeralem Gelenkspalt (ca. 1,5 cm)

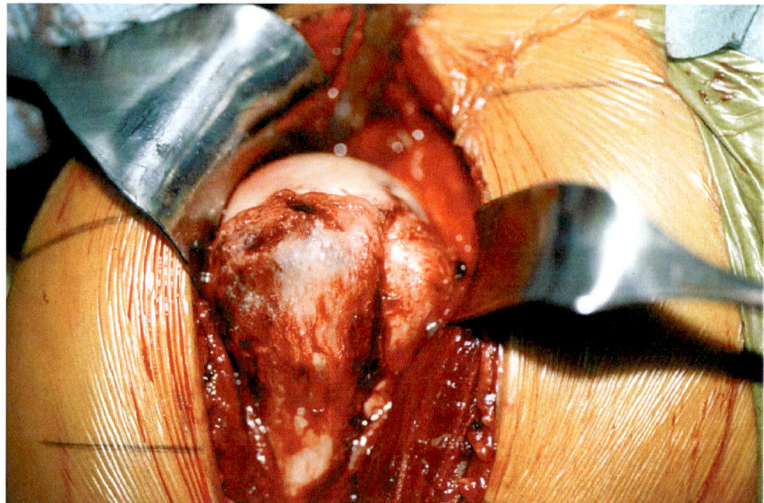

◻ **Abb. 39.2.** Zirkumferentieller, periostaler Abriss der gesamten Rotatorenmanschette mit Interposition zwischen Glenoid und Humeruskopf

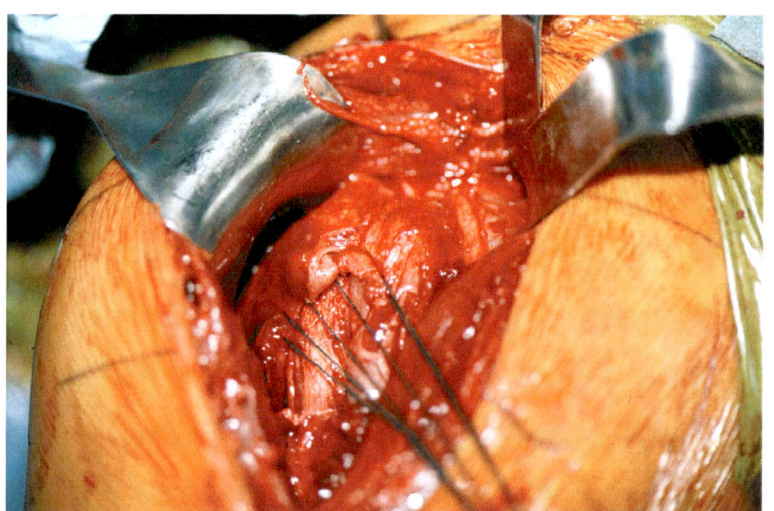

◻ **Abb. 39.3.** Anschlingen der postero-superioren Rotatorenmanschette zeigt, dass ein spannungsfreier Verschluss an anatomisch korrekter Position möglich ist

Operative Korrektur

In situ zeigt sich der nackte Humeruskopf ohne Kopfdefekte oder Fraktur (◻ Abb. 39.2). Zwischen Kopf und Glenoid hat sich ein kompletter, periostaler Ausriss der Teres minor-, Infaspinatus-, Supraspinatus- und Subskapularissehne interponiert. Die lange Bizepssehne ist nicht sichtbar. Um die Rotatorenmanschette wieder reponieren zu können, muss das Rotatorenintervall gespalten werden. Darauf hin zeigt sich die Bizepssehne komplett nach ventral luxiert. Diese wird wieder in den Sulcus bicipitalis rezentriert. Die postero-superiore Manschette (◻ Abb. 39.3) wird transossär ohne Spannung an das Tuberculum majus refixiert und die Fäden durch eine Spongiosaschraube stabilisiert. Die Subskapularissehne wird ebenfalls transossär an das Tuberculum minus befestigt und die Fäden mit einer PLLA-Platte stabilisiert. Anschließend wird der periostale Abriss an den Knochen angenäht, sodass sich insgesamt eine anatomische Rekonstruktion der Rotatorenmanschette ergibt. Der N. axillaris ist auf Höhe der lateralen Achsellücke nahezu vollständig abgerissen, entsprechend einer Sunderland-II-Läsion. Der inferiore Ast, welcher den Teres minor versorgt, kann noch mikrochirurgisch genäht werden. Auf eine primäre Nervenrekonstruktion wird bei der sehr ausgedehnten Weichteilschwellung verzichtet.

Verlauf

Ab der vierten, postoperativen Woche entwickelt sich ein tiefer Infekt mit koagulasenegativen Staphylokokken. Es folgt eine antibiotische Therapie mit Vancomycin und Rimactan und eine offene Wundreinigung. Bei persistierendem Infekt wird ca. 4 Monate nach dem Unfall eine weitere Wundreinigung durchgeführt. Intraoperativ zeigt sich eine avaskuläre Humeruskopfnekrose, zusätzlich ist der Glenoidknorpel subchondral vollständig vom Glenoid abgehoben. Bei diesem Befund wird das glenohumerale Gelenk mit zwei 6,5er Schrauben arthrodesiert. Das Coracoid wird an seiner Basis osteotomiert und ventral an Kopf und Glenoid als vaskularisiertes Transplantat osteosynthetisiert. Auf eine Platte wird verzichtet, damit später eventuell noch auf eine Prothese umgestiegen werden könnte. Postoperativ heilt der Infekt nicht primär aus, sodass eine dritte Wundreinigung nötig wird. Ca. 6 Monate nach dem Trauma bildet sich eine große Dehiszenz an der ventralen Schulter, welche mit einem Rotationslappen des Pectoralis major-Muskels gedeckt wird. Im Anschluss erfolgt ein ungestörter Heilungsverlauf.

Diskussion

Die Rotatorenmanschettenruptur ist eine vornehmlich degenerative Erkrankung, die um das 40.–50. Lebensjahr auftritt. Dies ist vor allem für massive Rupturen der Fall. Traumatische Ereignisse können für einen Riss verantwortlich sein, vergrößern jedoch meist eine vorbestehende Läsion. Die Patienten können dabei vorher völlig beschwerdefrei sein und ab Unfall Schmerzen und deutliche Bewegungseinschränkungen bis hin zur Pseudoparalyse erfahren.

Bei jungen Menschen benötigt es größte Krafteinwirkungen, um die widerstandsfähige Manschette zu zerreißen. Meist handelt es sich dabei um partielle, gelenkseitige Risse einer Sehne. Eine massive Ruptur mit Luxation und Axillariszerreißung erfordert ein Hochgeschwindigkeitstrauma, wie z. B. KFZ-oder Motorradunfälle. In diesem Fall wurde die gesamte Rotatorenmanschette zirkumferentiell mit dem Periost vom Humeruskopf abgerissen und zwischen Kopf und Glenoid interponiert. Der Patient entwickelte im Verlauf eine avaskuläre Nekrose, was, bei erhaltener intraossärer Anastomosierung, auf eine mangelnde Perfusion über die Sehnen und das Periost zurückgeführt werden könnte. Bei ausgeprägten artikulären Defekten und einer chronischen Infektsituation konnte letztlich eine Arthrodese eine schmerzfreie Schulter mit annehmbarer Funktion herstellen.

Resultate

Der Patient hat 3 Jahre nach dem Unfall kaum Schmerzen in der rechten Schulter, außer bei heftigen Bewegungen. Nachts kann er durchschlafen, ein Liegen auf dem rechten Arm ist nicht möglich. Er kann noch leichte sportliche Tätigkeiten durchführen. Das Abitur hat er mit einem Jahr Verzögerung beendet und anschließend ein Chemiestudium begonnen. Vor allem im Labor ist er aufgrund der Bewegungseinschränkung gestört. Die gesamte scapulohumerale Muskulatur mit Deltamuskel ist deutlich atrophiert.

Aktive Beweglichkeit: Flexion: 30°, Abduktion: 40°, Außenrotation: 0°, Innenrotation 20°. Die Hand kommt zum Mund und knapp an die Stirn sowie bis zum Gesäß. Die periphere Neurologie ist intakt, der Ellenbogen und die Hand voll einsatzfähig.

40   Die »Stühmer-Osteosynthese«

M. Rütschi

Klinischer Fall

Die 80-jährige Patientin mit grotesk medial destruierenden Gonarthrosen beidseits erhielt bei uns eine semi-constrained Knietotalendoprothese zuerst links, da sie die linke Seite bei radiologisch identischem Befund als schlechter empfand (☐ Abb. 40.1). Vor Entlassung in die Rehabilitation, verspürte sie beim Erklimmen einer kleinen Treppe im Röntgeninstitut ein Knacken (☐ Abb. 40.2). Eine Woche später erfolgte die Wiedereinlieferung mit periprothetischer Fraktur aus der Rehabilitation (☐ Abb. 40.3).

Wir führten die Revision mit winkelstabiler Plattenosteosynthese und Stühmer-Çerclage durch (☐ Abb. 40.4), der postoperative Verlauf war komplikationslos, die Patientin ging wieder in die Rehabilitation. Wir hatten zu dem Zeitpunkt noch nicht erkannt, dass die Patientin wegen ihrer schmerzhaften Gonarthose rechts die frisch reoperierte linke Seite voll belastete. Somit erfolgte die Wiedereinlieferung nach 2 Wochen mit einer erneuten Fraktur und Ausriss der Platte proximal nach Treppensteigen mit belasteter Beugung (☐ Abb. 40.5).

Die Reoperation bei proximal ausgerissener Platte und distal stabiler Erstfraktur beinhaltete eine Refixation der gleichen Platte proximal mit 4 Schrauben und 2 zusätzlichen Stühmer-Çerclagen über der Platte (☐ Abb. 40.6) und einer homologen Spongiosaplastik mit hitzesterilisierter Spongiosa.

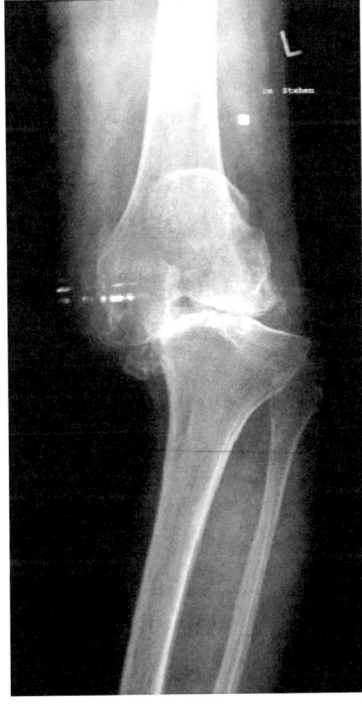
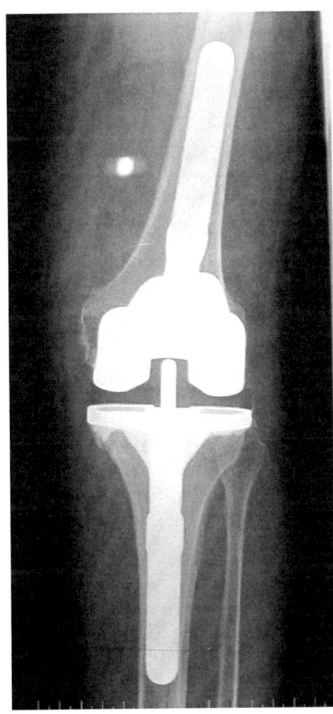
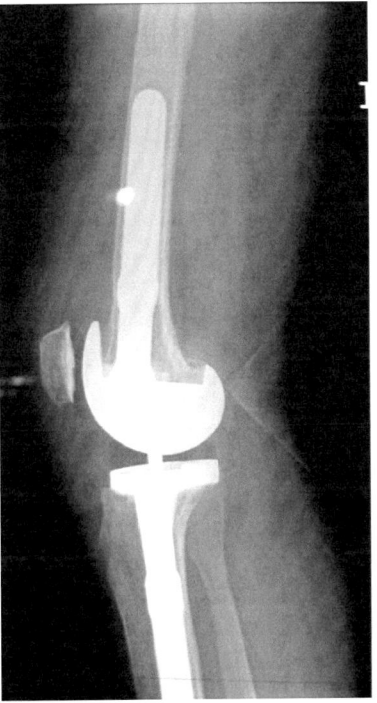

☐ Abb. 40.1.   ☐ Abb. 40.2.

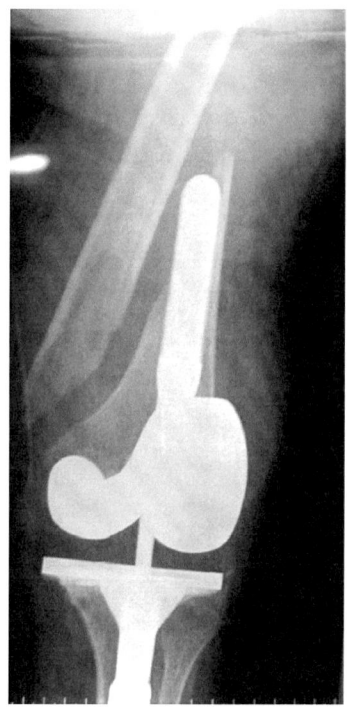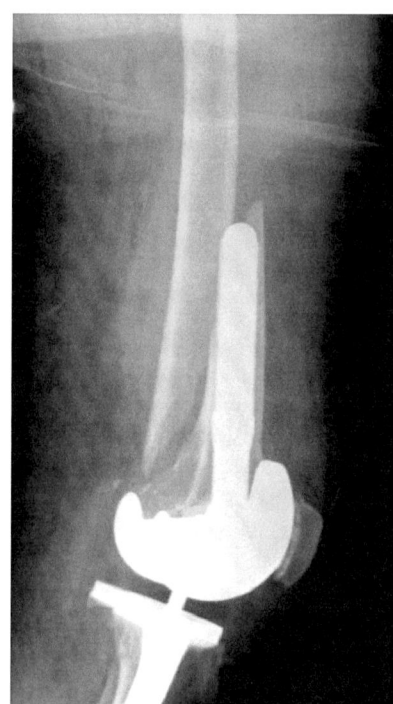

◻ Abb. 40.3.

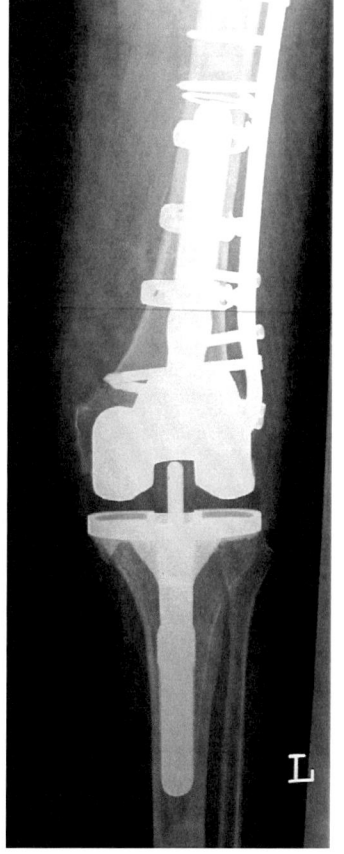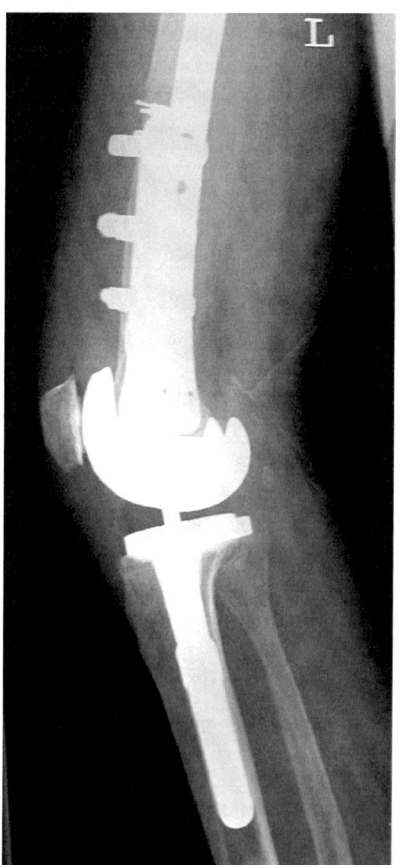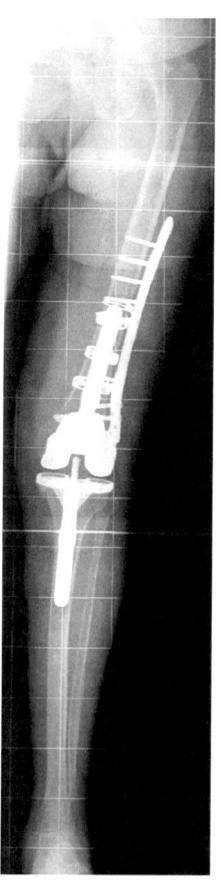

◻ Abb. 40.4.

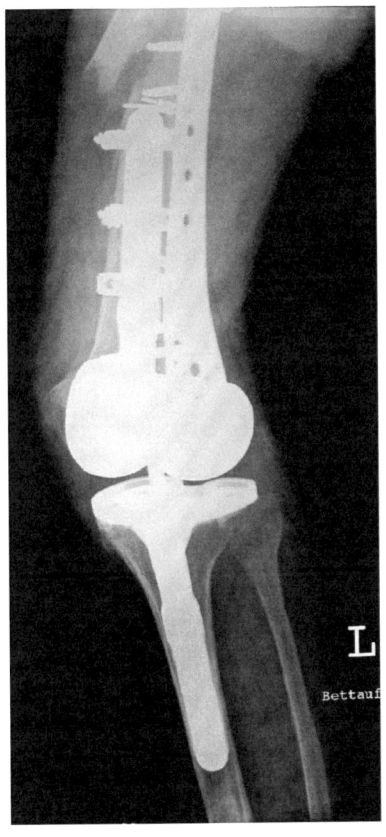
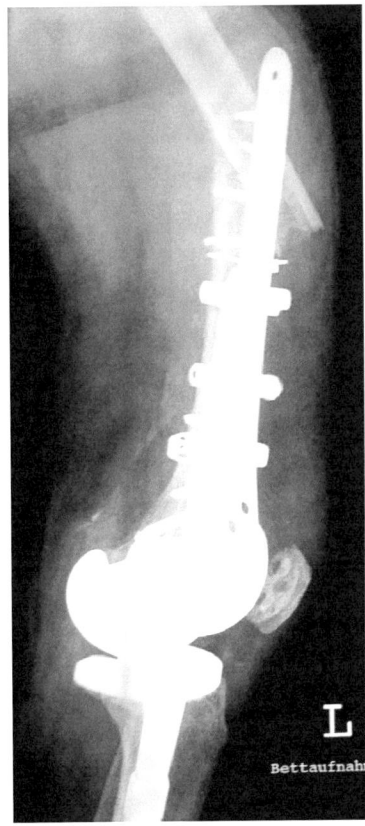

☐ Abb. 40.5.

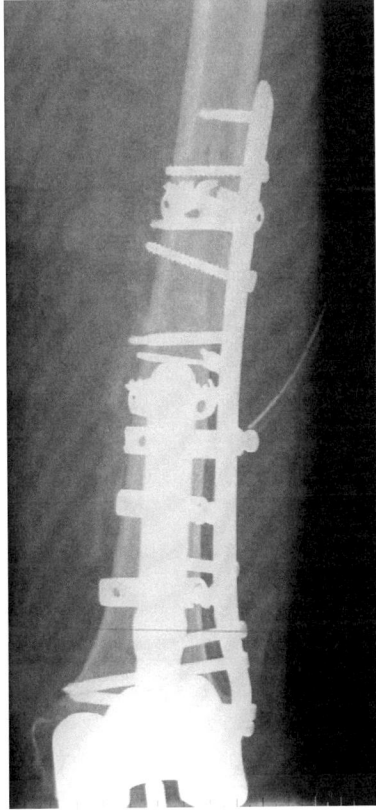
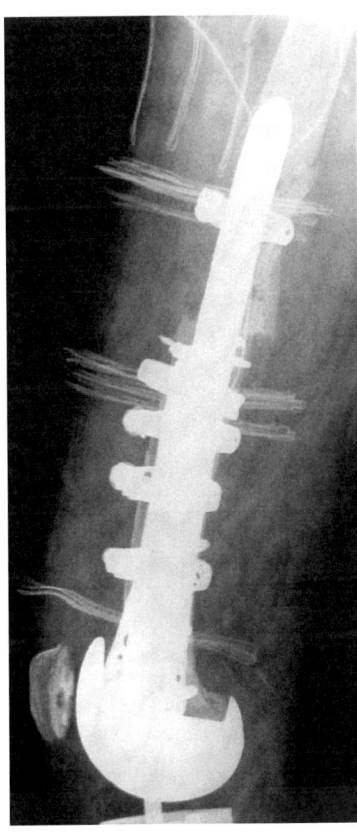

☐ Abb. 40.6.

Postoperativ mobilisierten wir die Patientin 6 Wochen mit dem Rollstuhl und anschließend mit Stöcken. Die Patientin erreichte die Vollbelastung mit Beschwerdefreiheit nach 3 Monaten (⬚ Abb. 40.7).

Diskussion

Die Stühmer-Osteosynthese ist eine Çerclage mit einer gebogenen Drittelrohr- platte und Schraubenkompression (⬚ Abb. 40.8 a, b), mit welcher man in beson- deren Fällen extrem hohe Kräfte ausüben kann. Der Vorteil gegenüber einem Titanband besteht in der geringeren Auflagefläche am Knochen bedingt durch die Löcher und die nur punktuelle Auflage der Drittelrohrplatte (⬚ Abb. 40.8 c). Komprimiert wird die Drittelrohrplatte mit einer 4,5 mm Kortikalisschraube mit Gegenmutter, alternativ ist auch die Kompression mit einer 6,6 mm Spon- giosaschraube direkt durch das Loch der Drittelrohrplatte möglich. Wichtig ist das möglichst nahe Anliegen der Schraube ventral, da sie sonst stören könnte. Es handelt sich um ein technisch schwieriges, jedoch in besonderen Fällen hilf- reiches Verfahren zur Stabilisierung von periprothetischen Femurfrakturen.

Resultate

Wir haben 45 Stühmer-Osteosynthesen bei periprothetischen Frakturen oder zur Fixation von Femurosteotomien beim Hüft-TP-Wechsel durchgeführt. Die Knochenheilung war deutlich schneller als mit Kabel- oder Drahtçerclagen.

Komplikationen

- 2 Metallentfernungen wegen Schmerzen.
- 1 Reoperation distales Femur bei Knochennekrose unterhalb von 3 zu dicht aneinander angebrachten Stühmer-Çerclagen durch Devaskularisa- tion (⬚ Abb. 40.9).

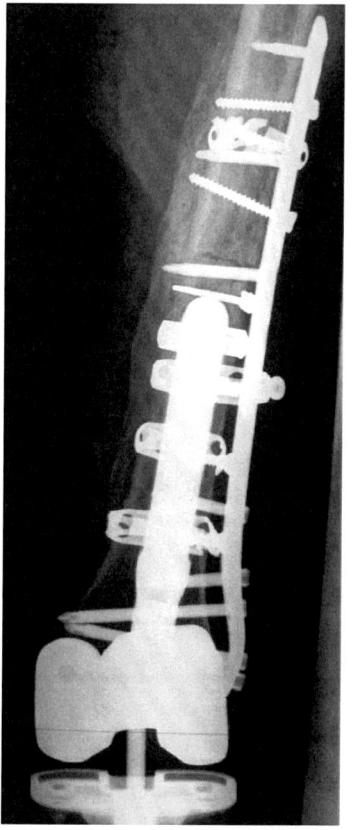
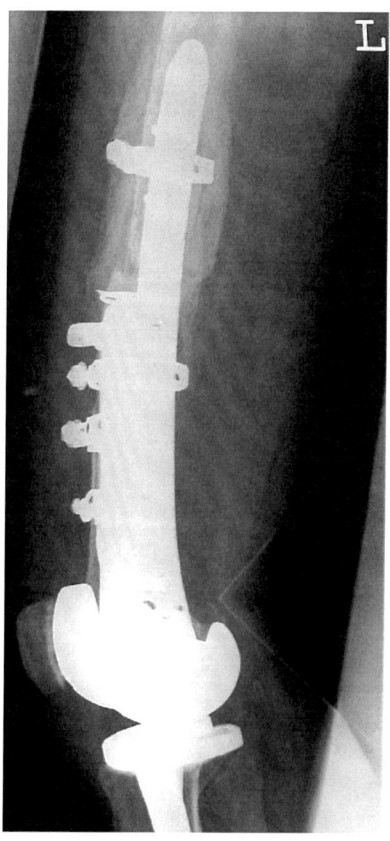

⬚ Abb. 40.7.

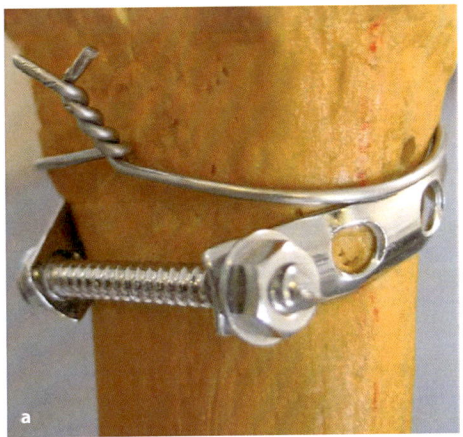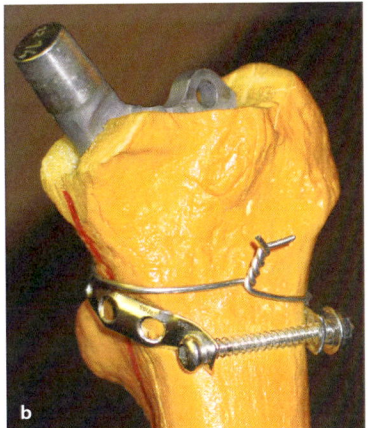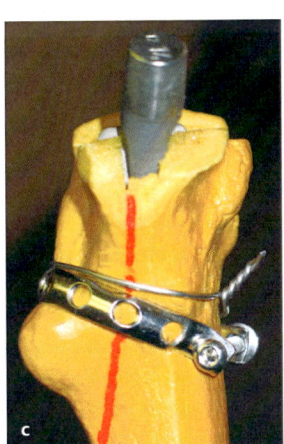

◻ Abb. 40.8 a–c.

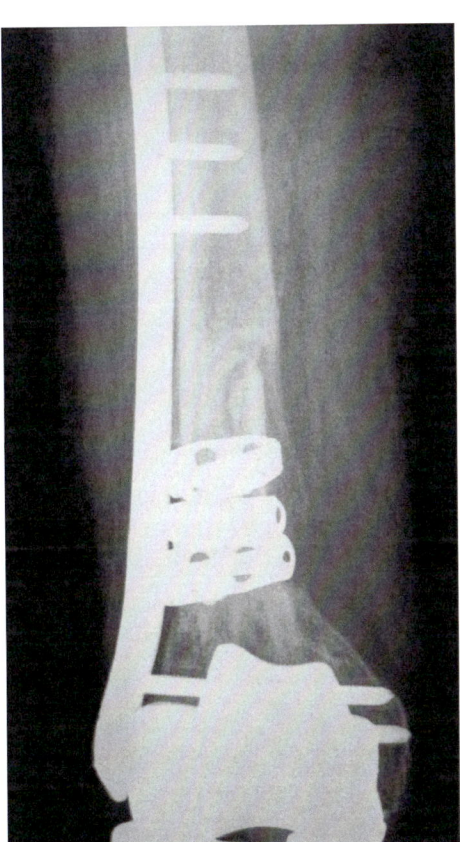

◻ Abb. 40.9.

41 Eine außergewöhnliche »Krankengeschichte«

U. Schneider

Kurt W. wurde 1943 geboren und entwickelte sich zu einem gesunden und kräftigen Jungen. Alles verlief wunschgemäß bis zu seinem 11. Geburtstag. Zu diesem Zeitpunkt erkrankte er an einer »Grippe«, welche sich später als Poliomyelitis herausstellte. Schwer krank wurde er ins Kinderspital Zürich überwiesen, wo er über einen Monat blieb und anschließend in die Außenstation nach Affoltern am Albis verlegt wurde. Hier erfolgte die intensive Bewegungstherapie. Anfänglich waren beide Beine, teilweise auch die Arme, die Muskulatur des Abdomens und der Paravertebralmuskulatur betroffen. Schwer gehbehindert und nur mit zwei Gehstöcken einigermaßen gehfähig konnte er anschließend nach Hause entlassen werden. Aufgrund der persistierenden Muskelschwäche war er noch lange Zeit unfähig zu sitzen, weshalb er während Monaten die Schule liegend in einem speziellen Bett besuchte. Die Heilbehandlung dauerte über 3 Jahre und wurde gelegentlich durch Thermalkuren in Bad Ragaz und in Italien ergänzt.

Glücklicherweise erholte sich Kurt jedoch mit der Zeit und beide Arme und die Schultergürtel, die Abdominalmuskulatur und die paravertrebrale Muskulatur bildeten sich wieder zurück. Auch kam die Kraft im linken Bein wieder vollständig zurück. Geblieben war jedoch eine ausgeprägte Schwäche des rechten Beines. Während die Sensibilität beider Beine vollständig intakt war, fehlte im Bereich des rechten Beines die Innervation und Aktivität der Quadrizepsmuskulatur vollständig und diejenige der Tibialis anterior- und der Peroneus-Muskelgruppe.

Medizinisch findet man bei der heutigen Untersuchung des rechten Beines folgende Befunde:

Vollständiger Ausfall der Quadrizepsaktivität und der Tibialis anterior- und der Peroneusmuskulatur. Die Innervation und Kraft des Extensor hallucis longus ist erhalten. Das Kniegelenk rechts weist einen diskreten Erguss auf, die Patella ist gut zentriert und mobil, die Stabilität des Kniegelenkes medial und lateral intakt, Lachmann- und Pivot-Shift-Test negativ Flexion/Extension 135-3-0. Die Beinverkürzung rechts beträgt 19 mm.

Aufgrund der erwähnten muskulären Ausfälle hat Kurt ein spezielles Gangmuster entwickelt, bei dem er in der Schwungphase des Gehaktes den rechten Fuß etwas nach vorne schnellen lässt. An diesen Gang hat er sich in den Jahren nach der Erkrankung sehr gut adaptiert. Aber es kam aufgrund der ungenügenden Fußkontrolle immer wieder zu Stürzen, da er mit der Fußspitze resp. Spitze des Schuhes an Unregelmäßigkeiten oder Stufen des Bodens hängen blieb und dadurch zu Fall kam. Glücklicherweise hat er sich in den vielen Jahren seit seiner Erkrankung aber nie ernsthaft verletzt.

Kurt absolvierte in den Jahren 1959–1963 mit Erfolg eine Lehre als Mechaniker. Während dieser Zeit begann er trotz seiner Behinderung des rechten Beines mit sportlichen Aktivitäten wie Rudern, Fischerkahnfahren, Eishockeyspielen als Torhüter, etc. Für diese Aktivitäten trug er üblicherweise nur ein gutes Schuhwerk. Eine Orthese oder z. B. eine Heidelberger-Schiene wollte er nie tragen. Die Beinverkürzung von knapp 20 mm im Bereich des betroffenen rechten Beines wurde durch eine Schuhanpassung ausgeglichen.

Nach seiner Lehre entdeckte er als neue Leidenschaft Bergwanderungen und Hochtouren. Nach kurzer Anpassungsphase war er in der Lage, 7-tägige Wanderungen von Hütte zu Hütte mit Traglasten von 15 kg im Rucksack zu absolvieren. Gemäß seinen Angaben konnte er damals diese langen Touren ohne Schwierigkeiten und ohne negative Langzeitfolgen durchführen.

Seine Mechanikerlehre ergänzte er durch ein Studium am Abendtechnikum, welches er als Ingenieur abschloss. Das Diplom erhielt er im Jahre 1968, also als 25-Jähriger. Anschließend arbeitete er viele Jahre in der Informatik und war später Leiter der Daten-Center in einer Großbank, wo er bis zur Pensionierung uneingeschränkt arbeitsfähig blieb.

Militärdienst als Soldat in einer kombattanten Truppe wurde ihm wegen seiner Beeinträchtigung nicht gestattet. Da er jedoch nicht zurückstehen wollte, absolvierte er seinen Militärdienst im Hilfsdienst.

Anfangs der 70er-Jahre begann er auch ein regelmäßiges Schwimmtraining und absolviert bis jetzt mehrmals pro Woche (jeweils über Mittag) ca. 1 km Crawl-Schwimmen in einem öffentlichen Hallenbad. Später kam noch ein mehrmaliges Jogging pro Woche von 4–5 km dazu, gelegentlich ersetzt durch eine kurze Fahrradtour (auch im Winter, bei tiefen Temperaturen oder Schneefall). Außerdem war er in der Lage, Skilanglauf und Alpinskifahren zu betreiben. Damit dieses tägliche Pensum absolviert werden konnte, musste er ein spezielles Zeitmanagement einhalten. Dies ist auch der Grund, dass er täglich um 5.15 Uhr aufsteht, sofort das oben erwähnte Fahrradtour- oder Joggingtraining durchführt, dem anschließend das Frühstück folgt. Um 7 Uhr trifft er dann an seinem Arbeitsplatz ein.

Zwischen dem 14. und 20. Lebensjahr hatte Kurt mit sehr vielen Ärzten, medizinischem Personal, Untersuchungstechniken und Krankenhäusern Kontakt. Diese haben ihn damals zunehmend zermürbt und ließen in ihm den Entschluss reifen, nie mehr einen Orthopäden oder Spezialisten für Bewegungstherapie aufzusuchen. Selbstverständlich hat er zwischenzeitlich verschiedenste Ärzte aufsuchen müssen (Versicherungsärzte, Allgemeinpraktiker, etc.). Eine orthopädische Untersuchung bezüglich seiner durchgemachten Poliomyelitis ist gemäß eigenen Angaben seit dem Jahre 1963 bis jetzt nicht mehr erfolgt.

Im Jahre 2003 suchte er meine Sprechstunde auf, weil er im Frühling des gleichen Jahres anlässlich eines Joggings gestürzt war und seither Schmerzen im Bereich des Kniegelenkes rechts verspürte. Seine Sorge war, dass er mit dieser Verletzung seine seit Jahren beabsichtigte »längere Bergtour« nicht durchführen könne. Kurt hat sich nämlich vorgenommen, zu seinem 60. Geburtstag im Jahre 2003 den Kilimandscharo zu besteigen.

Glücklicherweise war die Verletzung des rechten Kniegelenkes nicht sehr ausgeprägt und benötigte keine operative Behandlung. Während nun der Aufstieg zum Kilimandscharo möglicherweise keine ernsthaften Probleme gebracht hätte, wäre er aber beim Abstieg zweifellos stark gefährdet gewesen. Schließlich fehlte ihm für diesen Abschnitt die »Bremsmuskulatur« des rechten Kniegelenkes. Um diesem Problem zu begegnen, ließen wir durch den Orthopädietechniker eine Verriegelungsschiene des Kniegelenkes erstellen, die er beim Abstieg montierte und dadurch das Kniegelenk in Streckstellung hielt. Derart ausgerüstet konnte er die obersten 2000–3000 Höhenmeter des sehr steilen Abstiegs ohne ernsthafte Probleme in Angriff nehmen. Und dieser einfache Behelf hat sich bewährt. Kurt benötigte für diesen Streckenabschnitt lediglich etwas mehr Zeit als die übrigen Teilnehmer. Für »normale« Bergtouren in schweizerischen Verhältnissen empfindet er diese Orthese jedoch als störend und verwendet sie nicht mehr.

Hier ist sein persönlicher Bericht, wie Kurt die Besteigung des Kilimandscharos erlebt hat.

Expedition Kilimandscharo (5 895 m. ü. Meer)

Meine Uhr zeigt mir am 25. September 2003 Folgendes: 05.30 Uhr. Unter meinen Bergschuhen verspüre ich die Vibrationen vom höchsten Berg des schwarzen Kontinents. Sprachlos vor Schönheit mit einem wunderbaren und dankbaren Gefühl stehe ich am Kraterrand des Kilimanscharos, dem Stella Point. Nur noch eine Stunde entfernt vom höchsten Punkt des Kilis, dem Uhuru Peak mit seinen 5 895 m. Die einheimischen Massais nennen den Kili, Berg des Lichtes. Nicht umsonst, denn das kaleidoskopische Farbenspiel der im Osten aufgehenden Sonne über dem Wolkenmeer ist unbeschreiblich. Im Scheinwerferlicht der aufgehenden Sonne erblicke ich im Westen den Mount Meru, den Hausberg von Arusha.

Wenige Tage sind vergangen, als ich zur gleichen Zeit die Besteigung dieses formschönen Viertausenders mit seinem ausgeprägten Vulkankrater besteigen durfte, und dabei den Kilimandscharo im Lichte der aufgehenden Sonne bestaunen konnte. Der Mount Meru mit seinen 4 566 m war ein guter Start zur Akklimatisierung auf das Kili Abenteuer.

Die Besteigung des Kilis stand schon lange auf meinem Programm. Konkretisiert habe ich das Projekt im Winter 2002/2003. Ich entschied mich für den Machame Trail. Ein Trail mit einer geringen Besucherfrequenz, im Gegensatz zum Marangu Trail. Im Trägermunde wird er auch verpönt als Touristen- oder Coca-Cola-Trail genannt, weil sich darauf etwa 90% aller Touristen bewegen. Bei dieser bequemsten aller Anmarschrouten zum Gipfel wird in Hütten übernachtet. Den Kili via den Machame Trail zu besteigen bedeutete aber, übernachten und essen in Zelten während 7 Tagen. Ich bereute meinen Entscheid nicht. Denn ich wurde belohnt durch eine ständig wechselnde Flora und Fauna beim Aufstieg auf dieser am Äquatorrand liegenden Zone. Nach dem Regenwald folgten die Heide-Zone, das Moorland, die Steinwüste und zuletzt die Kraterlandschaft. Eine naturnahe Abwechslung von einzigartiger Schönheit.

Meine Vorbereitungen begannen im Februar 2003 mit einem täglichen intensiven Training wie Velofahren und Schwimmen. Dies ist und war ein absolutes Muss, um den Berg besteigen zu können.

Unser Team bestand aus einem Schweizer Bergführer und 11 Teilnehmern. Zuvor trafen wir uns nur einmal zum gegenseitigen Kennenlernen. Die wichtigsten Erfolgsfaktoren waren denn auch das Teamwork, die Kommunikation, die gegenseitige Unterstützung und Motivation am Berg, dies besonders in der letzten Nacht während des Aufstiegs. Unsere Gruppe funktionierte von Anfang an bestens.

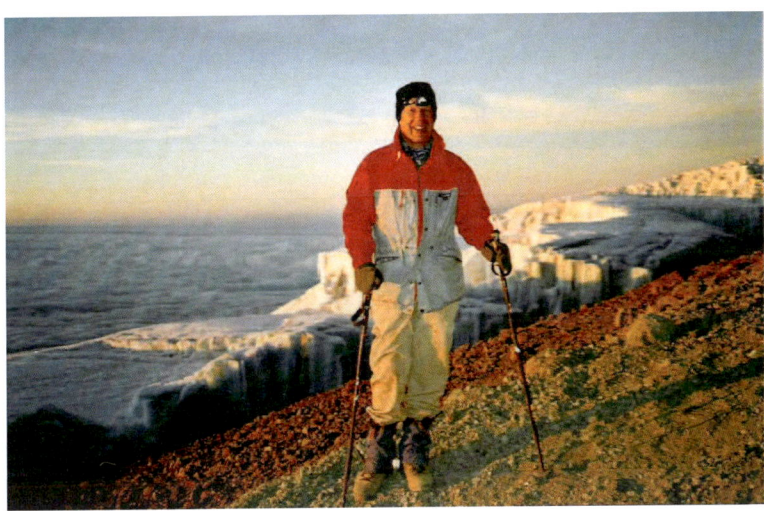

Die täglichen Etappen bewegten sich zwischen 5–7 Stunden. Dies mit Ausnahme der Königsetappe auf den Kili mit 14 Stunden. Bei dieser Marathonetappe starteten wir um Mitternacht. Ausgerüstet mit Stirnlampe und dicker Bekleidung. Es war aber auch die Entdeckung der Langsamkeit. Denn nur diejenigen, die sich mit langsamen Schritten und kontrollierter Atmung vorwärts bewegten, erreichten frühmorgens den Stella Point auf 5 700 m. Und dies unter der ständigen Begleitung des prächtigen, südlichen, afrikanischen Sternenzeltes. Nach einer weiteren Stunde mit gemächlicher Steigung wurde der Uhuru Peak erreicht. Auf 5 895 m blieb unser Höhenmeter stehen. Der Sauerstoff wird knapp und die Atmung fällt schwer. Jede unnötige Bewegung ist zu vermeiden oder wird sofort bestraft. Ein Gefühl von tiefer Zufriedenheit, Glückseligkeit und Dankbarkeit umarmt mich auf dem Dach von Afrika. Es ist vollbracht. Eine reiche Erfahrung, und ich hoffe, dass die Gletscher auf dem höchsten aller Vulkane noch lange viele Herzen schneller schlagen lassen.

Meine Expedition Kilimandscharo beschränkte sich jedoch nicht nur auf die drei Wochen Tansania mit Ziel Kilimandscharo und Meru. Es war für mich ein Jahresprojekt. Denn der Kili ist nicht zu unterschätzen. Auch wenn immer von einer Bergwanderung geredet wird. Eine gute Kondition sowie eine physisch, wie auch psychische Verfassung sind die Voraussetzung, um den Gipfel zu erreichen. Denn der Uhuru Peak wählt seine Gäste aus.

Ich durfte aber auch das wunderbare Land Tansania mit seinen anderen Schätzen kennen lernen. Der Kili selbst liegt ca. 5° südlich des Äquators. Tansania ist mit seinen 35 Millionen Einwohner etwa viermal so gross wie Deutschland. Es ist auch das einzige politisch stabile Land in Ostafrika, aber auch gleichzeitig das fünftärmste der Welt. Der Reichtum von Tansania liegt aber woanders. Die Fröhlichkeit, die Hilfsbereitschaft der Bewohner und der Porter beeindruckten mich neben der landschaftlichen Vielfalt mit der Hoffnung, dass dieses wunderbare Land von der reichen, materiellen Welt sinnvoll entwickelt und respektiert wird.

Und was empfinden wir am Ende dieser fast unglaublichen Geschichte: »Man höre und staune« und/oder »Wo ein Wille ist, ist auch ein Weg«.

42 Ellbogenzerstörung durch septische Arthritis

B. R. Simmen, J. Goldhahn

Klinischer Fall

Ein 74-jähriger Patient stellt sich zur Einholung einer Zweitmeinung und möglicher operativer Versorgung bei Status nach Spritzeninfekt mit nachfolgender hämatogener Streuung und septischer Arthritis des rechten Ellbogens in unserer Klinik vor. Nach Vorbehandlungen in wechselnden Einrichtungen bestand aufgrund des schlechten Befundes der Wunsch nach unabhängiger, neutraler Begutachtung und Therapieempfehlung.

Innerhalb von 1,5 Jahren führte eine wechselnde Keimbesiedlung des Ellbogens mit verschiedener Keimflora, darunter multiresistenter Staphylococcus epidermidis, Corynebakterium species und Enterococcus faecalis zur kompletten knöchernen Destruktion aller Kompartimente des Ellbogengelenkes (□ Abb. 42.1).

Beide Humeruskondylen wurden resorbiert, was zur lateralen Luxation des Oberarms führte. Radiusköpfchen und Olecranon waren teilweise resorbiert. Der gesamte rechte Arm wies Zeichen einer Inaktivitätsosteoporose auf. Eine Fistelöffnung im dorsalen Bereich des Ellbogengelenks sezernierte reichlich gelblich-klare Flüssigkeit. Die Resorption der Gelenkkomponenten hatte eine komplette Instabilität des Gelenkes mit aufgehobener aktiver Beweglichkeit zur Folge. Es bestanden zum Zeitpunkt der Vorstellung keine Anzeichen für neurologische Ausfälle; distal keine Hinweise für Kompressionsneuropathie, subjektiv normaler Sensibilitätsstatus. Die Beuge- und Streckfunktion des Armes konnten gegen Widerstand aktiviert werden, Extension und Flexion der Hand waren vom Krankheitsbild nicht betroffen.

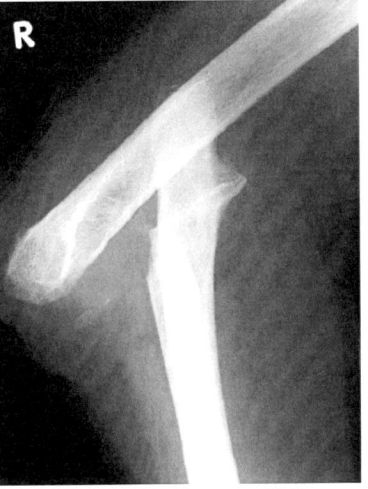

□ **Abb. 42.1.** Knöcherne Situation zu Beginn der Behandlung, komplette Destruktion der Gelenkkompartimente (seitliche Aufnahme)

Therapieplanung

Aufgrund des kompletten Funktionsausfalls des Ellbogengelenks wurde eine Gelenkrekonstruktion mit Hilfe einer geführten Totalprothese vorgeschlagen. Da von einer fortbestehenden Superinfektion ausgegangen werden musste, erschien ein zweistufiges Vorgehen sinnvoll:

1. Infektsanierung durch großzügige Wundreinigung der Weichteile und Unterstützung der Wundheilung durch gelenkübergreifenden Fixateur externe, stationär durchgeführte, topische Antibiose mit Gentamycin in Kombination mit intravenöser antibiotischer Behandlung gemäß aktuellem Antibiogramm.
2. Prothetische Rekonstruktion des Gelenks nach keimfreier Phase, Gelenkersatz mit gekoppelter Prothese aufgrund der instabilen Gelenksituation.

Therapieverlauf

Die Behandlung erfolgte gemäß der Therapieplanung über einen Zeitraum von 2 Jahren. Nach einer ausgedehnten Wundreinigung des Ellbogengelenks erfolgte die temporäre Ruhigstellung des Gelenks zur Infektsanierung mit einem Fixateur externe. Die Phase der Infektsanierung gestaltete sich durch die multiple Keimbesiedlung schwierig. Wechselnde Compliance und die große Entfernung zu unserer Klinik erschwerten die notwendige Betreuung des Fixateur externe. Pinlockerung und Ermüdungsfraktur am Humerus waren die Folge. Letzteres hatte eine vorzeitige Prothesenimplantation in Kombination mit Frakturschienung zur Folge – mit dem erhöhten Risiko eines Implantatinfektes (Details s. ◘ Tab. 42.1 und ◘ Abb. 42.2).

Im weiteren Verlauf kam es dann aber zu einer aseptischen Auslockerung (alle weiteren Keimnachweise negativ), so dass zwei Jahre nach Erstimplantation ein Prothesenwechsel nötig war. Dieser gestaltete sich komplikationslos, sodass das Endergebnis vom Patienten und Operateur als sehr gut bewertet wird (◘ Abb. 42.3–42.5).

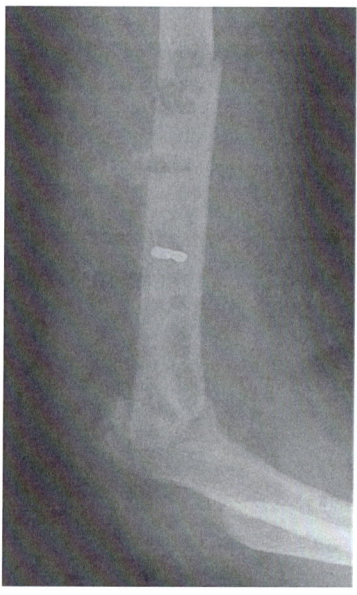
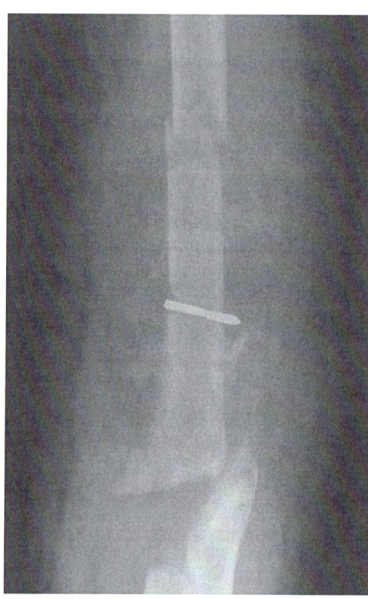

◘ **Abb. 42.2.** Knöcherne Situation vor Prothesenimplantation, gut sichtbar die Humerusfraktur oberhalb der Pin-Löcher am Humerus

◘ **Tab. 42.1.** Verlauf der Behandlung unterteilt in Phase I (Infektsanierung) und Phase II (Gelenkwiederherstellung)

Phase	Zeitpunkt	Befund	chirurgische Massnahme	Antibiotika-Therapie
I	Start	Instabiles EB-gelenk bei Status nach Spritzeninfekt mit chronischer Fistel	Debridement mit Fistelexzision, Narbenexszision, Synovektomie und Anlage eines gelenk-übergreifenden Fixateur externe	Zinacef (3×1,5 mg)
	1 Woche	Meticyllin resistenter Staph. epidermidis		Vancomycin (2×500 mg)
	2 Wochen	Corynebakterium + Metacyllin sensibler Staph. epidermidis		Augmentin (3×625 mg)
	6 Wochen	Pin-Bruch und Lockerung des Fixateur externe	Erneute Montage des Fixateur externe	Augmentin (2×875 mg)
II	9 Wochen	Humerus-Ermüdungsfraktur im Humerusschaft oberhalb des Fixateur externe	Rekonstruktion mittels Totalarthroplastik (Coonrad-Morrey) und Osteosynthese der Humerusschaftfraktur mit Cable-grip Plattensystem	Augmentin i.v. (2×12,5 g)
	12 Wochen	CRP-Erhöhung auswärts		Vancomycin
	16 Wochen	Auswärts geändertes Theapieschema		Clindamycin + Cephalosporin
	19 Monate	Auswärts geändertes Theapieschema		Stop AB-Therapie
	21 Monate	Aseptische Prothesenlockerung	Wechsel der Totalarthoplastik (Coonrad-Morrey)	Refobacin Palacos + Fortsetzung der AB-Therapie

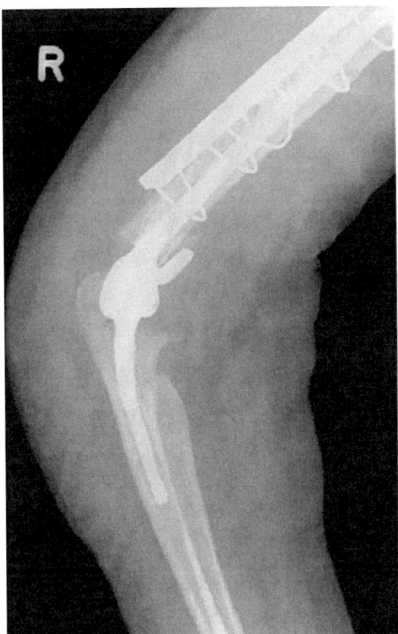
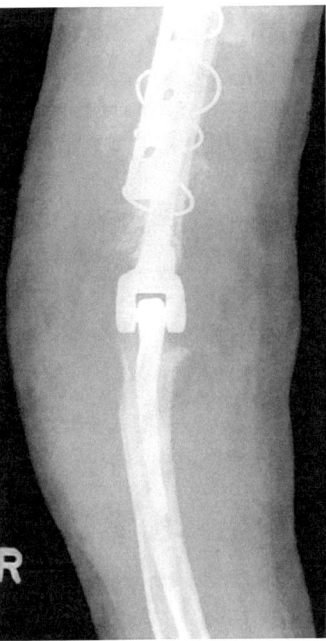
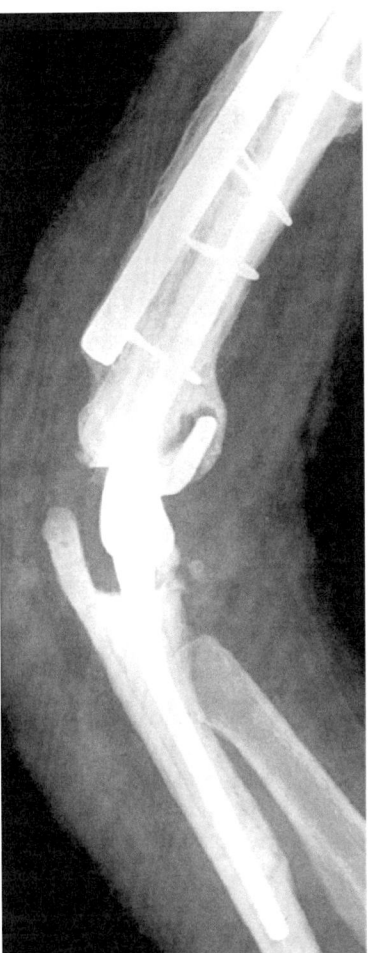

⬚ **Abb. 42.3.** Rekonstruktion des Ellbogengelenks mit Coonrad-Morrey Prothese und gleichzeitige Stabilisierung der Humerusschaftfraktur mit Cable-grip Plattensystem

⬚ **Abb. 42.4.** Aseptische Lockerung beider Prothesenkomponenten

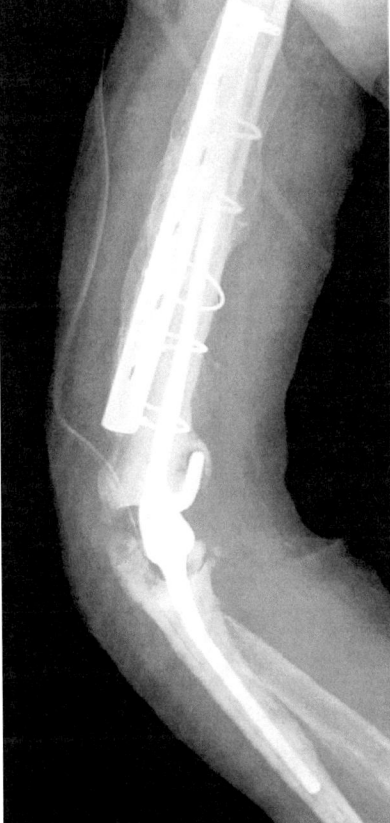
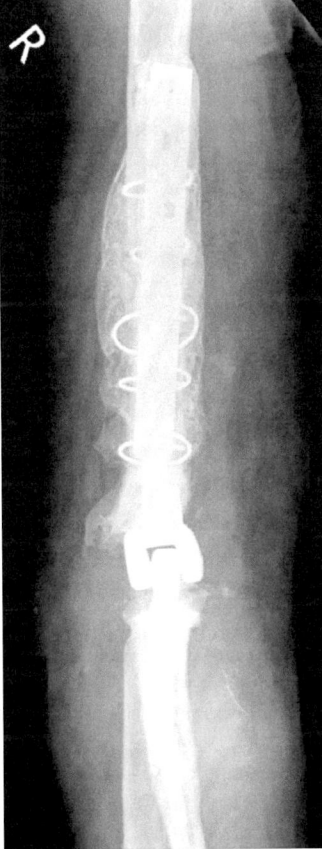

⬚ **Abb. 42.5.** Wechsel beider Prothesenkomponenten auf gleichen Prothesentyp, Zeichen knöcherner Ausheilung der Humerusfraktur

Diskussion der Alternativen und Komplikationen

Der adäquaten Funktion des Ellbogengelenkes kommt eine Schlüsselrolle bei allen Bewegungen des Armes zu. Während das Schultergelenk für die Bewegungsfreiheit die größere Rolle spielt, beeinflussen Limitierungen im Ellbogen insbesondere die Positionierung der Hand. Beeinträchtigungen des Bewegungsausmaßes im Ellenbogengelenk haben daher Auswirkungen auf die Greiffunktion genauso wie auf die Fähigkeit, Gegenstände zum Mund zu führen [1]. Einschränkungen können ab einem bestimmten Ausmaß nicht mehr kompensiert werden, was im schlimmsten Fall zum Verlust der Selbstständigkeit eines Patienten führen kann [2]. Daher wirken sich Bewegungseinschränkungen oder Instabilitäten im Ellbogengelenk auf Aktivitäten des täglichen Lebens stärker als Behinderungen im Schulter- oder Handbereich aus [3]. Mit Hilfe einer Totalprothese können diese Defizite fast vollständig wieder hergestellt werden [4]. Die Langzeitprognose für den endoprothetischen Ersatz sieht ebenfalls sehr günstig aus [5]. Aufgrund der komplexen Zerstörung des Gelenkes mit vollständiger Instabilität wurde einer geführten Prothese des Typs Coonrad-Morrey der Vorzug gegenüber der hausüblichen GSB-III Prothese gegeben [6]. Insbesondere im Bereich der Revisionschirurgie liegen für diesen Prothesentyp sehr gute Resultate vor [7].

Vorraussetzung für eine günstige Langzeitprognose ist allerdings die erfolgreiche Infektsanierung [7, 8]. Diese gestaltete sich beim Patienten aufgrund der Vorbesiedlung mit verschiedenen Keimen sehr komplex. Erschwerend kamen die wechselnde Mitarbeit des Patienten und dessen Modifikationen des Therapieplanes in Eigenregie hinzu. So musste der Fixateur nach Pinlockerung und -bruch ersetzt werden, außerdem musste das Antibiotikaregime laufend dem aktuellen Keimnachweis angepasst werden (s. ⊡ Tab. 42.1).

Der Schlüssel zum Erfolg – auch in einem solch komplexen Fall – ist die konsequente Umsetzung des initial aufgestellten Therapieplanes. Dazu gehören neben der Abstimmung der medikamentösen Therapie mit den internistischen Kollegen auch die standardisierten, klinischen Untersuchungen, um den optimalen Zeitpunkt der Prothesenimplantation festzulegen. Außerdem ist eine begleitende Physiotherapie notwendig, damit die dystrophe Armmuskulatur wieder aufgebaut werden kann. Nur mit diesen Maßnahmen können die Defizite bei Aktivitäten des täglichen Lebens verringert werden.

Referenzen

[1] Cooper, J.E., Shwedyk, E., Quanbury, A.O., Miller, J., Hildebrand, D. (1993) Elbow joint restriction: effect on functional upper limb motion during performance of three feeding activities. Arch Phys Med Rehabil 74, 805–9

[2] Tang, C. et al. (2001) The effect of simulated elbow arthrodesis on the ability to perform activities of daily living. J Hand Surg (Am) 26, 1146–50

[3] Goldhahn, J., Kolling, C., Gay, S., Simmen, B.R. (2006) Functional staging and subsequent surgical intervention help to restore function and quality of life in rheumatoid arthritis. Nat Clin Pract Rheumatol in press

[4] Angst, F. et al. (2005) Comprehensive assessment of clinical outcome and quality of life after total elbow arthroplasty. Arthritis Rheum 53, 73–82

[5] Goldhahn, J. et al. (2006) Umfassende Messung des Resultats nach Ellbogenarthroplastik – Bedeutung von Selbstbeurteilung und klinischer Untersuchung. Obere Extremität 1, 16–24

[6] Gschwend, N. (2002) Present state-of-the-art in elbow arthroplasty. Acta Orthop Belg 68, 100–17

[7] Morrey, B.F., Bryan, R.S. (1987) Revision total elbow arthroplasty. J Bone Joint Surg Am 69, 523–32

[8] Yamaguchi, K., Adams, R.A., Morrey, B.F. (1998) Infection after total elbow arthroplasty. J Bone Joint Surg Am 80, 481–91

43 Das Kausaliom

R. Sheikh, B. Fuchs

Fallbericht

Ein 28-jähriger kaufmännischer Angestellter wurde wegen anhaltender, diffuser, rechtsseitiger Schulterschmerzen zugewiesen. Die bisherigen Abklärungen der Schulter wie auch der Hals- und Brustwirbelsäule zeigten keine Erklärungen für die Schmerzursache (◻ Abb. 43.1). Physikalische Maßnahmen, chiropraktische Behandlungen oder Akupunktur blieben erfolglos. Eine Beschwerdelinderung wurde einzig durch Einnahme von Vioxx erzielt. Diese Medikation wurde im Anschluss an eine interdisziplinäre (Anästhesie, Neurologie, Psychiatrie, Rheumatologie) schmerzspezifische Beurteilung begonnen.

In der Anamnese fand sich ein Skisturz vor 10 Monaten mit einer vorderen Kreuzbandruptur des linken Knies, die operativ versorgt wurde. In der Folge, etwa eine Woche nach dem Unfall, begannen die Schulterbeschwerden rechtsseitig. Es handelte sich um einen diffusen Dauerschmerz, der in die rechte Schulter lokalisiert wurde. In der klinischen Untersuchung zeigten sich keine Muskelatrophien und eine nahezu symmetrische Schultergelenksbeweglichkeit. Es zeigten sich keine Anhaltspunkte für das Vorliegen einer Steife, einer Instabilität oder einer Rotatorenmanschettenpathologie. Die vor 5 Monaten durchgeführte Arthro-MRI-Untersuchung war unauffällig. Es konnte somit kein morphologisches Korrelat für die Beschwerden gefunden werden. Zum sicheren Ausschluss einer intraartikulären oder subacromialen Pathologie wurde dem Patienten die zusätzliche Möglichkeit der diagnostischen Arthroskopie erläutert, welche der Patient in der Folge durchführen lassen wollte. Auch diese verlief unauffällig, insbesondere fanden sich keine entzündlichen Veränderungen, keine chondralen Läsionen und keine Pathologie des Bizepsankers oder der intraartikulären Portion der langen Bicepssehne. Auch die subacromiale Bursa stellte sich reizlos dar. In der Folge persistierten bzw. verschlimmerten sich die Schmerzen nach dem diagnostischen Eingriff. Eine zusätzliche neurophysiologische Abklärung verlief unauffällig. Bei einer Beschwerdedauer von mehr als einem Jahr kam der Verdacht einer chronischen Schmerzerkrankung auf, und es wurde auch eine weitere psychiatrische Evaluation diskutiert. Zum letzten Ausschluss eines somatischen Leidens wurde aber zunächst noch eine Szintigrafie veranlasst,

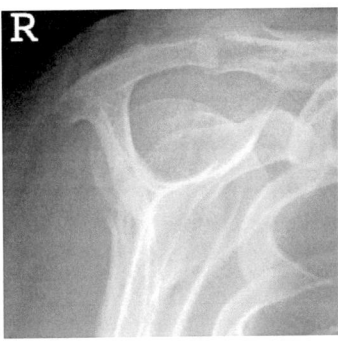 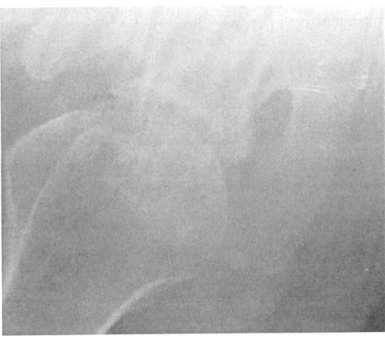

◻ **Abb. 43.1.** Die Neer- und die axiale Aufnahme waren retrospektiv die einzigen Aufnahmen, die den möglichen Befund hätten zeigen können

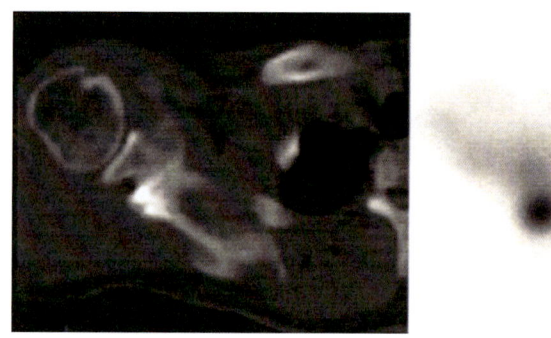
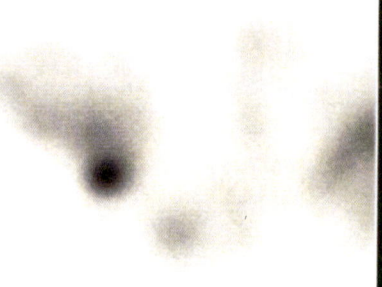
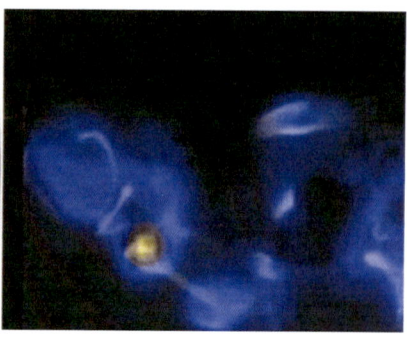

⬚ **Abb. 43.2.** SPECT-CT. Durch die Überlagerung der nuklearmedizinischen Untersuchung (SPECT = «single photon emission computed tomografy») mit der Computertomografie (CT) lässt sich die Anreicherung anatomisch genauer lokalisieren

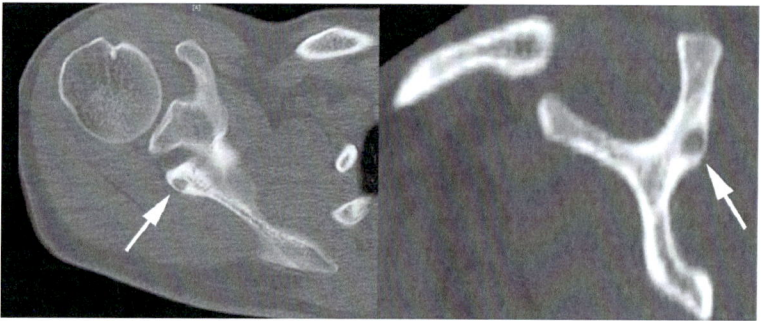

⬚ **Abb. 43.3.** Dünnschicht-CT. Es zeigt sich die zystische Läsion mit Randsklerose (→) in der Basis der Spina scapulae entsprechend einem Osteoidosteom

da ein tumoröses Leiden nicht mit Sicherheit ausgeschlossen werden konnte, auch wenn dies eher unwahrscheinlich erschien. Zur Überraschung fand sich in der 3-Phasen-Skelett-Szintigraphie eine Radionukloidmehranreicherung der Skapula. In der zusätzlich durchgeführten SPECT-CT-Untersuchung (⬚ Abb. 43.2) zeigte sich eine Mehranreicherung an der Basis der Spina scapulae mit vermehrter Sklerosierung und einer zentralen zystischen Aufhellung. Dieser Befund war gut mit der Diagnose eines Osteoidosteoms vereinbar. Die Dünnschicht-CT-Untersuchung (⬚ Abb. 43.3) konnte die Verdachtsdiagnose zusätzlich erhärten.

Nach Besprechung der Situation mit dem Patienten wurde entschieden, eine perkutane, CT-gesteuerte Bohrexzision (⬚ Abb. 43.4) durchzuführen. Gleichzeitig erfolgte eine Biopsieentnahme für die Histologie. Bereits eine Woche nach dem Eingriff war der Patient bis auf einen lokalen Wundschmerz beschwerdefrei. Histologisch konnte die Diagnose eines Osteoidosteoms bestätigt werden. Im weiteren Verlauf aber entwickelten sich dieselben Schmerzen wieder nach einem schmerzfreien Intervall von vier Monaten. Sie sprachen erneut auf Aspirin an. Die CT- und MRI-Untersuchung (⬚ Abb. 43.5) ergaben einen Verdacht für ein Rezidiv bzw. eine möglicherweise unvollständige Entfernung. Es wurde deshalb bei entsprechendem Leidensdruck eine zusätzliche CT-gesteuerte thermische Ablation mittels RF-Elektrode durchgeführt (Radiofrequency: 90°C, 6 min). Seither ist der Patient beschwerdefrei.

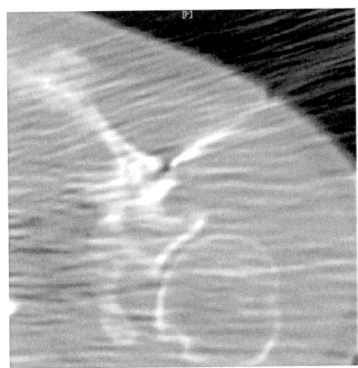

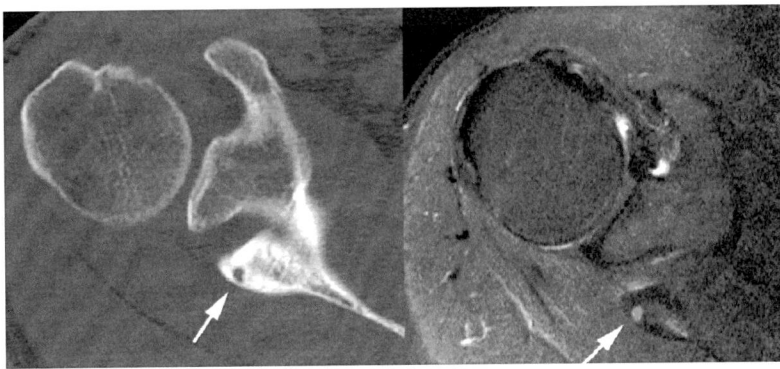

◻ **Abb. 43.4.** Intraoperative Aufnahme der CT-geführten Bohrexzision. Lokalisation des Befundes mit dem Führungsdraht

◻ **Abb. 43.5.** Postoperative CT-/MRI-Aufnahme zeigt das Rezidiv bzw. den Restbefund (→) nach Bohrexzision in gleicher Lokalisation

Diskussion

Das Osteoidosteom wurde bereits 1935 durch Jaffe [1] beschrieben. Dennoch ist bis heute die eigentliche Ätiologie nicht geklärt. Die vom Tumor produzierten Prostaglandine werden für die Schmerzentstehung verantwortlich gemacht. Dies erklärt auch die Wirksamkeit der nicht-steroidalen Entzündungshemmer, insbesondere des oft erwähnten Aspirins. Neuere Untersuchungen zeigen gar eine selektivere Wirksamkeit der Cox-2-Hemmer [2]. Verschiedentlich wurde auch eine traumatische Ursache für die Entstehung postuliert, insbesondere nach dem Vorliegen einer Fraktur. Als Ursache wurde über eine Invagination des Periostes oder eine lokale Durchblutungsstörung spekuliert [3]. Das Auftreten des Osteoidosteoms häuft sich in der 2. und 3. Lebensdekade, kann aber fast in jedem Alter auftreten. Typische Lokalisationen sind das Femur und die Tibia, prinzipiell kann der Tumor aber jeden Knochen befallen, wie zahlreiche Fallberichte zeigen [4–6]. Dies macht oft die diagnostische Schwierigkeit aus. Lange Zeit galt die offene Resektion des Nidus als therapeutischer Goldstandard. Diese wurde aber durch minimal-invasivere Verfahren wie die CT-gesteuerte Bohrexzision bzw. die thermische Ablation abgelöst [7, 8]. Rezidive werden beschrieben. Dabei gilt aber zu beachten, dass das Rezidiv oft nur einer kurzen beschwerdefreien Phase folgt. Dies lässt v. a. bei den minimal-invasiven Verfahren auch eine unvollständige Resektion vermuten [9, 10].

In unserem Fall kam neben der untypischen Lokalisation die Koinzidenz der posttraumatischen Entstehung dazu. Dies führte primär zu einer Abklärung in Hinblick auf eine traumatische Läsion im Bereiche der Schulter. Erst nach Ausschöpfen der üblichen diagnostischen Maßnahmen inklusive einer Arthroskopie wurde kurz vor einer »Psychiatrisierung« des Patienten doch noch der Verdacht eines tumorösen Leidens geäußert und die Diagnose gestellt. So konnte der Patient zum Schluss doch noch erfolgreich behandelt werden.

Dieser Fall illustriert gut die lange Leidenszeit aufgrund der verkannten Diagnose. Trotz der bereits anfänglichen Diskordanz der bildgebenden Verfahren mit den geäußerten Beschwerden brauchte es mehr als ein Jahr bis zur definitiven Diagnosestellung. Dies zeigt, dass auch wir Ärzte nicht davor gefeit sind, uns durch die scheinbare Kausalität leiten zu lassen. Es benötigt häufig einen äußeren Anstoß, um sich von voreingenommenen, oft zu starren Gedanken zu lösen.

Literatur

[1]   Jaffe, H.L. (1953) Osteoid-osteoma. Proc R Soc Med 46(12): 1007–1012

[2]   Carpintero-Benitez, P, et al. (2004) Effect of rofecoxib on pain caused by osteoid osteoma. Orthopedics 27(11): 1188–1191

[3]   Leonhardt, J., et al. (2001). Post-traumatic osteoid osteoma. Case report and review of the literature. Unfallchirurg 104(6): 553–556

[4]   Bojanic, I., D. Orlic, A. Ivkovic (2003). Arthroscopic removal of a juxtaarticular osteoid osteoma of the talar neck. J Foot Ankle Surg 42(6): 359–362

[5]   Higgins, T., M. Kelly, J. Curtin (2002) Osteoid osteoma of the distal humerus mimicking tennis elbow. Ir Med J 95(8): 248–249

[6]   Mayer, A. et al., (1999) Osteoid osteoma of the capitate: diagnosis and therapy of a rare cause for wrist pain. Case report and review of the literature. Handchir Mikrochir Plast Chir 31(4): p. 285–287

[7]   Donahue, F. et al. (1999) Osteoid osteoma. Computed tomography guided percutaneous excision. Clin Orthop Relat Res (366): 191–196

[8]   Rosenthal, D.I., et al. (1998) Percutaneous radiofrequency coagulation of osteoid osteoma compared with operative treatment. J Bone Joint Surg Am 80(6): 815–821

[9]   Muller, P.Y. H. Carlioz (1999). Recurrence or persistence of an osteoid osteoma: a case report. Rev Chir Orthop Reparatrice Appar Mot 85(1): 69–74

[10] Norman, A. (1978) Persistence or recurrence of pain: a sign of surgical failure is osteoid-osteoma. Clin Orthop Relat Res 130: 263–266

44 Dynamische Plattenosteosynthese: Die St. Galler Methode

J. Sonderegger, M. Kuster

Von der rigiden zur dynamischen Plattenosteosynthese

Früher war das Ziel bei der Frakturversorgung eine anatomisch perfekte, rigide Osteosynthese mit exakter Reposition aller Fragmente (◻ Abb. 44.1). Eine primäre Frakturheilung wurde angestrebt. Zugschrauben kamen zum Einsatz, das Periost und Muskelgewebe musste zur exakten Reposition im Bereich der Fraktur entfernt werden. Die Folge war neben dem Ausbleiben der Kallusbildung vor allem die gestörte »Biologie«. Es kam zu einer verzögerten Heilung, auch Plattenbrüche waren nicht selten. Radiologisch war es schwierig, die fortschreitende Knochenheilung bildlich darzustellen.

Schon früh erkannte Professor Weber aus St. Gallen die Vorteile der biologischen Osteosynthese[1]. Auch von der Arbeitsgemeinschaft für Osteosynthesefragen (AO) wurde mehr und mehr eine biologische Frakturversorgung (◻ Abb. 44.2) gefordert [2]. Man wurde sich bewusst, dass eine intakte Durchblutung für die Frakturheilung entscheidender ist als eine hohe mechanische Primärstabilität. So wird für eine biologische Frakturversorgung heute empfohlen, den Knochen nicht zu deperiostieren, eine indirekte Reposition durchzuführen und kleine Fragmente im Frakturspalt zu belassen. Es geht darum, die Länge, Achse und Rotation zu korrigieren, ohne die Durchblutung zu schädigen. Es wurde erkannt, dass die radiologisch sichtbare Kallusbildung ein natürlicher und für die Frakturheilung wichtiger Vorgang ist. Damit sich Kallus bildet, werden Mikrobewegungen im Bereich des Frakturspaltes benötigt. Mit dem Begriff der dynamischen Plattenosteosynthese wird eine Plattenosteosynthese bezeichnet, welche solche Mikrobewegungen im Frakturspalt erlaubt.

Frakturheilung

Eine erfolgreiche Frakturheilung ist von vielen Faktoren abhängig. So sind die Größe des Frakturspaltes, das Ausmaß der physiologischen Beanspruchung oder die Bewegungen im Bereich des Frakturspaltes wichtige Merkmale, welche die Bruchheilung beschleunigen oder bremsen können.

Wichtige Grundlagen zum Verständnis der Frakturheilung stammen von Aro und Chao [3]. Es wird zwischen einer nichtosteonalen und einer osteonalen Frakturheilung unterschieden. Die osteonale Frakturheilung kann wiederum in eine primäre und sekundäre Frakturheilung mit Kontakt- und Spaltheilung unterteilt werden (◻ Abb. 44.3).

Bei der nichtosteonalen Frakturheilung kommt es zu einer überschießenden Kallusbildung durch periostale und endostale Heilungsvorgänge, eine primäre Kortikalisheilung findet nicht statt. Es treten nur sehr langsame Umbauvorgänge auf. Dies ist der Fall bei einem großen Frakturspalt mit gleichzeitiger starker Bewegung zwischen den Fragmenten, wie dies beispielsweise bei einer Gipsbehandlung beobachtet wird (◻ Abb. 44.4). Der entstehende Kallus reduziert diese starken Bewegungen und ermöglicht danach die Knochenheilung.

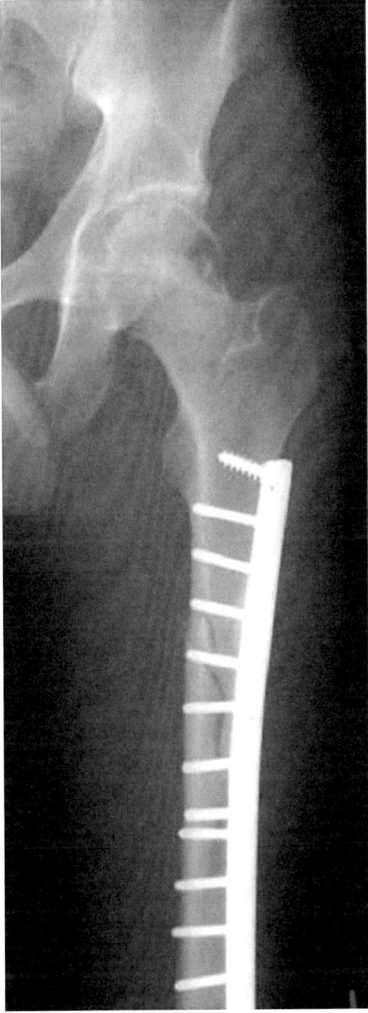

◻ **Abb. 44.1.** Beispiel einer rigiden Plattenosteosynthese mit anatomischer Reposition aller Fragmente. Eine große Anzahl Schrauben inklusive Zugschrauben wird eingesetzt. Eine Kallusbildung ist nicht zu erkennen

Im Gegensatz dazu kommt es unter absolut stabilen mechanischen Bedingungen, so wie es beispielsweise bei einer rigiden Plattenosteosynthese der Fall ist, zu einer primären osteonalen Frakturheilung (□ Abb. 44.5). Regenerierende Osteone können direkt von einem Fragment durch den Frakturspalt zum anderen Fragment migrieren und auf diese Weise die Fragmentenden miteinander verbinden. Es finden keine Umbauvorgänge statt, Kallusbildung fehlt ebenfalls. Diese Art der Frakturheilung ist nur bei direktem Knochenkontakt oder kleinem Frakturspalt möglich, wobei als Grenzwert 1 mm gilt.

Werden weniger rigide Osteosynthesemethoden angewendet, treten Mikrobewegungen im Frakturspalt auf. In diesem Fall wird vorerst eine periostale und endostale Kallusbildung beobachtet, gefolgt von einer osteonalen Frakturheilung. Dieser Typ der Frakturheilung wird als sekundäre osteonale Frakturheilung bezeichnet (□ Abb. 44.6). Die Umbauvorgänge sind schnell, wobei die Voraussetzungen dafür ein direkter Knochenkontakt der Frakturfragmente oder ein nur kleiner Frakturspalt sind. Es ist diese Art der Frakturheilung, welche heute bei modernen Osteosynthesemethoden wegen des schnellen »Remodeling« und der damit schnelleren Knochenheilung angestrebt wird.

Welches ist das ideale Osteosyntheseverfahren?

Heitemeyer und Mitarbeiter[4, 5] verglichen die nach Frakturheilung erzielte Stabilität von vier verschiedenen Osteosyntheseverfahren miteinander. Am Tiermodell wurden mehrfragmentäre Tibiafrakturen mit einer anatomischen, rigiden Plattenosteosynthese inklusive Zugschrauben, einer überbrückenden Plattenosteosynthese, einem Fixateur externe oder einer Marknagelung mit statischer Verriegelung versorgt. Es zeigte sich, dass die anatomische, rigide Plattenosteosynthese zwar die beste Ausgangsstabilität aufwies, aber von allen Methoden den ungünstigsten Heilungsverlauf zeigte. Die besten Resultate konnten mit der überbrückenden Plattenosteosynthese und mit dem Fixateur externe erzielt werden. Für eine erfolgreiche Frakturheilung kommt es weniger auf die mechanische Stabilität der Versorgung an, als vielmehr auf eine biologische Osteosynthese mit einer erhaltenen endostalen und periostalen Durchblutung. Als ideales Heilungsverfahren kann eine Osteosynthese bezeichnet werden, welche eine sekundäre osteonale Frakturheilung erlaubt, da es zur Kallusbildung wie auch zur osteonalen Überbrückung kommt.

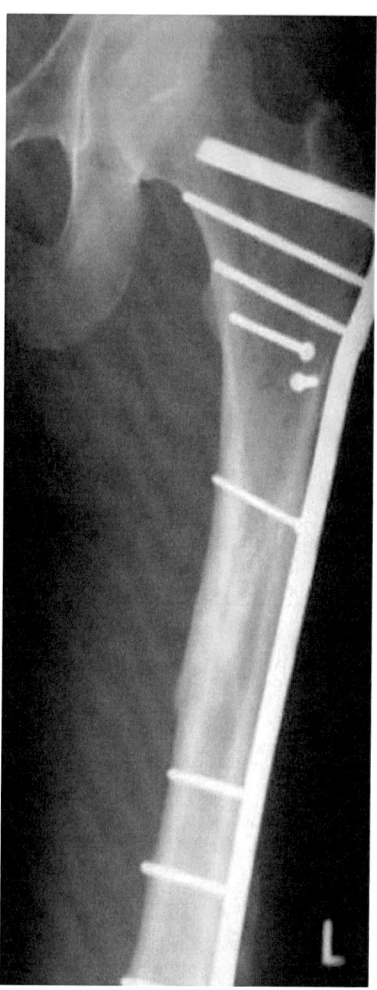

□ **Abb. 44.2.** Beispiel einer biologischen Plattenosteosynthese. Im Bereich des Frakturspaltes werden keine Schrauben gesetzt. Es kommt im Verlauf zu einer deutlichen Kallusbildung

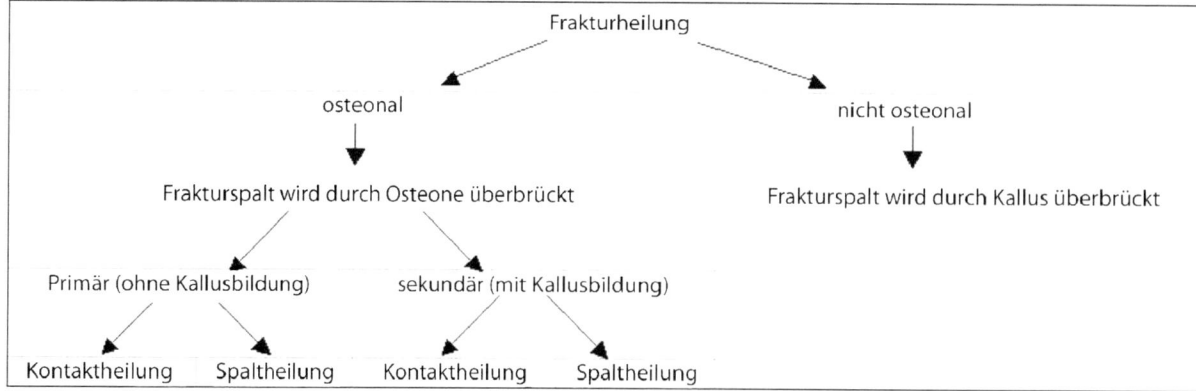

□ **Abb. 44.3.** Einteilung der Knochenheilung. Es kann eine osteonale und eine nicht osteonale Frakturheilung unterschieden werden, bei welcher der Frakturspalt entweder durch Osteone oder durch Kallus überbrückt wird. Die osteonale Frakturheilung wird noch weiter unterteilt

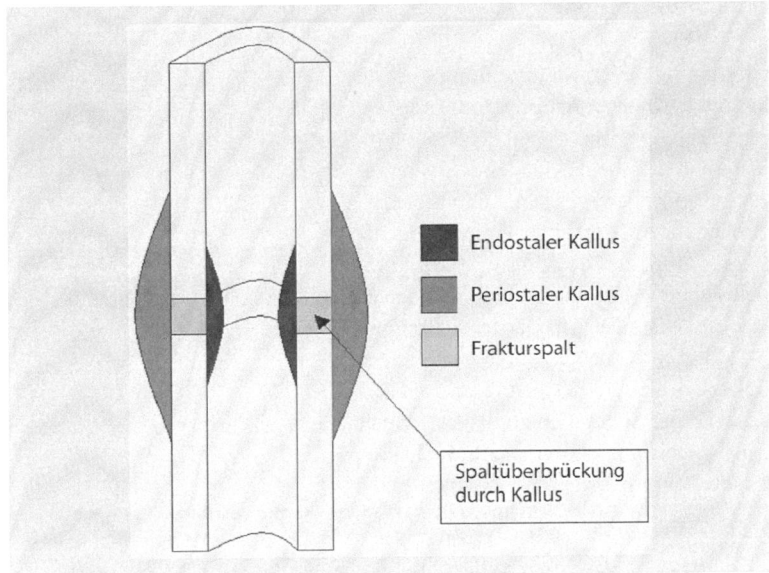

Abb. 44.4. Nicht osteonale Frakturheilung. Es kommt zu peri- und endostalen Heilungsvorgängen mit überschießender Kallusbildung. Eine direkte Osteonmigration durch den Frakturspalt wird nicht beobachtet

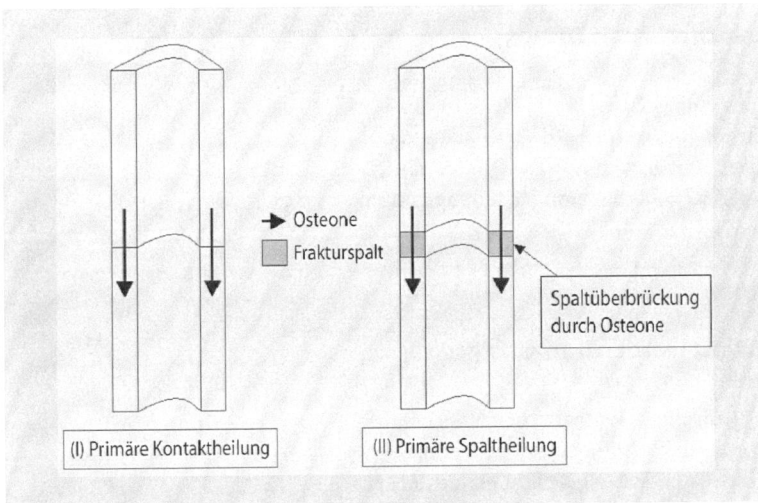

Abb. 44.5. Primäre osteonale Frakturheilung. Die Kallusbildung bleibt aus. Regenerierende Osteone migrieren direkt von einem Fragment zum anderen, wobei die Fragmente direkten Kontakt haben (I) oder durch einen nur kleinen Frakturspalt voneinander getrennt sind (II)

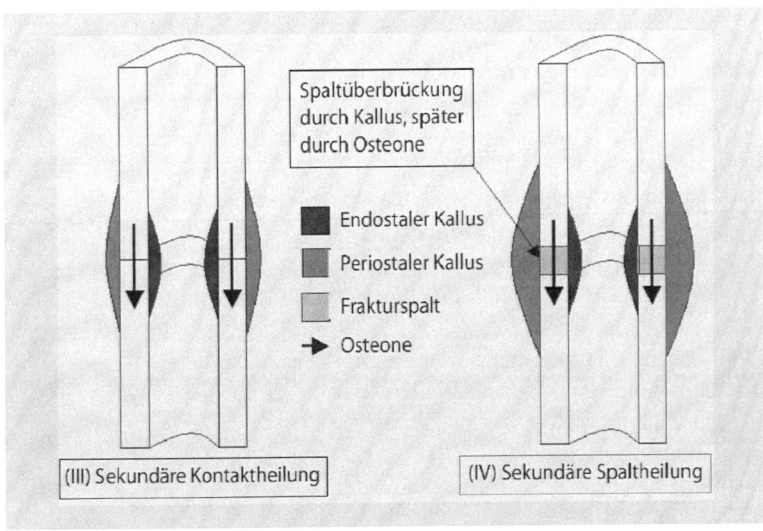

Abb. 44.6. Sekundäre osteonale Frakturheilung. Vorerst kommt es zur Kallusbildung, gefolgt von einer osteonalen Migration. Auch hier müssen die Fragmente direkten Kontakt haben (III) oder nur durch einen kleinen Frakturspalt voneinander getrennt sein (IV)

Mikrobewegungen im Frakturspalt: wie können sie beeinflusst werden?

Mikrobewegungen im Frakturspalt führen zu einer Kallusbildung, welche wiederum für eine erfolgreiche und schnelle Knochenheilung notwendig ist. Man weiß, dass die Mikrobewegungen für eine optimale Knochenheilung im Bereich zwischen 0,7–1,5 mm liegen [6] sollten. Bei einer Plattenosteosynthese kann der Operateur das Ausmaß dieser Mikrobewegungen durch verschiedene Faktoren beeinflussen und kontrollieren. Anhand einer Finite-Element-Analyse haben wir verschiedene Faktoren mit Einfluss auf die Mikrobewegungen analysiert [7]. Werden Zugschrauben eingesetzt, verringert sich die Bewegung im Frakturspalt massiv (Abb. 44.7). Die Anzahl der Schrauben hingegen hat keinen Einfluss auf die Mikrobewegungen (Abb. 44.8). Sehr wichtig wiederum ist die Schraubenplatzierung: Die Bewegung im Frakturspalt nimmt exponentiell mit dem Abstand der Schrauben zum Frakturspalt zu (Abb. 44.9). Die Schraubenplatzierung ist in der Tat der wichtigste Faktor zur Kontrolle der Mikrobewegungen. Idealerweise sollten bei simplen Frakturen auf Frakturhöhe 2–3 Schrauben freigelassen werden. Selbstverständlich spielt auch das gewählte Osteosynthesematerial eine Rolle: Je elastischer das Material, desto mehr Mikrobewegungen werden zugelassen. So ist eine Titanplatte doppelt so elastisch wie eine Stahlplatte gleicher Größe.

Hat die Bohrung der Schraubenlöcher einen Einfluss auf die Frakturheilung?

Bei der Bohrung der Schraubenlöcher entstehen lokale Hitzenekrosen und der endostale Blutfluss kann dadurch zerstört werden [8]. Dies kann vor allem bei Schraubenplatzierungen in der Nähe der Fraktur zu weiteren Durchblutungsstörungen und damit zu einer verzögerten Frakturheilung führen. Deshalb sollten bei einer Plattenosteosynthese möglichst wenige Schrauben verwendet werden. Zusätzlich sollten die verwendeten Schrauben nicht unmittelbar in Frakturnähe platziert werden.

Wie müssen die Schrauben platziert werden, um eine größtmögliche Stabilität zu erreichen?

In einer eigenen Versuchsanordnung [9] an einem synthetischen Knochentestmedium wurde die Frage untersucht, wie die Schrauben am besten platziert werden sollten, um eine möglichst große Ausreissfestigkeit zu gewährleisten. Der wichtigste Faktor für eine hohe Ausreissfestigkeit ist die Länge der Platte. Außerdem kann die Ausreißfestigkeit durch eine schräge Schraubenrichtung am Plattenende erhöht werden (Abb. 44.10).

Was ist besser: Marknagelung oder Plattenosteosynthese?

Die Marknagelung wird oft als ein Verfahren angesehen, das der Plattenosteosynthese überlegen ist. Die Plattenosteosynthese ist vor allem wegen ihrer Rigidität in Verruf geraten.

In der Tat bietet die **Marknagelung** gewichtige Vorteile: Die Inzisionen sind klein, der Blutverlust geringer und die Fixation dynamisch im Sinne einer heute geforderten biologischen Osteosynthese. Außerdem ist die Marknagelung in der Regel technisch einfach und erlaubt die Mobilisation unter Vollbelastung.

Aber auch die Nachteile und Gefahren der Marknagelung müssen in Betracht gezogen werden: Durch das Aufbohren des Markkanals können Fettembolien entstehen, die endostale Durchblutung kann geschädigt werden. Außerdem können Rotationsfehler leicht übersehen werden [10]. Bei der Marknagelung am Femur kann es zu einer Femurkopfnekrose oder einem kaum beeinflussbaren Trochanterschmerz kommen.

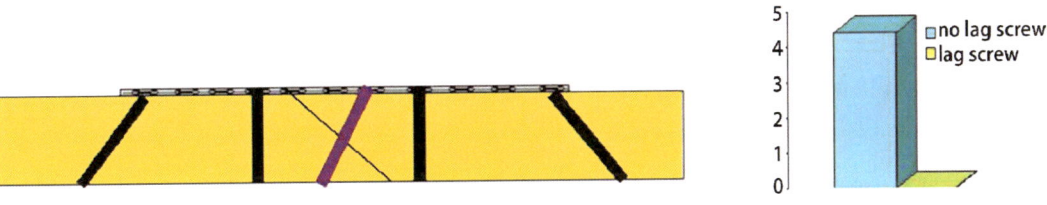

□ **Abb. 44.7.** Einfluss von Zugschrauben auf die Mikrobewegungen: Eine Zugschraube verringert die Mikrobewegungen im Frakturspalt massiv

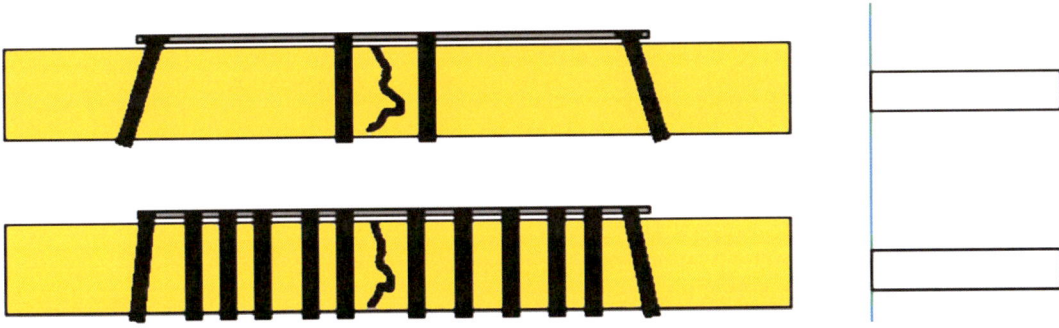

□ **Abb. 44.8.** Einfluss der Schraubenanzahl auf die Mikrobewegungen: Die Anzahl der Schrauben hat keinen Einfluss auf die Mikrobewegungen im Frakturspalt

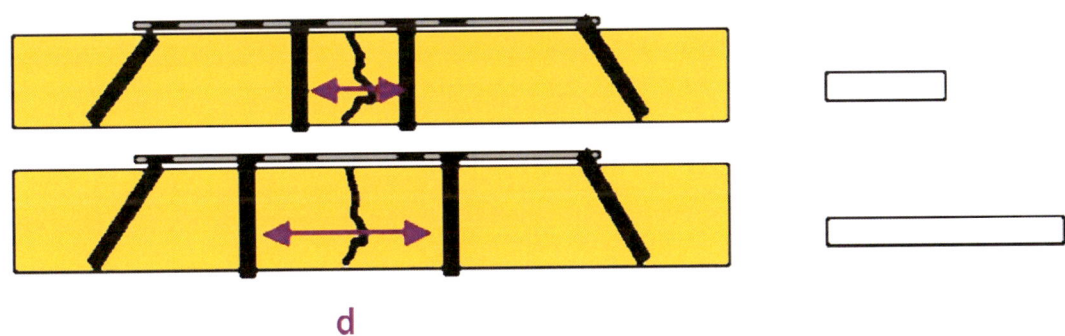

□ **Abb. 44.9.** Einfluss der Distanz (d) der frakturnahen Schrauben vom Frakturspalt auf die Mikrobewegungen: Die Mikrobewegungen nehmen exponentiell mit dem Abstand der Schrauben vom Frakturspalt zu. Die Schraubenplatzierung ist der wichtigste Faktor zur Kontrolle der Mikrobewegungen

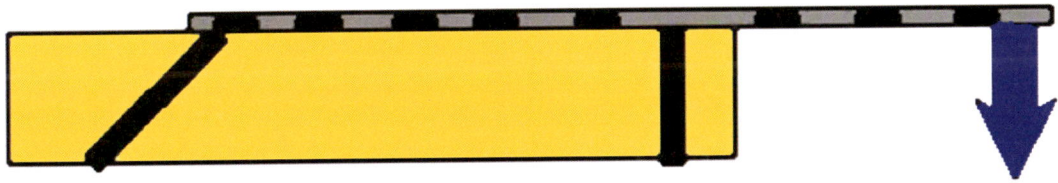

□ **Abb. 44.10.** Einfluss der Schraubenrichtung auf die Ausreissfestigkeit der Platte: Durch eine schräge Richtung der Schrauben am Plattenende kann die Ausreissfestigkeit erhöht werden

Auch die **Plattenosteosynthese** hat klare Vorteile: Das Risiko eines Rotationsfehlers ist gering, der Frakturspalt ist in der Regel klein und die endostale Durchblutung bleibt erhalten. Die Plattenosteosynthese kann auch bei gelenknahen Frakturen eingesetzt werden, wo eine Marknagelung nicht mehr möglich ist. Ein weiterer wichtiger Vorteil ist die Möglichkeit der Beeinflussung der Mikrobewegungen am Frakturspalt, was bei einer Marknagelung ebenfalls weitgehend wegfällt. Eine Plattenosteosynthese muss nicht rigide sein, sondern kann durchaus dynamisch durchgeführt werden.

Nachteilig sind die langen Inzisionen, die teilweise schwierigen Zugänge, der manchmal beträchtliche Blutverlust und die mögliche periostale Durchblutungsstörung.

Eigene Resultate mit der dynamischen Plattenosteosynthese an der Tibia

Von Januar 1999 bis August 2001 wurden 47 Patienten mit einem Durchschnittsalter von 46 Jahren mit einer dynamischen Plattenosteosynthese (⬚ Abb. 44.11) bei einer distalen Tibiafraktur behandelt. Darunter befanden sich 6 offene Frakturen. Implantiert wurden 9- bis 16-Loch LCDC-Platten aus Titan. In 10 Fällen wurde die Fibula mitversorgt. Viermal musste eine Fasziotomie durchgeführt werden, 2-mal war eine Weichteildeckung mit einer lokalen Lappenplastik notwendig und in 6 Fällen mussten das Volkmann-Dreieck oder der Innenknöchel mitversorgt werden. Als Komplikation kam es in 3 Fällen zu einem Schraubenbruch, was aber weder einen Stabilitätsverlust noch eine Heilungsstörung zur Folge hatte. In einem anderen Fall kam es zu einem Plattenbruch. In diesem Fall wurden die Prinzipien der biologischen Osteosynthese primär nicht korrekt angewendet, insbesondere wurde eine Zugschraube durch die Platte eingebracht. Die Fraktur heilte nach der Reosteosynthese, Mitversorgung der Fibula und Entfernung der Zugschraube problemlos (⬚ Abb. 44.12). Wundinfekte traten keine auf.

St. Galler Methode der dynamischen Plattenosteosynthese

Die Plattenosteosynthese ist besser als ihr Ruf. Sie sollte aber dynamisch und nicht rigide durchgeführt werden. Dazu empfehlen wir die Einhaltung folgender »St. Galler« Regeln:

Benutzen Sie lange Platten und besetzen Sie nur wenige Schrauben. Für eine Tibiafraktur reichen in der Regel 2 Schrauben auf jeder Seite der Fraktur, für eine Femurfraktur genügen 3 Schrauben. Halten Sie einen ausreichenden Abstand zwischen der Fraktur und der ersten Schraube ein, um Hitzeschäden im Frakturbereich zu vermeiden und gleichzeitig Mikrobewegungen im Frakturspalt zu ermöglichen. Idealerweise sollten 2–3 Löcher auf Frakturhöhe freigelassen werden. Verwenden Sie keine Zugschrauben, da diese Mikrobewegungen drastisch verringern. Falls eine Zugschraube aus technischen Gründen indiziert ist, wie beispielsweise bei einer Spiralfraktur, sollte diese für die Tibia und das Femur die Stärke 3.5 mm haben und frei sein, also nicht durch ein Plattenloch geführt werden. Bringen Sie die Schrauben am Plattenende schräg zur Platte ein, um die Ausreissfestigkeit zu erhöhen. Schonen Sie das Periost bei allen Manipulationen so gut wie möglich.

Unter Beachtung dieser simplen »St. Galler«-Prinzipien stellt die dynamische Plattenosteosynthese eine gute Alternative zur Marknagelung bei geringer Komplikationsrate dar. Dies gilt insbesondere für gelenksnahe Frakturen, da hier Marknägel oft nicht in Frage kommen und Rotationsfehler weitgehend vermieden werden können.

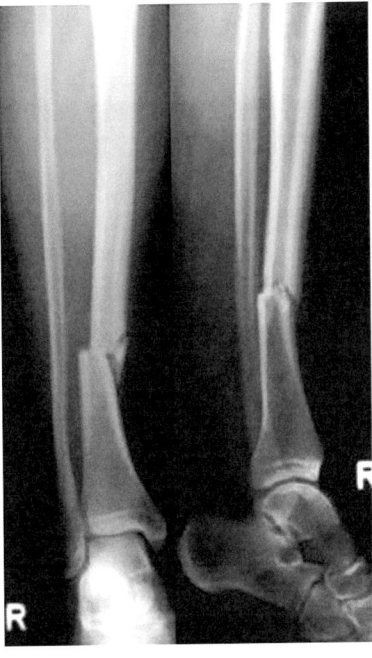
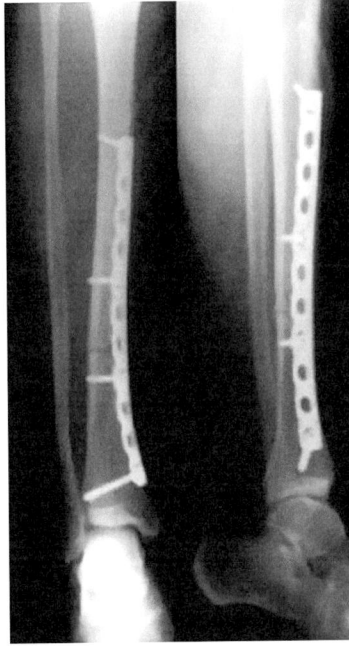
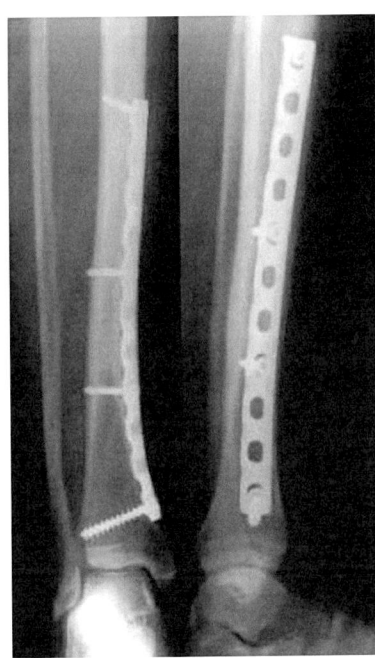

Abb. 44.11. Beispiel einer dynamischen Plattenosteosynthese an der distalen Tibia. Links die Unfallbilder, in der Mitte die postoperativen und rechts die Bilder nach der Frakturheilung. Man beachte die lange Platte. Auf jeder Seite der Fraktur sind lediglich 2 Schrauben eingebracht. Die Schrauben am Plattenende sind schräg eingebracht. Auf Schrauben im Frakturbereich wird verzichtet, insbesondere werden keine Zugschrauben eingesetzt

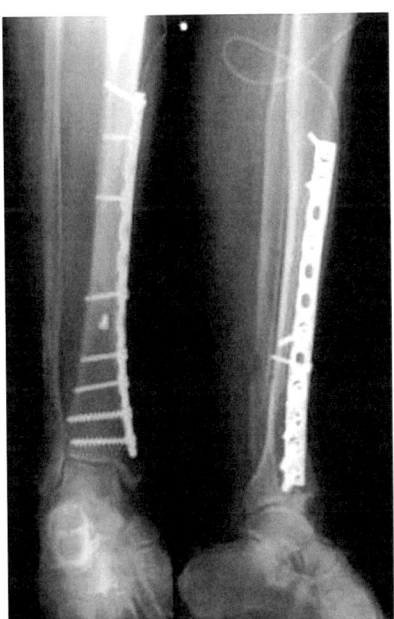
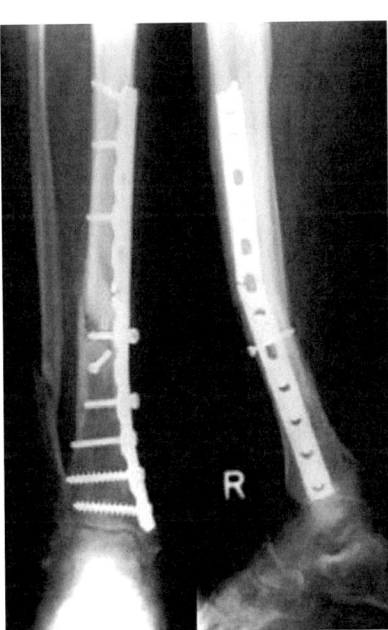
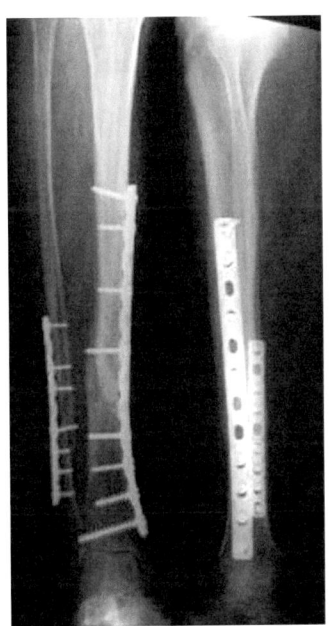

Abb. 44.12. Plattenbruch nach dem Einsatz einer Zugschraube durch die Platte. Links die postoperativen Bilder, in der Mitte der Plattenbruch 4 Monate postoperativ, rechts die Bilder nach der Frakturheilung. Die Prinzipien der dynamischen Plattenosteosynthese wurden primär nicht korrekt angewendet, insbesondere wurde eine Zugschraube durch die Platte gesetzt. Es kam wegen stark verminderter Mikrobewegungen zu einem Plattenbruch. Nach der Reosteosynthese mit Mitversorgung der Fibula und Entfernung der Zugschraube heilte die Fraktur problemlos

Literatur

[1] Weber BG (2004) Minimax fracture fixation. Thieme, Stuttgart

[2] Gerber C, Mast JW, Ganz R. Biological internal fixation of fractures (1990) Arch Orthop Trauma Surg. 109:295–303

[3] Aro HT, Chao EY (1993) Bone-healing patterns affected by loading, fracture fragment stability, fracture type, and fracture site compression. Clin Orthop Relat Res. 293:8–17

[4] Heitemeyer U, Claes L, Hierholzer G. (1990) Die Bedeutung der postoperativen Stabilität für die ossäre Reparation einer Mehrfragmentfraktur. Unfallchirurg. 93:49–55

[5] Claes L, Heitemeyer U, Krischak G, Braun H, Hierholzer G. (1999) Fixation technique influences osteogenesis of comminuted fractures. Clin Orthop Relat Res. 365: 221–9

[6] Kenwright J, Goodship AE. (1989) Controlled mechanical stimulation in the treatment of tibial fractures. Clin Orthop Relat Res. 241:36–47

[7] Kuster MS, Grob KR, Howald R, Forster TN. (2000) The influence of screw placement on fracture motion. 9th ESSKA Congress London. 319

[8] Field JR, Thörnkvist H, Hearn TC, Summer-Smith G, Woodside TD. (1999) The influence of screw omission on construction stiffness and bone surface strain in the application of bone plates to cadaveric bone. Injury. 30: 591–8

[9] Stoffel K, Stachowiak G, Forster T, Gächter A, Kuster M. (2004) Oblique screws at the plate ends increase the fixation strength in synthetic bone test medium. J Orthop Trauma. 0:1–6

[10] Boucher M, Leone J, Pierrynowski M, Bhandari M. (2002) Three-dimensional assessment of tibial malunion after intramedullary nailing: a preliminary study. J Orthop Trauma. 16: 473–83

45 Spina scapulae pseudarthrose

Ch. Sternberg, R. Sheikh

Fallbeschreibung

Der zum Unfallzeitpunkt 21-jährige Mann wurde bei der Arbeit zwischen einem Hubstapler und einer Laderampe eines LKW's eingeklemmt und erlitt dabei ein starkes Quetschtrauma der rechten Körperhälfte. Es wurden dabei folgende Verletzungen festgestellt:

- dislozierte, basisnahe Fraktur der Spina scapulae rechts,
- Fraktur der lateralen Clavicula mit intraartikulären Abbruchfragmenten im AC-Gelenkspalt rechts,
- rechtsseitige Abrissfrakturen der Processi transversi von LWK I–V,
- stumpfes Abdominaltrauma,
- Commotio cerebri.

Man entschloss sich im erstversorgenden Krankenhaus für eine konservative Behandlung mit initialer Ruhigstellung der rechten Schulter, nachfolgend physiotherapeutisch angeleitete belastungsfreie Mobilisation. 6 Monate nach dem Unfall klagte der Patient über progrediente, vor allem belastungsabhängig auftretende diffuse Schmerzen in der rechten Schulter und störende Krepitationen. Bei radiologisch dokumentierter »delayed union« der Spina-scapulae-Fraktur wurde die osteosynthetische Versorgung empfohlen.

Operation

10 Monate nach dem Unfall erfolgte die operative Intervention an einem auswärtigen Spital mittels Anfrischen der Pseudarthrose, Anlage eines Beckenspans, Anmodellieren einer medial gekrümmten 5-Loch-AO-Platte und Schraubenfixation derselben über einen direkten dorsalen Zugang. In gleicher Sitzung wurde über einen separaten ventralen Zugang eine offene laterale Clavicularesektion durchgeführt (◻ Abb. 45.1).

5 Monate postoperativ erfolgte die Osteosynthesematerialentfernung bei weitgehend beschwerdefreiem Patient. In der Folge bestand weiterhin Beschwerdefreiheit, bis 20 Jahre postoperativ wiederum progrediente Schmerzen in der rechten Schulter ohne erneutes auslösendes Trauma auftraten. Schwere körperliche Tätigkeiten, besonders Überkopfarbeiten waren schmerzbedingt kaum mehr durchführbar. Die aktive Beweglichkeit war lediglich geringgradig eingeschränkt. Klinisch wie auch radiologisch (◻ Abb. 45.2) bestand der Verdacht einer Pseudarthrose der Spina scapulae. Dies wurde computertomografisch bestätigt. (◻ Abb. 45.3).

Aufgrund der Schmerzen und der deutlichen Behinderung im Alltag erfolgte die Zuweisung des nun 41-jährigen Patienten zur erneuten operativen Therapie. 20 Jahre postoperativ wurde die Revision mittels Anfrischen der Pseudarthrose und osteosynthetischer Versorgung mit »Grammont-Spezialplatte« (◻ Abb. 45.4 und 45.5) sowie Beckenkamm-Spongiosaanlage durchgeführt.

Klinisch war der Patient bereits nach einem halben Jahr schmerzfrei. Die Beweglichkeit im Schultergelenk stellte sich seitengleich uneingeschränkt dar. Auch neurologisch, v. a. unter Berücksichtigung etwaiger postoperativer N.-suprascapularis-Irritationen, gab es keine Auffälligkeiten. Der Patient war in seiner angestammten beruflichen Tätigkeit als LKW-Chauffeur bereits

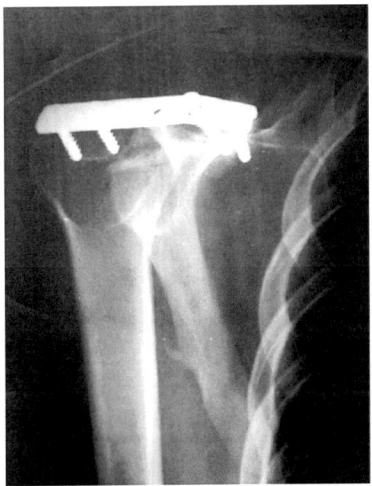

◻ **Abb. 45.1.** Röntgenkontrolle postoperativ nach Osteosynthese der Spina scapulae, Mai 1975

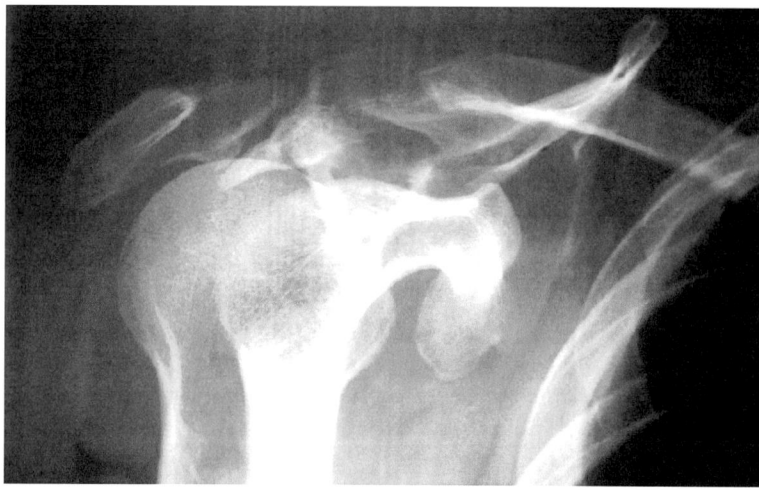

Abb. 45.2. Schulter konventionell radiologisch in Neer-Projektion mit Pseudarthrose der Spina scapulae, Dezember 1994

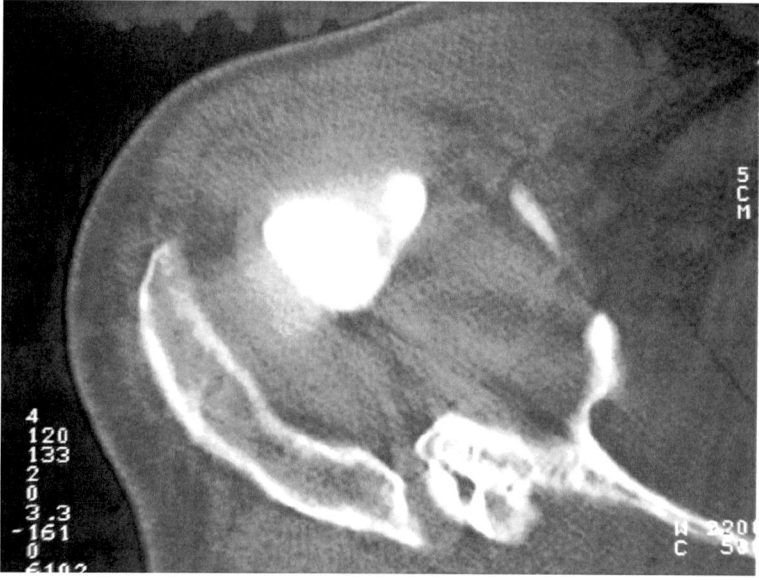

Abb. 45.3. CT-Schulter mit Schnittebene durch die ca. 0,5 cm klaffende Pseudarthrose an der Basis der Spina scapulae, Januar 1995

7 Monate postoperativ wieder zu 100% arbeitsfähig. Bei radiologisch gesicherter Konsolidation der Pseudarthrose wurde die Osteosynthesematerialentfernung 30 Monate postoperativ durchgeführt.

Anhand einer Nachkontrolle im Herbst 2006 – 11 Jahre nach Revisionsoperation stellte sich der Patient schmerzfrei vor. Der Patient war im beruflichen wie im privaten Alltag voll belastbar. Die Schulterbeweglichkeit war ohne Einschränkungen im Seitenvergleich (Abb. 45.6). Bei der gezielten Überprüfung der Rotatorenmanschette zeigte sich ein positiver Jobe-Test mit klinisch nur geringgradiger Schwäche. Radiologisch lag eine korrekte Stellung der Spina scapulae ohne ossäre Auffälligkeiten vor (Abb. 45.7). Der Patient erklärte, mit dem Resultat sehr zufrieden zu sein, v. a. unter Berücksichtigung der langen, schmerzhaften Leidensgeschichte.

Diskussion

Retrospektiv würde man sich, unter Berücksichtigung des Langzeitverlaufes, eher für eine primäre operative Versorgung entscheiden. Auch die hohen kör-

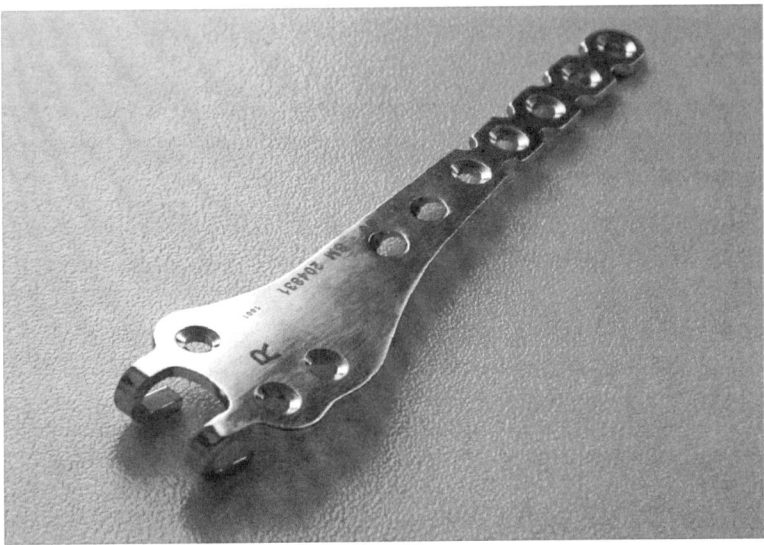

☐ **Abb. 45.4.** »Grammont-Spezialplatte«
rechts mit abgewinkelten Haken lateralseitig

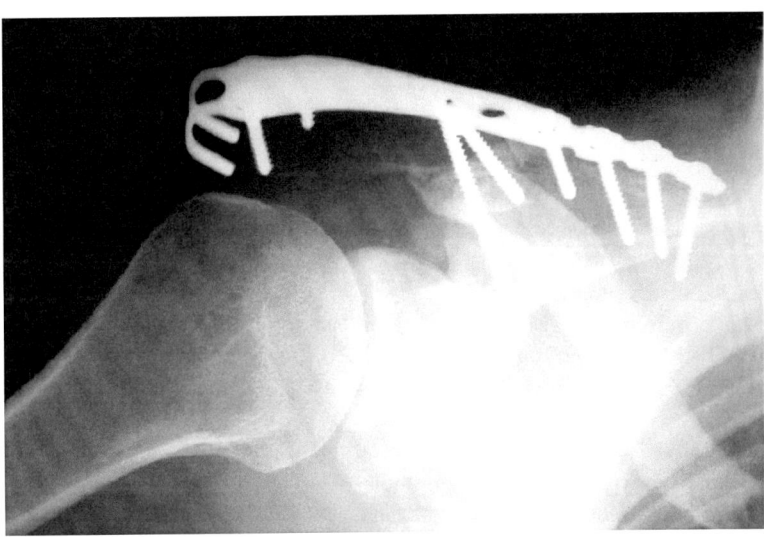

☐ **Abb. 45.5.** Postoperative Stellungskontrolle mit korrekter Lage der »Grammontplatte«

perlichen beruflichen Anforderungen als LKW-Chauffeur sprechen für eine
primäre Osteosynthese. In Anlehnung an die verfügbare Literatur ist die konservative Therapie aber nicht als kontraindiziert zu beurteilen. Es sind sowohl
gute Langzeitergebnisse bei konservativem Therapieregime dokumentiert, als
aber auch problematische Verläufe mit Pseudarthrosebildung [1, 3, 4, 6, 7].
Bei unserem Patienten waren auch die multiplen schweren Begleitverletzungen Grund für die konservative Behandlung. Für eine primäre Osteosynthese
hätte zusätzlich das Vorliegen einer akromialen Instabiltät bei gleichzeitiger
lateraler Claviculafraktur gesprochen [2, 5].

Des Weiteren scheint unter Berücksichtigung der großen, akromial ein-
wirkenden muskulären Kräfte das Intervall von nur 5 Monaten bis zur ersten
Osteosynthesematerialentfernung sehr knapp. Ob damals tatsächlich von
einer vollständigen Konsolidation ausgegangen wurde, oder ob eine Schrau-
benlockerung zur Materialentfernung führte, entzieht sich unserer Kenntnis,
da radiologische Dokumente, die eine ausreichende Frakturkonsolidation
nachweisen, nicht vorliegen.

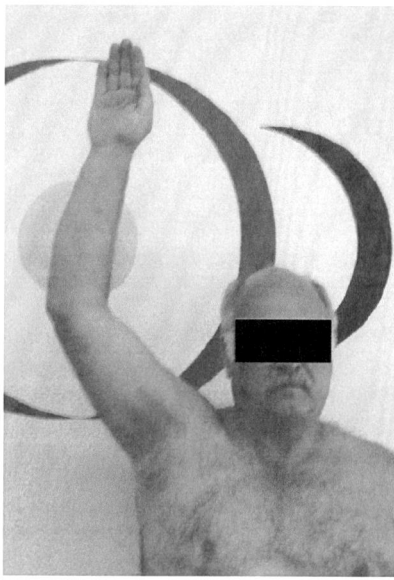
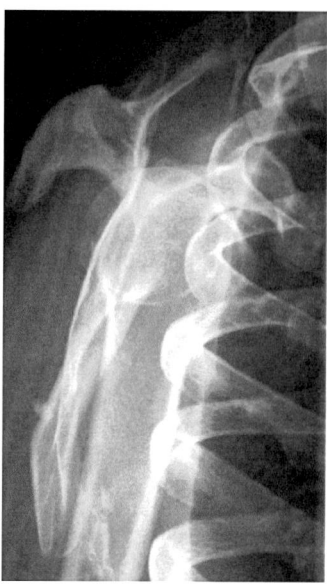

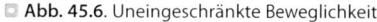 **Abb. 45.6.** Uneingeschränkte Beweglichkeit

Abb. 45.7. Röntgen Schulter rechts in Projektion nach Neer von September 2006

Das beschwerdefreie Intervall von nahezu 20 Jahren bis zur radiologischen Diagnose einer erneuten Pseudarthrose erscheint auffällig lang. Es kann daher wohl nicht mit Sicherheit eine Ermüdungsfraktur nach Teilkonsolidation oder eine Refraktur bei nicht erinnerlichem Trauma ausgeschlossen werden. Denkbar wäre auch eine repetitive Mikrotraumatisierung einer Pseudarthrose, welche erst durch eine gewisse Kumulation zur Beschwerdesymptomatik führte.

Unter Berücksichtigung der biomechanischen Verhältnisse am Akromion bietet die primär durchgeführte AO-Plattenosteosynthese nicht die größtmögliche Stabilität. Geeigneter wäre eine Technik, welche die nach latero-kaudal gerichteten Kräfte neutralsiert. So wird in der Literatur u. a. die erfolgreiche Zuggurtungsosteosynthese beschrieben [2]. Ob das Design der bei der Revision verwendeten Grammont-Hakenplatte für die erfolgreiche Sanierung der Pseudarthrose alleine verantwortlich oder eventuell die restriktive Nachbehandlung mit längerer postoperativer Immobilisation auf einer Abduktionsschiene mitentscheidend war, können wir nicht abschließend beantworten.

Literatur

[1] Mick CA et al. (1983) Pseudoarthrosis of a fracture of the acromion. J Trauma Mar 23(3):248–9
[2] Stoll M. et al. (2001) Fracture of the acromion. Diagnosis-treatment-strategy-outcome. Unfallchirurg (Sept) 104 (9):877–81
[3] Gagey O et al. (1984) Recent fractures of the scapula. Apropos of 43 cases. Rev Chir Orthop Reparatrice Appar Mot 70(6):443–7
[4] Pace AM et al. (2005) Outcome of glenoid neck fractures. J Shoulder Elbow Surg. Nov–Dec 14(6):585–90
[5] Wiedemann E (2004) Fractures of the scapula, Unfallchirurg Dec 107(12):1124–33
[6] Li WJ et al. (2006) Surgery for scapular neck displaced fracture Zhonghua Yi Xue Za Zhi. Jun 20;86(23):1615–9
[7] Ding X et al. (2005) A comparative study on operation and non-operation in treating fractures of scapular neck. Zhongguo Xiu Fu Chong Jian Wai Ke Za Zhi, Jun;19(6):446–9

46 Instabile per- /subtrochantere Femurfraktur

Ein ungewöhnlicher Verlauf mit ungewöhnlichen Problemstellungen

P. Waldherr, H. Nötzli

Einleitung

Die pertrochantere und per-/subtrochantere Femurfraktur ist eine typische Verletzung des über 70-jährigen Menschen. Neben den oft vorhandenen multiplen Begleiterkrankungen stellt die fast immer vorherrschende schlechte Knochenqualität dieser Patienten das zentrale Problem bei der Versorgung dieser folgenschweren Verletzung dar. In der Folge droht die Entgleisung der mühsam kompensierten Grunderkrankungen, verbunden mit dem Verlust der bereits prätraumatisch reduzierten Mobilität sowie der Selbständigkeit des Patienten und einer hohen Mortalität.

Das Ziel dieser Frakturbehandlungen muss sein, eine frühe belastungsstabile Situation herzustellen, damit die Patienten schnell mobilisiert werden können, und die Wiedereingliederung in das gewohnte Umfeld möglichst schnell erfolgen kann.

In unserer Klinik versorgen wir pro Jahr 100–150 pertrochantere oder per-/subtrochantere Femurfrakturen. Die Osteosynthese wird vorwiegend mit dem Proximalen Femurnagel (Synthes) durchgeführt. In den von uns gesammelten Daten zeigte sich mit dieser Versorgungsmethode eine relative kurze Operationszeit von unter 60 Minuten, wenig Blutverlust, problemose Mobilisation unter Vollbelastung, dem präoperativen Mobilisationsgrad entsprechend, eine mittlere Hospitalisationzeit von 14 Tagen und eine geringe Revisionsrate von 4,4%.

Das folgende Fallbeispiel soll exemplarisch zeigen, dass die meist recht einfach zu versorgenden Frakturen manchmal komplex sein können und dass es gilt, auch mögliche Komplikationen mitzubedenken.

Fraktur

Frau B., 81 Jahre, stürzt im häuslichen Umfeld. Vor diesem Sturz ist die Patientin selbstständig zu Hause und ohne Gehhilfe gut mobil. Sie wird uns von ihrem Hausarzt zur Diagnose und Behandlung zugewiesen.

Bei Eintritt ist das linke Bein verkürzt und außenrotiert, die Durchblutung und die Sensibilität der Beine normal. Als Nebenleiden liegen eine medikamentös behandelte Hypertonie und eine Herzinsuffizienz vor. Frau B. ist zur Zeit des Unfalls kardiopulmonal gut kompensiert.

Die radiologische Abklärung (⬜ Abb. 46.1) zeigt eine dislozierte per-/subtrochantere Femurfraktur links, entsprechend der AO Klassifikation einem Frakturtyp 31–A3.2.

Strategische Überlegungen: Osteosynthese

Wegen des Alters und dem radiologisch osteopenen Bild ist eine belastungsstabile Osteosynthese anzustreben, was eine Kondylenplatte nicht zulässt. So bleiben eine DHS (dynamische Hüftschraube) und ein PFN (proximaler Femurnagel), das heißt extra- versus intramedullärer Kraftträger.

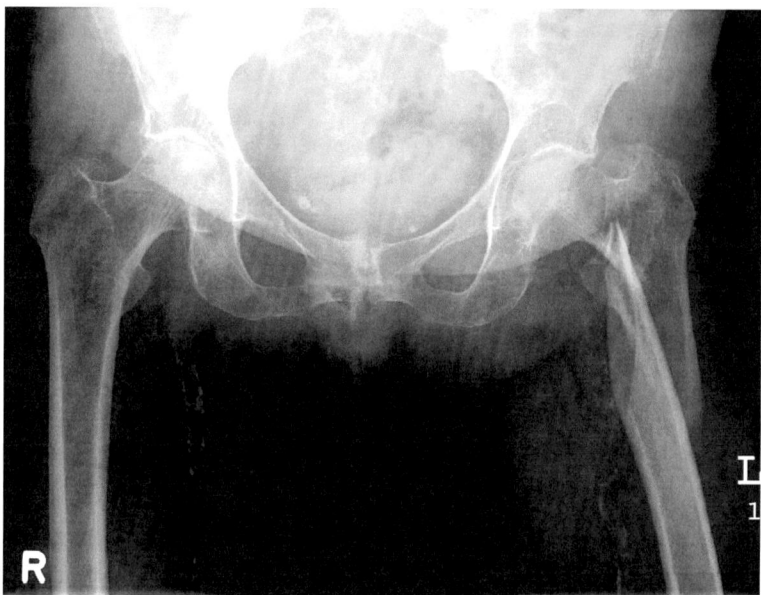

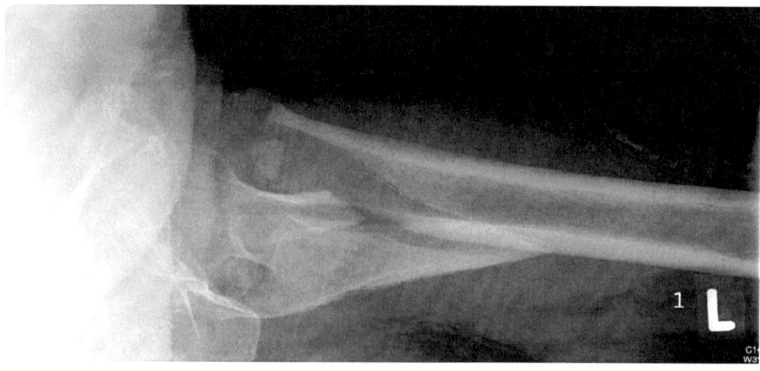

□ **Abb. 46.1.** Posttraumatisches Röntgen Becken a.-p. und linke Hüfte axial: per-/subtrochantere Femurfraktur links

In der Literatur wird die Versorgung von pertrochanteren Frakturen kontrovers diskutiert:

Parker MJ [1] zeigt, dass gemessen an der Komplikationsrate (intra- und postoperative Frakturen, Reoperationen) die dynamische Hüftschraube dem PFN überlegen ist, dass aber alle anderen Parameter (Wundinfekte, Mortalität, allgemeine Komplikationen) keine signifikanten Differenzen aufweisen.

Für Kafer M [2] finden sich keine signifikanten Unterschiede zwischen DHS und PFN. Einzig die ASA Klassifikation entscheidet über die Komplikationshäufigkeit.

Bei einer pertrochanteren Femurfraktur der 31–A1 Gruppe kann aufgrund der Literatur somit zwischen diesen beiden Systemen frei gewählt werden.

Biomechanisch hingegen muss dem intramedullären System der Vorzug gegeben werden. Durch den intramedullär gesetzten Kraftträger verkürzt sich der Lastarm, wobei durch diese Verkürzung die Kraftübertragung vermindert wird (□ Abb. 46.2) und somit die Belastung in der Frakturzone sinkt.

In unserem Fall liegt eine Fraktur mit einer spiralförmigen subtrochanteren Komponente (31–A3) vor, welche entsprechend der Klassifikation von Evans [3] bei fehlender medialer Abstützung (□ Abb. 46.3) als instabil zu beurteilen ist.

Bezüglich dieser instabilen Frakturgruppe ist sich die Literatur einig und zeigt eine klare Überlegenheit der intramedullären Fixation.

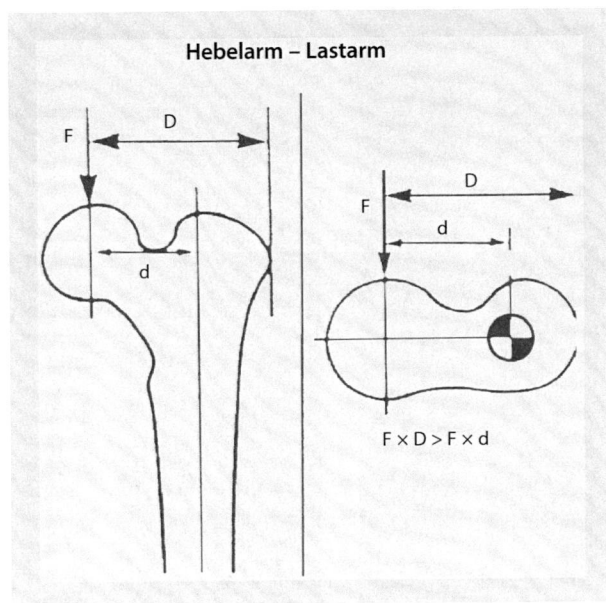

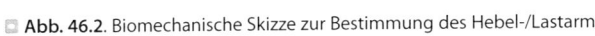

Hebelarm – Lastarm

$F \times D > F \times d$

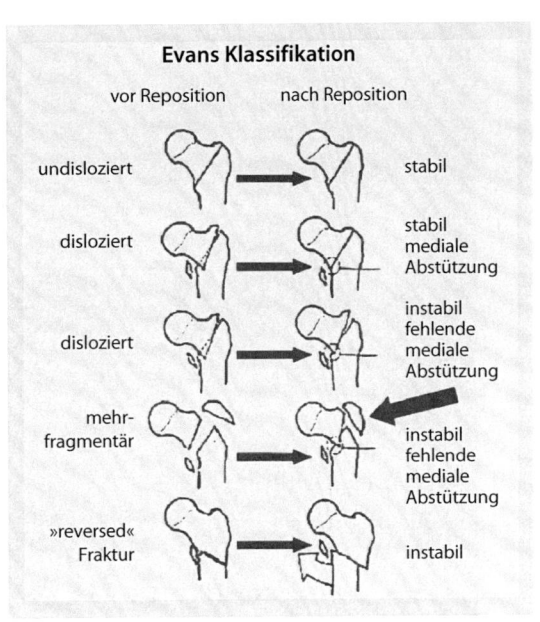

Evans Klassifikation

vor Reposition   nach Reposition

undisloziert → stabil

disloziert → stabil mediale Abstützung

disloziert → instabil fehlende mediale Abstützung

mehr-fragmentär → instabil fehlende mediale Abstützung

»reversed« Fraktur → instabil

☐ **Abb. 46.2.** Biomechanische Skizze zur Bestimmung des Hebel-/Lastarms

☐ **Abb. 46.3.** Evans Klassifikation der per-/subtrochanteren Femurfrakturen

Schipper IB [4] findet in seiner Review eine biomechanische Überlegenheit der intramedullären gegenüber der extramedullären Refixation bei instabilen Fakturen.

Nuber S [5] konnte keine signifikanten Unterschiede bezüglich Reposition, Frakturheilung, Mobilisation, Langzeitresultate nachweisen, jedoch waren nach intramedullärer Frakturversorgung von 129 instabilen per- oder subtrochanteren Femurfrakturen die durchschnittliche Operationszeit und die Hospitalisationszeit kürzer und die postoperativen Schmerzen geringer.

Eine weitere Publikation von Miedel R [6] zeigt ähnliche Resultate mit weniger Revisionen, weniger schweren Komplikationen, weniger Wundinfekten, bei jedoch vermehrten intraoperativen Frakturen beim Gebrauch des Standard Gamma Nagels. Diese intraoperativen Frakturen wurden auf das Nageldesign (10°Valgus, 200 mm Länge) mit Dreipunktefixation im proximalen Femurteil und Stress im Bereich des Nagelendes zurückgeführt.

Aus diesen Überlegungen und unseren Erfahrungen mit instabilen per-/subtrochanteren Frakturen wählen wir den langen proximalen Femurnagel (340 mm) zur Frakturversorgung.

Osteosynthese

Die operative Versorgung kann aus Kapazitätsgründen erst am darauf folgenden Tag erfolgen. Geschlossen auf dem Repositionstisch unter axialem Zug lässt sich die Fraktur nur ungenügend reponieren. Wir entscheiden uns zur offenen Reposition und Fixation über zwei Cerclagen. Dadurch lässt sich die Fraktur anatomisch einstellen und der Nagel kann problemlos eingebracht werden. Die Operationzeit beträgt 120 Minuten, der Blutverlust ca. 600 ml.

Die postoperative radiologische Kontrolle (☐ Abb. 46.4) zeigt eine nahezu anatomische Reposition mit schöner medialer Abstützung, korrekter Lage der Schrauben mit kalkarnahem Verlauf der Schenkelhalsschraube, mit guter Zentrierung im Schenkelhals und leicht dorsaler Position im Kopf sowie korrekter Länge der Antirotationsschraube, mit auf einer Horizontalen endenden Schraubenspitze.

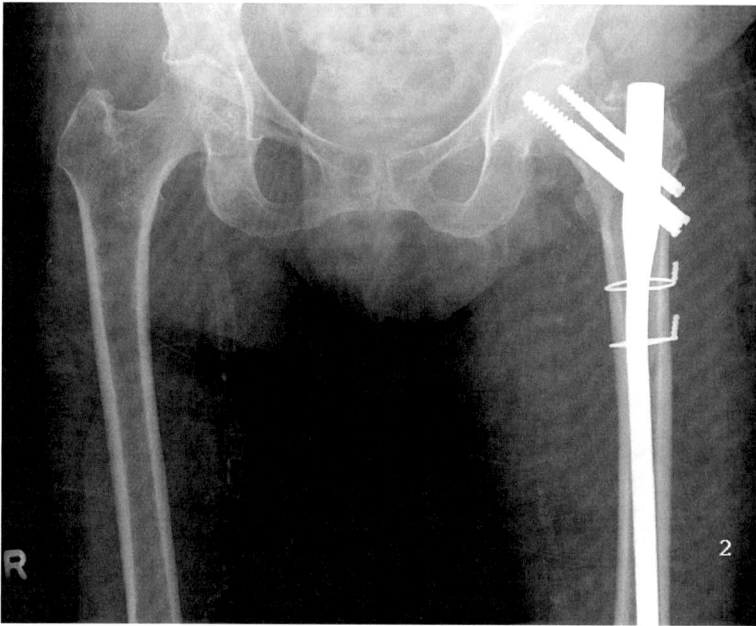

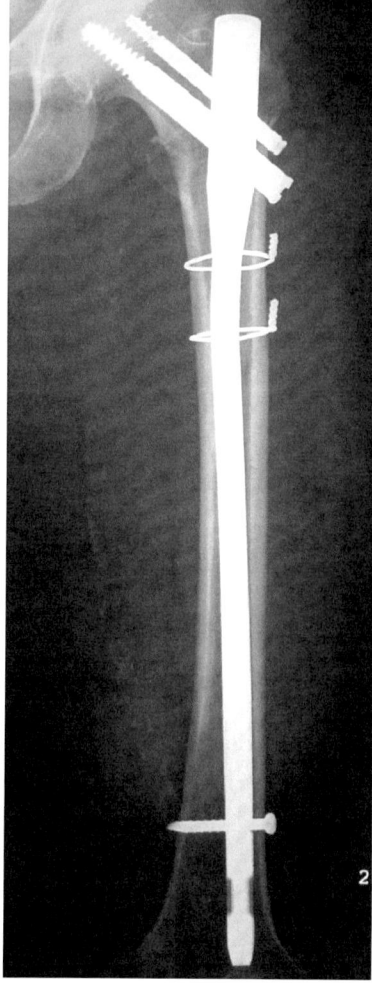

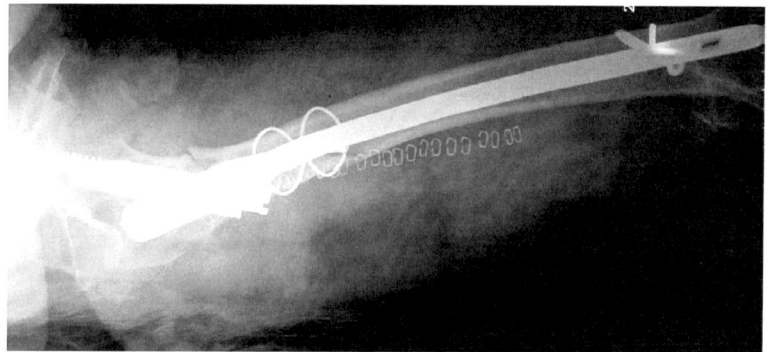

◻ **Abb. 46.4.** Postoperatives Röntgen Becken a.-p., linke Hüfte axial und linkes Femur a.-p

Die Befunde folgen einem von Schumpelick W [7] publizierten Prinzip, dass die Schenkelhalsschraube möglichst inferior (kalkarnahe) im Schenkelhals, gut zentriert im antero-posterioren und lateralen Strahlengang liegen und das Schraubenende 5 mm vom Knorpel entfernt sein soll.

Verschiedene Studien zeigen auch, dass vor allem eine antero-superiore Schraubenlage vermieden werden soll.

Eine einfache intraoperative Orientierunghilfe bietet die »Tip-Apex« Distanz beschrieben von Baumgaertner MR [8]. Die Summe der Distanzen vom Schraubenende zum Kopfapex im antero-posterioren und lateralen Strahlengang soll nicht mehr als 25 mm betragen. Die Studie konnte eine signifikante Zunahme von »cut-out« bei Zunahme der »Tip-Apex« Distanz über 25 mm zeigen.

Der frühe postoperative Verlauf ist komplikationslos. Frau B. wird am Rollator unter Teilbelastung von 20 kg mobilisiert und tritt nach 15 Tagen Hospitalisation zur weiteren Rehabilitation aus.

In der vierten postoperativen Woche stellen sich zunehmend Leistenschmerzen ein. Frau B. stellt sich aber erst zur geplanten Kontrolle 6 Wochen postoperativ in unserem Ambulatorium vor. Eine Röntgenkontrolle wird durchgeführt (◻ Abb. 46.5).

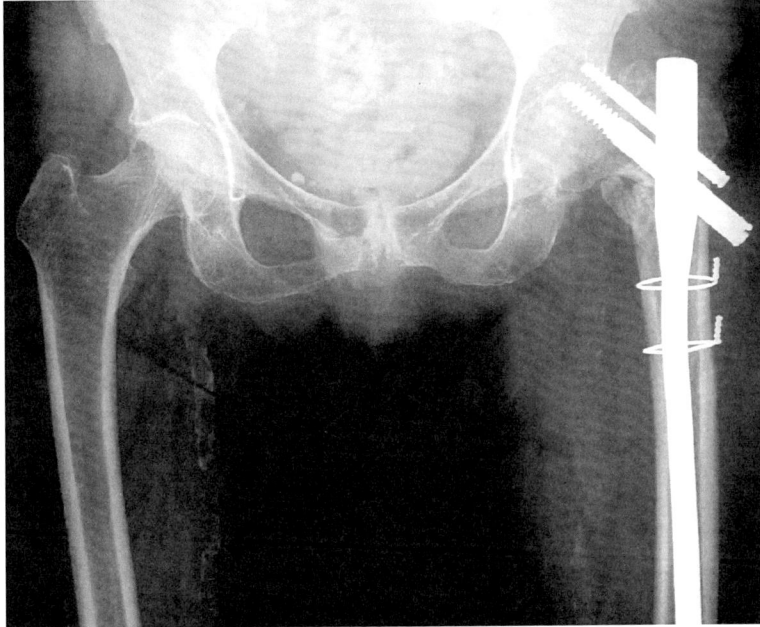

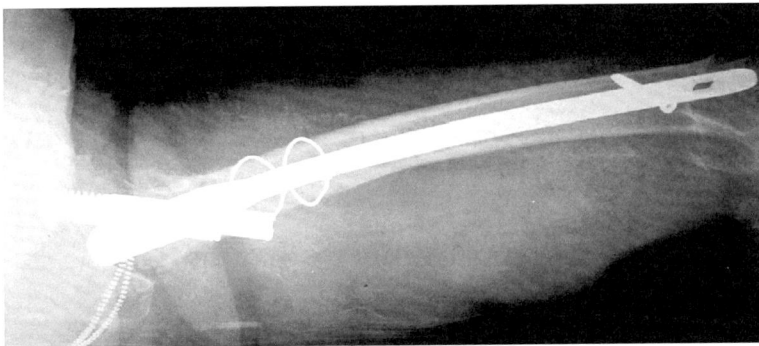

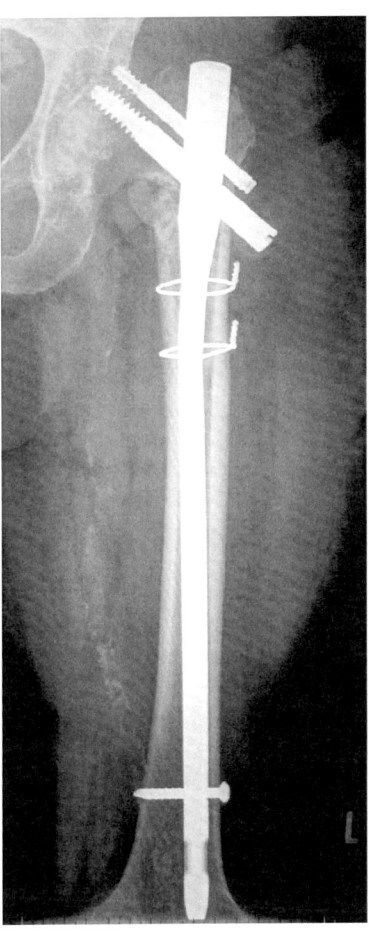

☑ **Abb. 46.5.** 6 Wochen postoperative Verlaufskontrollröntgen Becken a.-p., linke Hüfte axial und linkes Femur a.-p

Das Röntgenbild zeigt den weitgehenden Repositionsverlust mit Dislokation des Femurkopffragmentes nach ventrokaudal und einem entsprechenden Durchschneiden (»cut-out«) der Schraubenenden. Die Antirotationsschraube ist nach medial und die Schenkelhalsschraube nach lateral teleskopiert, entsprechend dem häufig vorliegenden Z-Effekt [9, 10]. Die Schraubenspitzen haben den Knochen im Acetabulumdach arrodiert. Eine operative Revision war unumgänglich.

Strategische Überlegungen: »non-union«

Was ist die Ursache dieser »non-union« mit Repositionsverlust?

Eine rein mechanische Ursache ist denkbar. Durch die Sinterung in der Fraktur kann es zum Verlust der medialen Abstützung kommen und somit einem messerartigen Durchschneiden der selbstschneidenden Schraubenenden durch den osteopenen Knochen im Femurkopf.

Oder es liegt eine durchblutungsbedingte Ursache vor? Einerseits kann die Frakturdislokation alleine zum Verlust der Femurkopfdurchblutung führen, andererseits ist es möglich, dass die Durchblutung des Kopffragmentes durch die Osteosynthese gestört wird. Bei medialer Lage eines Femurmarknagels kann die Femurkopfdurchblutung über eine Verletzung der A. circumflexa femoris medialis zerstört werden (Gautier et al. [11]).

Differentialdiagnostisch gilt es immer auch einen Infekt zu bedenken.

Der Wechsel auf eine Hüfttotalprothese scheint in unserem Fall der einzig gangbare Weg. In dieser Situation auf ein anderes Osteosyntheseverfahren umzusteigen ist nicht sinnvoll, da Anteile des proximalen Femurs nekrotisch erscheinen und der acetabuläre Schaden erheblich ist.

»non-union«

Frau B. wird gleichentags hospitalisiert. Der Oberschenkel der Patientin ist reizlos, Narbe und Haut unauffällig. Frau B. ist afebril, jedoch ist das CRP auf 89 g/l erhöht, die Leukozytenzahl aber normal. Der Röntgenthorax zeigte keine Anhaltspunkte für eine Pneumonie und der Urinstatus ist unauffällig.

Die Femurkopfnekrose mit eventuell zusätzlichem Infekt ist nun die wahrscheinlichste Differenzialdiagnose.

Prinzipiell besteht weiterhin der Plan eine Hüfttotalprothese zu implantieren, bei intraoperativem Verdacht auf Infekt ist die Zemenspacerimplantation vorgesehen.

Strategische Überlegungen: Revision

Im Bereiche der Pfanne muss bei radiologisch beträchtlichem Schaden im kranio-lateralen Anteil damit gerechnet werden, dass eine konventionelle Pressfit-Pfanne keinen Halt finden wird. Zwei Techniken finden hier vor allem Anwendung, einerseits die Abstützschalen, andererseits übergroße Pfannen. Bei den Stützschalen sind es die Hackendachschale nach Ganz [12, 13] und das Kerboull-Kreuz [14]. Letzteres bevorzugen wir bei fehlendem kranialen Pfannenrand, da es eine optimale Abstützung bei großen Allograftunterfütterungen bei Pfannendefekten erlaubt, unter weitestgehender Vermeidung einer Verkippung des Implantats. Die Stützschale anstelle der Implantation einer übergroßen Pfanne zeigt in der Langzeitstudie klare Überlegenheit [13].

Im Bereiche des Schaftes ist bei subtrochanterem Frakturverlauf die Stabilität bei üblicher Prothesenlänge, sei es zementiert oder unzementiert, nicht gesichert. Wir planen daher einen modularen nichtzementierten Revisionsschaft (Revitan-Langschaftprothese; Zimmer).

Sollte sich intraoperativ der Infektverdacht bestätigen, würden wir uns nicht nur mit einer Metallentfernung begnügen, sondern einen Zementspacer implantieren. In der Hüftinfektbehandlung hat sich gezeigt, dass bei einem zweizeitigen Vorgehen die Platzhalterimplantation von großem Vorteil ist [15–17]. Einerseits ist der Totraum verkleinert und im Wundgebiet lassen sich mit Hilfe des antibiotikahaltigen Zements hohe Antibiotikakonzentrationen erreichen und andererseits kommt es nicht zu einer Verkürzung der umliegenden Weichteile, besonders N. ischiadicus und N. femoralis und der Abduktorenmuskulatur, was die Reimplantation der Prothese wesentlich erleichtert und nicht zuletzt ist der Patientenkomfort erhöht, da eine Teilbelastung des Spacers möglich ist.

Revision

Der Eingriff wird ohne präoperative Antibiotika Prophylaxe durchgeführt.

Wir wählen einen Zugang nach Henry [18] mit Trochanterflipposteotomie nach Ganz [19, 20]. Subkutan stellt sich eine kleine Höhlung mit wahrscheinlich altem Hämatom dar, eine Faszienlücke besteht und es entleert sich trübe dickliche Flüssigkeit, wobei eine Unterscheidung zwischen altem Hämatom und Eiter nicht sicher möglich ist. Klinisch muss ein Infekt als sehr wahrscheinlich angenommen werden. Es werden fünf Proben aus

den verschiedenen Gebieten entnommen und ein ausgiebiges Débridement durchgeführt. Der Femurkopf ist vollständig nekrotisch und auch hier findet sich trübe Flüssigkeit. Acetabulär ist kaum mehr Knorpel vorhanden und die Schrauben, die durch den Kopf kranial ausgetreten sind, haben einen massiven postero-superioren und superioren Acetabulumdefekt produziert. Ein einteiliger Zementspacer wird implantiert, obwohl ein etwas erhöhtes Risiko der Spacerluxation besteht. In der unklaren Infektsituation möchte man aber nicht noch Schrauben zur Fixation eines acetabulären Spacers ins Ilium setzen. Der Trochanter wird mittels Çerclagen refixiert.

Die Operation dauert 180 Minuten, der Blutverlust beträgt 1 200 ml.

Mit der Antibiotikagabe (Augmentin 2,2 g i.v.) wird nach der mikrobiologischen Probeentnahme intraoperativ begonnen.

Der postoperative Verlauf ist komplikationslos. Bei einem Hämoglobin von 81 g/l werden 3 Erythrozytenkonzentrate transfundiert.

Am 3. postoperativen Tag wird der geplante »second-look«, wie an unserem Hause üblich bei Infekten, durchgeführt. Es zeigten sich saubere Verhältnisse, Resthämatom wird herausgespült (Reduktion von Totmaterial).

Die radiologische Kontrolle zeigt einen gut positionierten Zementspacer und einen korrekt reponierten Trochanter major (Abb. 6).

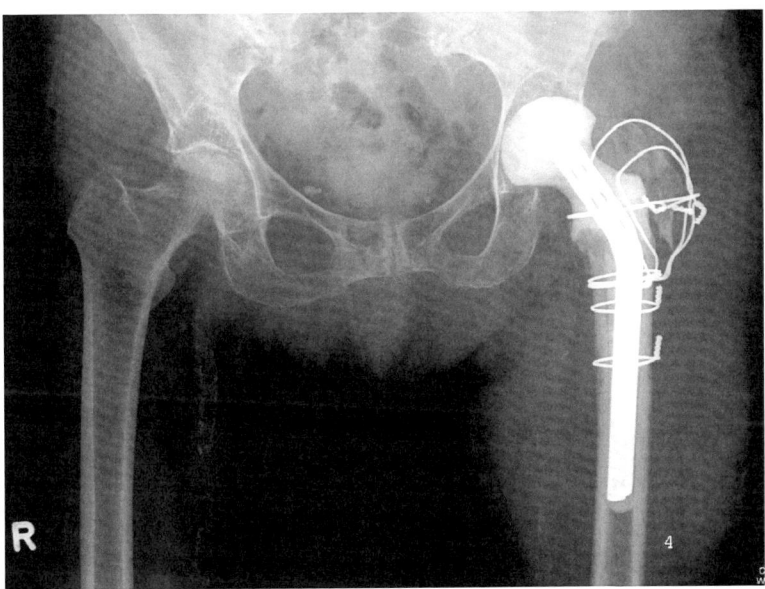

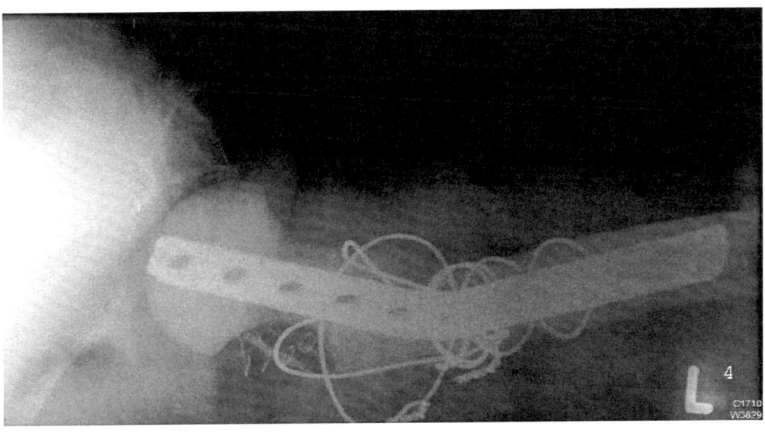

 Abb. 46.6. Postoperatives Röntgen Becken a.-p. und linke Hüfte axial nach Revision mit Spacerimplantation

Strategische Überlegungen: Protheseninfekt I

Bei einem Protheseninfekt steht die enge Zusammenarbeit mit einem Infektiologen im Vordergrund.

Nach Prothesenausbau, ausgiebigem Débridement und Zementspacerimplantation sowie geplantem »second look« führen wir eine resistenzgerechte Antibiose für 8 Wochen durch. Nach 4 wöchigem Antibiosefenster wird bei normalen Laborparametern die Reimplantation durchgeführt. Bei nicht eindeutigen Laborwerten erfolgt eine Hüftgelenkspunktion unter Bildwandlerkontrolle. Bei steriler Punktion kann die Reimplantation der Prothese geplant werden, ansonsten erfolgt ein Spacerwechsel. Bei der Reimplantation werden erneut mikrobiologische Proben entnommen und auch bei sterilen Biopsien eine 4–6 wöchige postoperative Antibiotikatherapie angeschlossen.

Hüftinfekt

Die hauseigene Infektiologin wird hinzugezogen. Sie schlägt eine intravenöse Gabe von Augmentin bis zum Erhalt der mikrobiologischen Resultate vor, danach Anpassung entsprechend dem Resistenzmuster.

Frau B. erholt sich gut von der Operation. Die mikrobiologischen Untersuchungen zeigen auch nach 10-tägiger Bebrütung kein Keimwachstum. Die Antibiotikagabe wird gestoppt. Die präoperative CRP-Erhöhung bleibt aber weiterhin unerklärt.

Frau B. kann unter Teilbelastung von 15 kg gut am Rollator mobilisiert werden.

Nach 3 Wochen kommt es ohne nennenswertes Ereignis zur ersten Luxation des Zementspacers (◻ Abb. 46.7), welche problemlos wieder reponiert werden kann. Es folgen weitere Luxationen, die zu einem Handeln zwingen.

Strategische Überlegungen: Protheseninfekt II

Da sich der Verdacht der Hüftinfektion mikrobiologisch nicht erhärten lässt und sich die Laborparameter in der Zwischenzeit normalisierten, wird die bereits geplante Hüfttotalprothesenimplantation vorgezogen.

Hüfttotalprothese

Diese wird ohne präoperative Antibiotikaprophylaxe durchgeführt. Über den alten Zugang wird der Zementspacer ausgebaut. Die Markhöhle wie auch das Acetabulum werden ausgiebig gereinigt und Proben zur mikrobiolgischen Untersuchung eingesandt. Der postero-superiore Acetabulumdefekt wird mit

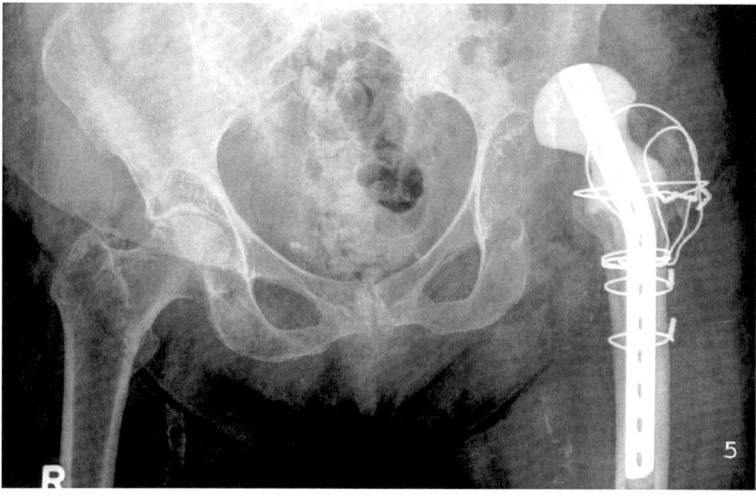

◻ **Abb. 46.7**. Becken a.-p. Röntgen nach Spacerluxation links

einem Femurkopf-Allograft aufgebaut. Ein Kerboull-Kreuz [14] wird eingesetzt und festgeschraubt und eine Flachprofilpfanne einzementiert. Femoral
verwendeten wir einen Revitan Schaft. Mit dieser Prothesenkombination
zeigten sich intraoperativ gute Spannungsverhältnisse und keine Luxations-
tendenz. Die Operationszeit beträgt 180 Minuten.

Frau B. erholt sich auch von dieser Operation gut und kann problemlos
unter Teilbelastung von 25 kg und maximaler Hüftflexion von 70° für die
ersten acht Wochen mobilisiert werden.

Die postoperative radiologische Kontrolle (⬚ Abb. 46.8) zeigt eine korrekte
Pfannenlage, gute Stellungsverhältnisse im Bereich des Femur und eine korrekte Refixation des Trochanter major.

Ein Jahr und eine pertrochantere Femurfraktur der Gegenseite später
zeigt sich ein sehr schöner Verlauf. Radiologisch sind die Stellung der Prothese konstant und die Trochanterosteotomie geheilt (⬚ Abb. 46.9). Frau B. ist
an einem Stock auf der rechten Seite gut mobil, lebt mit Unterstützung der
Familie und der Spitex wieder zu Hause und ist von Seiten der beiden Hüften
beschwerdefrei.

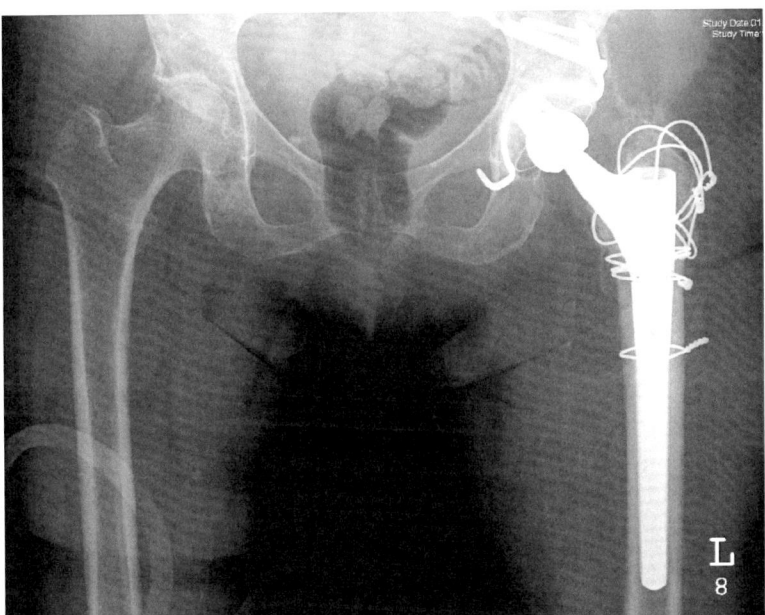

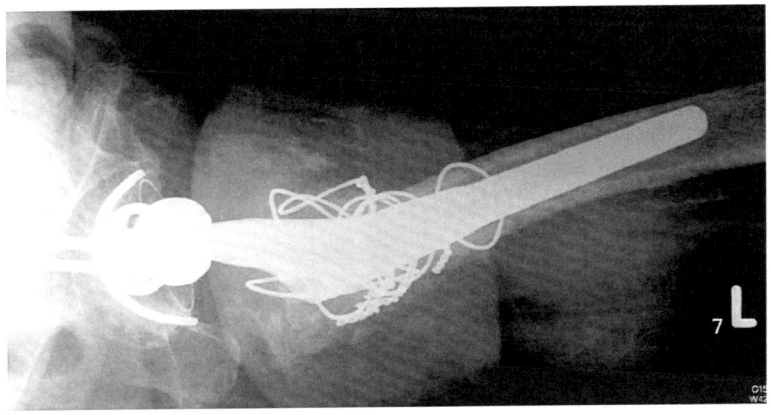

⬚ **Abb. 46.8.** Postoperatives Röntgen Becken
a.-p. und linke Hüfte axial nach Hüfttotalprothesenimplantation

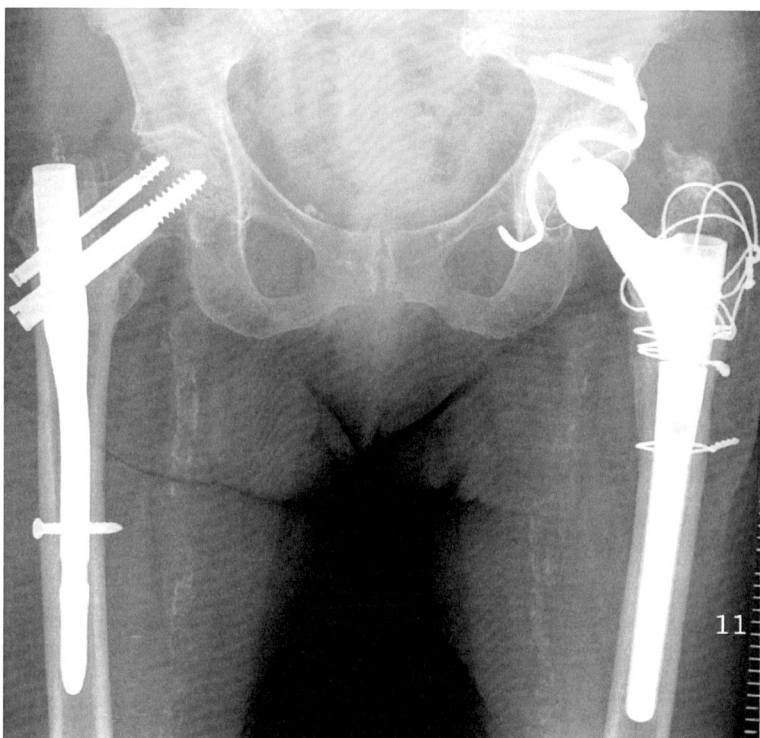

□ **Abb. 46.9.** 1 Jahr postoperatives Röntgen Becken a.-p. – regelrechte Lage der Hüfttotalprothese und gute Position eines PFN rechts nach pertrochanterer Femurfraktur im Verlauf

Diskussion

Trotz korrekter Implantatwahl bei instabiler subtrochanterer Femurfraktur und korrekter Reposition, ist es zu einer Nekrose des proximalen Fragmentes mit konsekutivem Repositionsverlust und »cut out« der Schrauben gekommen.

Die Schraubenplatzierung war radiologisch optimal. Die Infektursache ist ausgeschlossen.

Die mechanische Komplikation ist möglich, jedoch unwahrscheinlich, da die Fraktur anatomisch reponierte war und eine gute mediale Abstützung bestand.

Bleibt das Problem der Femurkopfnekrose.

Möglich ist eine iatrogene Schädigung der Femurkopfdurchblutung. Durch eine zu mediale Platzierung des Nageleintrittpunktes kann es zu einer Beeinträchtigung der Femurkopfdurchblutung (□ Abb. 46.10) via A. circumflexa femoris medialis kommen und zu einer Femurkopfnekrose [11]. Retrospektiv kann diskutiert werden, ob im postoperativen Röntgenbild (s. □ Abb. 46.4) die Nageleintrittstelle etwas weit medial liegt und somit nahe der A. circumflexa femoris medialis. Bei konventionellen Nägeln ist dies aber fast immer der Fall und Femurkopfnekrosen sind dabei sehr selten [21–23].

Die Femurkopfdurchblutung kann aber auch durch die massive Frakturdislokation beim Sturz zerstört worden sein (□ Abb. 46.1). Somit wäre dann der weitere Verlauf schicksalhaft.

Dieser Fall zeigt, dass die Versorgung einer instabilen per-/ subtrochanteren Femurfraktur aufgrund des Frakturverlaufes, der Knochenqualität, des Alters des Patienten und der Komorbiditäten eine echte Herausforderung darstellen kann.

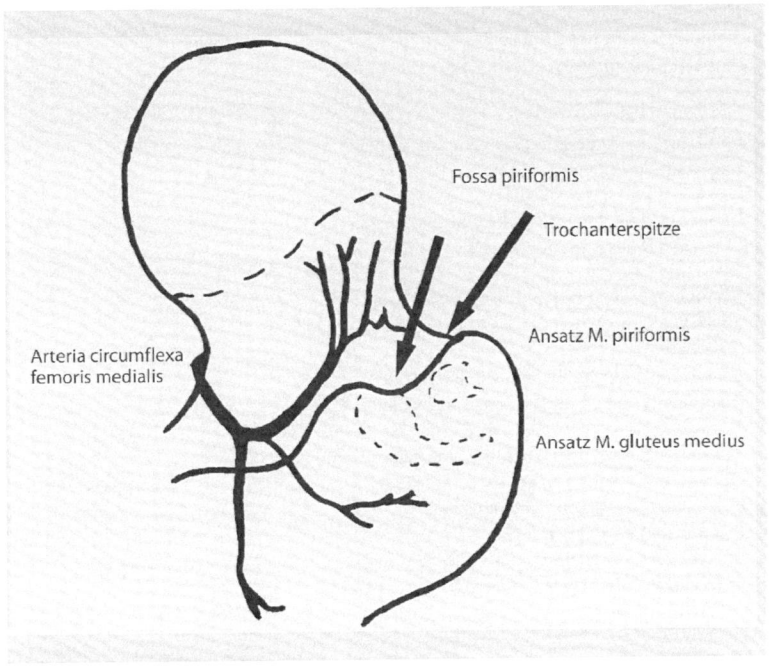

Literatur

[1] Parker MJ, Handoll HH (2005) Gamma and other cephalocondylic intramedullary nails versus extramedullary implants for extracapsular hip fractures in adults. Cochrane Database Syt Rev. Oct 19

[2] Kafer M, Palm M, Zwank L, Cakir B, Puhl W, Kafer W (2005) What influence doe the implant have on the perioperative morbidity following internal fixation of proximal femur fracture? Z Orthop Ihre Grenzgeb. 143(1):64–71

[3] Evans EM (1949) The treatment of trochanteric fractures of the femur. JBJS Br. 31:190–203

[4] Schipper IB, Marti RK, van der Werken Chr (2004) Unstable trochanteric femoral fractures: extramedullary or intramedullary fixation Review of literature. Injury 35, 142–151

[5] Nuber S, Schönweiss T, Rüter A (2003) Stabilisierung von instabilen trochantären Mehrfragmentfrakturen. Unfallchirurg 106:39–47

[6] Miedel R, Ponzer S, Törnkvist H, Söderqvist A, Tidermark J (2005) The standard Gamma nail or the Medoff sliding plate for unstable trochanteric and subtrochanteric fractures. JBJS (Br) 87-B:68–75

[7] Schumpelick W, Jantzen PM (1955) A new principle in the operative treatment of trochanteric fractures of the femur. JBJS Am Jul;37-A(4):693–8

[8] Baumgaertner MR, Curtin SL, Lindskog DM, Keggi JM (1995) The value of the tip-apex distance in predicting failure of fixation of peritrochanteric fractures of the hip. JBJS Am July; 77:1058–1064

[9] Hohendorff B, Meyer P, Menezes D, Meier L, Elke R (2005) Treatment results and complications after PFN osteosynthesis. Der Unfallchirurg Nov;108(11):938, 940, 941-6

[10] Werner-Tutschku W, Lajtai G, Schmiedhuber G, Lang T, Pirkl C, Orthner E (2002) Intra- und perioperative Komplikationen bei der Stabilisierung von per- und subtrochantären Femurfrakturen mittels PFN. Der Unfallchirurg; Dezember 2002; Band 105, Nummer 10;881–885

[11] Gautier E, Ganz K, Krügel N, Gill T, Ganz R (2000) Anatomy of the medial femoral circumflex artery and its surgical implications. JBJS Br July, Vol.82-B, 67983

[12] Gerber A, Pisan M, Zurakowski D, Isler B (2003) Ganz reinforcement ring for reconstruction of acetabular defects in revision total hip arthroplasty. JBJS (Am) Dec; 85-A(12):2358–64

[13] Siebenrock KA, Trochsler M, Sadri H, Ganz R (2001) Hooked roof cup in revision of difficult loose hip prosthesis cups. Results after a minimum of 10 years. Orthopäde; 2001 May; 30(5):273–9

[14] Kerboull M, Hamadouche M, Kerboull L (2000) The Kerboull acetabular reinforcement device in major acetabular reconstructions. CORR 376, 155–168

[15] Hsieh PH, Chang YH, Chen SH, Shih CH (2006) Staged arthroplasty as salvage procedure for deep hip infection following intertrochanteric fracture. Int Orthop. May; 4

[16] Hofmann AA, Goldberg TH, Tanner AM, Cook TM (2005) Ten-year experience using an articulating antibiotic cement hip spacer for the treatment of chronically infected total hip. J Arthroplasty; 2005 Oct; 20(7):874–9

[17] Evans RP (2004) Successful treatment of total hip and knee infection with articulating antibiotic components: a modified treatment methode. CORR Oct; (427):37–46

[18] Henry AK (1945) Extensile Exposure

[19] Ganz R, Gill TJ, Gautier E, Ganz K, Krugel N, Berlemann U (2001) Surgical dislocation of the adult hip a technique with full access to the femoral head and acetabulum without the risk of avascular necrosis. JBJS (Br) Nov; 83(8):1119–24

[20] Siebenrock KA, Gautier E, Ziran BH, Ganz R (1998) Trochanteric flip osteotomy for cranial extension and muscle protection in acetabular fracture fixation using a Kocher-Langenbeck approach. J Orthop Trauma Aug;12(6):387-91

[21] Moein CM, Verhofstad MH, Bleys RL, van der Werken C (2005) Soft tissue injury related to choice of entry point in antegrade femoral nailing: piriform fossa or greater trochanter tip. Injury Nov;36(11):1337–42

[22] Ricci WM, Devinney S, Haidukewych G, Herscovici D, Sanders R (2005) Trochanteric nail insertion for the treatment of femoral shaft fractures. J Orthop Trauma Sep;19(8):511–7

[23] Gausepohl T, Pennig D, Koebke J, Harnoss S. (2002) Antegrade femoral nailing: an anatomical determination of the correct entry point. Injury Oct 33(8):701–5

[24] Moein CM, Verhofstad MH, Bleys RL, van der Werken C (2005) Soft tissue injury related to choice of entry point in antegrade femoral nailing: piriform fossa or greater trochanter tip. Injury Nov 36(11):1337–42

47 Mucoide Degeneration des vorderen Kreuzbandes beidseits

R. Wieser

Anamnese

Die 31-jährige Pflegeassistentin klagt seit einem Jahr über zunehmendes Missempfinden im rechten Knie. Es besteht kein Traumaereignis, die junge Frau treibt mäßig Sport, fährt Fahrrad und geht wandern, allgemein gesundheitlich in gutem Zustand ohne andere Gelenkprobleme. Die Beschwerden nehmen im Laufe des Jahres zu, die Schmerzen sind vor allem bei voller Streckung und bei Beugung unter Druck vorhanden. Auch Fahrradfahren verursacht zunehmende Schmerzen im ganzen Kniebereich, es treten keine Schwellungen auf. Inzwischen kommt es zu einer Abnahme der Beweglichkeit in Streckung und Beugung endstellig.

In der MRI-Untersuchung wurde der Verdacht auf eine retropatelläre Chondropathie als Ursache geäußert. Daneben fand sich ein verdicktes, vorderes Kreuzband, das nicht besonders bewertet wurde (□ Abb. 47.1).
Medikamente bringen keine Veränderung, auch Physiotherapie hilft nichts.

Schließlich wurde eine Kniearthroskopie rechts durchgeführt. Man fand eine leichte Verdickung der Synovialis über dem vorderen Kreuzband und im Hoffabereich, die man resezierte. Sonst präsentierte sich das Gelenk intakt.

Kurzfristig nehmen die Schmerzen ab. Nach mehreren Wochen sind die Schmerzen wieder mit gleicher und sogar zunehmender Intensität vorhanden; sie stören im täglichen Leben und sind belastungsabhängig. Fahrradfahren ist nicht mehr möglich, es finden sich eine Streck- und Beugehemmung.

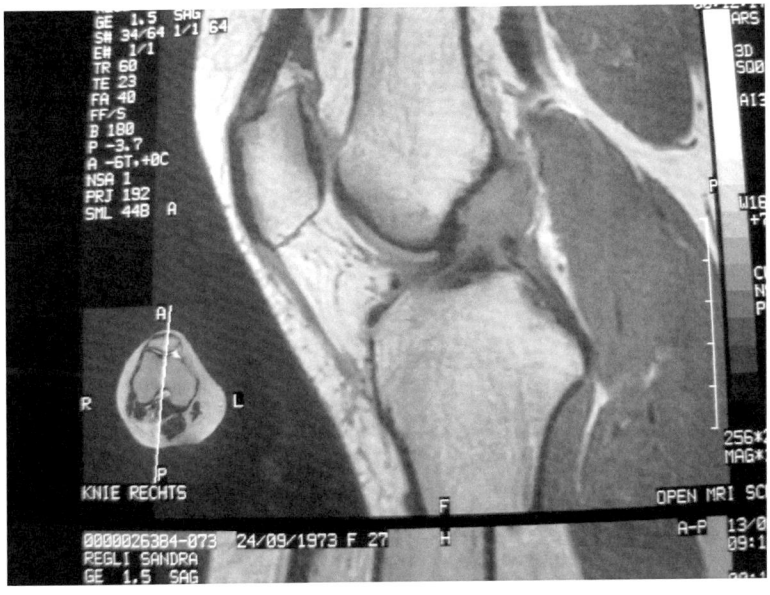

□ **Abb. 47.1.** Stark verdicktes VKB im 1. MRT

Klinik

Die junge Frau geht mit leichtem Schonhinken, hat deutliche Endstellungs-schmerzen bei leicht eingeschränkter Streckung und Beugung, vor allem unter Belastung. Das Knie ist stabil, zeigt keine Reibephänomene, ist vor allem posterolateral etwas druckempfindlich, kaum in den Gelenkspalten. Eine Knieinfiltration gab für 2 Wochen Ruhe, dann aber sind die Schmerzen unverändert wieder vorhanden.

Nochmalige MRI-Untersuchung (■ Abb. 47.2): das verdickte vordere Kreuzband ist deutlicher, sonst unauffälliger Gelenkstatus. Es wird der Verdacht auf eine Teilruptur des vorderen Kreuzbandes geäußert.

Die Schmerzen nehmen weiter zu, Beugehemmung bereits ab 90°, Streckdefizit 10°.

Therapie

10 Wochen nach dem ersten Eingriff wird nochmals eine Arthroskopie durchgeführt. Wiederum sind sämtliche Gelenkflächen und die Menisken intakt. Das vordere Kreuzband erscheint deutlich voluminöser und quillt unter Streckung in der Notch auf (■ Abb. 47.3), zeigt jedoch keinen Kontinuitätsunterbruch. Bei der Längseröffnung des Kreuzbandes sind ausgeprägte amorphe, gelblich verfärbte Zonen zu erkennen, welche kaum mehr strukturierten Kreuzbandformationen gleichen. Sie sind durchgehend im ganzen Kreuzband.

Nachdem degenerativ erscheinendes Material abgetragen wurde, bleibt praktisch kein funktionstüchtiges Kreuzbandgewebe zurück.

Histologie

Mucoide Degeneration in diesen entnommenen Kreuzbandteilen, kein eigentliches Ganglion.

Verlauf

Bereits eine Woche nach der Arthroskopie sind die Ruheschmerzen verschwunden, die Patientin schont sich noch ein wenig. Der Lachmann-Test ergibt 4 mm gegenüber 2 mm auf der Gegenseite bei leicht positivem Pivot shift. 6 Wochen nach der Operation ist die Patientin beschwerdefrei, voll einsatzfähig und kann auch wieder Fahrradfahren. Sie hat auch keine Instabilitätsprobleme in ihrem täglichen Leben.

2 ½ Jahre später meldet sich die Patientin wieder. Es geht unverändert gut im operierten rechten Knie. Sie ist hier schmerzfrei und funktionell ungestört.

Neu klagt die Patientin im gegenseitigen Knie über ein zunehmend störendes Druckgefühl mit Einklemmungsgefühlen, ganz ähnlich wie damals auf der Gegenseite. Klinisch findet man auch hier ein ergussfreies, reizloses Gelenk mit etwas posterolateraler Druckempfindlichkeit und auch eine Beuge-/Streckhemmung zwischen 90 und 10°. Der Befund ist radiologisch unauffällig. Wir entscheiden uns direkt für die Arthroskopie in Anbetracht der Vorgeschichte. Das vordere Kreuzband ist hier teilweise aufgesplittet, das anteromediale Bündel ist weitgehend gelblich verfärbt und verdickt wie damals auch auf der Gegenseite. Hier kann man die posterolateralen Strukturen stehen lassen. Es bleibt etwa ein Drittel des ursprünglichen Kreuzbandes, das noch eine gewisse Spannung aufweist.

Der Verlauf ist wie auf der Gegenseite unkompliziert, und die Patientin ist auch hier nach 6 Wochen wieder völlig beschwerdefrei.

Heute, 2 ½ Jahre nach dem letzten Eingriff, ist die Patientin uneingeschränkt einsatzfähig.

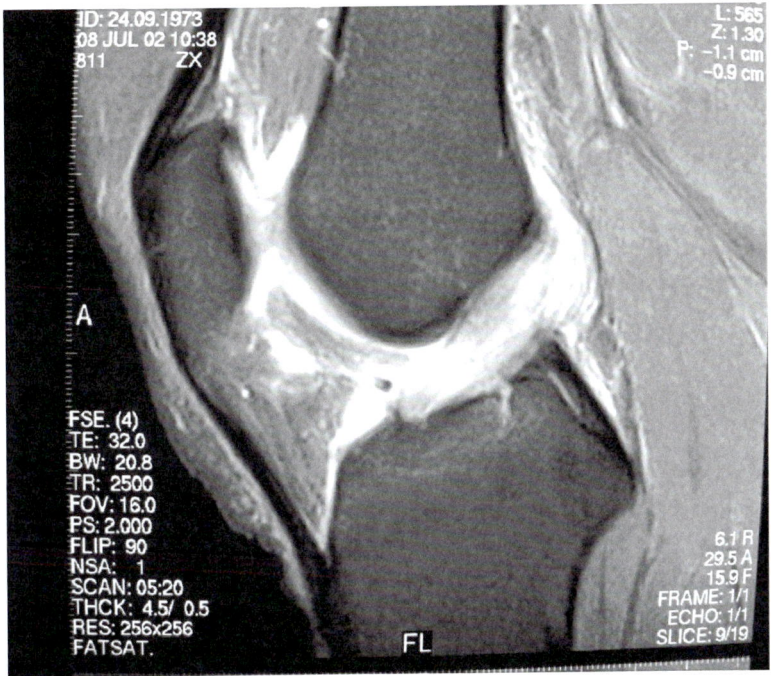

☐ **Abb. 47.2**. Voluminöses VKB im Verlaufs-MRT

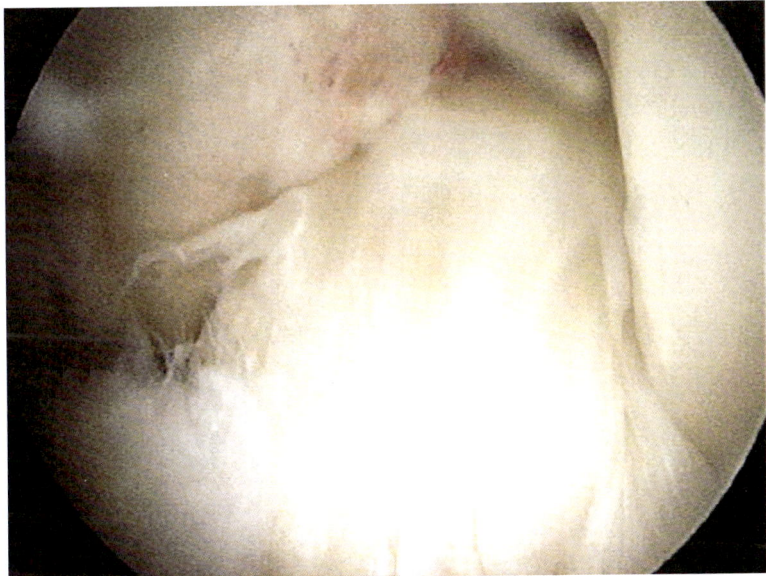

☐ **Abb. 47.3**. Aufgequollenes VKB in der Notch

Diskussion

In der Literatur habe ich 2 Serien über mukoide Degeneration und intraligamentäre Ganglien des vorderen Kreuzbandes gefunden.

- Parish [1] beschreibt 2005 15 Fälle in einem Zeitverlauf von 5 Jahren.
- Brown und Dandy [2] 1990 38 Fälle in 10 Jahren. Also 2–3 Fälle pro Jahr.

Bergin [3] findet 2004 bei einer Durchsicht von 4221 Knie-MRI's 56 Ganglien und mukoide Degenerationen, also insgesamt 1,3%. Allerdings wissen wir nicht, wie viele davon schmerzhaft sind.

Die wichtigsten Symptome sind Belastungsschmerzen und Bewegungseinschränkungen, sei es in Beugung oder in Streckung.

Ein beidseitiger Befall dürfte wohl noch seltener sein. Wie bei unserer
Patientin sind auch in den oben beschriebenen Behandlungsresultaten, nach
arthroskopischem Ausräumen, die Patienten durchwegs beschwerdefrei.

Literatur

[1] Parish E.N., Dixon P., Cross M.J. (2005) Ganglion Cysts of the Anterior Cruciate Ligament: A
     Series of 15 Cases Arthroscopy April, 21(4) 445–447
[2] Brown M.F., Dandy, D.J. (1990) Intra-articular ganglia in the knee. Arthroscopy 6(4):
     322–323
[3] Bergin D., William B.M., Carrino J.A., Samridhi N.N., Bartolozzi A.R. (2004) Anterior Cruciate
     Ligament Ganglia and Mucoid Degeneration: Coexistence and Clinical Correlation. AJR
     182: 1283–1287

48 Die chronische Ruptur des Streckapparates des Kniegelenkes

Th. Wiesner

Die Rekonstruktion des Streckapparates des Kniegelenkes bei chronischen Rupturen stellt eine schwierige Herausforderung an den Orthopäden dar, da zum einen die Sehnenenden entweder der Quadrizepssehne oder der Patellarsehne sich im Verlauf verkürzen bzw. die Muskulatur der Quadrizepssehne sich zurückzieht, zum anderen die Biologie der Sehnen gestört ist, was trotz Rekonstruktion die Gefahr der ausbleibenden Heilung birgt.

Die Rekonstruktion sollte eine Mobilisation der Sehnenstümpfe bzw. der Verklebungen und Narben beinhalten sowie eine Anfrischung des Gewebes und eine transossäre Refixation an der Patella oder Tibia. Meist sind zusätzliche Rahmennähte notwendig, um die Sehnenrekonstruktion zu entlasten.

Bei veralteten Rupturen ist auch an eine Rekonstruktion mit Hilfe von autologen Sehnen wie die Semitendinosussehne oder mit Hilfe von homologen Materialien wie Leichen-Allograft, z. B. Achillessehne oder Patellarsehne mit Knochen, zu denken.

Nachfolgend werden zwei Beispiele aufgeführt, zum einen eine veraltete Ruptur einer Patellarsehne, zum anderen eine veraltete Reruptur einer Quadrizepssehnennaht.

- Fall 1: Veraltete Ruptur des Lig. patellae bei einem Patienten mit chronischer Polyarthritis
- Fall 2: Reruptur der Sehne des M. quadriceps femoris nach Naht und Kniemobilisation in Narkose

Die Rehabilitation nach der Operation sollte konservativer erfolgen als nach einer direkten posttraumatischen Naht.

Die Erfahrungen haben gezeigt, dass mit einer primären Immobilisation in einem Gipstutor mit anschließender stufenweise freigegebener Knieflexion gute Ergebnisse erzielt werden können. Bewährt hat sich ein Oberschenkelbrace mit Scharnier, hier können die Flexions-Freiheitsgrade eingestellt und sukzessiv gesteigert werden. Eine Rehabilitation in solch einer Schiene dauert mindestens 3 Monate.

48.1 Fall 1: Veraltete Ruptur des Lig. patellae bei einem Patienten mit chronischer Polyarthritis

Anamnese

Der 71-jährige Patient mit seit Jahren bekannter PCP lebt die Hälfte des Jahres in Spanien. Dort konsultierte er einen Arzt wegen starker Schmerzen und spontaner Ergussbildung im linken Kniegelenk. Die Therapie umfasste mehrfache Kniepunktion und Gabe von Antirheumatika zur Therapie eines »akuten rheumatischen Schubes«. Der Patient hat aufgrund einer arteriellen Verschlusskrankheit eine Unterschenkelamputation auf der rechten Seite, versorgt mit einer Prothese. Seit dem Schmerzereignis war der Patient nicht mehr gehfähig. 6 Monate nach dem Schmerzereignis erfolgte die Vorstellung in der Sprechstunde.

Befund

Der Patient sitzt im Rollstuhl, er kann nicht mehr gehen oder stehen.

Das linke Kniegelenk zeigt eine teigige Schwellung, keinen Erguss, einen deutlichen Patella-Hochstand, eine Patellarsehne mit tastbarer Dehiszenz, eine aktive Flexion ist möglich, eine aktive Extension im Kniegelenk ist nicht möglich (◻ Abb. 48.1).

Röntgen (◻ Abb. 48.2)

- Linkes Kniegelenk a.p./seitlich: Patella–Hochstand als Zeichen der Patellarsehnenruptur.
- Rechtes Kniegelenk a.p./seitlich: St. n. Unterschenkelamputation, rechte Seite präoperativ zur Abschätzung der Länge der Patellarsehne.

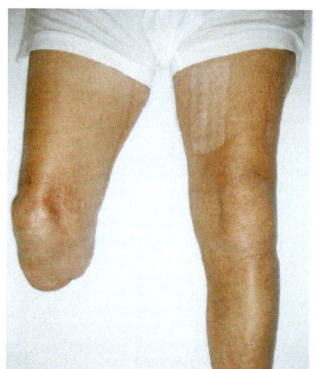
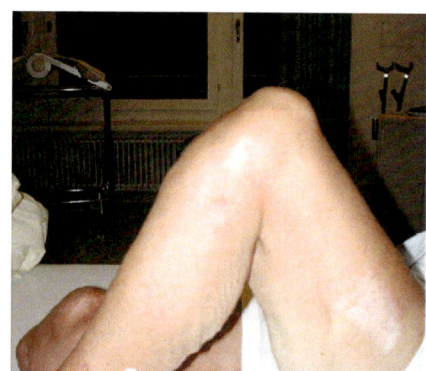

◻ **Abb. 48.1**. Präoperativer Befund, deutlicher Patella-Hochstand, St. n. Unterschenkelamputation auf der Gegenseite

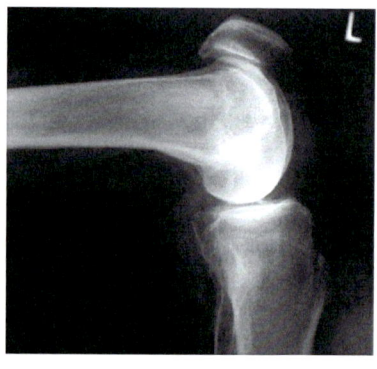
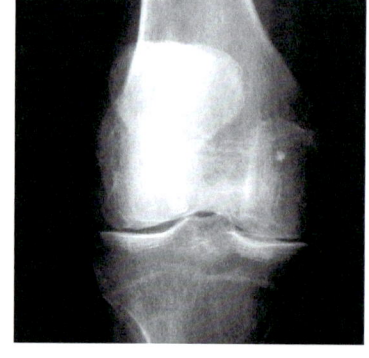
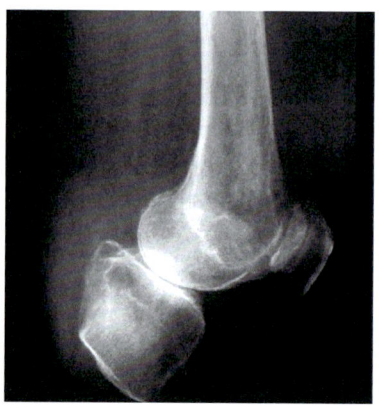
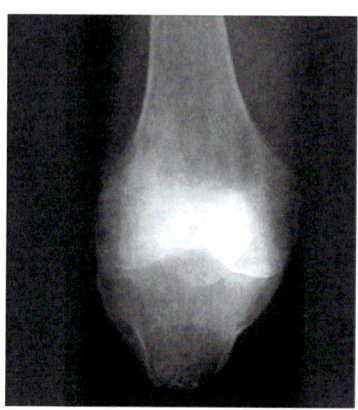

◻ **Abb. 48.2**. Präoperatives Röntgen, Patella-Hochstand auf der linken Seite, St.n. Unterschenkelamputation auf der rechten Seite, Röntgen der rechten Seite zur Messung der ungefähren Länge des Lig. patellae

48

Therapie

- Offene Revision und transossäre Refixation des Lig. patellae an der Patella.
- Rahmennaht zum Schutz der Sehnennaht mit Mersilenband über separate Bohrkanäle durch die Patella und durch die Tuberositas tibiae.

Intraoperativer Befund (□ Abb. 48.3)

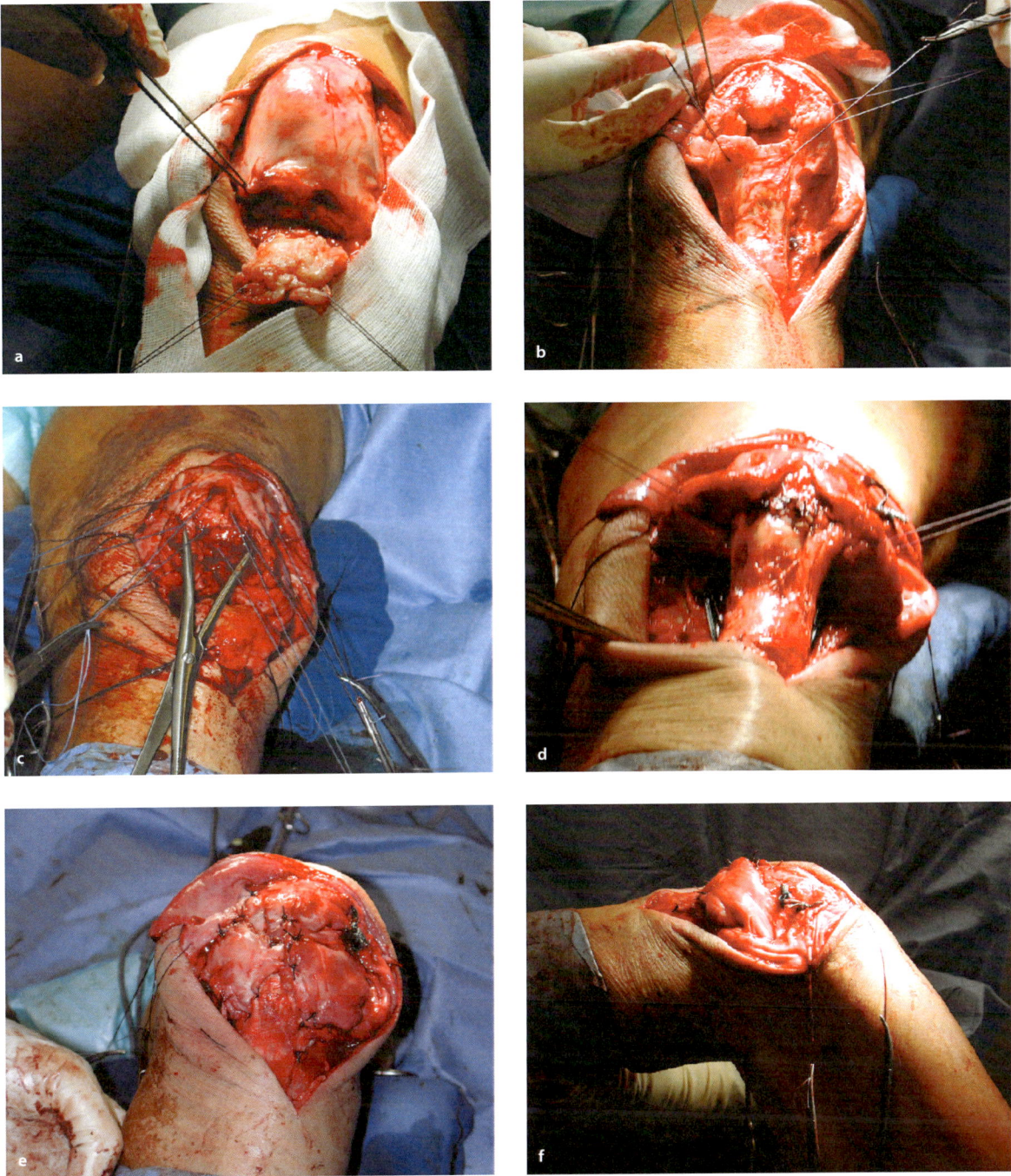

□ **Abb. 48.3. a** Intraoperativer Befund nach Wunderöffnung, sichtbare Vernarbung und Verschwartung, deutliche Dehiszens des Lig. patellae. **b** Nach Resektion der Verschwartung und Anfrischen des Sehnenstumpfes. **c** Transossäre Refixation und Rahmennaht durch Patella und Tuberositas tibiae. **d** Nach erfolgter Naht. **e, f** Deckung der Sehne mit Pseudokapsel und Bewegungsprüfung

Rehabilitation

Bis zur Wundheilung erfolgt die postoperative Ruhigstellung im Oberschenkel-Gipstutor für die Dauer von 2 Wochen. Anschließend Oberschenkelbrace mit Scharnier und Flexionslimite von 30° für weitere 4 Wochen, Teilbelastung 15 kg. Anschließend Steigerung auf 60° für weitere 4 Wochen. Danach Steigerung auf 90° und zunehmende Vollbelastung für weitere 4 Wochen. Nach insgesamt 12 Wochen Freigabe und Entfernung des Oberschenkelbrace. Physiotherapie mit passiven und aktiv assistierten Bewegungen, langsamer Muskelaufbau (◻ Abb. 48.4).

Postoperatives Röntgen (◻ Abb. 48.5)

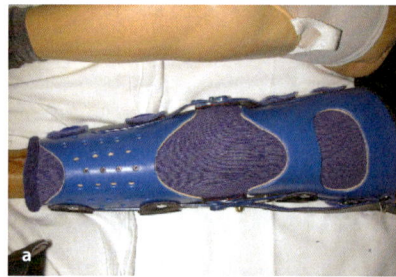

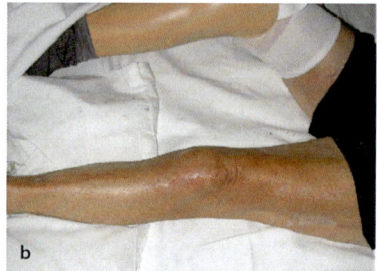

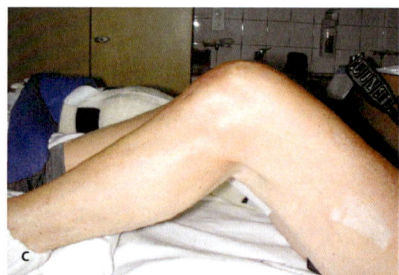

◻ **Abb. 48.4. a** Rehabilitation mit speziell angefertigter Schiene, mit Limitierung der Flexion. **b** Befund 8 Wochen postoperativ. **c** Röntgenkontrolle 6 Monate postoperativ

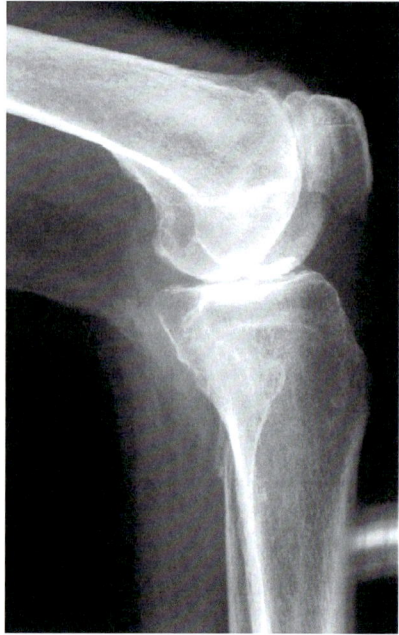

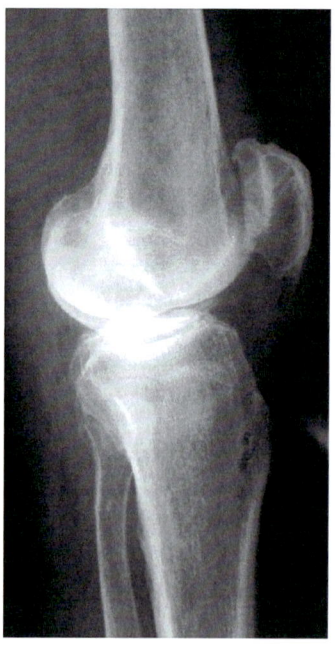

◻ **Abb. 48.5**. Linkes Knie a.p./lat. postoperativ

48.2 Fall 2: Reruptur der Sehne des M. quadriceps femoris

Anamnese

Die 70-jährige Patientin zog sich eine traumatische Ruptur der Quadrizepssehne rechts zu. Initial wurde sie operative mittels transossärer Naht (auswärtiges Spital) versorgt.

Aufgrund einer Bewegungseinschränkung im Kniegelenk wurde 6 Wochen postoperativ auswärts eine Mobilisation in Narkose durchgeführt. Im weiteren Verlauf zeigte sich trotz intensiver Rehabilitation eine persistierende Schwäche im Bereich des rechten Beines, der Einbeinstand war nicht möglich, das rechte Bein konnte im gestreckten Zustand kaum von der Unterlage abgehoben werden, eine aktive Streckung gegen Widerstand war nicht möglich.

18 Monate nach erster Operation stellte sich die Patientin erstmalig in der Sprechstunde zur weiteren Beurteilung vor. Ein auswärts angefertigtes MRI zeigt eine Lücke im Bereich der Sehne des M. quadrizeps femoris, speziell in der Pars intermedius.

Befund

Barfußgang mit Schonhinken rechts, Einbeinstand rechts nicht möglich, Gehen mit Hilfe eines Stockes.

Deutliche Atrophie der Muskulatur, palpable Delle im Bereich der Sehne des M. quadrizeps.

Aktive Flexion möglich, aktive Extension nicht möglich.

— RX: rechtes Knie a.p./seitlich Patella-Tiefstand
— MRI: Zentral im Bereich der Quadrizepssehne sichtbare Diskontinuität, Lig. patellae wellenförmig.

Therapie

Geplant wurde eine Revision des Streckapparates und ggf. eine Augmentation des Streckapparates mit Allograft (Achillessehne mit Calcaneus).

Durchgeführte Operation. Eingehen über die alte Operationsnarbe, Darstellen des Streckapparates. Initial keine Dehiszens sichtbar. Nach Lösen der Verklebungen und Anheben des M. rectus femoris wurde die Dehiszens im Bereich des M. vastus intermedius und Teils des M. vastus medialis sichtbar. Rekonstruktion mit Anfrischen der Sehne, transossäre Refixation an der Patella und Rahmennaht mit PDS-Kordel.

Intraoperativer Befund (⬜ Abb. 48.6)

Rehabilitation

Bis zur Wundheilung postoperative Ruhigstellung im Oberschenkel-Gipstutor für die Dauer von 2 Wochen. Anschließend Oberschenkelbrace mit Scharnier und Flexionslimite von 30° für weitere 4 Wochen, Teilbelastung 15 kg. Anschließend Steigerung auf 60° für weitere 4 Wochen. Danach Steigerung auf 90° und zunehmende Vollbelastung, für weitere 4 Wochen. Nach insgesamt 12 Wochen Freigabe und Entfernung des Oberschenkelbrace. Physiotherapie mit passiven und aktiv assistierten Bewegungen, langsamer Muskelaufbau.

Postoperatives Röntgen (⬜ Abb. 48.7)

Ergebnis 6 Monate postoperativ

Die Patientin kann stockfrei Gehen, Einbeinstand und Treppensteigen ist wieder möglich, aktive Extension und das Halten des gestreckten Beines ebenfalls wieder möglich (⬜ Abb. 48.8).

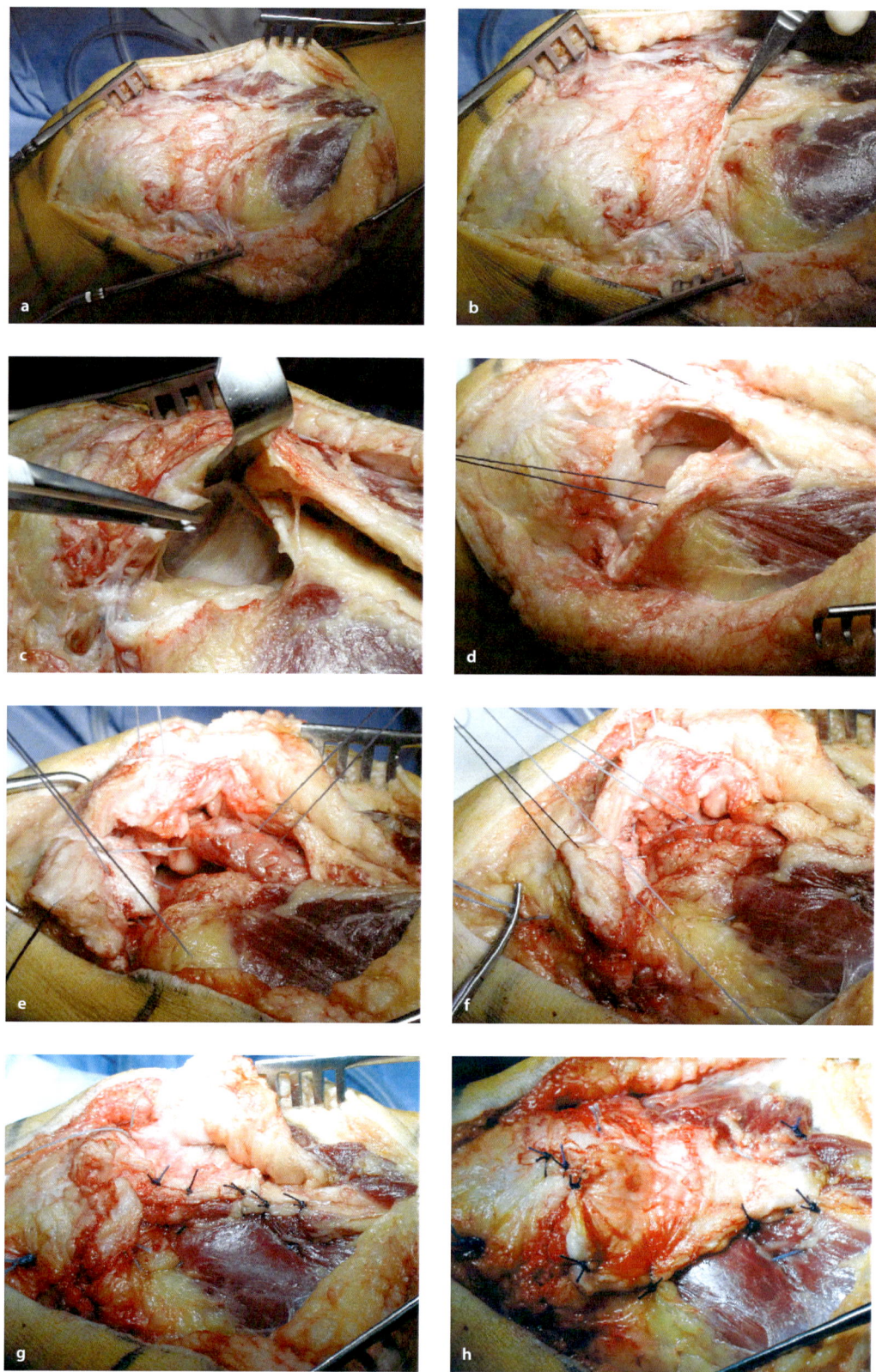

☐ **Abb. 48.6. a** Intraoperativer Befund, primär keine Dehiszens erkennbar. **b** Verfettung und Lücke im Bereich des M. vastus medialis und M. vastus intermedius palpabel (siehe Pinzette). **c** Nach Lösen von Verklebungen sichtbare Dehiszens. **d, e** Anschlingen des M. vastus medialis und M. vastus intermedius. **f** Mobilisation des Muskels und transossäre Refixation an der Patella, zusätzlich Rahmennaht. **g, h** Nach Fixation und Deckung mit Narbengewebe

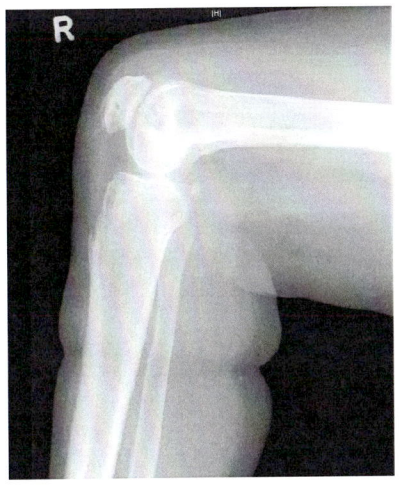
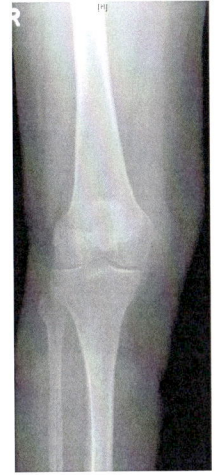
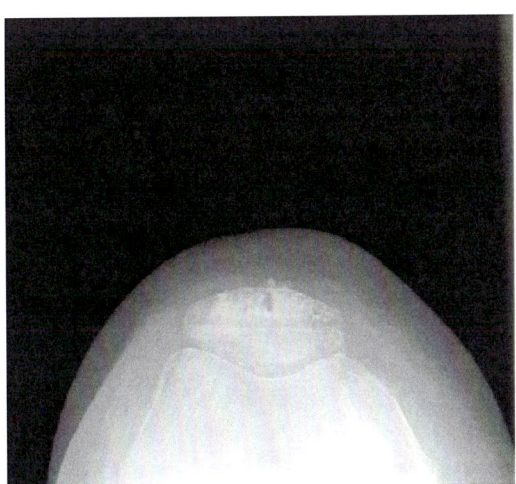

◻ **Abb. 48.7.** Postoperative Röntgenkontrolle rechtes Kniegelenk

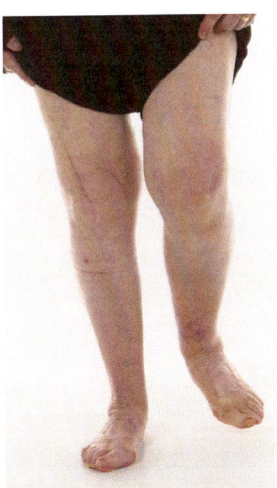
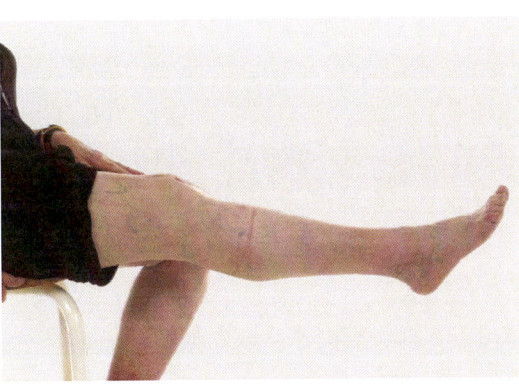
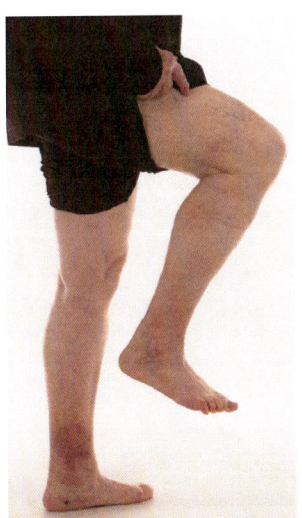

◻ **Abb. 48.8.** 3 Monate postoperativ nach Schienenbehandlung, Einbeinstand, Extension und Flexion des Kniegelenkes

GPSR Compliance

The European Union's (EU) General Product Safety Regulation (GPSR) is a set of rules that requires consumer products to be safe and our obligations to ensure this.

If you have any concerns about our products, you can contact us on ProductSafety@springernature.com

In case Publisher is established outside the EU, the EU authorized representative is:

Springer Nature Customer Service Center GmbH
Europaplatz 3
69115 Heidelberg, Germany

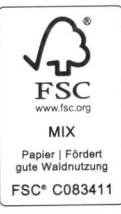

Zeitfracht Medien GmbH
Ferdinand-Jühlke-Straße 7
99095 Erfurt, Deutschland
produktsicherheit@kolibri360.de